现代中医脑病辨证诊疗

XIANDAI ZHONGYI NAOBING

BIANZHENG ZHENLIAO

王栋先　主编

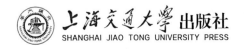
上海交通大学出版社
SHANGHAI JIAO TONG UNIVERSITY PRESS

内容提要

本书以中医理论为指导，保持和发扬中医特色，以临床实践为目的，以发展中医学为目标，总结了中医名家治疗脑病的学术思想和临床经验。首先介绍了中医学基本理论；然后分别以短暂性脑缺血发作、脑出血、高血压脑病、脑血栓形成、颅脑血管畸形、颅内肿瘤等临床常见的脑病为纲，详细阐述了疾病概述、辨证分型、治则治法、预防等内容。本书可供中医脑病临床、教学和科研工作者及研究生参考。

图书在版编目（CIP）数据

现代中医脑病辨证诊疗 / 王栋先主编. --上海 ：
上海交通大学出版社，2021
ISBN 978-7-313-25390-3

Ⅰ. ①现… Ⅱ. ①王… Ⅲ. ①脑病－辨证论治 Ⅳ.
①R277.72

中国版本图书馆CIP数据核字（2021）第185533号

现代中医脑病辨证诊疗
XIANDAI ZHONGYI NAOBING BIANZHENG ZHENLIAO

主　　编：王栋先
出版发行：上海交通大学出版社　　　　　　　　　地　　址：上海市番禺路951号
邮政编码：200030　　　　　　　　　　　　　　　电　　话：021-64071208
印　　制：广东虎彩云印刷有限公司
开　　本：787mm×1092mm 1/16
字　　数：512千字　　　　　　　　　　　　　　　经　　销：全国新华书店
版　　次：2023年1月第1版　　　　　　　　　　　印　　张：24.75
书　　号：ISBN 978-7-313-25390-3　　　　　　　插　　页：2
定　　价：198.00元　　　　　　　　　　　　　　印　　次：2023年1月第1次印刷

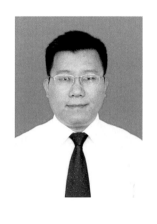

王栋先

男，山东济南人，毕业于山东中医药大学中医内科学专业，博士研究生，山东中医药大学中医内科学教研室副教授，山东中医药大学附属医院脑病科副主任医师，国家中医药管理局王新陆全国名中医传承工作室负责人，齐鲁内科时病流派主要传承人。兼任世界中医药联合会亚健康专业委员会常务理事、中华中医药学会药膳分会青年委员会委员、山东省老年医学研究会保健康复专业委员会常务委员、济南中西医结合学会理事。主要从事中医脑病和血浊理论研究，擅长眩晕、失眠、头痛、中风、痿证、胸痹心痛、心悸等疾病的治疗。曾主持山东省中医药科技发展计划——王新陆全国名中医学术思想传承研究；发表《血浊理论在高脂血症治疗中的应用探析》《齐鲁内科时病流派学术思想简析》等论文20余篇；参编著作《战胜高血脂从吃开始》（主编）、《中医临床诊治》（副主编）和《办公精英岐伯养生宝典——岐黄文化研究丛书》（副主编）；获得国家计算机软件著作权（血液生化检测指标管理系统V1.0）1项。

　　脑病是指由多种致病因素导致脑功能异常的一类病证,是临床工作中最常见的一类疾病,是当今世界难治性疾病之一,也是导致人类死亡的最主要疾病之一,具有发病率高、死亡率高、致残率高、复发率高和并发症多的特征,即"四高一多"的特点,严重影响了人们的身体健康,降低了人们的生活质量,给家庭和社会带来严重的经济和心理负担。因此,对于脑病的防治越来越受到研究学者乃至全社会的高度重视。中医脑病学是以中医学基本理论为依据,系统阐述脑的生理、病理、病因、病机、诊断、治疗、康复等内容的一门学科,是中医学的重要组成部分。两千多年来,中医脑病学积累了丰富的理论知识和临床经验,其深入剖析了脑及其相关脏腑、经脉、经络的联系,从整体观和辨证观认识脑病,通过症状发现脑病本质,解决重大脑病的难治环节,从而达到治愈疾病的目的。因此,对中医脑病理论与方药运用的挖掘和整理具有重要意义。

　　本书以中医理论为指导,保持和发扬中医特色,以临床实践为目的,以发展中医学为目标,总结了中医名家治疗脑病的学术思想和临床经验。首先介绍了中医学基本理论;然后分别以短暂性脑缺血发作、脑出血、高血压脑病、脑血栓形成、颅脑血管畸形、颅内肿瘤等临床常见的脑病为纲,详细阐述了疾病概述、辨证分型、治则治法、预防等内容。本书特色鲜明,内容翔实,重点突出,对中医脑病的治疗具有重要指导意义。本书可供中医脑病临床、教学和科研工作者及研究生参考。

当今医界,名医辈出,著述丰富,内容广泛。本书是从实效出发,奉献给读者,以期抛砖引玉。但由于水平有限,时间仓促,书中尚存一些不尽善尽美之处,敬请广大读者批评指正。

《现代中医脑病辨证诊疗》编委会

2021 年 7 月

Contents 目录

第一章

中医学基本理论

一、概述

中医学是我国人民长期同疾病做斗争的经验总结,距今已有 2000 多年的历史,是中华民族优秀文化遗产的一个重要组成部分。在长期的医疗实践中,中医学形成了自己独特的理论体系和丰富的医疗经验,为人民的保健事业和民族的繁衍昌盛做出了巨大的贡献。中医学理论体系有三个基本特点:一是整体观,二是辨证观,三是治未病观。

(一)整体观

中医学的整体观贯穿于中医师理、病理、病机、诊法、辨证、养生和防治等各个体系之中,是中医学的认识论和方法论的核心。

1.人是一个有机的整体

(1)人体结构的整体性:人体的五脏五腑,各有不同的生理功能,这些不同的生理功能又都是相互联系、相互制约、相互依存,形成一个有机的整体。机体整体统一性的形成,是以五脏为核心,通过经络的沟通和精、气、血、津液的灌注,把五腑、官窍、四肢百骸、筋、脉、皮、肉、骨等全身组织器官联系起来,构成一个表里相联、上下沟通、密切联系、协调共济的生理功能系统,并通过精、气、血、津液的不断滋养,以维持人体的生命活动和生理功能。

如以五官、情志与脏腑的关系为例,"肝开窍于目""在志为怒"。这是由于肝的经脉上联目系,目的视力有赖于肝气之疏泄和肝血之滋养,所以说"肝开窍于目"。肝的病变可影响于目,肝血不足,便会出现视物不清或夜盲;肝阴亏损,则两目干涩;肝经风热,则目赤痒痛;肝火上炎,则目赤生翳;肝胆湿热,则两目发黄;肝风内动,则目斜睛吊。肝主疏泄,肝气有升发的特性,怒可使肝的阳气升发太过。反之,肝的阴血不足,阳气升泄太过,又易发怒,故"在志为怒"。

(2)人体基本物质的统一性:精、气、血、津液是维持人体各脏腑、组织、器官功能活动的基本物质,这些物质分布并运行于全身,以维持机体的功能活动。精能化气,气能生精,精与气相互依存,相互滋生。精能生血,血能化精,精与血相互滋生,相互转化,所以说"精血同源"。津液存在于各脏腑组织器官内,如肺津、胃液、涕、泪等,具有濡润和滋养的功能。津液的生成、输布和排泄,依赖胃的"游溢精气""脾气的运化转输""肺气的通调水道"和"肾阳的气化功能"。反之,津液亦是气的载体,气亦依附于津液。可见,精、气、血、津液相互滋生、相互依存、相互转化,互为体用。血虚可导致精亏,精亏也可引致血虚,形成精血亏损。气为血之帅,血为气之母,气可生血、摄血,又可行血;血能载气,又能生气,所以,气与血也是相互依存,相互滋生,相互制约,形成了一个统一的有机整体。

(3)人体功能活动的联系性:形体结构的完整性和生命基本物质的统一性,决定了功能活动的联系性。如心与肺的关系,实际上就是气和血的关系。因为心主一身之血,上朝于肺,肺主一身之气,两者相互协调保证气血的正常运行,维持机体各脏腑组织的新陈代谢。血液的正常运行,必须依赖于心气的推动,亦有赖于肺气的辅助,才能将血液输布到全身。肺朝百脉,助心行血,是血液正常运行的必要条件,而只有正常的血液运行,才能维持肺司呼吸的正常功能。若人肺气虚弱,则血液运行无力,可导致心血瘀阻,出现胸痛、心悸、唇绀、舌紫;若心气不足,心阳不振,血运不畅,则肺失宣降,肺气上逆,可出现胸闷、咳喘。

2.人与自然界的统一性

大自然存在着阳光、空气、水等,是构成人类生存、繁衍的最佳环境。自然界的变化,必然直接或间接影响着人体的生理活动。所以人体内的生理活动与自然环境之间存在着既对立又统一的整体关系。这就是中医学称之为"天人相应"的观点。

(1)昼夜晨昏对人体的影响:昼夜晨昏的变化,对人体生理有不同的影响,而人体也有与之相适应的调节功能。人体的阳气昼夜之间不断变化,在天刚亮的时候,就开始趋于体表,中午时阳气最为旺盛,傍晚时便渐形衰微。反映了人体的阴阳与自然界阴阳之间,存在着适应性的自我调节变化。从疾病演变过程也发现:一般来说,疾病大多是白天病情较轻,傍晚则病势加重,夜间更为严重,呈现出规律性的起伏变化。

(2)季节气候对人体的影响:四季气候的更替变化,使人体生理表现出适应性调节。如夏季天气炎热,人体阳气发泄,气血趋于表,则腠理开泄,增加排汗以散热;寒冬阳气潜藏,气血趋于里,则腠理致密,减少排汗以保温,多余水液变为尿液排出体外。所以人体夏季汗多尿少,冬季汗少尿多,这就是机体在不同气候影响下所产生的适应性调节功能。人体气血的运行,在不同季节气候影响下,也有不同的适应性反应,如春夏脉多浮大,秋冬脉多沉小。

（3）地区、地域及环境对人体的影响：地域、气候及水土差异，对人体的生理功能都会产生不同的影响。如我国江南地势低平，气候偏于湿热，故人体腠理较为疏松，形体多瘦削；西北地势较高，气候偏于燥寒，故人体腠理较致密，形体多壮实。揭示人们生活在特定的地理环境中，久而久之逐渐在生理功能方面会表现出某些适应性的变化，一旦异地而居，环境突然改变，初期多感不太适应，所谓"水土不服"，需经过一段时间，通过机体本身的自我调节，才能逐渐地适应环境变化，有的甚至会因此而生病。说明自然环境固然能影响于人，但人更具有适应环境的本能。

3.人与社会环境的统一性

社会环境主要指心理、政治、经济、文化行为和生活方式等。不同的社会环境，对人的体质、生理功能、心理活动及病理变化都会产生很大的影响。一般来说，良好的社会环境，可使人精神振奋，勇于进取，有利于身心健康；而不利的社会环境，可使人精神压抑，或紧张、恐惧，从而影响身心健康。相对而言，政治稳定性、经济状况、文化背景、宗教信仰、法制公平、职业性质、社会地位、婚姻状态、人际关系、生活方式等因素对人的健康质量，人对疾病的抵抗力及病后疾病的发展、预后及转归影响较大。所以，人体只有不断进行自我调节，与之相适应，才能维持生命活动的稳定、有序、平衡和协调，这就是人与社会环境的统一性。

人对自然环境、社会环境的适应能力是有限的，而人与人之间也存在着较大的差异。一旦自然环境、社会环境的变化过于剧烈，或由于个体本身适应能力和调节能力偏弱，不能对自然环境、社会环境的变化作出相应的调整，就会发生某种疾病。所以因时、因地、因人制宜，是中医防治疾病的重要原则。

（二）辨证观

1.生理学的辨证观

人体以五脏为核心，通过经络的联系，形成体内、体外相互联系的统一体。这个有机的统一体中，内和外、脏和腑、气和血、物质和功能之间，都是处于一种相互促进、相互制约的相对平衡、对立统一之中，从而维持着机体正常的生命活动。如《素问·金匮真言论》说："夫言人之阴阳，则外为阳，内为阴；言人身之阴阳，则背为阳，腹为阴；言人身之藏府中阴阳，则藏者为阴，府者为阳；肝心脾肺肾为阴，胆胃大肠小肠膀胱三焦六府皆为阳。"这就说明，人体的内和外、背和腹、五脏的藏精气和六腑的传化物，都是一阴一阳，既相互对立，又相互统一，发挥着正常的生理功能。所以，人体的健康与疾病，就是阴阳对立统一演变的结果，故《素问·生气通天论》说："阴平阳秘，精神乃治，阴阳离决，精气乃绝。"

2.病理学的辨证观

中医学认为疾病的发生和发展，都离不开内因与外因两方面的相互作用，并强调内因在发病上的重要性。如《评热病论》说："邪之所凑，其气必虚"。说明疾病的发生、发展是人体正气和邪气斗争的过程,是正气不能抵御邪气的结果,而且在疾病发展过程中,中医学总是把正气摆在主要地位,强调内因的作用,所以说:"正气存内,邪不可干"。

3.诊断学的辨证观

中医辨证方法起源于《内经》的诊法和病机理论,如《素问·阴阳应象大论》说:"善诊者,察色按脉,先别阴阳。"疾病的变化是极其复杂的,《内经》理论能通过阴阳、表里、寒热、虚实,把复杂的病变概括起来,为后世认识疾病,辨别疾病的病位、病性以及正邪关系,提供了分析方法,为辨证论治理论打下了基础。《素问·太阴阳明论》说:"阳受风气,阴受湿气","阳受之则入六腑,阴受之则入五脏"。这是指病变的病位而言。《灵枢·刺节真邪》又说:"阳盛者,则为热;阴盛者,则为寒。"这又是对临床上最常见的两种不同病变性质的概括。阴阳偏盛,病变固可表现为寒为热,但因其尚有虚实内外的不同,故其寒热变化又有内外之分,如《素问·调经论》说:"阳虚则外寒,阴虚则内热;阳盛则外热,阴盛则内寒。"而且,病变寒热的变化也不是一成不变的,往往在一定条件下互为消长和转化。正如《灵枢·论疾诊尺》所说:"阴主寒,阳主热,寒甚则热,热甚则寒。"所以,任何一种疾病的发生和发展,阴阳的对立统一规律是其变化的根本原因。

4.治疗学的辨证观

辨证论治作为指导临床诊疗疾病的基本法则,由于它能辨证地看待病和证的关系,既可看到一种病包括几种不同的证,又看到不同的病在发展过程中可以出现相同的证。因此,在临床诊疗时,就可以采取"同病异治"或"异病同治"的方法来处理。其次,辨证论治很重视"人、病、证"三者之间的辨证关系,强调因人而异的特殊性,强调个体的差异性,而不是病的一般性。另外,由于证有动态的特点,从而决定了辨证论治是一种动态的诊疗体系。

(三)治未病观

中医学治未病概念起源于《黄帝内经》。《素问·四气调神大论》中明确提出:"圣人不治已病治未病,不治已乱治未乱,夫病已成而后药之,乱已成而后治之,譬犹渴而穿井,斗而铸兵,不亦晚乎!"足以说明,古代医家早就认识到了预防医学的重要性。治未病观包括未病先防,既病防变和愈后防复三个方面。

1.未病先防

未病先防就是在疾病发生之前,做好预防工作。主要做好以下五个方面。

(1)调摄精神:精神情志的变化与人体的生理、病理都有密切的关系。不良的精神刺激或某种不良情志持续时间过久,都可以引起人体阴阳失调、气血运行紊乱、经脉不通而发生疾病,或者使正气内伤,抗病能力下降而招致外邪而诱发疾病。因此,要尽量减少不良的精神刺激和过度的情志变动,保持乐观愉快的情绪,对减少和防止疾病的发生是非常重要的。正如《素问·上古天真论》所说:"恬淡虚无,真气从之,精神内守,病安从来。"

(2)均衡饮食,劳逸适度:日常的饮食、起居和劳逸,对健康有着重要的影响。《内经》中就告诫人们要"饮食有节,起居有常,不妄作劳",反对"以酒为浆,……起居无节"。如果生活没有一定的规律,饮食、劳逸没有节制,就会削弱抗病能力而容易发生疾病。《素问·生气通天论》说:"高粱之变,足生大丁。"说明多食肥甘厚味,令人血热,易引起痈疽疮毒。《通评虚实论》说:"消瘅仆击,偏枯痿厥,气满发逆,肥贵人则高粱之疾也。"由此可见,暴饮暴食,会损伤脾胃功能;多食肥甘厚味或辛辣腌制之品,或嗜酒,易助湿生热,腻滞生痰,痰浊阻滞脉络,蒙蔽清窍,易患中风、偏瘫和消渴等病;偏食及饮食不足,会导致营养不良,影响健康。生活没有规律或过劳、过逸,都可使气血失调或耗伤,由此而生疾病。

(3)锻炼身体:生命在于运动,早在汉代著名医学家华佗就有"户枢不蠹,流水不腐"的名言,并创造出"五禽戏"教人锻炼身体。后世在"五禽戏"的基础上不断演变出太极拳、气功等多种健身方法,不仅能增强体质,提高健康水平,预防疾病的发生,而且对某些慢性疾病的调治也有一定的作用。

(4)适应气候变化,避免外邪侵袭:自然界四时气候的寒、热、温、凉变化对人体有着重要的影响,必须根据自然界气候的不同变化采取相应的措施,才能保护身体健康。古人提出四时养生方法:"春养生、夏养长、秋养收、冬养藏。"就是根据四时气候的演变,采取相适应的方法,以维护身体的健康。如春天要披发宽衣,漫步庭院;夏天要心畅气和,益气舒畅;秋天要收敛神气,保持宁静;冬天要避寒取暖,潜藏阳气。由此我们可以体会到古人的预防思想和各种养生方法都是建立在"天人相应"的思想基础上的。

(5)人工免疫:我国《内经》等书中蕴含有丰富的免疫学思想,认为疾病的发生和发展都是正邪斗争的结果,"正气存内,邪不可干""扶正可以祛邪"等观点,都反映了免疫学思想。天花的预防接种是我国最早发现的。我国大约在 11 世纪即开始应用"人工种痘法"预防天花。16 世纪写成《种痘新书》。18 世纪中叶传到欧亚各国,成为世界医学在免疫学方面的先驱,为"人工免疫"预防接种的发明开辟了道路。直到 1796 年英国人贞纳试种牛痘,才逐渐取代了人工种痘法。

2.既病防变

疾病发展过程基本上是邪正斗争的消长过程。邪长正消则病进,正盛邪衰则病退。因此,及时治疗,既可控制病变蔓延,又免正气的过度耗伤。《金匮要略·脏腑经络先后病脉证》说:"夫治未病者,见肝之病,知肝传脾,当先实脾。"根据这一传变与防治规律,常在治肝病的同时,配合以健脾和胃的药物就是既病防变法则的具体应用。在临床治疗中,掌握时机,及早治疗,以防止病邪的发展和传变,避免不良后果,是非常关键的。

3.愈后防复

疾病痊愈后应进行适当的调理,防止复发,这是张仲景对《内经》中治未病思想的补充和发展。在《伤寒论》六经病篇之后,设有《辨阴阳易瘥后劳复病脉证并治》篇指出,伤寒新愈之后,若起居劳作或饮食不慎,就容易发生"劳复""食复"之变。提醒人们在疾病初愈之后,应该慎起居、节饮食、勿劳作,做好疾病愈后的巩固与调养,方能巩固疗效,防止疾病复发,以收全功。

二、阴阳学说

中医学中的阴阳,是具有对立统一辨证观点的古代哲学理论,这一理论渗透到医学领域,与中医学的理论和实践融为一体,便形成了中医学特有的思维方法和理论依据,在探索和揭示人体的生命活动规律、预防和诊疗疾病方面,具有重要的指导意义。

阴阳学说贯穿于中医学理论的各个方面,藉以阐明人类生命的起源和本质,人体的生理功能、病理变化,疾病的诊断和防治的基本规律,贯穿于中医学的理、法、方、药。长期以来,一直有效地指导着中医学临床实践。现分别叙述如下。

(一)阴阳学说的基本概念

阴阳,是对自然界相互关联的某些事物和现象对立双方属性的概括。它既可以代表相互关联而性质相反的两种事物或现象,也可以说明同一事物内部所存在的相互对立的两个方面。

阴阳是对自然界一切事物对立双方的概括。一般来说,凡是活动的、外在的、上升的、明亮的、温热的、功能的、兴奋的、机能亢进的,都属于阳;凡是静止的、下降的、晦暗的、寒冷的、物质的、抑制的、机能减退的,都属于阴。如以天地而言,"天为阳,地为阴";以水火而言,"水为阴,火为阳";以动静而言,"静者为阴,动者为阳";以物质的运动变化而言,"阳化气,阴成形"。这就是阴阳的属性。

在中医学中,应用阴阳的属性,将人体的部位、组织、结构和生理活动等方面,分为阴阳两大类,如上部为阳,下部为阴;体表属阳,体内属阴;背部为阳,腹部为阴;四肢外侧为阳,四肢内侧为阴;六腑为阳,五脏为阴。也可以说明人体疾病表现的症候,如出现发热、面红、目赤等症状的,属阳证;表现畏寒、面白、肢冷症状的,属阴证。

但事物的阴阳属性不是绝对的,而是相对的。其相对性有两方面的内容,一方面表现在一定条件下,阴阳之间可以相互转化,阴可以转化为阳,阳也可以转化为阴。如春夏属阳,秋冬属阴。当冬天的寒冷气候发展到一定阶段,就会向温热的春夏季节转化。另一方面体现了事物的无限可分性,即阴阳之中还可以再分阴阳,如昼为阳,夜为阴;一日之中,上午为阳中之阳,下午为阳中之阴;前半夜为阴中之阴,后半夜为阴中之阳。所以,任何事物都可概括为阴阳两大类,任何事物的内部又都可以分为阴阳两个方面,而每一事物中阴或阳的任何一方都还可以再分阴阳,以致无穷。

(二)阴阳学说的基本内容

1.阴阳的相互对立

阴阳学说认为,自然界一切事物或现象都存在着相互对立的阴阳两个方面,如上与下、左与右、天与地、动与静、出与入、升与降、昼与夜、明与暗、寒与热、水与火等。阴阳两个方面的相互对立,主要表现在它们之间的相互制约,相互消长。如夏季本应阳热盛,但夏至以后阴气却渐次以生,用以制约炎热之阳;冬季本来是阴寒盛,但冬至以后阳气渐复,用以制约严寒之阴。相互对立着的双方,一方总是对另一方起着制约作用。在人体的正常生理状态下,阴阳两个对立面,不是平静和互不相关地共处于一个统一体中,而是在阴阳不断地相互排斥、相互斗争的过程中推动着人的生长壮老已的变化。

2.阴阳的相互依存

阴阳是对立统一的,二者既相互对立,又相互依存,任何一方都不能脱离另一方而单独存在。如上为阳,下为阴,没有上,就无所谓下。没有下,也无所谓上;左为阳,右为阴,没有左,就无所谓右,没有右,也无所谓左;热为阳,寒为阴,没有热,就无所谓寒,没有寒,也无所谓热。所以说阳依存于阴,阴依存于阳,每一方都以其另一方的存在为自己存在的条件。如《医贯·阴阳论》说:"阴阳又各互为其根,阳根于阴,阴根于阳,无阳则阴无以生,无阴则阳无以化。"阴阳间的这种相互关系,称为阴阳互根。《素问·阴阳应象大论》说:"阳化气,阴成形","阴在内,阳之守也;阳在外,阴之使也"。就是对阴阳双方依存关系的很好说明。

由于阴阳的互根互用,所以阴阳中一方不能脱离另一方而单独存在,如果因为某种原因,使阴阳双方的这种互根互用关系遭到了破坏,就会导致所谓"孤阴""孤阳",甚至出现"阴阳离决,精气乃绝"的结局。生化和滋长消失了,人的生命也就终止了。

3.阴阳的相互消长

阴阳的相互对立和依存不是处于静止不变的状态,而是始终处于"阳消阴长"和"阴消阳长"的运动变化之中。结合人体的生理功能而言,阴指物质(如精、血、津液等),阳指功能(如肺气、脾气、肾气等),物质居于体内,功能表现于外。所以说"阳为阴之使,阴为阳之守。"如人体内各种功能活动(阳)的产生,必须要消耗一定的营养物质(阴),这就是"阴消阳长"的过程;而各种营养物质(阴)的新陈代谢又必须消耗一定的能量(阳),这就是"阳消阴长"的过程。在正常情况下,这种"阴阳消长"是处于相对平衡状态下的。因为只有不断的消长和不断的平衡,才能推动事物的正常发展。对人体来说,也就才能维持正常的新陈代谢。如果这种消长关系超过一定的限度,不能保持相对平衡,就会出现阴阳某一方的偏盛或偏衰,在人体即是病理状态。所以,《素问·阴阳应象大论》说:"阴盛则阳病,阳盛则阴病;阳盛则热,阴盛则寒。"

4.阴阳的相互转化

阴阳对立的双方,在一定条件下,可以向其相反的方向转化,阴可以转化为阳,阳可以转化为阴。在疾病发展过程中,由阳转阴、由阴转阳的变化是经常可见的。如中毒性肺炎、中毒性痢疾等,由于热毒极重,大量耗伤机体正气,在持续高热的情况下,可突然出现体温下降、面色苍白、四肢厥冷、脉微欲绝等一派阴寒危象。这种病证的变化,即属于由阳转阴之证。在此种情况下,如抢救及时,处理得当,则正气可恢复,四肢渐转温,阳气渐生,病情即可转危为安。前者是由阳转阴,后者是由阴转阳。此外,临床上也不乏由实转虚、由虚转实、由表入里、由里出表等阴阳转化的例证。

(三)阴阳学说在中医学中的应用

阴阳学说贯穿于中医学理论体系的各个方面,用来说明人体的组织结构、生理功能、疾病的发生发展规律,并指导临床诊断和治疗。

1.说明人体组织结构

阴阳学说在阐释人体的组织结构时,认为人体是一个有机的整体,是一个极其复杂的阴阳对立统一体,人体内部充满着阴阳对立统一的现象。

人体脏腑组织的阴阳属性,以部位来说,上半身为阳,下半身属阴;体表属阳,体内属阴;体表的背部属阳,腹部属阴;四肢外侧为阳,内侧为阴。就体内脏腑功能特点来分,肝、心、脾、肺、肾五脏属阴,胆、小肠、胃、大肠、膀胱五腑属阳;五脏中上部的心、肺属阳,下部的肝、脾、肾属阴。心肺之中,心为阳,肺为阴;肝、脾、肾之间,肝为阳,脾、肾为阴;具体到每一脏腑,又有阴阳之分,如心有心阴、心阳;肾有肾阴、肾阳;胃有胃阴、胃阳等。总之,人体上下、内外各组织结构之间,以及每一组织结构本身,无不包含着阴阳的对立统一,都可用阴阳来加以概括说明。正如《素问·宝命全角论》所说:"人生有形,不离阴阳。"

2.说明人体的生理功能

中医学应用阴阳学说分析人体健康与疾病的关系,提出了维持人体阴阳平衡的理论。机体阴阳平衡标志着健康,阴阳失衡标志着疾病。阴阳学说在生理学的应用主要是以下两个方面。

(1)物质与功能之间的关系:中医学把对人体有推动、温煦作用的称之为"阳",把对人体有营养、滋润作用的称之为"阴";把机能活动归属于阳,把物质基础归属于阴。人体生理活动的基本规律可概括为阴精(物质)与阳气(功能)的对立统一规律,属阴的物质与属阳的功能之间的关系,构成了动态平衡关系。

(2)人体生命活动的基本形式:升降出入是人体的气化功能活动的基本形式,是阴阳矛盾运动的基本过程。也是生命活动的基本特征。气化运动的基本形式是:阳主升,阴主降,阳主出,阴主入。人体的生理功能,都是通过阴阳的升降出入来实现的。如清阳上升,浊阴下降;清阳发腠理,浊阴走五脏;清阳实四肢,浊阴归六腑;以及脾升胃降,心火下降,肾水上升等,无不是属于阴阳升降出入的运动。

阴阳还常用来说明人体各种具体的生理功能和生命现象,如把固护、温煦肌表的气称之为"卫阳"或"卫气";把能化生血液、起营养补益作用的气称之为"营阴"或"营气"。卫气昼行于阳,夜行于阴,行于阳则动而为寤,入于阴则静而为寐。总之,人体的一切生理功能,都可以用阴阳这个概念来说明它,故《素问·生气通天论》说:"生之本,本于阴阳"。

3.说明人体的病理变化

疾病的发生就是阴阳平衡协调遭到破坏的结果。所以,阴阳失调,是一切疾病发生的根本原因,是各种复杂的病理变化的根本所在。

(1)分析邪气与正气的阴阳属性:疾病的发生、发展取决于两方面的因素,一是邪气,就是各种致病因素的总称。二是正气,泛指人体各脏腑的功能活动和防御功能。邪气有阴邪(如寒邪、湿邪)和阳邪(如风邪、热邪、火邪)之分。正气又有阴精与阳气之别。

(2)分析病理变化的基本规律:疾病的发生发展过程就是邪正抗争的过程。邪正抗争导致阴阳失调,而出现各种各样的病理变化。无论外感病还是内伤病,其病理变化的基本规律不外乎阴阳的偏盛或偏衰。

阴阳偏胜:即阳胜或阴胜所导致的病证。

阳胜则热:阳胜是指阳邪侵犯人体,而使机体阳气亢盛所致病证。阳邪致病,可导致阳偏盛而阴受伤,表现为热证、实证。如暑热之邪侵入人体,可引起人体阳气偏盛,出现高热、汗出、口渴、面赤、脉数等表现,所以说"阳胜则热"。因为阳盛往往可导致阴精的损伤,如在高热、汗出、面赤、舌绛、脉数的同时,必然出现阴液耗伤而口渴喜饮的症状,故曰:"阳胜则阴病","阳胜则外热",是因阳邪过盛,损伤人体的阴精(津液)所致的疾病,说明其病位在阳,病性属热、属实,辨证为阳盛实热证。

阴胜则寒:阴胜是指机体感受寒湿阴邪,或过吃生冷,寒湿中阻,阳不制阴,而致阴寒内盛所形成的一种证候。其病机特点多表现为阴盛而阳未虚的寒实证。如形寒、肢冷、喜暖、口淡不渴,或腹痛、腹泻,舌淡苔白、脉迟等。阴盛往往可以导致阳气的损伤,所以在舌淡,苔白,脉沉的同时,必然出现阳气耗伤的形寒,肢冷症候。所以说"阴盛则内寒"。说明其病位在阴,病性属寒、属实,辨证为阴盛寒实证。

按阴阳消长的理论来分析,"阳胜则热"属于阳长阴消,"阴胜则寒"属于阴长阳消。

阴阳偏衰:即阴虚、阳虚,是属于阴阳任何一方机能衰退的病变。

阳虚则寒:阳虚是指人体阳气虚衰的病理现象。根据阴阳动态平衡的原理,阴或阳任何一方的不足,必然导致另一方的偏盛。阳气虚不能制约阴,则发为阳虚阴盛的虚寒证。出现面色苍白、畏寒肢冷、神疲蜷卧、自汗、脉微等表现。其病变部位在阳,病变性质属寒。所以"阳虚则外寒"(《阴阳应象大论》)。

阴虚则热:人体的阴液亏损不能制约于阳,即可出现阴虚阳亢的虚热证。表现为潮热、盗汗、五心烦热、口舌干燥、脉细数等,其病变部位在阴,病变性质属热,所以"阴虚则内热"(《阴阳应象大论》)。

阴阳互损:根据阴阳互根的原理,机体的阴阳任何一方虚损到一定程度,必然会影响到另一方。阳损及阴,阴损及阳,就是阳虚到一定程度时,便不能化生阴液,而出现阴虚的现象,称"阳损及阴"。同样,阴虚到一定程度时,不能化生阳气,而出现阳虚的现象,称"阴损及阳"。"阳损及阴"或"阴损及阳"最终都会导致"阴阳两虚"。阴阳两虚是阴阳的对立统一处在低于正常水平的病理状态。

临床上为了区别阳盛则热、阴盛则寒和阳虚则外寒、阴虚则内热,把阳盛则热称作"实热",把阴虚则内热称作"虚热";把阴盛则寒称作"实寒",把阳虚则外寒称作"虚寒"。阳损及阴,以虚寒为主,虚热次之;阴损及阳,以虚热为主,虚寒次之;而阴阳两虚则是虚寒虚热并存的状态。所以说,"阳损及阴"的病位在阳,病性属虚寒;"阴损及阳"的病位在阴,病性属虚热。

阴阳转化:是指相互对立阴阳双方在一定条件下可以各自向其相反的方面转化,即阴可以转化为阳,阳可以转化为阴。在疾病的发展过程中,阴证和阳证之间的相互转化也是常常可以见到的,如某些温热患者出现高热、面红、口渴、脉数等症状,由于热邪极盛,严重耗伤正气,以致正不敌邪,可突然出现体温下降、面色苍白、四肢厥冷、脉微欲绝等虚寒危候,疾病由阳证迅速转化为阴证;又如一些哮喘患者,本来不发热,咳喘而痰液稀白,表现为寒证,但由于某些原因使寒邪郁久而化热,就出现了发热、痰黄黏稠等热证,疾病便由阴证转化为阳证。由于阴中有阳,阳中有阴,所以阴证和阳证虽然是对立的,有显著差别的,但这种对立又互相渗透,阳证之中还存在着阴证的因素,阴证之中也存在着阳证的因素,所以阳证和阴证之间可以互相转化。

4.用于指导疾病的诊断

阴阳学说用于疾病的诊断,是以阴阳说明疾病的病变部位、病变性质以及邪正之间的关系,从而作为辨证的纲领。中医学对疾病提出治疗方法的依据,在于辨证。疾病的证候是复杂的,但总不离阴阳两大纲领。所以《素问·阴阳应象大论》说:"察色按脉,先别阴阳。"

(1)阴阳是辨别证候的总纲:在八纲辨证中,表、热、实属阳,里、寒、虚属阴。既是病位辨证的内容,又属病性辨证的内容。在临床辨证中只有辨明阴阳,才能抓住疾病的本质,所以辨别阴证、阳证是辨证的纲领,在临床上具有很重要的意义。如在虚证中,有气虚、阳虚、血虚、阴虚之分,前两者属阳虚范畴,后两者则属阴虚范畴。

(2)阴阳是分析四诊资料的纲领:在望诊中色泽鲜明者属阳,晦暗者属阴;如黄疸病,色泽鲜明者为阳黄,色泽晦暗者为阴黄;闻诊中声音洪亮者属阳,低微断续者属阴;在问诊中口渴喜冷饮者属阳,口渴喜热饮者属阴;在切脉中浮、大、滑、数、实属阳,沉、小、涩、迟、虚属阴。故《素问·阴阳应象大论》说:"善诊者,察色按脉,先别阴阳。"说明辨别阴阳在疾病诊断上居于首要地位。

5.用于指导疾病的防治

调理阴阳,使之保持或恢复相对平衡,达到阴平阳秘,是防治疾病的基本原则,也是阴阳学说用于疾病防治的主要内容。

(1)指导养生防病:中医学十分重视对疾病的预防,不仅用阴阳学说来阐发摄生学说的理论,而且摄生的具体方法也是以阴阳学说为依据的。阴阳学说认为,人体内部的阴阳变化与自然界四时阴阳变化如能保持协调一致,就能够却病延年。所以主张人要顺应自然,做到春夏养阳,秋冬养阴,精神内守,饮食有节,起居有常。就是说,人在春夏季节要善于保护阳气,以为秋冬之用,这是防病摄生的根本。如《素问·上古天真论》所说的"法于阴阳,和于术数"。

(2)指导疾病的防治:由于疾病发生、发展的根本原因是阴阳失调,因此调理阴阳,补偏救弊,补其不足,泻其有余,促使阴阳保持或恢复相对平衡,达到阴平阳秘的正常状态,就是防治疾病的最终目的。阴阳学说用于指导疾病的防治,一是指导养生保健,二是确定治疗原则,三是归纳药物的性能。

指导养生保健:养生是保持健康的重要手段,而养生的根本就是要善于调理阴阳。人体有阴精、阳气,是生命的根本。自然界气候变化有春、夏、秋、冬,即所谓"四时阴阳"。善于养生者就要使人体中的阴阳与自然界四时变化相适应,以保持人与自然的协调统一。《素问·四气调神大论》说:"夫四时阴阳者,万物之根本也,所以圣人春夏养阳,秋冬养阴,以从其根,故与万物沉浮于生长之门。逆其根,则伐其本,坏其真矣。"指出调养四时阴阳的具体内容和预防疾病的重要性。

养生的方法很多,主要为起居有常,保持乐观,饮食有节和坚持适当运动四个方面。

确定治疗原则,《素问·至真要大论》说:"谨察阴阳所在而调之,以平为期。"一切疾病的发生是阴阳失调,故审察阴阳变化是确定治疗原则的前提。调理阴阳是治疗疾病的根本法则。

阴阳偏盛的治疗原则:损其有余,实者泻之。阴阳偏盛,即阴或阳的过盛有余,为实证。若因阳热过盛伤及阴液,即"阳盛则阴病","阳盛则热"者,当损其有余之阳,用"热者寒之"的治法;若因阴寒过盛,伤及阳气,即"阴盛则阳病","阴盛则寒"者,应损其有余之阴,用"寒者热之"的方法治疗;若在阳盛或阴盛的同时,其相对的一方出现偏衰而构成虚证时,又当兼顾其不足,配合益阴或扶阳的治法。如相对的一方并没有构成虚损时,即可采用"损其有余"的原则治疗。若其相对的一方有偏衰时,则当兼顾其不足,配合以扶阳或益阴之法。阳盛则热,属实热证,宜用寒凉性质的药物以制其阳,即"热者寒之"。阴盛则寒,属寒实证,宜用温热性质的药物以制其阴,即"寒者热之"。因二者均为实证,所以称这种治疗原则为"损其有余",即"实者泻之"。

阴阳偏衰的治疗原则:阴阳偏衰的病证有阴虚、阳虚、阴阳俱虚三种类型。因阴虚不能制阳所出现的虚热证,当滋阴以抑阳,即所谓"阳病治阴""壮水之主,以制阳光"的治则,即用滋阴降火之法,以抑制阳亢火盛;因阳虚不能制阴所表现的虚寒证,应扶阳以制阴,即所谓"阴病治阳""益火之源,以消阴翳",即用扶阳益火之法,以消退阴盛。若属阴阳两虚,则应阴阳双补。

补阳配阴,补阴配阳:至于阳损及阴、阴损及阳、阴阳俱损的治疗原则,根据阴阳互根的原理,阳损及阴,则应治阳要顾阴,即在充分补阳的基础上,兼顾补阴(配阳补阴);阴损及阳,则应治阴要顾阳,即在充分补阴的基础上,兼顾补阳(补阴配阳);阴阳俱损者,则应阴阳双补,以纠正这种低水平的阴阳失调。

归纳药物的性能:阴阳用于疾病的治疗,不仅用以确立治疗原则,而且也用来概括药物的性味与功能,作为指导临床用药的依据。治疗疾病不但要有正确的辨证和准确的治疗原则,同时还必须熟练地掌握药物的性味和功能。根据治疗原则选用适当药物,才能收到良好的疗效。

中药有四气五味,升降浮沉的特性。四气又称四性,即寒、热、温、凉。五味有酸、苦、甘、辛、咸。四气属阳,五味属阴。四气之中,温热属阳,如附子、肉桂;寒凉属阴,如黄芩、黄连。五味之中,辛味能散、能行,甘味能补,故辛甘属阳,如桂枝、党参;酸味能收敛,苦味能泻下,故酸苦属阴,如芍药、大黄;淡味能渗泄利尿,属阳,如茯苓、通草;咸味能润下,故属阴,如芒硝。按药物的升降浮沉特性分,药物质轻,具有升浮作用的属阳,如桑叶、菊花;药物质重,具有沉降作用的属阴,如石决明、代赭石。治疗疾病就是根据疾病的阴阳偏盛偏衰,确定治疗原则,结合药物的阴阳属性和功能,组方用药,以达到"谨察阴阳所在而调之,以平为期"的目的。

三、五行学说

五行学说是中国古代的哲学思想,运用于中医学领域,主要是运用五行属性进行归类,并以五行生克、乘侮等运动规律来阐释人体的生理、病理变化及其与外在环境的相互关系,从而指导临床诊断和治疗疾病。

(一)五行学说的基本内容

1.五行学说的概念

五行由木、火、土、金、水五种基本物质所构成,每一行不仅代表一种物质,而且代表一种功能属性。如《尚书·洪范》说:"水曰润下,火曰炎上,木曰曲直,金曰从革,土爱稼穑。"归纳起来,五行的特性和作用如下。

(1)木的特性和作用:"木曰曲直","曲直"是指树木的生长形态具有枝干曲直、向上、向外周伸展的特性。从而引申为凡具有生长、升发、条达、舒展、能屈能伸等性质和作用的事物和现象,均归属于木。

(2)火的特性和作用:"火曰炎上","炎上"是指火性具有燃烧发热、升腾向上升的特性。从而引申为凡具有温热、升腾、明亮等性质和作用的事物和现象,均归属于火。

(3)土的特性和作用:"土爱稼穑"是指土能生长万物,具有播种和收获农作物的作用。从而引申为凡具有生化、承载、受纳等性质和作用的事物和现象,均归属于土。故有"土载四行"和"土为万物之母"之说。

(4)金的特性和作用:"金曰从革","从革"是指变革的意思,是指金有刚柔相济之性,从而引申为凡具有沉降、肃杀、收敛等性质和作用的事物和现象,均归属于金。

(5)水的特性和作用:"水曰润下"是指水具有滋润万物、向下流行的特性。从而引申为凡具有滋润、下行、寒凉、闭藏等性质和作用的事物和现象,均归属于水。

2.五行属性及归类

《黄帝内经》用取象比类的方法和推演络绎法,将自然界的五方、五季、五气、五味、五色与人体的五脏、五腑、五官、五体、五志等结合起来,分别归属于五行之中,借以说明人体各个脏腑组织器官之间及人体与自然界之间的相互联系。

(1)自然界五行属性及归类如下。

五方的五行归类:日出东方,与木相似,故东方属木;南方炎热,与火相似,故南方属火;中原肥沃,与土相似,故中央属土;日落于西,与金相似,故西方属金;北方寒冷,与水相似,故北方属水。

五季的五行归类:五行学说将一年四季也分为五个变化阶段,即在夏秋之间(通常指农历六月)设立出一个"长夏",即为春、夏、长夏、秋、冬五个不同时令。《素问·阴阳应象大论》说:"东方生风,风生木;南方生热,热生火;中央生湿,湿生土;西方生燥,燥生金;北方生寒,寒生水。"说明东方主春令,春季多风,风者天地之阳气,一切植物在春季温和气候中,才能蓬勃生长,故春季属木;南方主夏令,夏季在四季中最热,热极便是火,故夏季属火;长夏在农历六月,夏末秋初之际,其时土地湿润,是五谷成熟的时期,故长夏属土;西方主秋令,气候较为干燥,自然界逐渐呈现出一片肃杀之象,故秋季属金;北方主冬令,冬令严寒,寒冷阴凝之气,能化气为水,故冬季属水。

五气的五行归类:一年之中,气候变化特点是春季多风,夏季暑热,长夏湿闷,秋季燥凉,冬季寒冽。故风属木,暑属火,湿属土,燥属金,寒属水。

生化的五行归类:事物的生化过程可分为生、长、化、收、藏(或生、长、壮、老、已)五个阶段。生与春,长与夏,化与长夏,收与秋,藏与冬分别相应。

五色的五行归类:颜色整体结构上可分为青、赤、黄、白、黑五种,在色泽变化上与五时相应,形成周期循环。即春季草木萌生,大地呈现青色;夏季烈日曝晒,现出赤色;长夏逐渐成熟,需要土地的养长,而土呈黄色;秋季天高气爽,万木开始凋落,田野空荡明亮,故显白色;冬季阳光微弱,夜长日短,给人以黑色之感,故呈黑色。

五味的五行归类:《素问·至真要大论》说:"五味入胃,各归所喜攻,故酸先入肝,苦先入心,甘先入脾,辛先入肺,咸先入肾。"其原因正在于酸(木)、苦(火)、甘(土)、辛(金)、咸(水)依次与肝(木)、心(火)、脾(土)、肺(金)、肾(水)属于同一行。

(2)人体五行属性及归类如下。

五脏的五行归类:以五行的属性,通过推演络绎法,得知五脏的属性。例如肝属木,木有生长、升发、条达、舒展的特性,所以肝有条达、主疏泄的功能;心属火,火有温热、升腾的特性,所以心阳有温煦作用;脾属土,土有长养万物的特性,所以脾有生化气血的作用;肺属金,金有清肃、收敛的特性,所以肺有清肃、下降的作用;肾属水,水有寒润、向下的特性,所以肾有寒凉、滋润、向下运行的作用。

五腑的五行归类:肝之经脉,属肝络胆,胆的经脉,又属胆络肝,二者通过经脉的互相络属构成表里关系,相依为用。既然肝属木,所以胆亦属木;心的经脉属心络小肠,小肠的经脉属小肠络心,二者通过经脉的互相络属构成表里关系,既然心属火,所以小肠亦属火;脾与胃亦是通过经脉的络属构成表里关系,胃主收纳腐熟,脾主运化,共同完成饮食物的消化、吸收及其精微物质的输布,所以脾与胃同属土;肺与大肠亦通过经脉的络属构成表里关系,大肠的传导功能依靠肺气的肃降,肺气的宣发和肃降,亦与大肠的传导有关,故肺与大肠皆属于金;肾与膀胱,有经脉互相络属,相为表里,膀胱的贮尿、排尿功能,依赖于肾的气化作用,故肾与膀胱皆属于水。

五官的五行归类:肝开窍于目,故目属木。舌为心之苗,故舌属火。《灵枢·脉度》说:"脾气通于口,脾和则口能知五谷矣。"所以口亦属土。肺开窍于鼻,所以有"鼻为肺之窍"之说,故鼻属金。《素问·阴阳应象大论》中提到肾"在窍为耳",《灵枢·脉度》也说:"肾气通于耳,肾和则耳能闻五音矣",故耳属水。

形体的五行归类:《素问·阴阳应象大论》说:"肝生筋",《灵枢·九针》也说:"肝主筋",说明筋与肝有一定的关系。肝既属木,筋亦属木。《素问·痿论》说:"心主身之血脉",又《脉要精微论》说:"夫脉者,血之府也",说明心脏是全身血脉的总枢纽,血脉是血液运行的通道,心属火,脉亦属火。《素问·痿论》说:"脾主身之肌肉",脾之所以主肌肉,是因脾为后天之本,气血生化之源,脾属土,所以肌肉亦属土。《素问·痿论》说:"肺主身之皮毛",是肺与皮肤、汗孔具有特殊联系,肺属金,故皮毛亦属金。《素问·宣明五气篇》说:"肾主骨",《六节藏象论》也说:"肾者主蛰,封藏之本,精之处也,其华在发,其充在骨",说明肾具有促进骨骼生长、发育的功能。肾既属水,所以骨亦属水。

情志的五行归类:《素问·阴阳应象大论》说:"人有五脏化五气,以生喜怒悲忧恐",说明人的情志变化与五脏均有关联。肝主怒,心主喜,脾主思,肺主悲,肾主恐。所以怒属木,喜属火,思属土,悲属金,恐属水。

(二)五行学说的基本规律

五行学说并非静止地、孤立地将事物归属于五行,而是以五行间的相生、相克关系来探索和阐述事物间的相互联系和相互协调。同时,还以五行相乘、相侮规律来探索和阐述事物间的协调平衡被破坏后的相互影响,借以说明事物的复杂变化。

1.五行的相生、相克

在五行之间存在着相生、相克的联系规律。所谓相生即相互滋生、促进助长之意。所谓相克,即相互制约、抑制之意。生克关系是五行学说用以概括和阐述事物间的相互联系和相互协调的基本观点,是整个五行系统的基础。

(1)五行相生、相克的关系:相生的关系是,木生火、火生土、土生金、金生水、水生木,依次滋生,如环无端,生化不息。相克的关系是,木克土、土克水、水克火、火克金、金克木。这种克制关系,也是往复无穷的。

(2)生我和我生的关系:在相生关系中,任何一"行"都具有"生我""我生"两方面的关系。生我者为母,我生者为子,所以,五行相生的关系又称为"母子关系"。以"水"为例,生我者"金",则金为水之母;我生者"木",则木为水之子,其他四行,以此类推。

(3)克我和我克的关系:在相克关系中,任何一"行"都具有"克我""我克"两方面的关系。我克者为"我所胜",克我者为我"所不胜",所以,五行的相克关系又称为"所胜"与"所不胜"的关系。以"木"为例,克我者为"金",我克者为"土",所以土就是木之"所胜",金就是木之"所不胜"。其他四行,以此类推。

(4)制化:制化有相互制约、生化的意思,是把相生、相克联系在一起而言。如果五行只有相生而没有相克,则不能维持正常的平衡;如果仅有相克而没有相生,则万物无从生化,所以生克不能截然分开。以火为例,在正常情况下,火受到水的制约,火虽然没有直接作用于水,但是火能生土,而土有克水的作用。火通过生土间接地对水产生制约性的反作用,以使水对火的克制不致太过,造成火的偏衰。同时,火还受到木的滋助,火虽然没有直接反作用于木,然而火通过生土,加强土对水的克制,从而削弱水对木的滋养,使木对火的促进不致太过,因而火不产生偏亢。其他四行,可依此类推。由此可见,五行所达到的平衡,不是绝对的、静止的平衡,而是建立在运动基础上的动态平衡。所以,五行的关系实际上就是相互生化,相互制约,制中有化,化中有制,亦化亦制的关系。正如《素问·六微旨大论》中说:"亢则害,承乃制,制则生化。"

2.五行的相乘、相侮

相乘与相侮是五行关系在某种因素作用的影响下所产生的反常现象。乘有欺凌之意,亦即乘虚侵袭的意思。侮即恃强凌弱之意。相乘,即相克太过,超过了正常制约的限度,从而使五行之间的生克制化关系遭到破坏,便出现不正常的相克现象。此种反常现象的产生,一般有两种情况:一是被乘者本身虚衰,乘袭者乘其虚而凌其弱。二是乘袭者过于亢盛,不受他行的制约,恃其强而袭应克之行。如金本克木,木本克土,但当木气亢盛,土气虚衰,金不能对木加以正常克制的时候,亢盛的木不仅要乘土之虚而制之,同时还会反过来"侮金"。相反,如木气虚弱,金气亢盛,势必导致金将"乘"木,土反"侮"木的结局。这种五行的乘侮关系,是事物内部相互间的关系失去正常协调的表现。因此《素问·五运行大论》说:"气有余,则制己所胜而侮所不胜;其不及,则己所不胜侮而乘之,己所胜轻而侮之。"

(三)五行学说在中医学中的应用

五行学说应用于中医学,就是以事物属性的五行分类方法和生克乘侮关系的变化规律,来解释人体生理功能、病理变化,以及生理功能与病理变化在整体方面的各种联系,并指导临床诊断和治疗。

1.说明脏腑间的生理功能

五行学说用于说明人体的生理功能,主要是把五脏以其功能不同,分别归属于五行,以五行的生克制化规律,来说明五脏各自的功能特点,以及五脏之间在生理上的相互联系。

(1)以五行的属性说明五脏的功能:以五行取象比类的方法,说明五行与五脏功能的关系,前已述及。即肝属木,喜条达、主疏泄的功能;心属火,心阳有温煦作用;脾属土,能生化气血;肺属金,有清肃下降的特性;肾属水而藏精,具有滋生的特性。

(2)以五行相生、相克规律说明五脏相互滋生、相互制约的作用:肾精以养肝,为水生木;肝藏血以济心,为木生火;心之阳热以温脾,为火生土;脾化生水谷精微以充肺,为土生金;肺的精气下行以滋肾,为金生水,以上是五脏在生理上相互滋生的关系。肺气清肃下降,可以抑制肝气的冲逆,为金克木;肝的疏泄,可以克制脾土的壅滞,为木克土;脾的运化,可以防止肾水的泛滥,为土克水;肾水的上济,可以防止心火的亢烈,为水克火;心的阳热,可以制约肺金的清肃太过,为火克金,是五脏在生理上相互制约的关系。正因为五脏之间存在着这种相生相克的关系,所以才使五脏在功能上保持着协调统一和动态平衡,成为一个有机的整体。

2.说明脏腑间病理变化的相互影响

脏腑病变相互影响和传递,谓之传变,即本脏之病可以传至他脏,他脏之病亦可以传于本脏。从五行规律来说,病理上的传变主要体现于五行相生的母子关系及五行相克的乘侮关系。

(1)相生关系传变:相生关系传变包括"母病传子"和"子病及母"两种情况。

母病传子又称"母虚累子",系病变从母脏传来,并依据相生关系传于子脏。临床多先见母脏症候,继则又见子脏症候。如水不涵木,即肾阴亏虚,不能滋养肝阴,以致肝阳上亢,临床可见:腰膝酸软,眩晕,健忘,失眠,急躁易怒,咽干口燥,五心烦热,颧红盗汗等症。

子病犯母又称"子盗母气",系病变从子脏传来,侵及母脏,临床多见先有子脏症候,继则又见母脏症候。如心肝火旺证,即心火亢盛而致肝火上炎,可见心烦失眠,或狂躁谵语,口舌生疮,舌尖红赤疼痛,又兼见烦躁易怒,头痛眩晕,面红面赤等症。

(2)相克关系传变:相克关系传变包括"相乘传变"和"相侮传变"两种情况。

相乘传变:即相克太过而致疾病传变。如木本克土,但当木气亢盛,土气虚衰,木亢乘土,可见"肝脾不和证"或"肝胃不和证"。此证多由肝气横逆,侵犯脾胃所致。一般多先见肝气横逆证,继则出现脾气虚弱或胃失和降证。肝气横逆表现为烦躁易怒,胸闷胁痛,眩晕头痛等症。胃失和降则见恶心,嗳气,吞酸,呕吐等胃气上逆之证。脾气虚弱则见纳呆,厌食,脘腹胀满,大便溏泄等脾虚失运之证。

相侮传变:即反克为病。如木火刑金,即肝火犯肺之证,临床多见肝郁气滞,肝火亢逆,上犯肺金,灼伤肺络或肺津,一般先见胸胁疼痛,口苦,烦躁易怒,脉弦数等肝火亢盛之证,继则又见咳嗽,甚至咯血,或痰中带血等肺失清肃之症候。由于肝病在前,肺病在后,病变由被克脏传来,故属相侮规律传变。

3.用于疾病的诊断

(1)五行学说四诊中的应用:将望、闻、问、切四诊的表现如面色、声音、气味、神态、舌象、脉象等,按五行所属及其生克乘侮的变化规律来判断病变部位、病变性质以及预后与转归。人体本身是一个有机的整体,内脏有病必然会反映到机体的体表,通过四诊,便可推断病变之所在。正如《难经·六十一难》所说:"望而知之者,望见其五色,以知其病。闻而知之者,闻其五音,以别其病。问而知之者,问其所欲五味,以知其病所起所在也。切脉而知之者,诊其寸口,视其虚实,以知其病,病在何脏腑也。"由于对五脏与五色、五音、五味等都以五行进行分类归属,做了一定的联系,形成五脏系统的层次结构,所以,为疾病的诊断奠定了理论基础。因此,在临床诊断上,我们就可以综合四诊资料,根据五行所属及其生克乘侮规律来推断疾病的病变部位、病变性质以及预后与转归。如患者面色发青,喜食酸味,两胁胀满,脉弦,即可做出病位在肝的诊断;若面见赤色、口苦、舌尖红或糜烂,脉洪或数,便可做出病位在心,病性为火盛的诊断。

(2)五行学说在疾病预后中的应用:以五行生克乘侮的变化规律,推断内脏之间病变的相互影响,以及病情的预后和转归。如脾虚患者,见面色青、脉弦,为木来乘土;心脏病患者,见面色黧黑、脉沉,为水来克火;肝病患者,见面黑、水肿、脉沉,为子病及母;肾阴虚患者,见眩晕、烦躁易怒、面红面赤、脉象弦,是水不涵木,肝阳上亢,为母病及子等等。内脏病证常相互传变,从五行生克关系来看,其病情的预后是按相生顺序传变者为顺,病势较轻;按相克顺序传变者为逆,病势较重。

4.用于疾病的治疗

(1)控制疾病的传变:疾病的发生,主要在于机体脏腑阴阳气血功能的失调,而脏腑组织功能的失调也必然反映于脏腑生克制化关系的失常。因此,疾病的传变则常是一脏受病而波及他脏,或他脏受病传及本脏。因此,临床上除对所病之脏进行治疗外,特别应考虑到与其有关脏腑之间的传变关系,并应根据五行的生克乘侮规律来调整其太过或不及,以控制或防止其疾病的传变,使之恢复其正常的功能。如肝脏有病,则应首先健脾胃,以防其传变。脾胃不虚,则疾病不易传变,且易痊愈。故《难经》说:"见肝之病,则知肝当传之于脾,故实脾气。"

(2)确定治则与治法:确定治则与治法主要是根据相生、相克规律来确定治疗原则和治疗方法,具体有以下几种。

根据相生规律来确定治则与治法:多用于母病及子或子病犯母(即子盗母气)等病证。治疗原则是补母或泻子,即"虚则补其母,实则泻其子"。

补母:主要适用于母子关系失调的虚证。如肺气虚弱发展到一定程度,可影响脾的运化功能,导致脾虚。脾土为母,肺金为子,土能生金,故可用补脾土益肺金方法进行治疗,此即虚则补其母之法。

泻子:主要适用于母子关系失调的实证。如肝火上炎的实热证,临床可见头痛,眩晕,面红目赤,急躁易怒,胁肋灼痛,舌红苔黄,脉弦数者,宜采用清心泻火法治疗,此即实则泻其子之法。

补母泻子法在临床上常用的有以下三种。①滋水涵木法又称滋肝养肾法、滋补肝肾法、乙癸同源法,主要适用于肝肾阴虚而致的肝阳上亢的病证。②金水相生法是滋补肺肾阴虚的一种治疗方法,又称补肺滋肾法、滋养肺肾法,主要适用于肺虚不能输布津液以滋肾,或肾阴不足,精气不能上荣于肺,导致的肺肾阴虚证。③培土生金法主要适用于脾虚胃弱不能滋养肺脏而致的肺脾两虚证。

根据相克规律来确定治则与治法:临床上多用于相克关系紊乱而出现的乘侮病证,主要有相克太过、相克不及和相侮(反克)之不同。其治疗原则主要是抑强或扶弱,并侧重于制其强盛,以使虚弱者恢复元气。此外,在必要时,亦可在强盛之一方尚未发生相乘病变时,利用相克规律,预先加强被克者的力量,从而防止病情之发展。

抑强:主要适用于相乘或相侮病证。如肝气横逆犯胃或乘脾,出现肝胃不和或肝脾不调证,称之为木亢乘土。治则应以疏肝、平肝之法为主。若由脾胃壅滞,影响及肝,而致肝气失于调达疏泄,形成土郁证,其治疗原则应以运脾和胃为主。总之,抑制其强,则被克者之机能自然易于恢复协调。

扶弱:主要适用于相克作用不及,或因虚而被相乘所产生的病证。如肝虚气郁,影响脾胃之健运,则称木不疏土,治宜补肝和肝为主,兼顾健脾之法。若木来乘土所致的肝脾不调或肝胃失和证,则应以扶土抑木或疏肝健脾法治疗。总之,扶其弱则有助于相互制约协调关系的恢复。

抑强扶弱在临床上常用的有以下四种。①扶土抑木法,是采用健脾疏肝药物治疗脾虚肝气亢逆证的一种方法,又称疏肝健脾法,主要适用于脾虚肝郁证。②培土制水法,是采用健温运脾阳或健脾益气药物,治疗水湿停聚病证的一种方法,又称健脾利水法。主要适用于脾虚不运,或脾阳虚损,水湿泛滥证。③佐金平木法,通过清肃肺气以抑制肝火亢盛证的一种治疗方法,又称清肺泻肝法。主要适用于肝火亢逆,灼伤肺金,影响肺气清肃而致的"木火刑金"证。④泻南补北法,指通过泻心火,补肾水以交通心肾的一种治疗方法,又称泻火补肾法、滋阴降火法。主要适用于肾阴不足,心阳偏亢,水火失济,心肾不交之证。

(3)指导药物的选用:中药有不同的气味和颜色,以气味辨,有酸、苦、甘、辛、咸五味;以颜色分,有青、赤、黄、白、黑五色。药物的五色和五味,都是以其天然色味为基础,以它们的不同性能与归经为依据,按照五行归属来确定的。反过来又可根据药物的色味来选择药物,如青色入肝,赤色入心,黄色入脾,白色入肺,黑色入肾;酸味养肝,苦味泻心,甘味补脾,辛味宣肺,咸味益肾。

四、藏象学说

藏象学说是研究人体各脏腑的形态结构、生理功能、病理变化及脏腑之间、脏腑与精气血津液、脏腑与形体、官窍、脏腑与自然环境之间关系的学说。它是中医学特有的人体生理病理的理论,也是中医学理论体系的重要组成部分,对疾病的诊断和防治具有重要的指导意义。

早在春秋战国时期,古人对人体脏腑的形态已有了初步的认识,并应用于医疗实践,到了《黄帝内经》时期,对人体解剖结构已有了进一步认识。如《灵枢·经水》说:"若夫八尺之士,皮肉在此,外可度量切循而得之,其死可解剖而视之。"足见,藏象学说中所指的五脏五腑(除脾),就是人体内的脏器。与现代医学不同之处,主要在于对脏腑生理功能和病理变化的认识上明显不同。

藏象学说是透过人体外部神、色、形、态的变化,来认识、研究人体内在脏腑的生理功能、病理变化及其相互之间的关系。它是我国历代医学家在对人体解剖初步认识的基础上,在阴阳五行学说的指导下形成的理论,是中医学理论体系中极其重要的组成部分。

近代有不少学者,将"藏象学说"称之为"脏腑学说",这与藏象的内涵完全不同,是带有西医观点的诠释。藏象学说以"有诸内,必形诸外"的观点来辨认疾病在脏腑或经络的部位、性质以及机体对疾病的反应性。如肝开窍于目,主筋,其华在爪,在液为泪,在情志变化上为怒。这就是藏象学说的内涵,而用脏腑学说就无法解释五脏与体表、形体以及情志方面的内在联系。因此,我认为还是以"藏象学说"的命名为宜。

(一)藏象学说的主要内容和特点

1.藏象学说的主要内容

藏象学说研究的对象包括脏腑、经络等组织器官和人体精、气、血、津液、神。脏腑,是内脏的总称。按其生理功能特点,可分为三类:五脏即肝、心、脾、肺、肾;五腑(传统称为六腑,笔者认为三焦是无形的,它并非是腑,而是阐述人体气化功能的学说。)即胆、小肠、胃、大肠、膀胱;奇恒之腑包括脑、髓、骨、脉、女子胞。五脏的生理功能主要是化生和贮藏精气;五腑的生理功能主要是收纳和腐熟、传化水谷。正如《灵枢·本藏篇》所说:"五脏者,所以藏精神血气魂魄者也;六腑者,所以化水谷而行津液者也。"《素问·五藏别论》说:"所谓五脏者,藏精气而不泻也,故满而不能实;六腑者,传化物而不藏,故实而不能满也。"这是脏腑功能的区别。脑、髓、骨、脉、女子胞,在形态上类似传化物的腑,但生理功能上却具有脏的贮藏精气的功能。所以古人将其称之为"奇恒之府"。

精、气、血、津液是构成人体的最基本物质,是脏腑功能活动的物质基础。神是生命活动的外在表现。它们都是脏腑生理功能的产物,是人体生命活动的物质基础。因此,藏象学说的主要内容包括两大部分:一是阐述各脏腑组织器官的生理功能、病理变化及其相互之间的关系;二是阐述精、气、血、津液、神的生理功能、病理变化及其相互关系。

2.藏象学说的特点

藏象学说认为,人体各组织器官之间在形态结构上不可分割,在生理功能上相互协调,在气血灌注上相互补充,在病理变化上相互影响,构成为一个高级、复杂的有机生命整体。

(1)形成以五脏为核心的整体观:藏象学说以五脏为核心,通过经脉的联络和气血的灌注,内联五腑,外联五官、形体、官窍、四肢百骸等全身组织器官,将人体构成为一个完整的有机体。五脏与五腑,一阴一阳,相为表里,各有外候,与形体五官各有特定的联系。如肝与胆相表里,是由于足厥阴肝经与足少阳胆经相互络属于肝、胆之间。故肝胆之病,其临床表现亦多相似。肝开窍于目,主筋,其华在爪,在液为泪,在情志变化上表现为怒。肝与其他四脏之间,亦是相互滋生,相互制约,形成一个有机的整体。

(2)构成人体解剖、生理、病理学的紧密结合:藏象学说中的脏腑不单纯是一个解剖学的概念,更重要的是概括了人体某一系统的生理和病理学概念。如肾藏精,主生长、发育与生殖,主水,主纳气,主骨、生髓,通于脑,其华在发,开窍于耳及二阴,在志为恐,在液为唾,与膀胱相为表里等等,构成一个肾系系统。肾一旦患病,便会出现生长、发育迟缓,阳痿或不育,水肿,气喘,骨软无力,头晕健忘,发白早脱,耳鸣耳聋,二便失常等症候。临床上出现的这些证候,从肾论治常会收到好的疗效,印证了肾的上述生理功能。

藏象学说中的肝、心、脾、肺、肾,虽与现代医学脏器名称相同,但在生理、病理的内涵上却不完全相同,这是由于五脏在中医学里不单纯是一个解剖学概念,更重要的是一个生理或病理学概念,也是一个多功能的单位。中医学中的一个脏的功能,往往涉及好几个现代医学脏器的功能;一个现代医学脏器的功能,往往分散在好几个中医脏腑的功能之中。例如心,除了代表解剖学上的实体心脏主血脉外,还包括一部分神经系统,尤其是大脑方面的某些功能,所以藏象学说中的"心",不能完全和现代医学解剖学的心等同起来。

(3)指导辨证论治的理论基础:由于脏腑本身是一个解剖、生理、病理学相结合的体系,所以,藏象学说就成为临床辨证论治的理论基础。中医学的各种辨证方法,最终定位都要落实到脏腑的病理变化上,论治也就在于改善脏腑的病理改变。譬如患者表现腰酸冷痛,畏寒肢冷,神疲乏力,性欲减退,夜尿清长,舌淡苔白,脉沉细无力。这是因为腰为肾之府,肾阳虚衰,不能温养筋骨,故腰酸冷痛;元阳不足,失于温煦,则畏寒肢冷;阳虚机体功能低下,故神疲乏力,性欲减退;阳虚无力运行气血,血脉不充,故舌淡苔白,脉沉细无力。综合分析,其病位在肾阳,病性属虚、属寒,辨证为肾阳虚寒证,治以温补肾阳,药用桂附地黄丸加减。

(二)脏腑的生理功能

1.五脏

(1)肝:位于腹腔,横膈之下,右胁之内,有分叶。肝的生理特性是主疏泄,恶抑郁而喜条达,故有"刚脏"之称。胆附于肝,足厥阴肝经与足少阳胆经相互络属于肝与胆,互为表里。肝在五行中属木,为阴中之阳,与自然界春气相通应。可见中医学的肝是一个多功能的脏器,涉及现代医学的肝脏以及神经、血液循环、内分泌等系统的部分功能。

肝的生理特性。肝主升发,主要指肝气以"升散""宣发"为主的气机运行特点。肝在五行中属木,在季节为春,肝就像春天的树木一样,具有充满生机、升发生长的特性。人体气机的升降出入运动具体体现在脏腑经络的各种功能活动中,其中肝对气机的影响最大,主要表现为升发、疏通的作用。肝的升发功能正常,则疏泄、调畅气机、促进消化、调畅情志、调节血量等功能正常。若肝的升发作用太过,则易化火、上逆、亢动、生风而导致肝火上炎、肝阳上亢、肝风内动等病理变化,临床上常常看见急躁易怒、头疼目赤、眩晕震颤等表现。这些都说明肝具有刚强躁急的特性,故古人有"肝主升、主动、为刚脏"之说,临床诊疗常从柔肝、滋肝或清降潜镇立法,遣方用药,以遂其升发之性。

肝的生理功能。肝主疏泄:疏泄就是疏通、发泄、升发的意思。肝主疏泄是指肝具有疏通、畅达和升发的生理功能。肝的疏泄功能,对于人体气机的通畅起着重要的调节作用。古人比喻为春天的树木调达舒畅,充满生机,有一种向上生发,不可压抑的特性。所以肝能疏通人体全身的气机,使气的升降出入运动协调平衡,人体才能保持健康。所以,肝的生理活动既不可亢奋太过,又不能阻遏抑郁,必须保持一种舒展、调达的状态,人才能心情愉快,气血调畅。

肝疏泄功能的具体表现,主要有以下几个方面。

第一,调畅气机。肝的生理特性是升发、条达,对气机的疏通、畅达、升发是一个重要的因素。所以,肝气的疏泄作用能使人体脏腑、经络之气运行通畅。肝的疏泄功能正常,则气机调畅,气血和调,经络通利,脏腑、器官等的活动也相应正常和调。若肝的疏泄功能失常,则可表现为"肝气郁结"和"肝气上逆"两种病理变化。

第二,促进血液与津液的运行和输布。人体血液的运行和津液的输布,均有赖于气机的调畅,气机的调畅又有赖于肝的疏泄功能。所以说,肝的疏泄功能,能调畅气机,使全身脏腑经络之气运行畅达而有序,血液的循环畅达而无瘀。"气为血之帅",气能运血,能推动血液在血脉中正常运行,畅达而无瘀滞。若肝的疏泄功能减退,就会导致血运不畅,血液瘀滞停积而为瘀血、癥积、或肿块,在妇女可出现经行不畅、月经后期、痛经、经闭等。若肝气上逆,迫血上涌,又可使血不循经,出现呕血、咯血、晕厥,或女子月经过多、崩漏不止等症。气能行津,气行则津布,因此肝的疏泄作用能促进津液的输布与代谢,使之无聚湿成水,生痰化饮之患。

第三,促进脾胃的运化功能和胆汁的分泌排泄。脾主运化,胃主收纳,脾以升为健,胃以降为和。脾胃的消化吸收功能,与肝的疏泄功能有密切的关系。因为肝的疏泄功能,影响着脾胃的升降功能。肝的疏泄功能正常,脾胃的运化功能也就旺盛,消化能力增强。另一方面肝的疏泄功能还能调节胆汁的分泌与排泄,胆汁又可帮助脾胃对饮食物的消化吸收。可见,肝的疏泄功能是人体消化吸收功能的重要组成部分。临床上常见到由于肝的疏泄功能失常,导致脾胃升降失常。除见肝郁气结的症候外,还可出现脾气不升的眩晕、纳呆、腹胀、泄泻等肝脾不调的症候,又可出现胃气不降的呕逆、嗳气、胃脘胀痛等肝胃不和的症候。同时,由于肝的疏泄功能影响胆汁的排泄,所以肝气郁结即可导致胆汁排泄不畅或郁滞,可见目黄、口苦纳呆、胁肋疼痛,甚至出现黄疸。

第四,调节人的精神情志。情志活动是指人的情感和情绪的变化,是精神活动的一部分。人的精神情志活动除心所主外,与肝的疏泄功能亦密切相关,特别是人的情感变化与肝尤为密切。肝的疏泄功能正常,气机调畅,气血和调,则精神愉快,心情舒畅;肝的疏泄不及,肝气郁结,则精神抑郁,沉闷不乐,多愁善虑;肝的疏泄太过,肝阳上亢,则精神亢奋,烦躁易怒,失眠多梦。反之,人的情志变化也能影响肝的疏泄功能,如暴怒之后,胸胁胀满,不思饮食等。故《素问·阴阳应象大论》有"怒伤肝"的说法。

第五,疏泄男子精液与女子月经。男子排精、女子排卵是肾的封藏功能和肝的疏泄功能协同作用的结果。肝疏泄功能正常,则精液、卵子排泄通畅有度;肝失疏泄,则排精与排卵不畅或紊乱。肝的气机调畅,又是女子月经能否正常的重要条件之一。肝疏泄功能正常,则月经周期正常,经行通畅;如肝疏泄功能不及,则月经周期紊乱,经行不畅、痛经。

肝主藏血:肝藏血,是指肝脏具有贮藏血液、调节血量和防止出血的功能。人体各部位的血液流量,常随着人体的活动、情绪的变化以及外界因素的影响有所改变。当剧烈活动时,或情绪激动时,肝脏把所贮存的血液输出,以供全身的需要,这时血液的流量就会增加。而当休息、安静和情绪稳定时,部分血液便归藏于肝脏。所以《素问·五脏生成论》王冰注释说:"肝藏血,心行之,人动则血运于诸经,人静则血归于肝脏。"正是说明了肝脏具有贮藏血液,调节血量的功能。如果肝脏有病,藏血功能失常,可致血液亏虚或血液妄行。如肝血不足,上不能滋养于目,外不能濡养于筋,就会出现双目干涩昏花,视物不清,或为夜盲;血不养筋,则筋脉拘挛,肢体麻木,屈伸不利;冲任脉虚衰,则妇女月经量少,甚至闭经。所以《素问·五脏生成篇》说:"肝受血而能视,足受血而能步,掌受血而能握,指受血而能摄。"

人体血液的运行,不仅需要心、肺之气的推动和脾气的统摄,而且还需要肝疏泄功能的协助,才能保持气机的调畅使血行不致瘀阻。肝疏泄功能正常,气机才能调达,气行则血行,说明肝的疏泄与藏血功能之间有着密切的联系。唐容川在《血证论·脏腑病机论》中说:"肝属木,木气冲和调达,不致过郁,则血脉得畅。"若疏泄不及,肝郁气滞,则血也可随之而瘀,瘀血阻滞经脉,即可出现胸胁刺痛,经行不畅,甚或经闭,癥瘕,以及《血证论·血臌》所说的"蟹爪纹路"或"血丝缕"等症;若疏泄太过,气机紊乱,血不循经,就可出现衄血、呕血、吐血及妇女血崩等病症。

肝在体合筋,其华在爪,在窍为目,在液为泪。筋是一种连接关节和肌肉,专司肢体运动的组织,《素问·五脏生成篇》说:"诸筋者皆属于节"。筋的收缩、弛张,可使关节运动自如。筋司运动的功能,有赖于血的滋养。肝血充盈,筋得所养,关节运动灵活自如。如果肝的精血衰少,不能供给筋以充分的营养,则筋的活动力就会减退,出现手足震颤,肢体麻木,屈伸不利等表现。诚如《脉要精微论》所说的:"膝者筋之府,屈伸不能,行则偻附,筋将惫矣",若热邪劫伤精血,血不营筋而见四肢抽搐,甚则牙关紧闭,角弓反张,称为"肝风内动"。《素问·至真要大论》所说的:"诸风掉眩,皆属于肝",就是对肝筋病变的高度概括。爪即爪甲,为筋之延续,故称"爪为筋之余"。肝血的盛衰可影响爪甲的荣枯。肝血充足,则筋力健壮,爪甲坚韧,红润光泽;肝血不足,爪甲薄软,变形脆裂。所以《素问·五脏生成篇》说:"肝之合筋也,其荣爪也。"肝"开窍于目",其经脉又上连于目系。眼睛的视力有赖于肝气的疏泄和肝血的濡养。所以,人的视觉正常,目光炯炯,能视万物,能辨五色,全赖肝血濡养。《五脏生成篇》说:"肝受血而能视。"《灵枢·脉度》说:"肝气通于目,肝和则目能辨五色矣。"由此可见,肝的生理功能正常与否,往往可从眼睛反映出来,如肝血不足,则视物不清,或为夜盲;肝阴不足,则双目干涩;肝经风热,可见目赤痒痛;肝火上炎,可见目赤多眵;肝阳上亢,可见头目眩晕;肝风内动,可见目斜上吊等。故临床所见之眼病,从治肝入手,常可收到显著效果。泪从目出,有濡润、保护眼睛的作用。若肝阴不足,泪液分泌减少,则双目干涩;若风火赤眼,肝经湿热,则迎风流泪,目眵增多。

肝与情志的关系。人的情感、情绪的变化,是精神活动的一部分,也是人的大脑对客观事物的反映。人的一切思维活动是在"心"的支配下进行的,但精神活动中的某些情志变化,如情绪的好坏(兴奋或抑郁),忿怒等,又与肝的疏泄功能有关。因此,人的情志活动除了由"心"所主之外,与肝也有密切的关系。肝的疏泄功能正常,气机调顺舒畅,血液藏泄适度,脏腑功能协调,五志才能安和,心情方可舒畅,人的情绪就能轻松愉快。所以《素问·至真要大论》说:"疏其气血,令其条达,而致和平。"由此可见,肝的疏泄功能正常,情志才能舒畅。肝的疏泄功能失常,就能引起情志的异常变化,甚至发生疾病。情志变化一般表现为太过和不及两方面,如果肝气疏泄不及,常呈抑郁状态,可见胸胁胀满,嗳气叹息,抑郁不乐,多疑善虑,甚至闷闷欲哭,或胸闷胁痛,咽中如有异物,不思饮食,月经不调等气机不畅的证候。如果肝气疏泄太过,常呈兴奋状态,可见急躁易怒,心烦失眠。头痛头晕,目赤胁痛以及吐血、衄血。反之,情志变化也能影响肝的疏泄功能。故《素问·阴阳应象大论》有"怒伤肝"的说法。

(2)心:位于胸腔之中,两肺之间,隔膜之上,外有心包卫护,其形态圆而下尖,形似倒垂的未开莲花。其主要生理功能是主血脉,司血液循环;主神志,司人的精神、意识、思维活动。

手少阴心经与手太阳小肠经相互络属于心与小肠,互为表里。心在五行中属火,为阳中之阳,与自然界夏气相通应。

心的生理特性。心为阳脏,在五行中属火,故又称"火脏"。说明心有主持阳气而恶热的生理特性。心之阳气能兴奋精神,推动和鼓舞人的精神活动,而且还有温养全身的作用,能推动全身的血液循环,以维持人的生命活动,使其生机不息。如心阳不足,温煦鼓动无力,既可导致精神委顿,神志恍惚,又可因血脉瘀阻而影响全身其他脏腑气血运行。

以脏腑气机而言,在上者宜降,在下者宜升。心居膈上,心火必须下降于肾,温肾阳以制肾水之寒。如果心阳虚衰,不能下降以温肾水,就可致水寒不化;如心火不降反升,可致心火上炎,出现心火亢盛的种种病证。

心的生理功能。心主血脉是指心气有推动血液在脉管内运行,流注全身,发挥营养的作用。《素问·痿论》说:"心主身之血脉。"明代医学家李梴《医学入门》说:"人心动,则血行于诸经。"这些论述,说明心脏是全身血脉的总枢纽,血脉是血液运行的通道,血液通过心气的推动运行于周身。血液在脉管内能够运行不止,主要是靠心气的推动,周流不息,营养全身。如《素问·举痛论》说:"经脉流行不止,环周不休。"心气充沛,血液充盈,脉道通畅,血液就能正常运行,周流不息,营养全身,呈现面色红润光泽,脉象缓和有力;若心气不足,心血亏虚,则脉道不畅,血脉空虚,常见心悸怔忡或心胸憋闷疼痛,唇舌青紫,脉象细涩或结代等症候。

心主神志:又称主神明或藏神。心主神的生理功能包括两个方面,一是指主宰人体的生命活动及其外在表现。二是指人的精神、意识、思维活动,亦即大脑的功能由心所主。

血液是神产生功能的主要物质基础。《灵枢·营卫生会》说:"血者,神气也。"所以神的功能与心主血脉的功能密切相关。心的气血充盈,五脏五腑得以血的濡养,才能发挥正常的功能,表现出神志清晰,思维敏捷,精力充沛;若心的气血不足,则可出现心神不宁,失眠健忘,精神萎靡;血热扰心,则神志昏迷,谵语狂妄。

心在体合脉,其华在面,在窍为舌,在液为汗。

心在体合脉,其华在面,是说人体全身的血脉均归属于心统摄。华,是光彩的意思。由于人的头面部血脉极为丰富,所以面部的色泽便可反映出人体气血的功能是否正常,故谓"其华在面"。心气旺盛,心血充盈,则面部红润光泽;若心气不足,则面色㿠白、晦暗;心血亏虚,则见面色无华;心火亢盛,则见面色红赤;心脉瘀阻,则见面色青紫。

在窍为舌,《素问·阴阳应象大论》说:"心主舌",《千金要方·心脏脉论》说:"舌者,心之官,故心气通于舌"。就是说"心气"与舌体相通,心直接支配舌的功能活动。心之所以能与舌窍相通,是由于经络的循行而联系起来的。如《灵枢·经脉》说:"手少阴之别,循经入于心中,系舌本。"故舌的正常功能有赖于心主血脉和主神的功能。所以说,"心开窍于舌""舌为心之苗"。如心的气血充足,则舌体红润灵活,味觉敏感,语言流利;若心的阳气不足,则舌质淡白胖嫩;心血不足,则舌质淡红、瘦薄;心火上炎,则舌尖红,甚至生疮;心血瘀阻,则舌质紫暗,或有瘀斑;若热入心包或痰迷心窍,则舌卷、舌强、语謇,甚或失语等症。

在液为汗,汗是津液通过阳气的蒸化后经汗孔排于体表的液体。"心在液为汗"的含义,说明汗是津液的重要组成部分,血为心所主,所以说"血汗同源""汗为心之液"。如汗出过多,耗伤心阴、心血,则见心悸、怔忡;若心气不足,卫表不固,则白汗多;心阴虚弱,阳不敛阴,则可盗汗。

心与情志的关系。心的生理功能与精神情志的"喜"有关。一般来说,喜乐愉悦属良性刺激,有益于心的功能。但喜乐过度,又可使心神涣散。若心主神志的功能过亢,则使人嬉笑不休,不足则使人易悲。

(3)脾:在古医籍中没有实体解剖部位与形态的描绘,故后世争议颇多。笔者认为,中医学中的"脾"并非现代解剖学上的脾,而是泛指人体的整个消化系统,即由口腔-食道-胃-胰-胆-小肠-大肠-直肠等组成的整个消化系统。

脾的主要生理功能是主运化和主统血。脾胃同居中焦,是人体消化、吸收和输布营养物的重要脏象。

足太阴脾经与足阳明胃经相互属络于脾与胃,互为表里,脾在五行属土,为阴中之至阴。脾与长夏之气相同应,旺于四时。由于脾胃是气血生化之源,为人体赖于生存的"后天之本",故在藏象学说中占有重要的地位。

脾的生理特性:脾的生理功能特点以上升为主,故说"脾气上升",具体表现为主升清和升举内脏两个方面。

升清转输:脾居中焦,通过脾气的升运转输作用,才能将胃肠道吸收的水谷精微和水液等营养物质,上输于心、肺、肝等脏,再通过心、肺、肝的作用化生为气血以营养濡润全身。所以人体营养物质的供应全赖于脾的升运转输作用。若脾气虚弱或脾为湿困,升运转输功能失常,水谷精微和水液的输布运化也就失常,气血的化生和输布障碍,各脏腑经络组织器官因得不到精气血津液的滋润、濡养,就会产生各种各样的代谢失常的病证。

升举内脏:脾气上升能起到维持内脏位置的相对稳定、防止其下垂的作用。由于脾位于中焦,脾气主升,因而脾气上升,肌肉收缩有力,保障了内脏的正常位置。若脾气虚弱,升举无力,就会导致内脏下垂,如胃下垂、肾下垂、子宫脱垂、脱肛等。临床诊疗内脏下垂病证,常采用健脾升举法。

脾的生理功能:运化功能是脾的主要功能之一,对人体十分重要。因为脾胃的消化与吸收功能正常,人体才能得到充分的营养,脏腑组织才能发挥正常的生理功能,化生精、气、血、津液,故中医学称脾胃为"气血生化之源""后天之本"。脾的生理功能包括运化水谷精微和运化水液两个方面。

脾主运化:脾主运化功能主要体现在运化水谷精微和水液两部分。

第一,运化水谷精微。脾有消化和吸收食物及转输精微的功能。食物经过胃的受纳和腐熟,被初步消化后,将食糜输送到小肠作进一步消化吸收,"泌别清浊",并将精微部分通过脾气的升运和转输,将精、气、血、津液输送到全身,内养脏腑,外养四肢百骸、皮毛、筋肉。所以说,脾气的作用推动了胃和小肠的消化、吸收和转输功能。脾的运化功能健全,则能为化生精、气、血等,为人体提供足够的养分,机体才能发挥正常的生理功能。

脾主运化的功能,主要依赖于脾气的升运和转输功能。脾运化功能强健,饮食的消化、吸收和运送营养物质的功能才能旺盛,称之为"脾气健运";反之,"脾失健运",则消化、吸收和运送营养物质的功能失常,便出现食少、纳呆、脘腹胀满、便溏以致倦怠、消瘦,以及气血生化不足等症的发生。

第二,运化水液。脾不仅有运化水谷精微的功能,对水液亦有吸收、转输和代谢的功能。《素问·经脉别论》说:"饮入于胃,游溢精气,上输于脾。脾气散精,上归与肺,通调水道,下输膀胱,水精四布,五经并行。"指出饮水入胃后,经脾的吸收,将其中的"精气"(即津液)首先运送于肺,到达肺的水液,又分为清浊两部分,将"清"的部分,经心气的推动,输布于全身以营养脏腑组织器官;将"浊"的部分,经肺的宣发作用输布于皮肤而为汗,又将浊的另一部分,经肺的肃降和通调作用,下归于肾。在肾中又将浊中之清者,经肾阳的气化又复归于肺,其浊中之浊者下输膀胱而为尿液排出体外。可见,人体水液的代谢、输布及平衡调节,脾起了传输的主要作用。

脾的运化功能直接影响到水液的代谢与输布,所以,脾气健运时,水液一般不易停滞;如果脾的运化功能减退,则水液就容易停滞而成为导致疾病的水湿之邪。日常生活中久居湿地,或冒雨涉水,水湿之气侵犯人体时,若脾的功能正常,则侵入的水湿之邪通过脾的运化功能排出体外。反之,当脾的功能减退时,则水湿停滞而成各种病变。如水湿凝聚而成痰饮;溢于肌肤,而成水肿;停于胃肠,而为泄泻。所以,《素问·至真要大论》说:"诸湿肿满,皆属于脾";《素问·阴阳应象大论》说:"湿胜则濡泻"。由此可见,脾有喜燥而恶湿的特性,所以,临床上对泄泻、痰饮、水肿等湿盛的病证,治疗上多采取健脾利湿的方法治疗,就是根据这一理论制定的。

脾主统血:脾统血是指脾有统摄和控制血液在脉管内运行,防止溢出脉外的功能。脾统血的功能主要是由于脾为气血生化之源,气能摄血。如沈月南《金匮要略注》中说:"五脏六腑之血,全赖脾气统摄。"清·唐容川《血证论·脏腑病机论》也说:"脾统血,血之运行上下,全赖于脾,脾阳虚,则不能统血。"气属阳,脾气健运,则气血充盈,气的统摄作用健全,血液不致外溢。如果脾气虚弱,脾的健运功能减退,则脾的统血作用便发生障碍,血液就容易溢出血脉之外而引起各种出血病证,如皮下出血、吐血、便血、尿血、崩漏等为多见。

脾能统血,也能生血。脾生血和脾统血为脾的双重生理功能。若脾胃气虚,饮食减少,或脾失健运,化源不足,皆能导致血虚。清·武之望《济阴纲目·论心脾为经血主统》指出:"血生于脾。"清·沈金鳌《杂病源流犀烛·诸血源流》也说:"血生于脾,统于心,藏于肝,宣布于肺,根于肾,灌溉于一身,以入于脉。"说明脾生血的功能,在我国清代已经有所认识。

脾在体合肉,主四肢。《素问·痿论》说:"脾主身之肌肉。"《素问·至真要大论》又说:"脾生肉。"脾之所以主肌肉,是因为脾主运化,为气血生化之源,全身的肌肉、四肢都要靠其来营养,所以说脾主肌肉、四肢。脾的运化功能旺盛,可将饮食物中的营养成分输送到全身肌肉中去,营养肌肉,则肌肉丰满、壮实,四肢轻健有力。正如《素问集注·五脏生成篇》的注释说:"脾主运化水谷之精,以生养肌肉,故主肉。"若脾的运化功能减退,不能正常吸收和运送营养物质,则肌肉消瘦、痿软,四肢倦怠无力,甚或痿废不用。所以《脾胃论·脾胃盛衰论》说:"脾胃俱旺,则能食而肥;脾胃俱虚,则不能食而瘦",又说:"脾虚则肌肉削"。清·黄元御《四圣心源·形体结聚》说:"脾气盛则肌肉丰满而充实。"足见脾的运化功能健全与否,关系着肌肉的壮实与痿软。临床上常见一些慢性疾病,特别是患有慢性消化系统疾病的患者,常因营养不良,出现肌肉消瘦等症状,根据"脾主身之肌肉"的理论进行治疗,往往会取得一定的疗效。

人体的四肢,同样需要气血的濡养,才能发挥其功能活动。脾气健运,输送营养充足,四肢肌肉丰满,指掌活动运用自如。故《素问·阴阳应象大论》说:"清阳实四肢。"反之,若脾失健运,则清阳不布,气血不能濡养四肢,以致肌肉痿软,四肢倦怠无力。所以《素问·太阴阳明论》说:"脾病而四肢不用何也?四肢皆禀气于胃,而不得至经,必因于脾,乃得禀也。今脾病不能为胃行其津液,四肢不得禀水谷气,气日以衰,脉道不利,筋骨肌肉,皆无气以生,故不用焉。"说明四肢活动的正常与否,与脾的运化水谷精微的功能,密切相关,所以《素问·太阴阳明论》有"脾病而四肢不用"之说。

脾开窍于口,其华在唇,在液为涎。口腔是消化道的门户,脾开窍于口,说明人的食欲、味觉均与脾的运化功能有关。脾气健运,人的食欲就旺盛,口味也就正常;脾失健运,则食欲不振,口淡乏味;湿邪困脾,则口腻、口甜;脾经有热,则口苦、口臭。口唇的肌肉由脾所主,口唇的色泽能反映出脾主运化的功能状况。脾气健运,气血充足,营养良好,口唇红润光泽;脾失健运,气血虚少,营养不良,口唇淡白无华。所以《素问·五脏生成篇》说:"脾之合肉也,其荣唇也。"说明脾的精气之所以能够反映于口唇,除了与脾主肌肉,其气通于口的功能有关外,并与脾胃经的经络循行于口唇有关。所以,临床上观察口唇的色泽变化,即可以测知脾胃的功能和病理变化。

脾与情志的关系。思是思考、思虑,意是意识。它们都是人的思维活动,也是精神活动的一种表现。"脾主思","脾藏意"的含义,是说脾与人的精神活动有关。实际上,这是由于思维变化影响脾的生理功能的反应,古人有思虑伤脾的论点,就是根据《内经》的这些理论提出的。思虑过度,或所思不遂,可使人的气机结滞不畅,脾胃的运化和升降功能失常,出现不思饮食,脘腹胀闷,即所谓"思伤脾"的表现。正如《素问·举痛论》所说:"思则心有所存,神有所归,气留而不行,故气结矣。"说明,思虑的产生与"心"有关,但脾胃虚弱则是思虑过度导致的结果。

(4)肺:位于胸腔,左右各一,覆盖于心之上,有分叶。

肺的主要生理功能是主气司呼吸;主行水;肺朝百脉,主治节。肺易受外邪侵袭,不耐寒热燥湿诸邪之侵,故肺又有"娇脏"之称。

手太阴肺经与手阳明大肠经相互属络于肺与大肠,互为表里。肺在五行中属金,为阳中之阴,与自然界秋气相通应。

肺的生理特点。肺主宣发:肺主宣发主要体现在三个方面:一是呼出体内浊气;二是将脾所转输来的津液和部分水谷精微上输头面诸窍,外达全身皮毛肌腠;三是宣发卫气于皮毛肌腠,以温分肉、充皮肤,司开阖,将代谢后的津液化为汗液,并控制和调节汗液的排泄。正如《灵枢·决气篇》所说:"上焦开发,宣五谷味,熏肤、充身、泽毛,若雾露之溉,是谓气"。这里所说的"上焦开发",就是对肺的宣发功能作了具体说明。肺主肃降主要体现在三个方面:一是吸入自然界之清气,并将其与谷气相融合成的宗气向下布散至脐下,以资元气;二是将脾转输至肺的津液及部分水谷精微向下向内布散于其他脏腑,以发挥濡润作用;三是将脏腑代谢后产生的浊液下输于肾和膀胱,成为尿液排出体外。肺的宣发与肃降功能相辅相成,在生理上相互制约、相互为用,在病理上相互影响。宣发与肃降正常,则肺气出入通畅,呼吸调匀,保持人体内外气体的交换。如果二者功能失去协调就会发生呼吸功能障碍、水液代谢失常。临床即可出现呼吸短促,喘息,咳痰,胸闷等肺气上逆的症候,或津液停聚,形成痰饮,或为水肿等肺津不布的症候。

肺的生理功能。肺主气,司呼吸:肺主气包括主呼吸之气和主一身之气两个方面的功能。

肺主呼吸之气,是指肺通过一呼一吸的功能,吸入自然界的清气,呼出体内的浊气,吸清呼浊,吐故纳新,实现人体与外界环境之间的气体交换,以维持人体的生命活动。肺主呼吸的功能,主要是由肺气的宣发与肃降作用来实现。肺气宣发,浊气得以呼出;肺气肃降,清气得以吸入。肺主气的功能正常,则气道通畅,呼吸均匀和调。如肺气不足,不仅会引起肺的呼吸功能减弱,而且也会影响宗气的生成,出现呼吸无力,或少气不足以息,以及声低气怯,身倦无力等气虚的症状。若一旦肺丧失呼吸功能,清气不能吸入,浊气不能呼出,宗气不能生成,随着呼吸的停止,人的生命也就终结。

肺主一身之气,这是由于肺与宗气的生成有密切的关系。人体通过呼吸运动,不仅把大自然的清气吸入于肺,而且还通过脾胃的消化吸收功能,把饮食物中的水谷精气,由脾上输于肺。清气与谷气在肺内结合,积聚胸中,便成为"宗气"。宗气上出喉咙,以促进呼吸功能;贯通心脉,以促进心主血液运行。这样,肺就起到了主一身之气的作用。所以《素问·五脏生成篇》说:"诸气者,皆属于肺。"

肺主行水:肺主行水,是指肺气的宣发和肃降作用有推动和调节人体的水液代谢。中医学认为,肺主宣发,其性肃降,即可将津液布散于全身并司汗液的排泄,又能通调水道,使浊液下输于肾与膀胱,排出体外,以保持水液代谢的正常运行,故有"肺为水之上源""肺主行水"的说法。肺对水液代谢的这种疏通、调节作用,称之为"通调水道"。《素问·经脉别论》说:"饮入于胃,游溢精气,上输于脾,脾气散精,上归于肺,通调水道,下输膀胱。"这是对水液代谢过程的精辟概述。肺在水液代谢过程中起着重要作用,如肺受外邪侵袭,肺失宣发,则水液不能外达皮毛,或致腠理闭塞便会出现无汗或皮肤水肿等症。若肺失宣降,则水液停聚,生痰,成饮,甚则水肿。

肺朝百脉,主治节:肺朝百脉是指人体全身的血液都通过百脉流经于肺,经肺的呼吸进行气体交换,然后再通过肺气宣降作用,将富有清气的血液通过百脉输送到全身。虽然,血液的运行主要靠心气的推动,但尚需肺的呼吸调节功能的协助。正如《经脉别论》所说:"脉气流经,经气归于肺,肺朝百脉,输精于皮毛。"故在生理上,肺气充沛,宗气旺盛,气机调畅,则血运正常;在病理上,若肺气壅塞,不能助心行血,则可导致血脉运行不畅,甚至血脉瘀阻,出现心悸胸闷,唇青舌紫等症候;反之,心气虚,心阳不振,心的血脉运行不畅,也能影响肺气的宣通,而出现咳嗽、气喘等症状。

肺主治节,是指肺气具有治理调节肺本身及全身气、血、津液的作用。《素问·灵兰秘典论》说:"肺者,相傅之官,治节出焉。"说明肺有辅佐心脏共同治理、调节人体的呼吸功能、血液循环和津液代谢。

在体合皮,其华在毛,开窍于鼻。

皮毛包括皮肤、汗腺、毫毛等,为一身之表,是人体抵御外邪侵袭的屏障。肺气主表,故合于皮毛。《素问·五脏生成论》说:"肺之合皮也,其荣毛也。"说明肺与体表组织之间具有特殊联系。皮毛为一身外卫,靠肺布散的卫气以温养,所以,《灵枢·经脉》有:"太阴者(指手太阴肺),行气温于皮毛者也。"肺主呼吸,而皮肤之汗孔也有散发气以调节呼吸的作用,所以《素问·生气通天论》称汗孔为"气门"。由于生理上肺与皮毛密切联系,所以在病理上也常互相影响,如外邪侵袭,常由皮毛而犯肺,出现恶寒、发热、鼻塞、咳嗽甚则气喘等"肺气不宣"的证候。《素问·咳论》所说:"皮毛者,肺之合也。皮毛先受邪气,邪气以从其合也。"即指出了此种病证的病理特点。肺气固则卫外固密,邪不易侵犯;肺气虚则卫外不固,易患感冒,又由于卫气与肺气的宣发有关,卫气司汗孔的开阖,所以卫气虚,久肌表不固,则常自汗出。而肺卫闭实,又常见无汗的症状。至于外感发热,无汗而喘的表实证,治疗时应用解表发汗的方法,祛邪以从皮毛外出,汗出表解之后,就会热退喘平。这种治疗原则就是根据"皮毛者,肺之合",及《素问·阴阳应象大论》谓"其在表者,汗而发之"的理论而制定的。

肺开窍于鼻,鼻和喉是呼吸出入的信道和门户,外邪侵袭,多从鼻喉而入,所以有"鼻为肺之窍""喉为肺之门户"的说法。鼻和喉的通气、鼻的嗅觉和喉的发音,都是依赖肺气的作用。肺气和,呼吸畅,嗅觉也就灵敏,声音也就洪亮。所以《灵枢·脉度》说:"肺气通于鼻,肺和则鼻能知臭香矣。"而且鼻又为邪气侵犯肺脏的主要门户,所以《素问·阴阳应象大论》说:"在脏为肺,在窍为鼻"。若风寒袭肺,则鼻塞、嗅觉不灵;肺经有热,则鼻塞涕黄;邪热壅肺,可见气急鼻扇。临床上常把鼻的变化作为推断肺脏病变的依据之一,而鼻的疾患也常从肺脏进行治疗。喉咙是呼吸信道,肺之门户,也是发音的器官,故喉的通气与发音,直接受肺气的影响,所以肺有病变时,往往可以引起声音嘶哑及喉部的病变。如外邪犯肺,肺气不宣,常可导致咽喉不利或失音。

在志为忧(悲),在液为涕。

肺的功能与情志方面的忧、悲有关。因为忧伤和悲伤都会伤气,肺主气,气伤肺必伤。反之,肺气虚弱时,也易于产生忧伤、悲切的情绪。在日常生活中常见,一个人过度悲伤之后,常常出现气短、乏力的表现。也见到患有肺病的人,也常常表现得悲痛哀伤。涕源于鼻,润泽鼻腔,肺有病变,可反映于鼻,如鼻塞,鼻流清涕;肺热,鼻涕黄浊;肺燥,鼻干少涕。

在五行中肺与秋同属于金,时令至秋,万物凋零,一片肃杀之气,使人触景生情,引发悲伤之感。情志不舒往往会产生抑郁病症,据调查显示,在秋冬之际,"抑郁症"的发病率约高达38%,秋季的自杀率也是全年中最高的,故称之为"悲秋综合征"。那么什么原因会导致秋季抑郁症的发生率最高呢?研究发现,人脑的深部,有一个内分泌腺叫"松果体",这个腺体对阳光和黑暗非常敏感。夏季,强烈的阳光可以抑制松果体的功能,使松果体激素分泌减少。立秋以后,白天渐短,日照减少,松果体开始分泌大量的松果体激素,这种激素能抑制甲状腺素和肾上腺素的分泌。当这两种激素在血液中的浓度降低,人的精神也开始消沉,人就变得无精打采,善感之人更会愁肠满腹,所以秋冬之际,抑郁症发病率最高。

(5)肾:位于腰部,脊柱两侧,左右各一。

肾的主要生理功能是:主藏精、主水液的输布与排泄、主纳气。由于肾藏有先天之精,主生殖,为人体生命之源,故称肾为"先天之本"。肾藏的精气化生的肾阴、肾阳,有推动、协调和促进人体全身脏腑阴阳,故肾又称为"五脏阴阳之本"。肾藏精,主蛰,为"封藏之本"。

肾在体合骨,生髓,通脑,其华在发,开窍于耳和二阴,在志为恐,在液为唾。足少阴肾经与足太阳膀胱经相互属络于肾与膀胱,互为表里。肾在五行中属水,为阴中之阴,与自然界冬气相通应。

近年来,我国学者对"肾"的实质进行了一系列实验研究工作,初步认为:中医五脏中的肾除了包括泌尿系统的功能之外,与神经、内分泌、免疫等系统均有密切关系。肾阳虚具有下丘脑-垂体-肾上腺皮质系统和下丘脑-垂体-性腺、甲状腺系统功能低下的表现,为揭示"肾"的奥秘取得了若干进展,出现了可喜的苗头。

肾的生理特性。肾主蛰藏是肾的主要生理特性,是对肾藏精功能的高度概括,体现了肾的生理功能的主要特点。肾主藏精、主纳气、主生殖、主二便等功能,都是肾主蛰藏生理特性的具体体现,故称肾为"封藏之本"。肾主蛰藏则精气盈满,人体生机旺盛。若肾主封藏功能减退,则会表现为滑精喘息、遗尿,甚则小便失禁、多汗、大便滑脱不禁及女子带下不止、崩漏、滑胎等,充分体现了肾主蛰藏生理特性的临床意义。

肾的生理功能。肾的生理功能极为广泛,作用特殊,它包括了肾阴、肾阳两个方面的作用,肾阴包括肾精,肾阳亦即命门之火。肾阴对人体各脏腑组织起着濡润、滋养的作用,为人体阴液的根本;肾阳对人体各脏腑组织起着温煦和生化的作用,为人体阳气之根本。肾阴、肾阳都是以肾藏的精气为物质基础的,与人体的生长、发育、生殖功能有密切关系。肾阴和肾阳在人体内互相滋生,相互制约,共同发挥调节人体水液代谢,促进人体生长、发育和生殖功能,壮骨,生髓,化血,充脑,润泽须发,开窍于耳及二阴等生理功能。

肾藏精:肾藏精是指肾具有贮存和封藏人体精气的功能。精是构成人体和维持人体生命活动的基本物质,是生命之源,是脏腑、形体、官窍功能活动的物质基础。肾所藏之精包括先天之精和后天之精两部分。先天之精禀受于父母,是构成生命的原始物质,具有促进生长、发育和生殖功能。如《灵枢·决气篇》说:"两神相搏,合而成形,常先身生,是谓精。"这种精因其具有繁殖后代的作用,故又称为"生殖之精"。后天之精来源于脾胃化生的水谷之精微,通过心脉输布于全身,以营养脏腑、组织、五官、百骸,以维持人体生命活动,促进人体生长、发育。因为这种精是各脏腑产生功能活动必不可少的营养物质,故又称为"脏腑之精"。先天之精和后天之精是相互依赖,相互为用的。先天之精的充沛,必须得到后天之精的不断充养;而后天之精的化生,又必须依赖先天之精活力的资助。二者相辅相成,共同发挥促进人体生长、发育和生殖的功能。

肾所藏之精,称为肾精。肾精所化之气,称为肾气。肾精与肾气互为体用,故常将二者合称为"肾之精气"。肾精属于肾阴,肾气属于肾阳。肾阴又称"元阴""真阴""真水";肾阳又称"元阳""真阳""真火"。实际上肾阴和肾阳概括了肾脏生理功能的全部。肾的功能活动必须要有肾精这种物质作为基础才能发挥作用,没有肾精这种物质,就无从产生功能活动,而功能活动又是化生肾精必不可少的动力。故肾精充足,肾气就旺盛;肾精不足,肾气也随之而衰减。所以古人认为肾为五脏之本。肾阴为人体阴液之源,肾阳为人体阳气之根,肾阴和肾阳又都是以肾精为物质基础的,二者在人体内相互依存,相互制约,形成一种对立的动态平衡,以维持人体正常的生理活动。正如《素问·生气通天论》所说:"阴平阳秘,精神乃治。阴阳离决,精气乃绝。"所以当人体的这一阴阳对立统一关系,一旦由于某种原因遭到破坏时,体内便产生阴阳偏胜或偏衰的病理变化,临床上就会出现肾阴虚、肾阳虚或肾阴阳两虚的一系列症候。肾阴虚既可出现肾精亏损所引起的腰膝酸软无力,头目眩晕,健忘失眠,舌红少津,脉细数等肾阴不足的证候,亦可出现阴虚阳亢的潮热盗汗,头晕耳鸣,以及男子遗精,女子梦交等虚火妄动的表现。肾阳虚,既可出现由于肾气不足,阳气衰减所引起的精神疲惫,腰膝冷痛,形寒肢冷,小便频数,舌淡胖大,有齿痕,苔白,脉沉弱等肾阳不足的证候,也可出现男子阳痿早泄,女子宫寒不孕等生殖功能减退的表现。由于肾阴虚和肾阳虚的本质都是肾的精气不足,同时二者之间又存在着相互制约、相互依存的内在联系,亦即"阴阳互根"的关系,因此,肾阴虚到一定程度时可累及肾阳,而肾阳虚到一定程度时,也可伤及肾阴,形成阴损及阳,阳损及阴的阴阳两虚证。

促进人体生长、发育和生殖功能:人的生殖功能,生长、发育和衰老过程均与肾所藏之精气的盛衰有密切关系。人从幼年开始,肾的精气逐渐充盛,便产生了更换乳齿等生理变化,发育到了青春期,肾的精气进一步旺盛,体内便产生了一种"天癸"的物质,于是男子就能产生精子,并能排精而可以育子,女性就能出现月经周期,并能排卵而可以妊娠。所以说"天癸"的产生，标志着男女性功能已经发育成熟，并有生殖能力。到了壮年，由于肾的精气更加充盛，人的发育到了顶峰阶段。四十岁之后，开始进入老年阶段，肾的精气开始逐渐衰减，性机能和生殖能力也随之逐渐减退，进而丧失，形体也就逐渐衰老。这种发育、生长、成熟而至衰老的过程，从年龄上讲，男女是有一些差异的，一般女子较男子发育稍早，但衰老也较早。《内经》对人体的这种自然规律和肾之间的关系，作了精辟的论述，如《素问·上古天真论》说："女子七岁，肾气盛，齿更发长；二七而天癸至，任脉通，太冲脉盛，月事以时下，故有子；三七肾气平均，故真牙生而长极；四七筋骨坚，发长极，身体盛壮；五七阳明脉衰，面始焦，发始堕；六七三阳脉衰于上，面皆焦，发始白；七七任脉虚，太冲脉衰少，天癸竭，地道不通，故形坏而无子也。丈夫八岁肾气实，齿更发长；二八肾气盛，天癸至，精气溢泻，阴阳和，故能有子；三八肾气平均，筋骨劲强，故真牙生而长极；四八筋骨隆盛，肌肉满壮；五八肾气衰，发堕齿槁；六八阳气衰竭于上，面焦，发鬓须白；七八肝气衰，筋不能动，天癸竭，精少，肾脏衰，形体皆极；八八则齿发去。肾者主水，受五脏六腑之精而藏之，故五脏盛，乃能泻。今五脏皆衰，筋骨解惰，天癸尽矣。故发鬓白，身体重，行步不正而无子耳"。由此可见，性功能的成熟和减退，人体的生长、发育和衰老，乃是肾气由盛而衰的结果。说明肾气是代表了人体内促进生长和发育的重要物质。而"天癸"又是直接与性机能和生殖功能的成熟有密切关系的一种物质。因此，在临床上常常可以看到，肾虚的人往往会出现一系列未老先衰的症状，如腰痛、脱发、耳鸣、牙齿松动、记忆力减退、性功能低下等。

调节人体水液代谢：肾主水液，是指肾有主持和调节人体水液输布和排泄的功能。该功能，主要是靠肾中阳气的作用来实现的。人体水液代谢包括两个方面：一是将从饮食物中所化生的津液（指人体正常水液），输送到全身去，以发挥补充血液容量和滋养五脏五腑、组织器官的作用；二是把各脏腑组织利用后的水分（包括机体的代谢产物），变为汗和尿液，排出体外。这两个方面的作用，必须在肾阳所产生的"气化"作用下才能完成。

肾中阳气主持和调节人体水液代谢的主要方式是"升清降浊"。进入人体的水液通过胃的受纳，脾的运化，肺的宣降，三焦的通调，肾的气化，使清者上升于肺，输布于全身，以滋养脏腑、组织器官，这个过程叫做"升清"；浊者经过肺的肃降，下注而归于肾，再经过肾的气化，使浊中之清者，升腾回流而发挥其营养作用，其浊中之浊者下注膀胱而排出体外，这个过程叫做"降浊"。如此循环，以维持人体水液代谢的动态平衡。《素问·经脉别论》中说："饮入于胃，游溢精气，上输于脾，脾气散精，上归于肺，通调水道，下输膀胱，水精四布，五经并行。"正是古人对人体水液代谢的精辟论述。

人体水液代谢是一个比较复杂的过程，是由多脏腑相互协调配合而进行的，除了肺、脾、肾、胃、小肠、大肠、三焦、膀胱之外，与肝气的疏泄，心气的推动，也有一定关系,但其中以肺、脾、肾三脏关系最为密切。三脏之中又以肾的作用更为重要,因为肾中的阳气具有气化功能,它能升清降浊,以调节体内水液的输布和排泄。同时,肾之阳气为一身阳气之根,脾的运化,肺的宣降,三焦的通调,膀胱的开阖,无不依赖肾中阳气的作用,才能发挥正常的功能。所以,肾在维持人体水液代谢方面起着主导作用。如果肾的阳气不足,气化功能就要失常,升降就要紊乱,就会引起水液代谢的障碍而导致疾病。水肿一证,正是如此。所以《素问·水热穴论》中说:"肾者胃之关也,关门不利,故聚水而从其类也,上下溢于皮肤,故为胕肿。胕肿者,聚水而生病也。"

肾主纳气:肾主纳气是指肾有摄纳肺气以助呼吸之功能。人体的呼吸功能虽为肺所主,但吸入之气,必须下纳于肾,才能保持呼吸均匀,气道通畅,故有"肺为气之主,肾为气之根"和"肺主呼气,肾主纳气"之理论,说明人体的呼吸功能是由肺、肾二脏共同完成的。由此可见,肺的呼吸功能,需要肾的"纳气"作用协助,才能形成呼吸的出入升降运动。当肾中阳气充足,肺得其温养才能气道通畅,呼吸匀调,气体出纳正常。若肾中阳气不足,摄纳无权,气便不得归元而上浮,就会出现呼多吸少,动则气喘,呼吸困难等症。笔者于20世纪70年代初将中医肺、肾的这一关系,名之曰"肺肾相关"理论,这一理论在防治慢性阻塞性肺病上确有一定的指导意义。国内也有不少报道,对慢性支气管炎、阻塞性肺气肿和支气管哮喘,采取"发作时治肺,缓解时治肾"的治疗原则,取得了满意的疗效,远期疗效显著地提高。这一事实也说明了"肾主纳气"是构成人体呼吸生理的重要一环。

壮骨、生髓、充脑,其华在发。人体的骨骼有维持形体,保护脏器和支撑体重方面的作用。正如《灵枢·经脉》所说"骨为干"。骨、骨髓和脑的生成和功能,都与肾有密切的关系。骨的生长有赖于肾之精气的濡养。《素问·宣明五气篇》说:"肾主骨。"《素问·阴阳应象大论》说:"肾主骨髓。"《素问·六节脏象论》也说:"肾者主蛰,封藏之本,精之处也,其华在发,其充在骨。"说明肾具有促进骨骼生长、发育的功能。骨中有髓,《素问·阴阳应象大论》说:"肾生骨髓",说明肾有促进骨髓生长的功能。髓上通于脑,脑为髓的汇聚之处,故《灵枢·海论》说:"脑为髓之海",《素问·五脏生成篇》也说:"诸髓者,皆属于脑"。说明骨髓和脑髓都是由肾的精气化生而成,二者同属于一种物质,只是因分布部位不同,而有不同的名称,分布于脑者,名脑髓,分布于骨中者名骨髓。

骨虽为肾所主,但又需要骨髓的滋养,《素问·痿论》说:"髓者骨之充也",说明肾藏精,精生髓,髓居于骨中,汇聚于脑,故"脑为髓之海",滋养骨骼和大脑。骨髓充盈,则能增进骨骼的坚强。可见骨、髓、脑三者在生理状态下是相互滋生的,但其根本仍在于肾。因此肾精充足,肾气旺盛,则骨髓生化有源,骨骼得髓之滋养,则坚韧有力,耐久立而强劳作。髓足则脑海充盈,聪敏而多智能。正如《灵枢·海论》所说:"髓海有余,则轻劲多力,自过其度",《素问·灵兰秘典论》也说:"肾者作强之官,伎巧出焉。"说明人的精力充沛和聪敏智慧,均与肾所藏精气的盛衰有密切关系。肾精虚少,则骨髓生化乏源,形成如《素问·逆调论》所说的"肾不生精则髓不能满"。骨髓不足又会影响骨的生成,产生《素问·痿论》所说的"骨枯而髓减,发为骨痿"。髓不足则髓海虚,出现《灵枢·海论》所说的"髓海不足,则脑转耳鸣,胫酸眩冒,目无所见,懈怠安卧,"之症。所以,临床上,肾虚患者往往出现胫酸腿软,疲乏无力,头昏健忘,智力衰退等"髓海不足"的表现,临床上采用补肾益精的药物治疗,多能收到良好的效果。对骨折患者,采用补肾药物治疗,确能促进骨折的愈合。

中医学还认为,牙齿和骨同出一源,都是由肾的精气所化生,故有"齿为骨之余"之说,所以牙齿的生长和坚固,也依赖于肾精的充养。《素问·上古天真论》说:"丈夫八岁肾气实,齿更发长","三八肾气平均,筋骨劲强,故真牙生而长极","四八筋骨隆盛,肌肉满壮","五八肾气衰,发堕齿槁",说明牙齿的生长、更换与脱落,反映了肾脏精气由盛而衰的过程。故肾精充沛,牙齿坚固而不易脱落;肾精不足,牙齿易于松动而不坚,甚至早期脱落。临床上对肾虚而引起的牙齿松动,采用补肾之法治疗多能获效。

中医学还认为,毛发的生长与脱落,润泽与枯槁,也是反映肾的精气盛衰的一个标志。精与血是相互滋生的,精足则血旺,血旺则发茂而有光泽,故有"发为血之余"之称。发的营养来源于血,但其生机则根源于肾,故《素问·六节脏象论》有肾"其华在发"之说。青壮年肾气充沛,毛发光泽,老年人肾气虚衰毛发变白而脱落,一般来说这是人体正常发展规律,但临床所见未老先衰,头发枯萎、早脱、早白者,多责之于肾。

肾与耳的关系。耳是听觉器官,听觉功能的灵敏与失聪,与肾之精气的盛衰有密切关系。《素问·阴阳应象大论》中提到肾"在窍为耳"。《灵枢·脉度》也说:"肾气通于耳,肾和则耳能闻五音矣。"清·王清任《医林改错》中解释说:"两耳通脑,所听之声归于脑。"这就说明,肾的精气充足,脑海充盈,听力才能灵敏。如果肾的精气不足,不能生髓充脑,脑海空虚,耳失其养,便出现耳鸣、耳聋等症。正如《海论》所说的:"髓海不足,则脑转耳鸣。"老年人由于肾精虚衰,故多见听力失聪,所以临床上常常把耳的听觉变化,作为推断肾气盛衰的一个标志。

在志为恐,在液为唾。肾与情志活动中的"恐"密切相关。恐是人感到威胁而尚无应对办法时一种害怕的情绪反应。恐与肾的关系也是古人通过长期生活观察得出的。由于肾藏精而位居下焦,肾精化为肾气之后,必须通过中上二焦,才能布散全身。人在恐惧状态下,上焦的气机闭塞不畅,精气不能上行,反而下走,使肾气不能正常布散,所以说"恐伤肾""恐则气下"。恐伤肾,可导致肾气不固,出现二便失禁。所以,在日常生活中见到一个人因突然受到惊恐,便会出现二便失禁。

人的唾液与涎同为口腔分泌的津液,只不过较黏稠者为唾(唾液),较稀薄者为涎(口水)。唾液俗称"人参果",为肾精所化,常吞咽唾液,可起到滋养肾精的作用;多唾或久唾,则耗伤肾精。

(6)命门学说:"命门"一词最早见于《灵枢·根结》,其说:"太阳根于至阴,结于命门,命门者目也"。可见此命门,是指眼睛和睛明穴。将命门作为脏腑功能提出,则始于《难经》。《难经·三十六难》说:"肾两者,非皆肾也,其左者为肾,右者为命门。"自《难经》之后,汉、晋、隋、唐、宋诸代医书中,很少提到命门的作用,只提到"肾气"的功能。直到明朝,命门学说始为医家所重视,其代表人物首推孙一奎(1522-1619),他认为,命门为两肾之间的动气,人的生命活动,有赖于肾间动气的维护和推动,所以,他治疗疾病非常重视维护肾间之动气。赵献可(1537-1644)明确提出,命门属火,位于两肾之间,亦即"两肾间动气",是人生命的原动力,并形象地把人体比作"走马灯",将命门之火比作"走马灯"中的火,火旺则灯转动迅速,火微则转动缓慢,火熄则寂然不动。这与同时代医学家张介宾(1563-1640)所见相同。概括起来,命门的功能主要有以下几个方面:①为人身阳气之根本,是生命活动的原动力,对人体各脏腑、组织的生理活动,起着温煦和推动作用。②主持和调节人体水液代谢。③能温运脾阳,帮助脾对营养物质的消化、吸收与转输。④有促进人体生长、发育和生殖功能的作用。⑤有摄纳肺气,参与人体呼吸生理的功能。

2.五腑

中医自古以来一直把脏腑称为"五脏六腑",笔者认为六腑中的三焦并非一腑,而是一种讲人体气化的学说,即"三焦学说"。因为它是按人体五脏五腑所处的部位和功能作了一个区域划分,称上、中、下三焦。如上焦为膈肌以上的部位,包括心、肺;中焦为膈以下,脐以上部位,包括脾、胃、肝、胆;下焦为脐以下部位,包括肾、小肠、大肠、膀胱。从功能上来看,《素问·灵兰秘典论》说:"三焦者,决渎之官,水道出焉",说明三焦的主要功能是疏通水道。分而论之,"上焦如雾",实际上就是心、肺运行气血、宣发精微物质的功能;"中焦如沤",实际上就是脾胃(肝)受纳、腐熟和运化水谷的功能;"下焦如渎",实际上就是肾、膀胱、大肠排泄尿液和粪便的功能。所以,三焦实际上是一个学说,是讲"气化作用"的学说。所以,不应作为"腑"列入脏腑之中。

五腑包括胆、胃、小肠、大肠、膀胱,其共同功能是受纳和腐熟水谷,传化精微,排泄糟粕。所以《素问·五脏别论》说:"六腑(应该是五腑)者传化物而不藏,故实而不能满也。"就是说五腑能将饮食物消化吸收,将其中的精微成分输入五脏,将糟粕排出体外,而不使其储留,故称"实而不能满"。同时古代医学家早就认识到人体的整个消化道,由唇齿开始,经食道、胃、小肠、大肠到肛门,共有七个门户,《难经》称为"七冲门"(即冲要的门户),并明确指出它的部位和各自的名称。如《难经·四十四难》说:"唇为飞门,齿为户门,会厌为吸门,胃为贲门,太仓下口为幽门,大肠小肠会为阑门,下极为魄门,故曰七冲门也"。"七冲门"的命名是有一定含义的,即在现代人体解剖学上,消化道中的某些交接处的名称,亦仍然沿用着《难经》中的命名,如贲门、幽门即是。

(1)胆:位于右胁下,附于肝之短叶间,其形如囊,内藏胆汁。《难经·四十二难》说:"胆在肝之短叶间,重三两三铢,盛精汁三合。"精汁即胆汁,味苦色黄,来源于肝,由水谷之精转化而来。肝与胆有经络互相络属,构成表里关系,故《灵枢·本藏》说:"肝合胆"。《灵枢·本输》称:"胆者,中精之府。"胆的生理功能是主疏泄,助消化。古人将胆列入五腑之一,又为奇恒之腑,是因为胆具有腑的"传化物而不藏"的功能,但所藏之物并非糟粕,而为精纯的胆汁之故。

主疏泄:肝与胆相表里,胆的生理功能与肝极为相似。胆气亦喜升发调达,主疏泄。肝与胆的疏泄功能正常,则人气机调顺,心情舒畅。若胆的升发太过,容易暴躁易怒,耳鸣耳聋,头痛口苦;胆的疏泄不及,胆气郁结,可产生胸胁胀满,情绪苦闷,善太息。足见胆的疏泄功能与肝的关系极为密切。

助消化:胆汁依赖肝胆的疏泄作用,注入小肠,以助饮食物的消化,使脾胃的运化功能得以正常进行。肝胆的疏泄功能正常,胆汁排泄通畅,脾胃运化才能健旺。胆汁排泄不利,肝胆疏泄失常,就会影响到脾胃的消化、吸收功能,可见胸胁胀痛,厌食油腻,腹胀腹泻;胆汁外溢,可出现黄疸;胆汁上逆,泛吐黄绿苦水。

至于胆是否有主决断的作用,如《素问·灵兰秘典论》所说的:"胆者,中正之官,决断出焉"。所谓中正即公正、公平的意思,就是处事不偏不倚,有判断事物并做出决断的作用。笔者认为,对事物的决断属于思维范畴,与心的功能有关。古人之所以将"决断"的功能归之于胆,可能是受到"胆量""胆怯"等人类语言和文字的影响有关。摘除了胆囊,受到影响的应该是人的消化功能,而不是将人变成优柔寡断。

(2)胃:位于膈下,腹腔上部,上接食管,下通小肠。胃与食道相接处名贲门,与小肠相接处名幽门。胃分上、中、下三部,上部名上脘,下部名下脘,上下脘之间名中脘,统称胃脘。我国古代医学家对胃的大小、形态、位置和重量等,已有较为详尽的记录。如《灵枢·肠胃》说:"胃纡曲屈,伸之长二尺六寸,大一尺五寸,径五寸"。现知胃大弯的长度约为 40 cm,周代的二尺六寸,约合 52 cm,虽较偏大,但亦证明古人是经过解剖观察的。

主受纳水谷:由于胃有受纳水谷的功能,故称为"水谷之海""仓廪之官"。饮食物进入胃中,在胃气的通降作用下,经过初步消化,变为食糜的这一过程,中医称之为"腐熟"。《素问·经脉别论》说:"饮入于胃,游溢精气,上输于脾,脾气散精,上归于肺,通调水道,下输膀胱,水精四布,五经并行。"说明饮食物在胃中经过腐熟消化后,形成食糜,下传到小肠,其精微成分经脾的运化和肺气的宣发输布到全身,以营养五脏五腑、组织百骸。胃的这种受纳水谷的功能,主要取决于胃气的盛衰,胃气盛则善纳,反之,便不能盛受。李东垣称胃气为元气,他在《脾胃论·脾胃盛衰论》中说:"胃中元气盛,则能食而不伤,过时而不饥。脾胃俱旺,则能食而肥;脾胃俱虚,则不能食而瘦。"能食,是受纳的功能强。不能食,是受纳功能减退的表现。胃的受纳和腐熟水谷的功能直接影响人体的营养来源,关系到脏腑的功能活动和生命的存亡,所以《灵枢·五味》说:"胃者,五脏六腑之海也",《素问·玉机真藏论》也说:"五脏者,皆禀气于胃;胃者,五脏之本也"。

胃的受纳和腐熟水谷的功能正常,人体就健康;若受纳和腐熟水谷的功能失常,则会出现胃脘胀痛,纳呆厌食,嗳腐食臭,或多食善饥。可见,能食与不能食是胃受纳功能的具体反映,也就是胃中元气盛衰的具体表现。正因为胃经常盛受着水谷,故有"胃喜润而恶燥"之说。胃之喜润,是喜水谷而言。所恶之燥,是指水谷不足而干燥之意。所以《用药宜禁论》说:"人禀天之湿化而生胃也,胃之于湿,其名虽二,其实一也。湿能滋养于胃,……胃之不足,惟湿物能滋养。"说明胃所喜之湿,是水谷湿物,而非水湿邪气。中医常说"有胃气则生,无胃气则死",足见中医诊病对胃气是非常重视的,认为"人以胃气为本",诊脉须察胃气的有无,治疗以保护胃气作为重要的原则。所谓"胃气"实际上就是指人体的消化、吸收功能。

主通降:饮食物在胃中,经胃气腐熟之后,精微与糟粕各寻其清浊之道分别转输于各个脏腑。精微部分由脾输入各脏腑组织,发挥其营养作用;糟粕部分,经大肠、肛门排出体外。所谓胃气主降,主要是指它的通降功能。所以胃气以降为和,以通为用,以保障水谷的不断下输和消化吸收。若胃失通降,不仅影响食欲,而且因浊气上逆而出现口臭,脘腹胀满或疼痛,大便秘结。若胃气上逆,则可恶心、呕吐、呃逆、嗳气。

(3)小肠:包括十二指肠、空肠和回肠,是机体对饮食物进行消化、吸收,下传其糟粕的重要脏器。

小肠上接胃之幽门,下口与大肠在阑门相连,是一个比较长的、呈迂曲回环叠积之状的管状器官。我国古代医学家在《灵枢·肠胃》和《难经·四十二难》中,对小肠的长短、形态、位置、重量等均有较详尽的记载。

小肠主要生理功能是受盛化物和泌别清浊。

受盛化物:小肠接受胃所传下的食糜,进一步进行消化,将其中的精微物质吸收,故《素问·灵兰秘典论》说:"小肠者,受盛之官,化物出焉"。"化物"即消化之意,是指饮食物通过小肠内进一步消化、吸收。将其中的精微物质吸收,并将糟粕下输于大肠。若小肠受盛化物的功能失常,临床上便可出现腹胀、腹痛、腹泻、便溏等症。

泌别清浊:泌别清浊即分清别浊之意。小肠对饮食物消化吸收的同时,进行分清别浊的工作,将饮食物中的精微成分吸收,将食物残渣下输大肠,形成粪便,经肛门排出体外。将多余的水液经肾的气化渗入膀胱,形成尿液。正如明·张介宾注《素问·灵兰秘典论》所说的:"小肠居胃之下,受盛胃中水谷而分清浊,水液由此而渗于前,糟粕由此而归于后,脾气化而上升,小肠化而下降,故曰化物出焉。"小肠泌别清浊的功能,与水液代谢有密切关系。《灵枢·经水》说:"手太阳……内属小肠,而水道出焉。"说明小肠泌别清浊的过程也参与了水液代谢过程。小肠这一功能正常,水液和糟粕各走其道,则大便正常。如果小肠这一功能失常,就会出现小便短赤,大便稀溏。

(4)大肠:居腹中,其上口在阑门处与小肠相接,其下端连接肛门。大肠的上段称为"回肠",包括西医解剖学中的回肠和结肠上段;下端称为"广肠",包括乙状结肠和直肠。大肠的主要生理功能是传化糟粕和主津液。

传化糟粕:大肠接受由小肠下传的食物渣滓,吸收其中多余的水分,使食物残渣形成粪便,经广肠由肛门排出体外。故大肠被称作"传道之官"。正因为大肠主传导,及时而有规律地将水谷之糟粕由肛门排出体外,饮食物的消化才能"胃实而肠虚","肠实而胃虚"地正常进行。若大肠的功能失调,主要表现为传导失常和粪便的改变。大肠湿热,气机阻滞,可见腹痛下痢,里急后重;大肠实热,肠液干枯,可见便秘;大肠虚寒,水谷杂下,可见腹痛、肠鸣、泄泻。

大肠与肺有经络互相络属,构成表里关系。《灵枢·本藏》说:"肺合大肠。"肺的生理功能正常,肺气充足,则大肠的传导功能亦通畅。否则,若肺气虚弱或肺气宣降失常,皆可导致大肠传导功能的失常,出现气虚便秘。肺合皮毛,若人突然身体受到寒冷刺激,立刻出现腹泻症状。这都与"肺合大肠"有关。

主津液:所谓大肠主津液是指大肠接受由小肠下传的含有大量水液的食物残渣,将其中的水分吸收,其糟粕成为粪便,这种功能亦称谓燥化作用。大肠吸收水液,参与体内的水液代谢,故说"大肠主津"。明·张介宾说:"大肠与肺为表里,肺主气,而津液由于气化,故凡大肠之或泄或秘,皆津液所生之病,而主在大肠也。"说明,大肠所主之津液,是由肺气所化,因此肺气不足,不能化津,或热结大肠,耗伤津液,均可造成大便或秘或泄的病变。若大肠虚寒,无力吸收水分,或传导太快,水分来不及吸收,则水与糟粕俱下,可出现肠鸣、腹痛、腹泻等症;若大肠实热,消烁津液,或传导过慢,水分吸收过多,大便津亏,肠道失润,又会导致便秘;若大肠湿热,则可见腹痛、泄泻或里急后重、下痢脓血。

(5)膀胱:位于小腹部,主要功能是贮存和排泄尿液。人体的水液代谢是通过肺、脾、肾等脏的共同作用,将津液布散全身,发挥其滋养、濡润机体的作用。其代谢后的浊液下归于肾,经肾气的蒸腾气化作用,再次升清降浊,清者复回流体内,重新参与水液代谢,浊者下输于膀胱,成为尿液,贮存起来,膀胱储存到一定容量,便及时自主地排出体外。这种排尿功能的正常与否,决定于肾与膀胱的升降气化作用。若肾和膀胱的气化、固摄作用失常,则膀胱开合失权,既可出现小便不利或癃闭,又可出现尿频、遗尿、尿失禁等症。

3.奇恒之腑

奇恒之腑包括脑、髓、骨、脉、胆、女子胞。那么古人为什么将这些器官称之为"奇恒之腑"呢？原因是它们在形态上中空像腑，而在功能上则"藏精气而不泻"又像脏。为了既区别于腑，又区别于脏，故称"奇恒之腑"。髓、骨、脉、胆前已述及，这里仅对脑和女子胞做一介绍。

（1）脑：位于颅内，由髓汇集而成，故《灵枢·海论》说："脑为髓之海"。《素问·五脏生成篇》说："诸髓者，皆属于脑。"对于脑的作用，《内经》中已有简要的说明。如《素问·脉要精微论》说："头者，精明之府。"《灵枢·大惑论》指出：目系"上属于脑"。明·李时珍明确指出："脑为元神之府。"汪昂《本草备要》说："人之记性，皆在脑中。"清·王清任《医林改错》中则把思维、记忆、语言及视、听、嗅等感觉功能皆归于脑。《灵枢·海论》还指出："髓海不足，则脑转耳鸣，胫酸眩冒，目无所见，懈怠安卧。"足见，我国古代医学家对脑的认识与近代医学对脑的认识基本相同。

脑的功能在脏象学说中主要归属于心，"心藏神"是心的主要功能之一。但又提出"五脏皆藏神"，即心藏神，主喜；肝藏魂，主怒；脾藏意，主思；肺藏魄，主悲；肾藏志，主恐。其中，特别是心、肝、肾与脑的关系更为密切。因为心主神明，五脏藏神都在心的统领和协调下而发挥作用；肝主疏泄，调节精神情志；肾藏精，精生髓，髓聚为脑。因此，对于精神、意识、思维、情志方面的病证，常以心为主，按照五脏来辨证论治。

（2）女子胞：又称胞宫，即子宫，位于小腹中，有孕育胎儿和定期产生月经的作用。《素问·五脏别论》首先提出女子胞之名。明·张景岳《类经》注此云："女子之胞，子宫是也，亦以出纳精气而成胎孕者为奇。"因为它具有蓄藏精血、孕育胎儿的作用，故把它列为奇恒之腑之一。

主月经：女子胞和肾脏及冲、任二脉的关系最为密切，因生殖机能由肾精所主，而冲、任二脉同起于胞中。当人发育到一定的年龄，肾中精气旺盛，冲、任二脉气血充足时，胞宫才能"月事以时下"，具备了生殖和孕育胎儿的功能。《素问·上古天真论》说："女子……二七而天癸至，任脉通，太冲脉盛，月事以时下，故有子。"明确指出，女子到了 14 岁以后，由于肾中精气开始旺盛，任脉通，太冲脉盛，性器官发育成熟，月经来潮，就有了生育功能。到了 40 岁以后，由于肾中精气逐渐衰减，天癸渐竭，冲任二脉的气血也逐渐衰少，月经紊乱，而至绝经。此外，胞宫与心、肝、脾三脏亦有密切关系。因为月经的产生，胎儿的孕育，都有赖于血液。心主血，肝藏血，脾不但能统血而且又是血液生化之源，故当心、肝、脾三脏功能失调时均可影响胞宫的正常功能而出现月经失调和不孕等疾患。故临床上见到妇女月经不调及胎孕等病证，首先要考虑到肾及冲任二脉的病变，其次要分析心、肝、脾三脏的功能是否正常，治疗时应多从肝肾方面着手。

孕育胎儿：月经正常来潮后，女子胞就具备了生殖和养育胎儿的能力，受孕之后，女子胞就成为保护胎儿、孕育胎儿的主要器官。由于胎儿的孕育主要依赖气血的充养，所以正常妊娠与心、肝、脾、肾及冲、任二脉均有密切关系。

(三)脏腑之间的相互关系

人体是一个完整的有机体,是由脏腑、经络、五官、百骸等所组成。各脏腑之间,通过经络的联结作用,建立了不可分割的密切联系。中医学的脏象学说,不但系统地阐述了脏腑各自的生理功能,而且认为这些生理功能的正常运行,是脏腑之间相互依赖、相互配合、相互制约的结果。脏与脏,脏与腑之间在生理功能上互相联系、协作,在病理上又互相影响、传变,构成了一个有机的整体。

1.脏与脏之间的相互关系

(1)心与肺的关系:心肺同居上焦,心主血脉,肺主气,朝百脉;心主行血,肺司呼吸。故心肺两脏是气血相互为用的关系。心血和肺气是相互依存的。血的运行虽为心所主,但必须依赖肺气的推动,而气的输布亦需要血的运载。气寓于血中,二者不可分离,故有"气为血之帅,血为气之母"之说。在病理上,若肺气虚弱,则血液运行迟滞,可出现胸闷气短、心悸、唇青、舌紫等心血瘀阻之症候。若心气不足或心阳不振,血脉运行不畅,也会影响肺的宣降功能,从而出现咳喘、气促、胸闷憋气等肺气上逆的症状。

(2)心与脾的关系:心主血脉,脾统血为气血生化之源。心与脾之间的关系,主要表现在血液的生成和运行方面。心血赖脾气健运以化生,而脾气的运化功能又赖心血的滋养和心阳的推动。血液在脉管中正常循行,既赖心气的推动,又靠脾气的统摄,使血行脉中而不致溢出脉外。在病理上,若脾气虚弱,运化失职,则心血的化生不足,可导致心血不足;脾不统血而使血液溢出脉外,亦可导致心血亏损。若心血不足,血虚无以滋养于脾,则可致脾气虚弱。思虑过度会影响脾的运化功能,运化失常亦会导致心血不足。以上情况均可出现心悸、失眠、腹胀、食少、倦怠、面色无华等症,中医称之为"心脾两虚证"。

(3)心与肝的关系:心主血,肝藏血。心血充足,则肝有所藏,才能发挥其贮藏血液和调节血量的功能。心血充足,肝血亦旺,肝得阴血濡养,疏泄才能正常。反之,肝的疏泄功能正常,血行不致瘀滞,有助于心主血脉功能的正常进行。所以,心血不足和肝血亏虚,常常可见心悸、失眠、面色白、视物昏花、月经量少而色淡等血虚病证。另外,心藏神,肝藏魂,肝主疏泄,心主神志,都与精神情志有关。故《灵枢·本神》说:"肝藏血,血舍魂,肝气虚则恐,实则怒。……心藏脉,脉舍神,心气虚则悲,实则笑不休。"由此可知,在某些精神因素所致的疾病中,心烦失眠与急躁易怒等精神症状亦常同时并见。

(4)心与肾的关系:心为阳脏,位居于上,属火,其性易动;肾为阴脏,位居于下,属水,其性喜静;在生理状态下,心火下交于肾,使肾水不寒;肾水上济于心,使心阳不亢。如此心肾之阴阳、上下、水火之间,保持着相互制约、相互依赖的生理平衡。古代医家把这种心火下降,肾水上济的关系叫做"心肾相交"或"水火既济"。在病理情况下,若心阳衰微,心火不能下温肾水,以致水寒不化,上凌于心,可出现心慌气短、水肿、不能平卧等"水气凌心"的证候。若肾水不足,不能上济于心,或肾阳不足,不能蒸化肾水,上济于心,皆可导致心阳独亢,出现心悸、怔忡、心烦、失眠、健忘、耳鸣等证候。心火独亢于上,还可出现口舌生疮、口干少津、五心烦热等"阴虚火旺"的证候。

心主血,肾藏精,精血之间又能互相滋生。所以,肾精亏损与心血不足亦常互为因果。肾藏精、生髓、充脑,脑为精髓所汇聚的元神之府。肾精亏损,则"髓海空虚",便可出现神疲、健忘、眩晕、失眠、耳鸣、多梦等症。心主血脉而藏神,心血不足,亦常出现神疲、健忘、心悸、失眠、多梦等心神失常之症状。充分说明了心血和肾精在病理上互相影响的关系。

(5)肺与脾的关系:肺主气,司呼吸,脾主运化,为气血生化之源。肺与脾之间的关系,主要表现在气的生成和水液的代谢方面。肺吸入的清气与脾化生的水谷精气,是构成宗气的主要物质基础。脾的运化功能有赖于肺气的宣发和肃降功能予以资助,而肺气的生成也离不开水谷精微的不断充养,故说:"脾为生气之源,肺为主气之枢。"肺的宣降和通调水道,有助于脾运化水液;脾转输水液于肺,不仅是肺通调水道的前提,而且是肺中津液的来源。若脾气虚损,常会导致肺气不足;脾失健运,水液停聚,则生痰、成饮,影响肺的宣降,可见咳喘,痰多。故说:"脾为生痰之源,肺为贮痰之器。"反之,肺病日久,可致脾的运化失常,或脾气虚弱,出现纳食不化,腹胀,便溏,甚至水肿。

(6)肺与肝的关系:肺居上焦,其气肃降;肝居中焦,其气升发。肺与肝的关系,主要表现在气血的调节和气机的升降方面。肝气主升,肺气主降,相互协调,是维持人体气机正常升降的重要环节。如肝气升发太过,或肺气肃降不及,则可气火上逆,出现咳逆上气,甚则咯血,称为"肝火犯肺"。相反,肺失清肃,也可导致肝的疏泄不利,常在咳嗽的同时,出现胸胁胀痛,头晕头痛,面红目赤等症。

(7)肺与肾的关系:肾与肺的关系,主要表现在水液代谢和呼吸功能两个方面。肺主气,具有通调水道之功能,故为"水之上源"。肾主开阖,通过气化作用于膀胱。人体的水液代谢是一个多脏腑共同完成的复杂过程。进入人体的水液,通过胃的受纳、脾的运化、肺的宣降、三焦的通调、肾的气化,使清者上升于肺,输布于全身,以滋养脏腑、组织、器官。浊者经过肺的肃降,下流而归于肾,再经过肾的气化,使浊中之清者,升腾回流于肺,再次输布于全身,浊中之浊者下注膀胱而排出体外。如此循环,以维持人体水液代谢的动态平衡。

在呼吸功能方面,肺主呼气,肾主纳气,二者共同完成呼吸的出入升降运动。人体的呼吸功能虽为肺所主,但吸入之气,必须下纳于肾,才能保持呼吸均匀,气道通畅,故有"肺为气之主,肾为气之根"和"肺主呼气,肾主纳气"之说,说明肾也参与了人体的呼吸生理。肾的纳气功能主要是靠肾中阳气的作用,吸入之气,经过肺的肃降,才能使之下纳于肾,二者相互协同以维持人体气机的出入升降功能。当肾中阳气充足,肺得其温养才能气道通畅,呼吸匀调,气体出纳正常。若肾阳不足,摄纳无权,气便不得归元而上逆,就会出现呼多吸少,动则气喘,呼吸困难等症。中医学中的这一"肺肾相关理论",在防治慢性阻塞性肺疾病上确有一定的指导意义,应用得当,必能收到良好的效果。国内许多学者对慢性支气管炎、阻塞性肺气肿和支气管哮喘,采取"发作时治肺,缓解时治肾"的治疗方法,使这些疾病的远期疗效显著地提高。这一事实也说明"肾主纳气"是构成人体呼吸生理的重要一环。

(8)肝与脾的关系:肝主疏泄,脾主运化;肝藏血,脾生血、统血。肝与脾之间的关系,主要表现在消化和血液两方面。

脾胃的升降运化,有赖于肝气的疏泄,肝的功能正常,疏泄调畅,则脾胃升降正常,运化旺盛。若肝失疏泄,就会影响脾胃的升降、运化功能。临床常见有两种情况,一是肝气横逆,克伐脾脏,称为"肝脾不调",常见胸胁胀满、食欲不振、腹胀便溏等症;二是肝气横逆乘袭胃腑,称为"肝胃不和",常见胸胁胀满疼痛、胃脘痛、呕恶、嗳气泛酸等症。反之,脾病亦可影响及肝。若脾虚不运,气血生化无源,或脾不统血,失血过多,均可导致肝血不足;若脾失健运,水湿内停,久蕴成热,湿热郁蒸,使肝胆疏泄不利,则可形成黄疸。总之,肝病可以传脾,脾病可以及肝,在临床上都是常见的病证。

(9)肝与肾的关系:肾藏精,肝藏血,肝血与肾精是相互滋养,相互滋生的。《张氏医通》说:"气不耗,归精于肾而为精;精不泄,归精于肝而化清血"。肝血充盛,血可化为精,则肾精充盛,精足又可化生血。故有"精血同源"之论。肝阴须依赖肾阴的滋养,肝的功能才能正常。肝肾同位于下焦,同属于相火,故有"肝肾同源"之说。在病理上,肝肾二脏的病变常互相影响,如肾精亏虚,可导致肝阴不足;肝阴不足,亦可引起肾精亏损。再如肾阴不足,可引起肝阴不足而导致的肝阳偏亢;肝火太盛,亦可下灼肾阴,导致肾阴不足,凡此种种均为临床所常见。

(10)脾与肾的关系:肾为先天之本,脾为后天之本。脾的健运,须借助于肾阳的温煦作用,才能充分吸收饮食物的营养成分,故有"脾阳根于肾阳"之说。肾主藏精,其精有先后天之分。先天之精禀受于父母,后天之精来自饮食物,经过脾的健运化生而生成。故《素问·上古天真论》中说:"肾者主水,受五脏六腑之精而藏之。"这里所说的"五脏六腑之精",即是后天之精。也就是说,肾所藏的先天之精,必须依赖脾所化生的后天之精的滋养,才能不断得到补充和完善。因此,在生理功能上,肾与脾是相互资助、相互促进的。在病理上亦常互相波及,譬如肾阳不足,不能温煦脾阳,就会出现腹部冷痛、下利清谷或五更泄泻、水肿等症。若脾阳久虚,进而损及肾阳,除出现脾阳虚的上述症状外,还可见畏寒肢冷、腰酸腿软,或腰部冷痛,或见男子阳痿、早泄、遗精,女子不孕等肾阳虚症状。临床上见到以上两种情况,可统称为"脾肾阳虚"证。

2.脏与腑之间的相互关系

(1)肝与胆：胆附于肝，肝之经脉，属肝络胆，胆的经脉属胆络肝。胆汁来源于肝，故《东医宝鉴·内景篇》说："肝之余气，溢入于胆，聚而成精"。说明肝与胆，相依为用。胆汁所以能正常排泄和发挥其作用，有赖于肝的疏泄功能。反之，肝的疏泄失常，就会影响胆汁的分泌与排泄。胆汁排泄不畅，又会影响肝的疏泄。因此，肝胆的病症常常同时出现。临床上疏肝作用的药物，都有利胆的功效。

(2)心与小肠：心的经脉属心络小肠，小肠的经脉属小肠络心。二者通过经脉的互相络属构成表里关系。在正常情况下，心阳下达布于小肠，则小肠"受盛化物""泌别清浊"之功能正常。在病理上表现较为突出的，如心火过盛，移热于小肠，便会影响小肠"泌别清浊"的功能，煎灼津液，引起尿少、尿赤、尿热、尿痛等小肠火热症状。反之，若小肠有热亦可循经上炎于心，可见心烦、舌赤、口舌生疮等症。故在临床治疗上述病症，泻心火、利小便的药物常常并用。

(3)脾与胃：通过经脉的络属构成表里关系。脾与胃运纳协调，升降得宜，燥湿相济，共同完成饮食物的消化吸收和水谷精微的输布，故称脾胃为"后天之本""气血生化之源"。

脾主运化，胃主受纳，共同完成饮食物的消化、吸收及其精微的输布，以营养全身。脾气主升，胃气主降。脾气升清，使水谷之精微得以上输于脾；胃气下降，食物残渣才能得以下行而排出体外。同时，脾胃的升降功能，也是人体气机上下升降的枢纽。脾为阴脏，喜燥恶湿；胃为阳腑，喜润恶燥。脾与胃燥湿相济，升降得宜，阴阳相合，二者相辅相成，人体饮食物的消化、吸收功能才能正常进行。在病变时，若脾脏受邪，运化失职，清阳不升，可影响胃的受纳与和降，出现食少、恶心、呕吐、腹胀痛等症。若胃腑受病，胃失和降，亦可影响脾的升清与运化，出现腹胀、泄泻等症。故《素问·阴阳应象大论》说："清气在下，则生飧泄；浊气在上，则生膜胀。"在治疗上，治脾用药宜燥，治胃用药宜润。于此，临床常运用的健脾消导或醒脾和胃等脾胃同治的方法也就不难理解了。

(4)肺与大肠：通过经络的相互络属而密切联系。大肠的传导作用，依靠肺气的肃降。肺气的吸附和肃降，亦与大肠的传导有关。肺气肃降正常，大肠传导如常，则粪便排出通畅。若肺气失于肃降，津液不能下达，可见大便困难；肺气虚弱，气虚推动无力，可见大便秘结，临床称"气虚便秘"；若气虚不能固摄则可见大便溏泄。若大肠实热积滞，腑气不通，则又可引起肺气宣降失常，而产生咳喘胸满等症。

(5)肾与膀胱：有经脉互相络属，互为表里。膀胱的贮尿和排尿功能，全依赖于肾的气化功能。肾气充足，则固摄有权，膀胱开阖有度，排尿功能才能正常。如果肾气不足，气化失常，固摄无权，则膀胱开阖失度，可出现小便不利或失禁、遗尿、尿频等症。故在临床上见到尿液潴留和排泄失常的病症，除膀胱本身外，多与肾气虚弱有关。老年人的尿失禁,亦多由肾气衰弱所引起。

3.腑与腑之间的关系

五腑的主要功能是"传化物"。在饮食物的消化、吸收及废物的排泄等过程中,腑与腑之间亦相互联系,密切配合。

饮食入胃,经胃的腐熟和初步消化,下传于小肠。小肠进一步消化,胆排泄胆汁进入小肠以助消化。经过小肠分别清浊,清者为水谷精微和津液,经脾的转输,以营养全身。浊者为剩余的水液和食物残渣。水液经肾的气化,一部分渗入膀胱,形成尿液,再经肾和膀胱的气化,排出体外。进入大肠的糟粕,经燥化与传导作用而为粪便,由肛门排出体外。在饮食物的消化、吸收和糟粕的排泄过程中还有赖于胆汁的输泄以助消化。由于五腑传化水谷,需要不断地受纳、消化、传导和排泄,宜通畅不宜留滞,故《素问·五脏别论》有:"传化物而不藏"和"胃实而肠虚""肠实而胃虚"的论述。后世医家所谓"六腑以通为用"和"腑病以通为治"的理论,即是根源于此。

在病理上,腑与腑之间亦可相互影响。如果胃有实热,消灼津液,可使大便燥结,大肠传导不利。大便燥结,便秘不行,亦可影响胃的和降,导致胃气上逆,出现呕恶、口臭、食欲不振等症。胆火炽盛,常可犯胃,可见呕吐苦水。脾胃湿热,侵及肝胆,则使胆汁外溢,可见黄疸等病证。

(四)精、气、血、津液、神

精、气、血、津液是构成人体和维持人体生命活动的基本物质。这些物质的生成和代谢,有赖于脏腑经络及组织器官的生理活动,而脏腑经络及组织器官的生理活动又必须依靠气的推动和温煦及精、血、津液的滋养和濡润功能。因此,精、气、血、津液与脏腑经络及组织器官的生理和病理皆有密切的联系。神是人体生命活动的总体表现,也是精、气、血、津液旺盛与否的外在表现。精气、血、津液旺盛,人才能表现出精神健朗,神志清晰,思维敏捷。

1.精

精是具有生命活力的精微物质,也是构成人体和维持人体生命活力的基本物质。故《素问·金匮真言论》说:"夫精者,身之本也。"指出精是生命的根本。凡人体内的一切具有支持生命活动及生殖机能的精微物质,统称为精。精分先天之精和后天之精两大部分。先天之精,秉受于父母,是构成胚胎的原始物质,也称生殖之精;后天之精来源于饮食物所化生的水谷之精,是维持人体生命活动所必需的物质基础,故又称脏腑之精。就人体而言,精既是构成人体的基本物质,又是人体生长、发育、生育繁殖及脏腑组织器官功能活动的物质基础。在构成人体与营养人体的生命活动中,先天之精不断地依靠后天水谷精微的充养,乃得以滋养壮大,从而维持着生命的正常活动。先天之精和后天之精均藏于肾,成为肾精的重要组成部分,故《素问·上古天真论》有"肾受五脏六腑之精而藏之"的说法。由此可见,精在人体是非常重要的物质,是生命的基础,功能活动的源泉。人若精气充盈,五脏充盛,则身体强壮,精神健朗,抗病力强,不易招受病邪。《金匮真言论》说:"夫精者,生之本也,故藏于精者,春不病温。"反之,若精气亏损,则身体虚弱,精神萎靡,抗病力弱,容易遭受病邪侵害。因此精的充沛与否,对人体正气有直接关系,精充则正气旺,精衰则正气弱。

2.气

中医学认为,气是人体内活力很强的、运行不息的极其细微物质,是构成人体和维持人体生命活动的最基本物质。气运行不息,推动和调控着人体内的新陈代谢,维系着人体的生命进程。一旦气的运行停止,则意味着生命的终止。

(1)气的生成和运动:人体之气是由先天之气、后天水谷之气及自然界的清气,通过肺、脾胃和肾等脏腑的协同作用而生成。先天之气来源于父母的生殖之精。人在出生之前,受之于父母的先天之精,化生先天之气,成为人体之气的根本。后天之气包括水谷之气和自然界的清气。水谷之气来源于饮食物,饮食物被摄入人体后,经过脾胃的腐熟作用,化生为水谷精微,再通过心肺之气的布散,输布于全身,以维持脏腑组织的功能活动,成为人体气的主要部分。

气的运动称作"气机",气的运动有多种形式,可归纳为升、降、出、入四种基本形式。所谓升,就是指气由下而上的运动;降,是指气自上而下的运动;出,是指气由内向外的运动;入,是指气自外向内的运动。由于气的升、降、出、入运动,推动和激发着人体的各种生理功能,而且只有在脏腑、经络等组织器官的生理活动中,才能得到具体体现。如肺的呼吸功能,呼出浊气是出,吸入清气是入;肺气宣发为升,肃降为降;脾胃的消化功能,脾主升清,胃主降浊。虽然各个脏腑的生理活动形式有所侧重,但从整个机体的生理活动来看,气的升和降、出和入之间,必须协调平衡,只有这样,才能保持"气机调畅"。只有气机调畅,才能维持正常的生理功能。如肝、脾主升,肺、胃主降;心火下降,肾水蒸腾等。

(2)气的功能:对人体具有十分重要的作用,它既是构成人体的基本物质之一,又是推动脏腑功能活动的动力。分布于人体不同部位的气,有其各不相同的功能特点,概括起来有以下五个方面。

推动作用:气是一种活力很强的精微物质,能激发和促进人体的生长发育,激发和促进各脏腑、经络等组织器官的生理功能,推动血的生成和运行,以及津液的生成、输布和排泄等。当气的推动作用减弱时,可影响人体的生长发育,出现生长发育迟缓或早衰;脏腑、经络等组织器官的生理功能减退,出现血液和津液生成不足,运行迟缓,输布、排泄障碍等病理变化。

温煦作用:阳气气化产热是人体热量的来源。气能维持人体体温的相对恒定,维持人体各脏腑、经络、组织等正常生理活动,维持人体精、血、津液等液体物质正常的循行和代谢。若气的温煦作用减退,阳气不足,产热减少,则可见虚寒性病变,表现为畏寒喜暖、四肢不温以及脏腑生理功能衰退、精血和津液代谢减弱、运行迟缓等虚寒证。

防御作用:《素问·生气通天论》说:"阳者,卫外而为固也。"说明,人体的卫气布散于肌表,既有防御外邪入侵袭的功能,又有与侵入的病邪产生抗争的作用。人体的阳气旺盛,则肌腠固密,病邪无从入侵。相反,若阳气不能卫外,则腠理疏松,病邪得以随时入侵,正如《素问·评热病论》所说:"邪之所凑,其气必虚"。若气的防御功能减弱,则易于受邪而患病,或患病后不易痊愈。

固摄作用:固摄作用指气对血、津液、精液等液态物质有一种统摄、控制的作用。气能统摄血液,使其在脉中正常运行,不致溢出脉外;固摄汗液、尿液、唾液、胃液、肠液,使其有规律地分泌、排泄;固摄精液,防止其妄加排泄。因此,若气的固摄作用减弱,则可导致体内液态物质的大量丢失。如,气不摄血可引起各种出血;气不摄津可引起自汗、多尿、小便失禁、流涎、泛吐清水、泄泻滑脱等;气不固精可以引起遗精、滑精、早泄等病症。

气化作用:人体内精微物质的化生及其转化,叫做气化。精微物质的化生以及精微物质转化为功能和废物,都是气的作用。气化作用主要表现在两个方面:一是指精、气、血、津液的化生及其相互转化,即是精气之间的相互化生。二是指脏腑的某种功能活动,及体内代谢产物的产生和排泄。如尿液的产生和排泄是肾和膀胱的气化作用。如果机体的气化功能失常,则能影响到气、血、津液的新陈代谢,影响到汗液、尿液、糟粕的排泄,从而导致各种代谢异常的病变。所以说气化作用过程,实际上是体内物质代谢的过程,是物质转化和能量转化的过程。

(3)气的分类:人体的气充沛于全身,由于来源、分布部位和功能特点的不同而有不同的名称。

元气又称"原气""真气",是人体最基本、最重要的气,是人体生命活动的原动力。元气有促进和调节人体生长发育、生殖以及推动和调控各脏腑、经络、形体、官窍生理活动的作用。元气主要由肾中精气所化生,并依靠后天水谷精气的滋养不断充盛而成。元气的盛衰与先天禀赋及后天的营养,特别是肾和脾胃的功能有密切关系。元气发于肾,以三焦为通道,循行全身,内而五脏六腑,外而肌肤腠理,无处不到。人体各脏腑组织得到元气的激发,才能各自发挥其不同的功能。由此可见,元气充沛,脏腑组织功能健旺,身体健康而少病。若因先天禀赋不足,或后天失调,或久病损伤元气,则会出现元气虚弱,脏腑虚衰,机体抗病能力低下而多病。

宗气是由肺所吸入的清气与脾胃运化而来的水谷精气相结合而成。宗气的盛衰与肺、脾胃的功能密切相关。它的主要功能是促进肺的呼吸和推动血液的运行。如《灵枢·邪客》说:"宗气积于胸中,出于喉咙,以贯心脉,而行呼吸焉。"临床上凡语言、声音、呼吸的强弱,以及气血的运行,心搏的强弱和节律,肢体的活动和寒温等均与宗气的盛衰有关。

营气主要由脾胃运化的水谷精微所化生,是水谷之气中比较柔润,并富有营养的物质。它分布在血脉之中,是血液的重要组成部分。营运于全身而发挥其营养作用。故《素问·痹论》说:"营者,水谷之精气也,和调于五脏,洒陈于六腑,乃能入于脉也,故循脉上下,贯五脏,络六腑也。"由于营气存在于血液之中,对于血液的生成具有重要的催化作用,所以《灵枢·邪客》说:"营气者,泌其津液,注之于脉,化以为血。"正因为营与血气有着如此密切的关系,故常常相提并论称之谓"营血"。

卫气:卫有护卫、保卫之意。卫气是行于脉外而具有保卫作用的气。卫气与营气相对而言,属于阳,故又称"卫阳"。卫气来源于脾胃运化的水谷精微中慓悍滑利的部分,属于阳气之一。故《素问·痹论》说:"卫者,水谷之悍气也。"卫气其性慓悍滑利,不受脉道的约束,行于经脉之外,外而肌腠皮毛,内而胸腹脏腑,布散全身。故卫气的主要功能是防御外邪入侵,温养机体全身,调节控制腠理的开阖和汗液的排泄。因此,卫气充盛则护卫肌表,不易招致外邪侵袭;卫气虚弱则常易于感受外邪而发病。卫气充足,则可维持人体体温的相对衡定。若卫气虚亏则温煦之力减弱,易致风、寒、湿等阴邪乘虚侵袭肌表,出现阴盛的寒性病变。卫气能调节腠理的开阖和汗液的排泄,使机体维持相对衡定的体温,从而保证了机体内外环境之间的协调平衡。

3.血

血即血液,是构成人体和维持人体生命活动的基本物质之一。脉是血液运行的管道,起着约束血液运行的作用,故又称为"血府"。如因某种原因,血液在脉中运行迟缓、涩滞,停积不行则成为瘀血。若血液在脉中运行受阻,或溢出脉外,便成为"离经之血"。离经之血若不能及时排出或消散,即变为瘀血。

(1)血的生成:血液的生成主要来源于脾胃化生的水谷精微,如《灵枢·决气》说:"中焦受气取汁,变化而赤是谓血"。由于脾胃接受食入的水谷,经腐熟消化之后,摄取其中的精微,成为血液生成的基本物质。水谷精微经脾的运化上输于肺,与肺吸入之清气结合,再通过心肺的气化作用,注之于脉,化而为血。另一方面,精和血的关系非常密切,它们可以相互转化。肾藏精,精生髓,精髓可以化血,诚如《张氏医通》所说:"气不耗,归精于肾而为精,精不泄,归精于肝而化清血"。此即后世"精血同源"学说之由来。由此可知血的生成,是以水谷精微和精髓作为物质基础,通过脾、胃、肺、心、肾、营气的共同作用而完成的。

(2)血的功能:血在气的推动下,内至五脏五腑,外达皮肉筋骨,循行全身,对全身组织器官起着营养和滋润作用。正由于血的营养作用,五脏五腑、四肢百骸才能发挥正常功能。正如《素问·五脏生成论》说:"肝受血而能视,足受血而能步,掌受血而能握,指受血而能摄。"张介宾在此基础上对血的作用进行了更全面地说明。《景岳全书·血证》说:"凡为七窍之灵,为四肢之用,为筋骨之和,为肌肉之丰隆,以至滋脏腑,安神魂,润颜色,充营卫,津液得以通行,二阴得以调畅,凡形质所在,无非血之用也。是以人有此形,惟赖此血,故血衰则形萎,血败则形坏。而百骸表里之属,凡血亏之处,则必随所在而各见其偏废之病,倘至血脱,则形何以立?亡阴亡阳,其危一也。"同时,血又是神志活动的物质基础,故有"神为血气之性"之说。人的神志活动虽由心所主,但其功能的产生必须得到血的供养,血气充盛,血脉通畅,人才能神志清晰,精神健朗,思维敏捷。故《素问·八正神明论》说:"血气者,人之神。"《平人绝谷》说:"血脉和利,精神乃居。"都说明神志的产生是以血气为其物质基础的。

(3)血的循行:血液循行于脉管之中,循环不已,流布全身,发挥其营养全身作用。血液的正常循行,是由于心、肺、肝、脾共同作用的结果。心主血脉,心气是推动血液运行的主要动力。肺主气,又朝百脉,肺气与宗气的功能就是贯心脉以行气血,血液才能输布全身。肝主藏血,具有贮藏血液和调节血量的功能。脾主统血,血液的循行有赖于脾气的统摄,方能不溢于脉外。由此可见,血液的正常循行,是在多脏腑的相互配合下进行的。其中任何一脏的功能失调,都可以引起血行失常的病证。例如,心气不足,血运无力,进而可导致心血瘀阻证。肺气(或宗气)不足,则血行无力,可引起瘀血证。脾气虚不能统摄血液,可产生各种出血证。肝血不足,可见妇女月经量少,甚至闭经;肝气不调,疏泄失职,又可导致吐血、衄血及妇女崩漏等症。

4.津液

津液是人体内各种正常水液的总称,包括各个脏腑组织器官内的液体及其正常的分泌物,如肺津、胃液、肠液、唾液、涕、泪等,是构成人体和维持人体生命活动的基本物质之一,是人体必不可缺少的组织成分。

中医学认为,津和液是有区别的。它们虽然同属于水液,同源于饮食物,均有赖于脾胃所生成,但在性状、功能及其分布部位等方面又有区别。一般来说,性质清稀,流动性大,主要布散于体表皮肤、肌肉和七窍,并能渗注于血脉,起滋润作用的,称为津。性质较稠厚,流动性小,灌注于关节、脏腑、脑、髓等组织,起濡养作用的,称为液。由于津和液可以互补转化,所以在临床上津和液不再严格区分,而统称为"津液"。

(1)津液的生成、输布与排泄:津液的生成主要来源于饮食水谷,通过脾胃的腐熟和运化及有关脏腑的密切配合而形成。《素问·经脉别论》说:"饮入于胃,游溢精气,上输于脾,脾气散精,上归于肺,通调水道,下输膀胱,水精四布,五经并行。"这是对津液的形成与输布的简要说明。饮食物在通过胃的"游溢精气",小肠的"分清别浊"和大肠的"传导"过程中,吸收部分水分,其清者经脾的运化,即为津液。进入大肠的多余水分,经过重吸收,又化为津液。

津液的排泄主要有两个途径:一部分是通过肺气的宣发功能,由肺呼出体外和化为汗液经皮肤排出;一部分经过肾的气化,化为尿液,经膀胱排出。

由此可见,津液的代谢有赖于多脏腑组织,尤以肺、脾、肾最为重要。若肺、脾、肾三脏功能失调,均可影响津液的生成、输布与排泄。津液代谢的平衡一旦受到破坏,临床上便会出现伤津、脱液等津液不足表现,或水湿、痰饮等津液输布或排泄障碍,引发水肿、腹水等水液停聚的病症。

(2)津液的主要生理功能。①滋润和濡养作用:表现为布散于体表的津液能滋养皮毛和肌肉,渗入于体内的津液能润泽脏腑,输注于孔窍(如泪、涕、唾液等)的津液能润泽眼、耳、鼻、口等官窍,渗注于骨、脊、脑的津液能充养骨髓、脊髓和脑髓,流入关节的津液能滋润关节和滑利关节。②补充血液容量作用:津液是血液的重要组成部分,与营气共同渗注于脉中,化生为血液,循环全身发挥滋润、濡养作用。《灵枢·邪客》说:"营气者,泌其津液,注之于脉,化以为血。"说明津液和血液之间是相互渗透、相互为用的。津液有调节血液浓度的作用,当血液浓度增高时,津液就渗入脉中以稀释血液。《注解伤寒论·平脉法》说:"水入于经,其血乃成",就是指此而言。由于津和血互相渗透,所以,当机体的津液亏乏时,血中之津液可以从脉中渗出以补充体液。汗是津液所化,所以大出血的患者不宜用发汗法,汗出过多的患者亦不宜用耗伤血的药物。故《灵枢·营卫生会》说:"夺血者无汗,夺汗者无血。"

5.神

神有广义和狭义之分。广义的神是指人体的生命活动及其外在表现。如《素问·五常政大论》所说:"根于中者,命曰神机,神去则机息;根于外者,命曰气立,气止则化绝。"这里所说的"神",就是对人体生命活动的概括。狭义的神,是指人的精神活动,包括人的意识、思维、情志、感觉、智能等。这些神志活动虽各有区别,但总体主宰者是心。故《灵枢·本神》说:"所以任物者,谓之心。"《素问·灵兰秘典论》说:"心者,君主之官,神明出焉。"《灵枢·邪客》说:"心者,五脏六腑之大主,精神之所舍也。"这里所说的"神明""神""精神"等,都是指心所主宰的神志,即人的精神、意识和思维活动。

(1)神的生成:神在人的生命之初即产生了,如《灵枢·本神》说:"两精相搏谓之神"。说明人一生下来,就有了本能活动,随着后天水谷精微的滋养,神的功能日趋完善。所以,《灵枢·平人绝谷》说:"神者,水谷之精气也。"《素问·八正神明论》说:"血气者,人之神。"说明了先天之精和后天水谷精气相结合是产生神(生命)的物质基础。

中医学认为,形神合一。形乃神之宅,神乃形之主。形存则神在,形亡则神灭。如《素问·上古天真论》说:"形与神俱。"《灵枢·天年》说:"百岁五脏皆虚,神气皆去,形骸独居而终矣。"

(2)神的作用:神为心所主,总领各脏腑的功能活动。如《素问·灵兰秘典论》说:"心者,君主之官也,神明出焉。"又说:"主明则下安,……主不明则十二官危。"古人所说的十二官,指五脏六腑和膻中。

人的精神活动对人体的健康有直接影响,七情和谐,精神内守,脏腑功能正常,人体健康。七情过激,气血失和,脏腑功能失调,易于患病。

神气的盛衰是反映人体生命活动和病理变化的重要指针。人体精气充沛,气血调和,血脉充盈,生命活动健壮,神气表现旺盛,可见精神健朗,面色红润光泽,双目炯炯有神;反之,精气不足,血脉空虚,脏腑功能失调,神气表现衰败,则见精神萎靡,面无光泽,目无神采。所以《素问·移情变气论》说:"得神者昌,失神者亡。"因此,观察人的神气可以判断人体健康状况及病势的轻重安危,是望诊的重要内容。

6.精、气、血、津液、神的相互关系

人体是一个有机的整体,精、气、血、津液、神之间相互依存,相互化生,相互制约。从人体生命活动来看,人体可分为形、神两大部分。精、气、血、津液属于"有形物质",是人体内的精微物质,是产生一切功能活动和维持生命的物质基础。神属"无形物质",是人体生命活动的外在表现,包括精神、意识、思维活动,并产生于有形物质的基础上。现将它们之间的关系分述如下。

(1)气和血的关系:气和血是构成人体两大基本物质。《景岳全书·血证》说:"人有阴阳,即为血气。阳主气,故气全则神旺;阴主血,故血盛而形强。人生所赖,唯斯而已。"气和血皆为水谷所化,气属阳,血属阴,二者不可分离。气具有推动、温煦的作用;血具有营养、滋润的作用。因此二者无论在生理或病理上都是相互依存,相互滋生,相互制约,相互影响的。

气为血之帅,主要表现在以下几个方面。

气能生血:从饮食物转化为水谷精微,再从水谷精微转化为营气和津液,营气和津液再转化为血,都离不开气和气化的作用。气足则血充,气虚则血虚。所以气虚常可以进一步导致血虚,而见气短、乏力、面色不华、头昏、眼花、心悸等气血两虚症候。临床治疗时常于补血药中,配以益气之品,就是取"气能生血"之义。清·吴鞠通《温病条辨·治血论》中说:"故善治血者,不求之有形之血,而求之无形之气。"《成方切用·独参汤》说:"盖有形之血不能速生,无形之气所当急固。"

气能行血:血的循行主要有赖于心气的推动,肺气的输布,肝气的疏泄。《血证论·阴阳水火气血论》说:"运血者即是气。"气行则血行,气虚、气滞皆可引起血行不畅,甚至导致血瘀。故临床上治疗血瘀证时,常于活血化瘀药中配以补气药,或行气药,才能获得较好的疗效。

气能摄血:"脾统血",脾气有统摄血液的作用。脾气健旺,统摄功能正常,血液才能正常运行于脉络之中,而不致溢出脉外。若脾气虚弱,失去对血液的统摄作用,则会导致各种出行性疾病,称为"气不统血"或"脾不摄血"。治疗时必须用健脾益气的方法,方能达到止血的目的。

血为气之母,主要表现在以下几个方面。

血能载气:气存在于血液之中,血是气的载体,气必须依附于血。若气失去血的依附,则便浮散而无根。《医学真传·气血》说:"人之一身皆气血之所循行,气非血不和,血非气不运,故曰气主煦之,血主濡之。"《血证论·阴阳水火气血论》说:"守气者,即是血。"都是说明气和血相辅相成的关系。所以,大出血时,往往气随血脱,急当益气固脱。

气能行血:气存血中,血以载气的同时,血不断为气的功能活动提供物质基础,使其不断得到补充,所以气不能离开血而存在。气与血相辅相成两者的关系不可分割。所以周澂之《读医随笔·气能生血,血能藏气》说:"气充则血耗,血少则气散,相辅而成,不可偏者也。"

(2)气与津液的关系:气属阳,津液属阴。津液的生成、输布与排泄主要依赖于气的升、降、出、入运动,离不开肺、脾、肾、三焦的气化功能。肺气的宣发、脾气的运化、肾阳的温化和三焦的气化作用,保证了津液的生成、输布和排泄的正常运行。若气的功能障碍,则会影响津液的代谢而发生病变。若气化失职,则水液停留,或为痰饮,或为水肿。若气虚不固,开合失司,可引起自汗、多汗、多尿、遗尿,甚至小便失禁等津液代谢失常的病变。另外,气须依附血和津液而存在,津液损伤,也必然导致气的损伤。如大汗、大吐、剧烈腹泻,皆可导致"气随液脱"的亡阳证。水液停留,痰饮积聚,亦能阻碍气机的流畅,即所谓"水停则气阻"的病理变化。

(3)津液与血的关系:津液与血都是水谷精微所化,二者相互渗透,相互转化,故有"津血同源"之称。它们又都是人体内液体状态的精微物质,营养、滋润是它们的共同功能。津液与血同属阴,在生理上津液是血液的重要组成部分,津液渗入脉中即扩充了血的容量。如《灵枢·痈疽》:"中焦出气,如露,上注溪谷而渗孙脉,津液和调,变化而赤为血。"反之,血液中清稀部分渗出脉外,即为津液。在病理情况下,如果失血过多,血管外的津液就会大量渗入于脉中,可导致脉外的津液不足,出现口渴、尿少、皮肤干燥,中医称作"耗血伤津";津液大量耗损,不仅渗入脉中的津液不足,甚至血脉中的一部分津液还可渗出脉外,导致血脉空虚,称为"津枯血燥"。临床上治疗失血的病证,不宜使用发汗药;治疗大汗伤津的患者,不要用温燥耗血的药物。故《灵枢·营卫生会》说:"夺血者无汗,夺汗者无血。"《伤寒论》第八十六条云:"衄家,不可发汗,汗出必额上陷,脉急紧,直视不能眴,不得眠。"八十七条云:"亡血家,不可发汗,发汗则寒栗而振。"以上都说明了津液与血的关系,并指出了在疾病过程中应当注意的事项。

(4)精与气、血的关系:精能化气,气能生精,精与气相互滋生,相互依存。特别是肾精和肾气互生互化,互为体用,常合称为肾中精气,是构成人体生命活动的物质基础。若肾精不足,则可导致肾气虚;肾气虚,亦可引起肾精不足,在临床上常可出现腰痛、脱发、耳鸣、牙齿松动、记忆力减退、性功能低下等。

精能生血,血能化精,精与血相互滋生,相互转化,故有"精血同源"之称。血虚可致精亏,精亏也可导致血虚,形成精血亏损。

(5)神与精、气、血、津液的关系：精、气、血、津液是神的物质基础，神是精、气、血、津液生理活动和病理变化的外在表现。产生神的物质基础充盛，则人精神活动正常，精力旺盛，思维敏捷；反之，精、气、血、津液化生不足，便可导致神的活动紊乱，精神失守，神气衰微。

(五)三焦学说

自古以来中医把三焦列为六腑之一，但由于找不出与五脏相对应的表里关系，故又将三焦称之谓"孤腑"。六腑之中胆、小肠、胃、大肠、膀胱五腑均为有形之腑，唯独三焦是一个无形的概念。所以，历代医家对三焦的形体亦有许多争论。争论的焦点是有形和无形的问题。主张"有名无形"论述的医家，主要根据《难经·十八难》所说："脏唯有五，腑独有六，何也？然，所以腑有六者，谓三焦也。有原气之别焉，主持诸气，有名而无形"。虽然它是有名无形，但都一致认为它有一定的功能。这种功能主要和命门相火、肾间动气联系起来，认为三焦只不过是一种原气而已，从而也就形成了"三焦气化"学说。主张"有名有形"论述的医家，主要是根据《灵枢·营卫生会》所说的："上焦出于胃上口，并咽以上，贯膈而布胸中，……；中焦亦并胃中，出上焦之后，……下焦者，别回肠，注于膀胱而渗入焉。"后世医家，如明·虞抟《医学正传·医学或问》谓"胸中肓膜之上，曰上焦；肓膜之下，脐之上，曰中焦；脐之下，曰下焦，总名曰三焦。"清·唐容川《血证论·脏腑病机论》称三焦"即人身上下内外相联之油膜也"。近世学者从形态学、生理学方面来认识三焦，如陆渊雷、章太炎则认为是淋巴系统，有的认为是组织间隙等。

笔者认为，三焦既不能看作有形之腑，也不能列入五腑之中。它是古人根据脏腑所处的人体部位划分了三个区域，用气化学说阐述了三个区域内的脏腑生理功能和其相互联系。所以，它只是一种讲人体气化运行的学说，而不能作为一腑列入五腑之中。

1.三焦学说的起源与形成

三焦学说导源于《内经》《难经》，将人体胸腹腔划分成三个生理、病理区域横膈以上为上焦，横膈以下至脐为中焦，脐以下为下焦。如《灵枢·营卫生会》指出："上焦出于胃上口，并咽以上，贯膈而布胸中"，"中焦亦并胃中"，"下焦者，别回肠，注于膀胱而渗入焉"。《难经·三十难》也说："上焦者，在心下，下膈，在胃上口"，"中焦者，在胃中脘，不上不下"，"下焦者，当膀胱上口"。足见，古人所说的三焦，实际上指的就是胸腔和腹腔。如明·张景岳注《灵枢·本输》中说："盖即脏腑之外，躯体之内，包罗诸脏，一腔之大腑也。"至于三焦的功能，《内经》和《难经》已作了论述。如《灵枢·营卫生会》说："上焦如雾，中焦如沤，下焦如渎。"《难经·三十一难》进一步指出上、中、下三焦在物质代谢过程中的不同作用，如上焦"主内而不出"，中焦"主腐熟水谷"，下焦"主分别清浊，主出而不内，以传导也"。说明三焦的生理功能实际上就是所在脏腑的生理功能,如上焦包括心、肺的功能;中焦即脾、胃和肝的功能;下焦即肾、膀胱、小肠、大肠的功能。到了金元时期,温病学家将三焦学说应用于病理学上,特别是温病学派,对三焦病机的研究,更加广泛深入。如金元四大家之一的刘河间,不仅从多方面论述了外感、内伤疾病的三焦病机变化,还根据三焦病变作为外感热病的分期,即上焦为初期,中焦为中期,下焦为后期。到了清代,逐步形成了以卫气营血和三焦病机为核心的温病学理论体系,如喻嘉言强调瘟疫的三焦病机定位。他在《尚论篇·驳正序例》中说:"然从鼻从口所入之邪,必先注中焦,依次分布上下。"对温病学作出杰出贡献的叶天士,在创立卫气营血理论阐明温病病机的同时,论及了三焦所属脏腑的病理变化及其治疗方法。继叶氏之后,著名温病学家吴鞠通,系统论述了三焦所属脏腑的病机及其相互传变的规律。同时依据病机确立了三焦辨证纲领和总结出了相应的治疗方药。至此,三焦病机学说臻于完善。

2.三焦的生理功能

由于三焦纵贯于人体躯壳之内的上、中、下三部,包罗诸脏腑,所以其生理功能和相应脏腑的生理功能是分不开的。

(1)总司人体的气化功能:三焦有总领五脏五腑、营卫、经络、内外、上下之气的功能,五脏五腑的气化功能都是通过三焦来实现的。如《难经·三十一难》说:"三焦者,水谷之道路,气之所终始也。"《三十八难》谓三焦"有原气之别焉,主持诸气"。《六十六难》说"三焦者,原气之别使也,主通行三气,经历于五脏六腑。"原气是人体的根本之气,它源出于肾,通过三焦而输布全身,推动脏腑气化功能,为人体生化动力之源泉。换言之,人体的元气,是通过三焦而运行于全身,故称三焦为元气循行之通道。《中藏经·三焦虚实寒热证顺逆》说:"三焦者,人之三元之气,号曰中清之府,总领五脏六腑、营卫、经络、内外、左右、上下之气也。三焦通则内外左右上下皆通也,其于周身灌体,和内调外,营左养右,导上宣下,莫大于此者也。"

(2)协助脏腑输布水谷精微、排泄废物:人体的饮食物,特别是水液的消化、输布与排泄,是由多脏腑参与共同完成的一个复杂的代谢过程,但都与三焦有关。

上焦的功能。《灵枢·决气》说:"上焦开发,宣五谷味,熏肤、充身、泽毛,若雾露之溉。"说明,上焦的功能是将水谷物中的精微,布散于人的全身,如同自然界的雾露一样喷灌大地。故曰"上焦如雾"。由此可见,上焦的功能实际上就是心、肺的运行气血、输布营养物质的功能。

中焦的功能。《灵枢·营卫生会》说:"中焦亦并胃中,……此所受气者,泌糟粕,蒸津液,化其精微,上注于肺脉。"说明,中焦的功能主要是受纳腐熟水谷,泌别清浊,将水谷之精微转输于肺,将糟粕部分传输于下焦。故曰"中焦如沤"。可见,中焦的功能实际上就是脾、胃、肝受纳、腐熟和运化水谷的功能。

下焦的功能。《灵枢·决气》说:"下焦者,别回肠,注于膀胱,而渗入焉;故水谷者,常并居于胃中,成糟粕,而居下于大肠,而成下焦,渗而俱下,济泌别汁,循下焦而渗入膀胱焉。"这是对下焦功能和气化过程的概括。故曰"下焦如渎"。可见,下焦的功能实际上就是大肠、肾和膀胱的功能。

由上可见,三焦对于水谷的作用,实际上概括了饮食物在体内消化、吸收及其精微的输布和废物排泄的整个代谢过程,是脾、胃、心、肺、大肠、小肠、肾和膀胱等脏腑共同作用的结果。

(3)疏通水道,运行水液:三焦是人体内水液运行的通道。《素问·灵兰秘典论》说:"三焦者,决渎之官,水道出焉。"所谓"决渎"即疏通水道的意思,说明三焦的生理功能是疏通水道,运行水液。我们知道,人体水液代谢是由多脏腑相互协调配合共同完成的一个比较复杂的过程,其中胃的受纳,脾的运化,肺的宣降,肝的疏泄,心气的推动,肾与膀胱的气化,使清者上腾于肺,输布于全身,以滋养脏腑、组织、百骸。浊者再经过肺的肃降,下流归于肾,再经过肾的气化,使浊中之清者,升腾回流发挥其营养作用,其浊中之浊者下注膀胱而排出体外。如此循环,以维持人体水液代谢的动态平衡。《素问·经脉别论》说:"饮入于胃,游溢精气,上输于脾,脾气散精,上归于肺,通调水道,下输膀胱,水精四布,五经并行。"正是古人对人体水液代谢过程的简要说明。

五、经络学说

经络学说是中医学理论的重要组成部分,是研究人体经络系统的生理功能、病理变化及其与脏腑之间相互关系的学说。如《灵枢·经别》中说:"夫十二经脉者,人之所以生,病之所以成,人之所以治,病之所以起,学之所始,工之所止也,粗之所易,上之所难也。"明·喻嘉言《医门法律》也说:"凡治病不明脏腑经络,开口动手便错。"从以上记载就可以看出经络学说的重要性。它与阴阳五行学说、藏象学说、气血津液学说等,组成了中医学独特的理论体系。

(一)经络的含义

经络是人体运行气血、联络脏腑、沟通内外、贯穿上下的径路,包括经脉和络脉两部分。"经"是路径的意思,是经络系统的主干。"络"有网络的含义,是经脉别出的分支。两者在体内的循行方向和分布深浅各不相同。从经络循行的走向来看,经脉是直行的干线,络脉是横行的分支。从经络分布的深浅来看,经分布在较深部位,而络分布在较浅部位。经络内属于脏腑,外络于肢节,沟通于脏腑和体表之间,把人体的五脏五腑、四肢百骸、五官九窍、皮肉筋脉等组织器官构成一个统一的有机整体,使人体各部位的功能活动保持相对的协调和平衡。

(二)经络学说的主要内容

经络系统是由经脉和络脉组成的,其中经脉包括十二经脉和奇经八脉,以及附属于十二经脉的十二经别、十二经筋、十二皮部。络脉有十五络、浮络、孙络等。十二经脉,即手三阴经(肺、心包、心),手三阳经(大肠、三焦、小肠),足三阴经(脾、肝、肾),足三阳经(胃、胆、膀胱)的总称,是经络系统的主体,故又称为"十二正经"。奇经八脉包括督脉、任脉、冲脉、带脉、阴跷脉、阳跷脉、阴维脉、阳维脉。十二经别是从十二经脉所别出,所以称为别出的正经,其作用主要是对十二经脉起着离、合、出、入于表里经之间,加强表里两经的联系,有濡养脏腑的作用。十二经筋是十二经脉之气结聚散络于筋肉关节的体系,其主要作用是约束骨骼,利于关节的屈伸活动,以保持人体正常的运动功能。十二皮部是十二经脉在体表一定皮肤部位的反应区,居于人体最外层,所以是机体的卫外屏障。络脉方面,以十五络脉为主,可以加强表里阴阳两经的联系与调节。络脉中浮行于浅表部位的称为"浮络"。络脉中最细小的分支称为"孙络",遍布全身,难以计数。

(三)十四经的分布与循行

1.十四经的分布

十四经包括隶属于脏腑的十二经脉和前后正中线的任脉、督脉。凡分布在上肢掌面、下肢内侧的经脉及头身前正中线的任脉,称阴经;分布在上肢背面、下肢外侧的经脉及头身后正中线的督脉,称阳经。行于上肢的经脉称手经;行于下肢的经脉称足经。阳经在外侧为表,阴经在内侧为里。十二经脉在头、身、四肢的分布规律是:手、足三阳经为"阳明"在前,"少阳"在中,"太阳"在后;手、足三阴经为"太阴"在前,"厥阴"在中,"少阴"在后。

2.十二经脉循行

十二经不但具有一定的循行分布,而且还有一定的循行联系规律。即手三阴经从胸部走向手部;手三阳经从手指走向头部;足三阳经从头部走向足趾;足三阴经从足部走向胸部,形成阴阳相贯,如环无端的循行规律。

3.十四经的循行部位及主要病症

(1)手太阴肺经:起于中焦(胃脘部),向下联络大肠,环绕胃的上口,穿过横膈,入属肺脏,再从喉部横出腋下,沿着上臂内侧,从手少阴和手厥阴两经的前方,下抵肘窝中,循着前臂的内侧前缘,经寸口,沿着鱼际边缘,到大拇指桡侧的末端。其支脉从列缺处分出,经手腕的桡侧一直走到食指的末端与手阳明经相接。

本经从胸走手,经穴有中府、云门、天府、侠白、尺泽、孔最、列缺、经渠、太渊、鱼际、少商,共 11 穴。

主治病症:胸闷胀满,咳嗽,气喘,肩背痛,或肩臂痛,手心发热,出汗,小便频数而少,尿黄赤。歌诀:少商鱼际与太渊,经渠尺泽肺相连。

(2)手阳明大肠经:起于手食指桡侧端,经第一、二掌骨之间及手腕的桡侧、前臂背面的桡侧,至肘外侧,再沿上臂外侧前缘上肩,经肩峰前缘,与诸阳经相会于脊柱的大椎,再向前下入缺盆,联络肺脏,下膈,入属大肠。其支脉从缺盆上行,经过面颊,进入下齿龈,回绕至上唇,交叉于人中,左侧的经脉向右,右侧的经脉向左,至鼻孔的两侧,与足阳明胃经相衔接。

本经从手走头,经穴有:商阳、二间、三间、合谷、阳溪、偏历、温溜、下廉、上廉、手三里、曲池、肘髎、手五里、臂臑、肩髃、巨骨、天鼎、扶突、口禾髎、迎香,共20穴。

主治病症:下齿痛,颈部肿,目黄口干,鼻衄,咽喉痛,肩及上臂前侧痛,食指疼痛,活动不便,经脉分布部位灼热或僵冷等。

歌诀:商阳二三间合谷,阳溪曲池大肠牵。

(3)足阳明胃经:起于鼻翼旁之迎香穴,夹鼻上行到鼻根部,入目内眦,与足太阳经脉交合于睛明穴,向下沿着鼻柱的外侧,进入上齿中,回出环绕口唇,下交唇下的承浆穴处,再沿下颌角上行,经耳前及发际抵前额。其下行支脉,从下颌部下行,沿喉咙进入锁骨窝,通过横膈,属于胃,联络脾。直行的经脉由缺盆分出,行于体表的胸腹达到腹股沟部。从胃口分出的支脉,再沿腹壁里面下行腹股沟部,和循行于体表的经脉相会合,再沿大腿前面及胫骨外侧到足背部,走向足第二趾外侧端。另一条支脉,从膝下三寸处分出走到足中趾外侧端。足跗部支脉由冲阳穴分出,进入足大趾内侧端,与足太阴脾经相接。

本经从头走足,经穴有:承泣、四白、巨髎、地仓、大迎、颊车、下关、头维、人迎、水突、气舍、缺盆、气户、库房、屋翳、膺窗、乳中、乳根、不容、承满、梁门、关门、太乙、滑肉门、天枢、外陵、大巨、水道、归来、气冲、髀关、伏兔、阴市、梁丘、犊鼻、足三里、上巨虚、条口、下巨虚、丰隆、解溪、冲阳、陷谷、内庭、历兑,共45穴。

主治:胃胀满,消谷善饥,胸腹痛,肠鸣,腹胀,腹水,身前部发热,寒战,颜面发黑,烦躁,易惊,疟疾,喉痛,膝关节肿痛等。

歌诀:历兑内庭陷谷胃,冲阳解溪三里随。

(4)足太阴脾经:起于大趾内侧端,沿足背内侧、内踝前面、胫骨内侧后方上行,在内踝上8寸处交叉到足厥阴肝经的前面,经膝、股部内侧前缘进入腹部,属于脾脏,联络胃,通过横膈夹食管两旁上行到舌根部,散布于舌下。其支脉从胃部分出,通过横膈流注于心中,与手少阴心经相接。

本经从足走胸,经穴有:隐白、大都、太白、公孙、商丘、三阴交、漏谷、地机、阴陵泉、血海、箕门、冲门、府舍、腹结、大横、腹哀、食窦、天溪、胸乡、周荣、大包,共21穴。

主治病症:胃痛,腹胀,呕吐,嗳气,水肿等。

歌诀:隐白大都是太阴,太白商丘并陵泉。

(5)手少阴心经:起于心中,向下通过横膈,联络小肠。其支脉从心系,上夹咽喉,连系眼睛。直行的经脉,从心脏上行抵肺部,再向下出腋窝,沿着上肢掌侧面的尺侧缘下行,进入手掌中,经四、五掌骨之间到手小指桡侧端,与手太阳小肠经相接。

本经从胸走手,经穴有:极泉、青灵、少海、灵道、通里、阴郄、神门、少府、少冲,共9穴。

主治:以心脏病及神经、精神病为主。

歌诀:少冲少府属于心,神门灵道少海寻。

(6)手太阳小肠经:起于小指尺侧端,经手背外侧直上出尺骨茎突,沿上肢背侧面的尺侧缘,经尺骨鹰嘴与肱骨内上髁之间上达肩部,绕过肩胛部,交会于大椎,向下进入缺盆,联络心脏,沿食管下行穿过横膈经过胃部,属于小肠。一条支脉从锁骨窝上行,循颈部上达面颊至目外眦,再进入耳内。另一条经脉从颊部走向目内眦,与足太阳经相接。

本经从手走头,经穴有:少泽、前谷、后溪、腕骨、阳谷、养老、支正、小海、肩贞、臑俞、天宗、秉风、曲垣、肩外俞、肩中俞、天窗、天容、颧髎、听宫,共19穴。

主治病症:头、枕、项、背、肩胛部疼痛,眼、耳以及本经循行部位的病证。

歌诀:少泽前谷后溪腕,阳谷小海小肠经。

(7)足太阳膀胱经:起于目内眦,上行交会于巅顶,直行的经脉从头顶进入颅内联络于脑,回出向下到项后分开,一直沿着脊柱两侧到腰部,从脊椎旁进入内脏,联络肾脏,属于膀胱,再向下通过臀部进入腘窝中央。另一条支脉从肩胛骨的内侧缘下行,经过臀部,沿着大腿外侧向下与腰部下行的支脉会合于腘窝中央,再从小腿后面下行,经外踝后,沿足背外侧到足小趾端,与足少阴肾经相接。

本经从头走足,经穴有:睛明、攒竹、眉冲、曲差、五处、承光、通天、络却、玉枕、天柱、大抒、风门、肺俞、厥阴俞、心俞、督俞、膈俞、肝俞、胆俞、脾俞、胃俞、三焦俞、肾俞、气海俞、大肠俞、关元俞、小肠俞、膀胱俞、中膂俞、白环俞、上髎、次髎、中髎、下髎、会阳、承扶、殷门、浮郄、委阳、委中、附分、魄户、膏肓俞、神堂、譩譆、膈关、魂门、阳纲、意舍、胃仓、肓门、志室、胞肓、秩边、合阳、承筋、承山、飞扬、跗阳、昆仑、仆参、申脉、金门、京骨、束骨、足通骨、至阴,共67穴。

主治病症:头项强痛,眼痛,流泪,鼻流清涕,或鼻衄,项背疼痛,腰痛,髋关节、大腿后侧、腘窝、腓肠肌痛等。

歌诀:至阴通骨束京骨,昆仑委中膀胱属。

(8)足少阴肾经:起于小趾下,斜向足心,沿舟骨粗隆下缘,内踝之后,转行足跟部,由小腿内侧后缘,过膝内侧,上行脊柱,属于肾脏,联络膀胱。直行的经脉从肾上行到肝,穿过横膈,进入肺脏,沿喉咙到舌根部。其支脉从肺脏分出,联络心脏,流注于胸中,与手厥阴心包经相接。

本经从足走胸,经穴有:涌泉、然谷、太溪、大钟、水泉、照海、复溜、交信、筑宾、阴谷、横骨、大赫、气穴、四满、中注、肓俞、商曲、石关、阴都、腹通谷、幽门、步廊、神封、灵墟、神藏、彧中、俞府,共27穴。

主治病症:咽喉肿痛,咳嗽,气喘,眼花,视物不清等泌尿、生殖系统疾病。

歌诀:涌泉然谷与太溪,复溜阴谷肾所益。

(9)手厥阴心包经:起于胸中,属于心包,向下通过横膈联络三焦。一条支脉出来到胸部,经腋窝,沿手臂掌侧面的中间,进入手掌中,出中指末端。另一条支脉从手掌中分出,走向无名指端,与手少阳三焦经相接。

本经从胸走手,穴位有:天池、天泉、曲泽、郄门、间使、内关、大陵、劳宫、中冲,共9穴。

主治病症:心烦,心痛,心悸,怔忡等心血管疾病,亦可治疗消化系统、神经系统的某些病证。

歌诀:中冲劳宫心包络,大陵间使传曲泽。

(10)手少阳三焦经:起于无名指端,经手背沿桡、尺骨之间向上通过鹰嘴突,再沿上臂外侧走向肩部,交于足少阳经的后面,向前进入锁骨窝,联络心包,通过横膈,属于三焦。一条支脉从胸中向上,出缺盆,循颈部到耳后,直上耳上角,由此屈而下行,绕颊部到眼眶下。另一条支脉从耳后进入耳中,穿出后经过耳前,与前条支脉交叉于面部,达到目外眦,与足少阳胆经相接。

本经从手走头,经穴有:关冲、液门、中渚、阳池、外关、支沟、会宗、三阳络、四渎、天井、清冷渊、消泺、臑会、肩髎、天髎、天牖、翳风、瘛脉、颅息、角孙、耳门、耳和髎、丝竹空,共23穴。

主治病症:耳聋,重听,咽喉肿痛,外眼角痛,耳前、耳后肩部、上肢其经脉分布处疼痛等疾病。

歌诀:关冲液门中渚焦,阳池支沟天井找。

(11)足少阳胆经:起于眼外角,达到颞部,经过耳后循颈部行手少阳经前方,抵肩部,交叉到手少阳经之后,进入锁骨窝。一条支脉从耳后分出进入耳中,出走耳前至眼外角后方。另一条支脉从外眦部下行,与前一支脉会合于锁骨窝,下入胸内,通过横膈,联络肝脏,属于胆,沿着胁肋里面达到腹股沟部,经前阴部,横行走向股关节部,与体表循行的经脉相会合。其直行的经脉,经过胸胁与前入股关节的经脉会合,再沿大腿外侧、腓骨前面、外踝下方,到足第四趾端。还有一条支脉从足背分出,达到足大趾外侧,与足厥阴肝经相接。

本经从头走足,经穴有:瞳子髎、听会、上关、颔厌、悬颅、悬厘、曲鬓、率谷、天冲、浮白、头窍阴、完骨、本神、阳白、头临泣、目窗、正营、承灵、脑空、风池、肩井、辄筋、渊腋、日月、京门、带脉、五枢、维道、居髎、环跳、风市、中渎、膝阳关、阳陵泉、阳交、外丘、光明、阳辅、悬钟、丘墟、足临泣、地五会、侠溪、足窍阴,共44穴。

主治病症:寒热往来,口苦,咽干,面色晦暗,胸胁痛,外眼角痛,颌部痛、坐骨神经痛以及经脉所经过的各关节疼痛等。

歌诀:窍阴侠溪临泣胆,丘墟阳辅阳陵泉。

(12)足厥阴肝经:起于足大趾上毫毛部,由足跗部向上,经过内踝前1寸处,沿胫骨内侧面上行,至踝上8寸处交叉到足太阴脾经的后面,再沿大腿内侧中间上行,环绕阴部,到达小腹部,夹胃、属肝、络胆,再向上通过横膈,分布于胁肋,并沿喉咙的后面上行,联系眼睛、上额,到巅顶部与督脉会合。一条支脉从眼睛下行到面颊部,环绕口唇。另一条支脉从肝脏分出,通过横膈,向上联系肺脏,与手太阴肺经相接。

本经从足走胸,经穴有:大敦、行间、太冲、中封、蠡沟、中都、膝关、曲泉、阴包、足五里、阴廉、急脉、章门、期门,共14穴。

主治病症:胸满,胁肋胀痛,呕逆,腹泻,遗尿,尿闭,腰痛不能俯仰等头面、眼、肝、胆病及生殖、泌尿系统疾病为主。

歌诀:大敦行间太冲看,中封曲泉属于肝。

(13)督脉:起于小腹内,出会阴部,向后沿脊柱之内上行达到风府穴处,进入脑内,再上行头顶,沿前额下行鼻柱,到唇系带处。

本经经穴有:长强、腰俞、腰阳关、命门、悬枢、脊中、中枢、筋缩、至阳、灵台、神道、身柱、陶道、大椎、哑门、风府、脑户、强间、后顶、百会、前顶、囟会、上星、神庭、素髎、水沟、兑端、龈交,共28穴。

主治病症:发热,疟疾,休克,昏厥,脊柱强直,角弓反张,癫痫等。

(14)任脉:起于小腹内,出会阴部,上入毛际,经过腹部、胸部的正中线上行达到咽喉,再向上经过颈部、面部,进入眼眶内。

本经经穴有:会阴、曲骨、中极、关元、石门、气海、阴交、神阙、水分、下脘、建里、中脘、上脘、巨阙、鸠尾、中庭、膻中、玉堂、紫宫、华盖、璇玑、天突、廉泉、承浆,共24穴。

主治病症:疝气,带下,月经不调,不孕,遗尿,胃脘痛等泌尿生殖系统疾患及肠道疾患。

(四)经络的功能

经络学说,对人体的生理、病理以及指导临床的诊断和治疗,都有重要意义,现分述如下。

1.经络的生理功能

经络有通行气血,联系人体内外表里、脏腑器官及各种组织,调节平衡,抗御外邪,保卫机体等作用。

(1)通行气血及调和阴阳:《灵枢·本脏》说:"经脉者,所以行血气而营阴阳,濡筋骨,利关节者也。"可见经脉是气血循行的通道,气血通过经脉循行以营养脏腑,调和阴阳,濡养筋骨,通利关节,润泽皮毛,使人体气血得以正常循环,周而复始,如环无端,昼夜不息地维持着机体的生命活动。

(2)沟通表里:经络有沟通人体表里上下,联系脏腑组织,五官百骸,将人体构成为一个有机整体的作用。如《灵枢·海论》说:"夫十二经脉者,内属于府藏,外络于肢节。"《脉度》亦说："阴脉荣其脏,阳脉荣其腑,如环之无端,莫知其纪。终而复始,其流溢之气,内灌藏府,外濡腠理。"说明经络有沟通人体表里、上下,联系肢节,内而灌于脏腑,外而濡润腠理的作用。

(3)调节阴阳:经络在通行气血,沟通表里,联系脏腑的同时,通过气血昼夜不息的循环和营养,使人体阴阳得以调节和平衡,从而起到了"正气存内,邪不可干"的作用。

2.经络的病理变化

经络的生理功能一旦遭到损伤,便会出现阴阳失调,气血流行不畅的病理变化,造成各种疾病的发生、发展、传变、转归趋向恶化。如:外邪侵犯人体,必先通过经络而传入于脏腑。如《素问·缪刺论》说："夫邪之客于形也,必先舍于皮毛,留而不去,入舍于孙脉,留而不去,入舍于络脉,留而不去,入舍于经脉,内连五脏,散于肠胃,阴阳俱感,五脏乃伤。"《皮部论》又说："邪客于皮则腠理开,开则邪入客于络脉,络脉满则注于经脉,经脉满则入舍于脏腑也。"说明,无论从表入里,或从里出表,无不以经络为通路,故其表现的症状多在经络循行的部位。

(五)经络在诊断上的应用

经络在临床诊断、辨证方面,有重要的指导作用。正如《灵枢·经脉》说："经脉者,所以能决死生,处百病,调虚实,不可不通。"又《卫气》说："能别十二经者,知病之所生,候虚实之所在者,能得病之高下。"因而,在临床上可以根据症状特点、部位、性质等结合经络循行和脏腑关系等情况,对疾病进行分析而达到诊断的目的。如肝胆经的经脉通过两胁部,故胁痛多为肝胆病;肺的经脉过缺盆,故锁骨上窝处痛,多属肺的病。再如头痛一症,可根据疼痛出现的不同部位分辨其为何经之病。足阳明之经脉循发际至额颅,故前额痛属阳明;足太阳之经脉从巅顶入络脑系,环出别下项部,故头顶及后脑部疼痛属太阳经;足少阳之经脉上抵头角,下耳后两侧,故头颞部或偏头痛属少阳。在外感风寒病中,也有用太阳、阳明、少阳、太阴、少阴、厥阴进行六经辨证的。如《素问·热论篇》说："伤寒一日,巨阳受之,故头项痛,腰脊强。二日阳明受之,阳明主肉,其脉夹鼻络于目,故身热目痛而鼻干不得卧也。三日少阳受之,少阳主胆,其脉循胁络于耳,故胸胁痛而耳聋。三阳经脉皆受其病,而未入于脏者,故可汗而已。四日太阴受之,太阴脉布胃中络于嗌,故腹满而嗌干。五日少阴受之,少阴脉贯肾,络于肺,系舌本,故口燥舌干而渴。六日厥阴受之,厥阴脉循阴器而络于肝,故烦满而阴缩。三阴三阳,五脏六腑皆受病,荣卫不行,五脏不通,则死矣。"汉代医家张仲景在这六经辨证的基础上做了补充与发展,选订出应用方药,写成《伤寒论》一书,规范了六经辨证的标准,为后世医家广泛使用。

(六)经络在治疗上的指导作用

经络学说目前已广泛应用于临床各科的治疗,不论是药物、针灸、推拿、气功等各种不同的治疗方法。若没有经络学说的指导,便会影响辨证论治的准确性。如在用药方面,古人根据药物对某脏腑、经络所起的主要作用,总结出药物归经的理论。如麻黄入肺、膀胱二经,可发汗、平喘、利尿;柴胡入肝胆二经,可开郁解热,疏肝理气,以治胸闷、胁痛、寒热往来等;香附行十二经之气;附子助十二经之阳等等。金元时期的医学家张元素、李东垣,非常重视分经用药,他们治肩臂痛也分辨六经。痛在前面的属阳明,加用升麻、白芷、葛根;痛在后面的属太阳,加用藁本、羌活;痛在外侧、内侧的属少阳、厥阴,加用柴胡、青皮;痛在内侧前属太阴,加用升麻、白芷、葱白;痛在内侧后属少阴,加用细辛、独活。这种按十二经引经用药的方法,对提高疗效,是有一定的帮助。

六、气、血、精、津液

(一)气

1.概述

气是中国古代哲学中最基本的范畴,是构成天地万物的本源。在中医学中,气被定义为构成人体和维持人体生命活动最基本且具有很强活力的精微物质。也就是人体的原动力。这似乎不好理解,但你可以把它想象为组成人体的微小粒子,且提供给人体以能量,维持人的正常生命活动。中医认为,人体之气是由三部分构成的。它们分别是来自于父母、来自于食物和水、来自于空气。气无时不有、无处不在、运动不息、虽无形而有其象。

中医强调的天地人一体,即天人合一,就是因为气即构成人体、又构成万事万物。天、地、人均统一于气。故而人的生命活动必然和自然界的变化规律息息相关,即人与自然界是和谐统一的。时间、地域、环境、气候与人的疾病密不可分。《黄帝内经》就记载,夏天人们容易得腹泻、冬天容易得关节炎。说得就是气候与疾病的关系。所以治病也要考虑这种种的联系。

中医认为,气是构成人体的最基本的物质基础,也是人体生命活动的最基本物质。人体的各种生命活动均可以用气的运动变化来解释。

2.气的生成

气的生成来自于三个方面。

(1)先天之精气:即受之于父母的先天禀赋之气。其生理功能的发挥有赖于肾藏精气。

(2)水谷之精气:即饮食水谷经脾胃运化后所得的营养物质。

(3)吸入之清气:即由肺吸入的自然界的清气。

3.气的运动

气的运动称为"气机"。人体的气无处不到,流行全身,正是有了气的不断运动,才产生了人体的各种生理活动。气的运动形式可归纳为四种,即升、降、出、入。升是指气自下向上的运动;降,是指气自上向下的运动;出是指气自内向外的运动;入是指气自外向内的运动。气的升降出入对于维持人体正常的生命活动有着至关重要的作用。故《素问·六微旨大论》有云:"出入废则神机化灭,升降息则气立孤危。故非出入,则无以生长壮老已;非升降,则无以生长化收藏。是以升降出入,无器不有。"

4.气的生理功能

气有五大功能。这对于人体的正常功能有着至关重要的作用。

(1)气的推动作用:就是指气具有激发和推动作用。能激发人体的各种生理功能如生长、发育、生殖、各个组织的正常运转等。能促进血液和津液的生成、推动血液和津液运行全身。也就是说,人从婴儿长到成人、人的血液能够流动,都就是气的推动作用在起作用。故而当气的推动功能减弱时,就可能出现生长缓慢,血液运行缓慢,或血液生成不足等。

(2)气的温煦作用:气给机体带来热量,能够维持人体正常的体温,维持各个组织器官的正常工作,以及血和津液的正常输布。当气的温煦功能失常时,人体就会出现如手脚冰凉、怕冷、脏腑功能减退等。

(3)气的防御功能:指气具有护卫体表,防御外邪入侵,祛邪外出等作用。气的防御功能正常时,人体就不容易得病,或即使得病也容易好。而当气的防御功能低下时,人体就容易得病,而且得病后不容易好。

(4)气的固摄功能:是指气能够维持人体内脏的位置恒定,防止出血以及出汗过多。如果气的固摄功能失常,就可能导致内脏下垂,如胃下垂,子宫脱垂等。还可能导致各种出血症状和多汗症状。

(5)气化作用:指的是气通过运动而产生各种变化。表现为气血精津液的代谢和转化。相当于新陈代谢作用。气化作用可以使饮食转化为能量,生成气血;食物的残渣转化为糟粕排出体外。当气化失常,就会影响到整个物质代谢的过程,产生一系列病理改变。

5.气的病理状态

气的失常主要包括气的化源不足、消耗过多或气的某些功能减退所导致的气虚,以及气的运动失常,导致气滞、气逆、气陷、气闭或气脱等情况。

6.气的种类

气根据其存在部位、功能和来源,可以分为元气、宗气、卫气、营气等。其他类型的气还有如水饮食物形成的成为水谷之气,肺部吸入的叫呼吸之气,循行于经络之中的称为经络之气,保证脏腑正常功能的叫脏腑之气等。

(1)元气:是指禀受于先天,藏纳于肾中,又赖后天精气之充养,维持人体生命活动的基本物质与原动力,其主要功能是促进人体的生长和发育,温煦和激发脏腑、经络等组织、器官的生理功能。

（2）宗气：是指由肺吸入的自然界清气与脾胃所化生的水谷精气相结合而成，积聚于胸中，灌注于心肺，主要功能是出喉咙而司呼吸，灌心脉而行气血。

（3）卫气：是指由饮食水谷所化生的彪悍之气，行于脉外，具有温煦皮肤、腠理、肌肉，司汗孔开阖与护卫肌表、抗御外邪的功能。

（4）营气：是指由饮食水谷所化生的精气，行于脉内，具有化生血液，营养周身的功能。

（二）血

1.概述

血是行于脉管之中具有营养和滋润作用的红色液体，也是构成人体和维持人体生命活动的基本物质之一。脉作为血液的循行通道，被称为"血之府"。血与脉密不可分，同由心主宰。

2.血的生成

血主要是由水谷精微中的营气和津液所组成，其主要来源是由脾胃摄入的饮食物。肾精的充足、饮食的好坏以及脾胃功能的强弱，直接影响着血的化生。精与血之间可相互资生、相互转化。

3.血的运行

血在体内贵在运行通畅。血液能够运行通畅的条件首先是血液要充盈；其次是脉管系统的完整而通畅；还必须有全身各脏腑发挥正常生理功能，特别是与心、肝、脾、肺的推动、贮藏、化生等关系尤为密切。

4.血的生理功能

血的主要生理功能是滋润和濡养全身。血循行于脉中，内达脏腑，外至皮肉、筋骨，不间断地为全身各个脏腑提供营养，从而维持其正常的生理活动。《素问·五脏生成》有言："肝受血而能视，足受血而能步，掌受血而能握，指受血而能摄。"指出了血液是人体各种功能的物质基础。同时血又是精神活动的主要物质基础。人的精神、神志、感觉等均有赖于血液的营养和滋润。正如《灵枢·营卫生会》所言："血者，神气也。"

5.血的病理状态

如果血液功能失常，则会出现神志方面的改变，如心肝血虚常见失眠、多梦等神志不安的症状，失血甚者还可出现精神烦躁、神情恍惚甚至昏迷等神志失常的改变。

（三）精

1.概述

中医学认为，精是一种多为液态的有形的精微物质。有广义之精和狭义之精之分。广义之精，泛指构成人体和维持生命活动的精微物质，包括了精、髓、血、津、液、水谷精微在内。而狭义之精则是指肾中生殖之精，具有促进人体生长、发育和维持生殖功能的作用。

2.精的来源

人之精根源于先天而充养于后天,固有先天之精和后天之精之分。先天之精来自于父母交媾时的生殖之精,以及胚胎在母体中所获得的水谷之精。是人体出生前所获得的,因此成为先天之精。《幼幼集成》有云:"以人之禀赋言,则先天强厚者多寿,先天薄弱者多夭。"是说先天之精充足,则人体禀赋强健,发育良好,不易生病;若不足,则见人体禀赋羸弱,发育不足,体弱多病。后天之精是在人体出生以后,依靠饮食所获得的,用以充养先天之精和维持人体正常生命活动。因此,即使先天之精充足,禀赋强健,然而后天不加爱惜,且缺乏后天之精的滋养,则未必体强无病。同样,即使先天之精不足,禀赋羸弱,然而后天倍加爱惜,且注重后天之精的滋养,则未必体弱多病。

3.精的生理功能

精是人体生命活动的基础,精对于人体的繁衍生殖、促进生长发育、生髓充脑、化生血液、濡养脏腑官窍等有着十分重要的作用。

4.精的病理状态

精气不足,人体正气随之虚弱,抗病能力亦随之减弱,会出现各种疾病的表现。人体会更容易感受外邪,也更容易出现内在的紊乱。

(四)津液

1.概述

津液是体内各种正常水液的总称,包括各脏腑组织器官的内在体液及正常的分泌物。如胃液、肠液、唾液、尿液、汗液、关节液等。与气、血一样,津液也是构成人体和维持人体生命活动的基本物质。

2.津液的生理功能

津液有滋润和濡养的作用,可以滋润皮毛、肌肤、鼻、眼、口,濡养内脏、骨髓及脑髓;另一方面津液还可以化生血液,并有滋养、滑利血脉的作用,是组成血液的主要成分。此外,津液的代谢还有助于体温的恒定及体内废物(二便)的排出。

3.津液的病理状态

津液不足,人体可出现各种干燥的表现,如咽干、口干、鼻干、目干、皮肤干燥等。津液不足也会导致血液生成不足或者血稠的表现。

(五)气、血、精、津液之间的关系

气、血、津液三者的形式及其生理功能虽各有自己的特点,但均是构成人体和维持人体生命活动的最基本物质。气、血、津液三者的生理功能,存在着相互依存、相互为用、相互制约的关系。

1.气与血的关系

气属于阳,血属于阴,它们之间又存在气能生血、气能行血、气能摄血和血能载气四个方面的关系。其中,气能生血、气能行血、气能摄血称为"气为血帅"。血能载气称为"血为气母"。

(1)气能生血:是指血的组成及其生成过程中均离不开气的作用。由血的含义可知,营气和津液,是血液的主要组成部分,它们均来自脾胃所运化的水谷精气。从摄入的水谷,转化成为人体所需的精微物质,再转化成营气和津液,最后转化为红色的血液,均离不开气的作用。所以叫做气能生血。气的功能强盛,则化生血液的功能也强。气的功能不足,则化生血液的功能也弱。在临床中,经常有患者一开始是气虚,神疲乏力,少气懒言,如果没有治疗或者治疗不当,就会导致血虚,出现头晕眼花,失眠健忘等症状。那么在实际临床中治疗血虚病证时,常配合补气药物,可达到补气生血的作用。如当归补血汤中的当归与黄芪。当归的作用是补血和血,而黄芪的作用就是补气而生血。

(2)气能行血:根据阴阳理论,气属阳主动,血属阴而主静。气的功能正常,则血液通过气的推动作用循行到身体各处。如果气虚或气滞,则气的推动作用减弱,推动血行的力量随之减弱,导致血行阻滞,即为临床所称之为"气虚血瘀"与"气滞血瘀"。那么临床治疗因气虚或气滞导致的血瘀时,除了用活血药之外,还要配合使用补气、行气的药物。如血府逐瘀汤,方中桃红四物汤活血化瘀,四逆散理气行滞,辅助其活血之作用。即行气活血化瘀。

(3)气能摄血:气具有固摄作用。气能摄血,是气的固摄作用作用于血液的具体体现。气的功能正常,可以维持血液循行于脉中而不溢出脉外。如果气虚,则对血的固摄功能减弱,可能导致血不循经而行,而溢出脉外,则可导致各种出血,即为"气不摄血"。临床治疗气不摄血的出血病证时,要用补气摄血的方法治疗。如气虚导致的崩漏下血,除了用固摄止血的棕榈炭、血余炭等止血治标之外,必须要用补中益气汤来固摄止血。能够起到很好的止血作用。

(4)血能载气:是指血是气的载体,气推动血并随着血一起运行到全身各处,并给气以充分的营养。由于气属阳易动,如果没有阴的约束很容易外脱,因此必须依附于血和津液而存在于体内。如果血虚不足以约束气,或在大出血时,气失去了阴的约束,很容易发生脱失。

气、血、津液三者的形式及其生理功能虽各有自己的特点,但均是构成人体和维持人体生命活动的最基本物质。气、血、津液三者的生理功能,存在着相互依存、相互为用、相互制约的关系。

2.气与津液的关系

津液、血从性质上分均属于阴,因此气与津液的关系与气与血的关系类似,也存在气能生津、气能行津、气能摄津以及津能载气的关系。

（1）气能生津：与气能生血类似，气能生津，是指气对津液的化生能力。津液的生成，与血同样来源于摄入的水谷而化生的精微物质。气的功能贯穿于津液生成的全过程。因此，气的功能正常，则津液充足，反之则津液匮乏。因此，当津液生成不足而出现口干、眼干、皮肤干燥时，滋阴补津液的方法不能解决问题，需要通过补气生津的方法治疗。

（2）气能行津：津液可以通过气的作用输布于全身各处，并且可以化津为汗、尿等排出体外。这个作用成为气能行津。因此，当气的功能正常时，津液可以顺利的输布至全身各处，使得脏腑、官窍、骨节、皮肤等到润泽，使得汗液、尿液可以正常排泄。而当气的功能失常时，就会出现津液的输布和排泄亦随之而受阻，中医称之为气滞水停。而水停以后，又会加重气的阻滞，进入恶性循环。因此，在治疗津液输布和排泄障碍时，要时时考虑气的功能是否正常。

（3）气能摄津：津液能够正常的输布和排泄，与血一样，同样依靠气的固摄作用。在气的功能正常的情况下，津液可以不过度的输布和排泄，表现在人体可见汗与尿的正常排泄。而在气的固摄作用减弱时，则会出现体内津液的过度流失，发生多汗、多尿、遗尿、流涕、流泪等病理表现。临床治疗时，需采用补气摄津之法。

（4）津能载气：津液同血一样同属阴，也是气的载体，气也需依附于津液而存在。因此，当发生多汗、多尿等津液流失的情况时，气也会随之流失，从而形成"气随津脱"之证。治疗时，需用滋阴纳气的治法止汗和尿，如用山萸肉止汗、缩尿。

3.血与精的关系

精与血可以相互化生，此谓之"精血同源"。临床常见血虚甚则出现肾精亏虚之证，而肾精亏虚也常常能导致血虚。因此在治疗量上往往补血与填精相伍为用。

4.血与津液的关系

血与津液有"津血同源"的说法。它们的共同之处是都属于液态物质，都有滋润和濡养作用。与气相对而言，血与津液都属于阴。同时，血和津液的生成都来源于水谷精微物质。在病理情况下，血和津液也常相互影响。津液与血在一定条件下可相互转化。如果血容量不足如失血等情况出现时，津液会渗入于脉中，即成为血液的组成部分，而如果血液容量过多时，血液中的津液又会渗出血管，从而调节血量。因此，对于失血病证，不宜采用发汗方法，伤津则更伤血。而对于多汗或吐泻等津液耗伤的患者，也同样不可轻用破血、逐血之峻剂，以防更加耗伤津液。因此对于失血病证，要注意补阴生津，而对于伤津的病证也要适当配合养血补血之药。

七、病因

人与自然是和谐统一的。人体的内环境与大自然的外环境处于一种动态平衡中。如果这种平衡因为某种原因而遭到破坏，而人体又不能自行调节恢复的时候，疾病就产生了。

能够破坏人体的相对平衡状态而发生疾病的原因称为病因。宋代陈无择提出将病因分为内因、外因和不内外因三大类,即六淫侵袭为外因,七情所伤为内因,饮食劳倦、跌仆损伤等为不内外因。

(一)六淫

六淫就是风寒暑湿燥火六种外感病邪的统称。风寒暑湿燥火本为自然界的六种正常气候。是万物生长的条件。对于人体是无害的。但是如果气候变化异常,六种气候太过或不及,如大风、大热、过于潮湿的气候;非其时而有其气,如秋天本该凉爽而气候却十分炎热;或气候变化过于急骤,如天气突然降温 10 ℃以上等。使机体不能适应,就会导致疾病的发生。这种不正常的、极端的气候就叫六淫。

六淫之邪多从体表、口鼻侵犯人体而发病。所以把六淫致病称为外感病。六淫致病有明显的季节性。春天多风病、夏天多暑病、长夏多湿病、秋天多燥病、冬天多寒病等。不同季节的感冒也具有不同季节邪气致病的特点。夏天感冒多为暑湿感冒,冬天感冒多为风寒感冒等。

(二)疠气

疠气即疫疠之气,又称为"戾气""疫气""疫毒""异气""毒气""乖戾之气"等。是一类具有强烈传染性的病邪。疠气致病,具有发病急骤、病情较重、症状相似、传染性强、易于流行等特点。《温疫论·原病》有言:"疫者,感天地之疠气……此气之来,无论老少强弱,触之者即病,邪从口鼻而入。"这里明确指出了疠气可通过空气传染,多从口鼻入侵人体而致病。疠气病邪可通过空气传染,多从口鼻侵入人体而致病。隋代巢元方的著作《诸病源候论》对疠气的严重性有这样的表述:"人感乖戾之气而生病,则病气转相染易,乃至灭门。"可见疠气对人类的健康有巨大的破坏作用。

(三)七情内伤

七情是指喜、怒、忧、思、悲、恐、惊七种情志变化,是机体的正常情感状态。七情是人体对客观事物的不同反映,正常的情况下,一般不会使人致病。当人体经受了突然的、强烈的或长期持久的情志刺激后,超出了人体自身的正常适应范围,使人体脏腑气血阴阳失调、气机逆乱,则会导致疾病的发生。也就是说,过度的七情表达就成了致病因素。由于它是造成人体内伤病的主要致病因素之一,故又称"内伤七情",是指喜、怒、忧、思、悲、恐、惊七种情志变化过度而成为致病因素,造成人体患病。

(四)劳逸损伤

劳逸包括过度劳累和过度安逸两个方面。正常的体力劳动和体育锻炼,有助于保持气血通畅。正常的休息,可以恢复体力、消除疲劳,使机体休养生息。当劳累过度,超出人体的承受限度,会导致疾病的发生和发展。这里所说的劳累过度包括体力劳动过度的劳累过度、思虑过重的劳神过度,还有性生活频繁的房劳过度。因此,合理的劳动对健康有益,而过度的劳动无论是体力还是脑力都会使人体阴阳失衡而影响健康。然而过度的安逸对健康也没有好处,安逸过度如长期不活动、睡眠过多、长期不思考,能够使得人对外界的反应不敏感,从而降低人对于疾病的反应能力,对健康不利。因此,要保持合理的休息,既不过多、也不过少,方能保证健康。

(五)外伤

外伤包括金刃、枪弹、跌打损伤、持重努伤、烫、烧、冻伤和虫兽伤等。诸多外伤可引起皮肤、肌肉、筋骨以及内脏等损伤,严重者甚至危及生命。

(六)寄生虫

寄生虫包括蛔虫、蛲虫、绦虫等寄生虫,通过饮食等途径进入人体,可导致机体损伤。

八、病机

病机是指疾病发生、发展、变化关键的枢纽和中心环节。正如扳机一样,触发扳机,则子弹打出。在疾病的发生发展中,也存在者这个"机",触发了这个"机",疾病就会发生或发展。因此,找到这个病发生发展的关键环节,就是找到了这个病的病机,可以有效地指导治疗。《黄帝内经》中系统地阐述过病机十九条,后世许多医家如张仲景、刘完素、张景岳等也有各自的发挥。现代医家认为,病机学说是以阴阳五行、气血津液、藏象、经络、病因和发病等理论,阐述和探讨疾病发生、发展、变化和结局的机理及其基本规律。主要包括邪正盛衰、阴阳失调以及气血失常。

(一)邪正盛衰

邪正盛衰是指在疾病发生和发展过程中,致病因素与机体正气之间的盛衰变化,决定着病性的虚或实,并影响着疾病的发展变化及转归。邪气侵犯人体,当机体正气充足足以压制邪气时,邪气则会退却。而当邪气的力量强于正气时,疾病则趋于恶化,甚则导致死亡。

(二)阴阳失调

阴阳失调是指机体在疾病过程中,由于致病素的作用,导致机体的阴阳消长失去相对的平衡协调的状态,可出现阴阳偏胜偏衰、阴阳互损、阴阳格拒和阴阳亡失等情况,是对机体各种病理状态的高度概括。

(三)气血失常

气血失常是指气或血的亏虚以及各自的生理功能障碍。气的失常主要包括气的化生不足、损耗过多或气的生理功能减退所导致的气虚,以及气机失调,形成气滞、气逆、气陷、气闭或气脱等状态。

血的失常包括血的化生不足或损耗太过,或血的生理功能减退所导致的血虚,以及血的运行障碍,包括血行阻滞,血行逆乱等状态。

九、诊法

诊法即望、闻、问、切四种中医常用的收集病情信息的方法,是中医药学独特的疾病诊断方法。根据中医"有其内必形于外"的藏象学说思想,人体体内一切的变化都会在体表有一定的反映。因此,四诊就是要通过收集患者外在的"象",来为辨证提供基础。此外,四诊也利用了人体整体观念的思想。人体是一个有机的整体,机体局部病变可以影响全身,全身的病变也可以反映在局部。从诊察疾病反映在各方面的客观症状、体征,有助于从整体上把握疾病的原因、性质、部位,为辨证论治提供依据。

(一)望诊

望诊是医师运用自己的视觉,观察患者整体和局部情况,以获得与疾病有关的资料,作为分析机体病变的依据。望诊包括望精神、辨气色、观形态、辨部位以及望眼目、舌、耳、鼻、唇等。对舌的望诊及对排出物的望诊也是望诊的重要内容。

1.望神

望神是医师观察患者表现于外的精神状态、意识思维、面部表情等,以反映患者精神的好坏,病情的轻重以及判断预后。一般分为得神、失神和假神、神乱四种。

(1)得神:又称有神。患者表现为神志清晰,目光炯炯,思维敏捷,语言清楚,反应灵敏,面色有荣,肌肉丰实,活动自如等。是人体正气充足,神气旺盛,病情轻浅,预后良好的反映。

(2)失神:又称无神。患者表现为精神萎靡,目光晦暗,思维迟缓,语言不清,反映迟钝,面色无华,肌肉消瘦,活动不利等。是人体精气亏虚,正气已伤,病情较重,预后不良的反映。

(3)假神:久病、重病等精气极度衰弱,病势垂危的患者,原本神志不清、言低语微、面色晦暗、不欲进食等,突然出现神志清楚,言语不休,声音洪亮,颧红如妆,食欲大增的表现。这是由于精气极度衰弱,阴不敛阳,虚阳外越,阴阳离绝,暴露出一时"好转"的假象,因此称为"假神",俗称"回光返照"或"残灯复明"。常提示病情危重,脏腑精气将绝,阴阳离绝,是临终前的预兆。

(4)神乱:是指精神错乱、神志异常的表现。常因痰气郁结、痰热内扰、肝风夹痰、闭阻心窍,导致神明被蒙、心神浮越等,而出现神志异常,举止失常,表情淡漠或哭笑无常、胡言乱语、躁扰不宁、打人毁物,或猝然昏仆、牙关紧闭、痉挛抽搐等表现。

2.望色

望色是观察患者的皮肤色泽变化以诊察疾病的方法。面部色泽是脏腑气血的外部反映,其变化可推断脏腑气血盛衰疾病的性质,病情的轻重和预后。因此望色主要观察面部色泽。常色即为正常人的面色,中国人的正常面色为红黄隐隐,明润含蓄。

异常颜色称为病色,包括青、赤、黄、白、黑五色的变化。不同颜色有不同的主病。

3.望形

望形是观察患者形体强弱胖瘦以及体质形态来诊断疾病的方法。

骨骼粗大、发育良好、胸廓宽厚、形体强壮、肌肉壮实、肌肤润泽是气血旺盛、内脏坚实、身体强壮的表现,属于体强;骨骼细小、发育不良、胸廓窄薄、形体衰弱、肌肉瘦削、肌肤枯槁是气血不足、内脏虚弱、身体羸弱的表现,属于体弱;形体肥胖、肌肉松弛、肤白无华、神疲乏力、少气懒言、大腹便便多为阳气不足、多湿多痰,属于体胖;形体瘦弱、胸廓狭窄、皮肤干瘪、面色苍黄、形瘦色苍、多阴不制阳、虚火上升,属于体瘦。

4.望态

望态是观察患者的姿态来诊断疾病的方法。

患者的坐立行走等姿态可反映全身疾病的情况。颈项强直、四肢拘挛抽搐、角弓反张多属于痉病;关节肿胀屈伸不利、肢体行动困难多属痹证;半身不遂、口眼㖞斜多属中风;手足痿弱无力、行动困难、不能持物但无疼痛,多属痿证。卧面朝里,喜静蜷卧,头身蜷缩,重衣覆被而欲近热者属寒证、虚证、阴证;卧面朝外,喜动伸足,掀衣去被,怕热喜凉者属热证、实证、阳证。

5.望头项

(1)头形:过大或过小,伴智力低下者,为先天禀赋不足,肾精亏虚。佝偻病患者多见方颅畸形,一般属肾精不足。

(2)囟门:小儿1～1.5岁时,囟门逐渐闭合。若囟门迟闭,骨缝不合,称为"解颅",多为肾精不足;若囟门下陷者,称为"囟陷",多属虚证,多为津血亏虚、脑髓不充;囟门高突,称为"囟填",多属实热证,因外感时邪,火毒上攻所致。

(3)头发:发为血之余,为肾之华,正常人头发多色黑、浓密、润泽,是肾气充盛,气血充足的表现。头发稀疏易脱,色黄干枯者,多为精血不足,肾气亏虚;突现片状脱发,又称"斑秃",多属血虚受风;小儿发结如穗,多为疳积所致。青少年过早出现白发,常因思虑过重、血热、肾虚所致。

(4)颈项:是头与躯干连接的部分,前部称为颈、后部称为项。颈前颌下结喉处,有物如瘤状,皮色不变,无脓,可随吞咽而上下移动者,称为"瘿瘤",多为痰气互结所致;颈项两侧出现肿块,累累如串珠者,称为"瘰疬",多为肺肾阴虚火旺、灼液成痰所致。头颈强直或头摇不能自主者,多是动风之象。

6.望五官

(1)望目:肝开窍于目,五脏六腑之精气皆上注于目,为之精。因此查目,不单能观察肝的变化,五脏六腑的变化均能反映于目。正常人应目光炯炯,形态色泽正常自然。全目赤肿为肝经风热;目眦色赤为心火;眼胞红肿湿烂为脾火;白睛赤为肺火;白睛显红络为阴虚火旺。两目上视,白多黑少,不能转动者,为"戴眼",多为癫痫、惊风等;两目上视、斜视,为肝风内动;瞳仁散大,多为肾精耗竭,是濒死危象,亦可见于中毒患者;瞳仁缩小,属肝胆火炽,或中毒所致;小儿睡中露睛,多为脾虚。

(2)望口:脾开窍于口,唇为脾之外荣。故口唇主要反映脾胃的情况。正常唇色红而明润。唇色淡白,主血虚;唇色深红,主实热证;唇色青紫,为气滞血瘀;环口黑色,是肾气将绝或水气内停之象;小儿环口发青为惊风之先兆。口唇糜烂为脾胃湿热;口唇燥裂为燥热伤津。

(3)望鼻:肺开窍于鼻,又为脾之所应,故鼻主要能反映肺和脾胃的情况。鼻头色青多为虚寒、腹痛;色赤多为脾肺有热;色多黄为湿热;色白多为气虚、失血;色黑多为有水气。鼻头色赤有小丘疹,久之色紫变厚或肿大,称"酒渣鼻",多因肺胃热盛所致。鼻流清涕,为外感风寒邪气;鼻流浊涕,为外感风热邪气;若久流浊涕且腥臭者,名为"鼻渊",多属湿热蕴蒸;鼻中流血,为鼻衄。

(4)望耳:肾开窍于耳,耳与五脏六腑有紧密的联系,因此查耳不单反映肾的问题,亦能反映五脏六腑之病变。正常人耳部微黄而红润。如耳色淡白,主寒证或气虚;色黑,主肾病,耳轮干枯,甚则焦黑多为肾气衰竭、肾水亏极之象。耳背有红络,耳根发凉者,为麻疹之先兆。耳薄小者为肾虚,耳肿胀者为邪盛。耳内流脓,称"脓耳",多为肝胆湿热。

(5)望齿、龈:齿为骨之余,足阳明胃经分布于龈,因此齿龈可以诊察胃肾的情况。牙齿黄垢,是胃浊熏蒸;牙齿干燥,多为津液已伤;齿如枯骨,是肾阴枯竭;龈色淡白,多属血虚;齿龈肿痛者,多为胃火上炎;若见出血为胃火伤络;龈肉萎缩而色淡,多是胃阴不足或肾气亏虚。中年牙齿松动、多为肾气早衰。牙龈腐烂,牙齿脱落,口气腐臭,为"牙疳"。

7.望皮肤

望皮肤应注意皮肤色泽形态的变化。正常皮肤荣活润泽,皮肤干瘪枯槁者,多为津血亏虚;皮肤虚水肿胀,按之凹陷有压痕,为水肿证;皮肤大片红肿,色赤如丹者,名为"丹毒",多为实热火毒所致;皮肤粗糙如鱼鳞,称为"肌肤甲错",多见于阴虚或血瘀之证。

8.望排出物

分泌物与排泄物包括痰涎、涕、唾、泪、汗、二便、经、带、呕吐物等。分泌物与排泄物色白清稀者,多属寒证;色黄质黏者,多属热证。寒痰多白且清晰,热痰多黄稠黏腻,咯吐腥臭脓痰或脓血者,多见于肺痈。口流清涎量多,为脾胃虚寒。口涎黏腻多为脾胃湿热,若睡时口角清涎淋漓,是脾虚不能摄津。老年人口角流涎,多是肾虚不摄所致。鼻流清涕为风寒,鼻流黄涕为风热,老年人经常流鼻涕如清水状,遇冷加重,则多为肺肾气虚。呕吐物秽浊酸臭,多为胃热或停食;呕吐物清稀无臭,多因胃寒。

9.望舌

舌诊是中医诊断疾病的重要方法,也是"以表知里"理念的重要应用之一。舌通过经络与脏腑相连,根据藏象理论,有其内必形于外,人体脏腑、气血、津液等变化,都能客观地反映于舌象。医者通过查舌可以了解脏腑的虚实、轻重和变化。望舌包括望舌质和舌苔。其中舌质的变化主要反映脏腑的虚实和气血的盛衰;而舌苔的变化主要用来判断感受外邪的深浅、轻重,以及胃气的盛衰。一般来说,舌苔变化则病轻、舌质变化则病重。

(1)舌质:是指舌的肌肉脉络,是舌的本体,观察舌质的主要内容是颜色、舌形和舌态三方面。正常舌质为淡红色,明润含蓄,胖瘦、老嫩适中,活动自如,见于健康人,也可见于病情轻浅者。

(2)舌苔:是舌面生长的一层苔状物,是胃气所生。正常人的舌苔,一般是均匀地平铺在舌面,在舌面中部、根部稍厚。清代医家章虚谷有云:"舌苔由胃中生气以现,而胃气由心脾发生,故无病之人,常有薄苔,是胃中之生气,如地上之微草也,若不毛之地,则土无生气矣。"现代医学认为舌苔的形成,主要为丝状乳头分化而成。正常的舌苔为薄白一层,白苔嫩而不厚,干湿适中,不滑不燥。观察舌苔内容为苔的颜色、厚薄及润燥。从苔的颜色来看,白苔一般表示为表证、寒证;黄苔多主里热证;灰黑苔多主里证。从苔的厚薄来看,薄苔一般代表较轻病情;厚苔,则多代表病情较重。在疾病发展过程中,舌苔由薄变厚,表明病邪入里,病情由轻变重;若舌苔由厚变薄,表明病邪外透,病情好转。从苔的润燥来看,舌苔干燥者多为津液不足,舌苔水滑者多为湿气过盛。

(二)闻诊

听声音和嗅气味属于闻诊的范畴。声音和气味源于脏腑功能,因此,通过问诊可以了解脏腑功能的变化。

听声音即是了解患者的语言、呼吸、咳嗽等声音的变化。传统的听声音需要分辨声音的"宫商角徵羽"等声调,如"肝属木,其音角;心属火,其音徵;脾属土,其音宫;肺属金,其音商;肾属水,其音羽"。通过以上声调可以帮助医师判断病位。传统的听声音还需要分辨"呼笑歌哭呻"等声形。"肝病声为呼;心病声为笑;脾病声为歌;肺病声为哭;肾病声为呻。"而现代听声音则主要关注声音的强弱高低。气粗声强多为实证,而气弱声低多为虚证。

嗅气味即了解患者的体味、分泌物、排泄物气味的变化。根据五行理论,五脏对应着五种气味,分别是"肝对应臊、心对应焦、脾对应香、肺对应腥、肾对应腐"。辨别气味可以帮助进行病位的定位。此外,如心胃火盛而出现口臭;肺热、鼻渊而出现鼻臭,在当代临床诊断中也发挥着重要作用。

（三）问诊

中医学诊治疾病历来十分重视问诊。《素问·征四失论》中就有云："诊病不问其始，忧患饮食之失节，起居之过度，或伤于毒，不先言此，卒持寸口，何病能中？妄言作名，为粗所穷。"《景岳全书·十问篇》也言问诊"乃诊治之要领，临症之首务也"。问诊是对患者或其家属进行有目的地询问病情的方法。主要询问患者的自觉症状、起病过程、治疗经过、生活起居、平素体质、既往病史，家族病史等。对诊断疾病的阴阳、表里、寒热、虚实有重要意义。一般认为，问诊首先要问现病史，抓住患者的主诉，即患者就诊时自觉最痛苦的一个或几个主要症状及时间，围绕主诉的症状，深入询问。明代医学家张景岳在总结前人问诊要点的基础上写成《十问歌》，其内容简明，实用性强，可做问诊的参考。但在实际问诊中，还必须根据患者的具体病情灵活而重点地询问，不能千篇一律地机械套问。

1.问寒热

患者只觉怕冷而无发热的情况，称为但寒不热，多为里寒证。患者只觉发热、无恶寒，或反恶热者，称为但热不寒。多为里热证。恶寒与发热同时出现，是外感表证的典型症状。因外邪客于肌表，卫阳奋起抗邪，正邪交争，卫阳郁遏不宣则发热，肌表失却温煦则恶寒。患者恶寒与发热交替而作，是邪在半表半里。乃因邪正相争，僵持不下，正胜则发热，邪胜则恶寒，故寒热交替发作。

2.问汗

对于表证而言，如出现无汗，多为外感风寒表实证，因寒性收引，使得汗孔闭塞所致；如有汗，则多为表虚证或表热证，因表虚不敛汗或热邪迫津外泄所致。对于里证而言，则又有自汗、盗汗、大汗、绝汗之别。经常汗出不止，动则汗甚者，称为自汗，是气虚或阳虚的表现。入睡时出汗，醒后汗止者，称为盗汗，多为阴虚内热所致。大汗出伴身大热者多为里实热证，大汗出伴脉微肢冷、神疲气少者，多为亡阳证。在病情危重的情况下大量出汗者，称为绝汗，多见于亡阴、亡阳的证候。

头部或颈部出汗较多者，称为头汗，多因上焦实热或中焦湿热所致。肢体的一半出汗者，称为半身汗。无汗的半身为病变部位之所在，由患侧经络阻滞，气血运行失调所致。常见于偏瘫、痿证等。手足心汗出过多，多由胃肠蕴热所致。

3.疼痛

疼痛首先区分疼痛的部位。头痛有虚有实之分，实证头痛一般起病较急，疼痛比较剧烈，而虚证头痛一般起病较缓，疼痛也比较缓和。胸痛多与心、肺功能异常有关。胁部与肝胆经络相关，因此胁痛与肝胆疾病有关联。脘腹痛则主要与脾胃功能异常有关。腰痛多与肾有关，但也有瘀血或风寒湿邪阻滞经脉所致。

疼痛的感觉又分为刺痛、胀痛、冷痛、灼痛、隐痛、绞痛、窜痛、空痛、掣痛等。刺痛即痛如针刺状，痛处固定而拒按，为瘀血作痛的表现。胀痛即痛而有胀感，为气滞作痛的表现。冷痛为痛处有冷感,得热则痛缓,为寒证作痛的表现。灼痛为痛处有灼烧感,且喜凉,为热证作痛的表现。隐痛是疼痛不剧烈,但绵绵不休,多属虚证。绞痛为疼痛十分剧烈,痛如刀绞,多因有形实邪闭阻气机,或寒盛而气机壅滞的表现。窜痛具有痛无定处,游走不定的特点,常因气机不畅或风邪阻络所致。空痛之疼痛伴有空虚感,多见于虚证。掣痛为痛有抽掣牵引感,多因血虚经脉失养,或寒邪侵袭经脉所致。

4.二便

(1)大便:异常包括便秘、泄泻、大便时溏时干、先干后溏、大便完谷不化、排便不爽、里急后重、肛门灼热等情况。便秘是指大便次数减少,大便质地干燥,排解困难。有热结肠道的热秘、阴寒内盛的冷秘、气机不畅的气秘、阳气不足的虚秘等情况。泄泻则是排便次数增加,便质稀溏或呈水样便。常见有湿热泄泻、寒湿泄泻、食积泄泻、脾虚泄泻、肾虚泄泻等。大便时溏时干多由肝郁脾虚所致,先干后溏则多由脾虚所致。大便完谷不化多因脾肾阳虚不能腐谷消食,或伤食所致。排便不爽,多见于大肠湿热、伤食以及肝郁乘脾。肛门重坠,便出不爽、腹痛窘迫,时时欲泻者称为"里急后重",多因肠道湿热、气血不畅所致,是痢疾病的典型症状。肛门灼热则多由大肠湿热所致。

(2)小便:异常包括小便量多或量少、小便频数、尿痛、癃闭、淋沥不尽等。小便清长而量多,多见于虚寒证,尿量减少,多由热盛津亏、水湿内停所致,小便频数且排尿不畅、淋沥涩痛多是湿热下注的淋证。小便不畅、点滴而出者为癃;小便不通、点滴不出者为闭,二者合称癃闭,实证多因湿热下注,或砂石堵塞尿道所致;虚证常由肾阳不足,气化无力所致。小便后余沥不尽,小便失禁,则是由肾气不足,失于固摄所致。

5.饮食

饮食异常包括口渴多饮、口渴不欲饮、食欲减退、饥不欲食、多食易饥以及饮食偏嗜等。口渴且饮水量多,喜冷饮者,常见于实证、热证、燥证或汗、吐、下太过而津伤的患者,反映体内津液匮乏;口渴而喜热饮者,多为寒湿内停;口渴不欲饮,多见于阴虚、湿热、痰饮或瘀血等证;食欲减退又称纳差、纳呆或纳少,多为脾胃虚弱或久病体虚患者;饥不欲食是患者虽有饥饿感,但是见到食物后又厌或进食不多,多为胃阴不足证;多食易饥多为胃火炽盛;小儿嗜食异物,多见于虫积、疳积。

6.胸胁脘腹

胸胁脘腹问诊主要起到鉴别病位、分清虚实以及推断病情的作用。胸部症状一般多与心肺病变或宗气有关;胁肋部症状多与肝胆以及其经脉病变有关;胃脘部主要诊察脾胃系统疾患;腹部又分为大腹、脐腹、小腹、少腹。其中肚脐周围称为脐腹;脐腹以上是大腹,属于脾胃范畴;脐腹以下称小腹,属于大肠、小肠、膀胱、胞宫范畴;小腹两侧为少腹,属肝经所过之处。因此可以诊察不同疾患。

7.耳目

耳目问诊主要诊察耳部和眼睛的病变。而耳和眼又属于内脏的外候,因此,还可通过耳、目来诊察全身脏腑的病理变化。耳目病变主要有耳聋、耳鸣、重听、目眩、目痛、目昏、雀盲等情况。耳聋,为听力减退,或听觉丧失,暴聋多为实证,多与风热上扰有关;久聋多为虚证,多与肾气不足有关。耳鸣为耳内鸣响,妨碍听觉,暴鸣声音响亮,手按后鸣响更重,多为肝胆之火上扰之实证,久鸣声音较小,手按后鸣响减轻,多为肾虚髓海不充之虚证。重听,为听音不清,声音重复。多因邪气侵袭经络或肾经虚火上扰所致。目眩是指眼前发黑、发花,视物旋转动荡,如坐舟船,虚者多由肝肾阴血不足所致,实证多由肝阳上亢或痰湿上蒙清窍所致。目痛可见单眼或双眼疼痛,多为肝阳上亢、肝火上炎、风热侵袭所致的实热证。目昏,为视物昏暗模糊,两目昏花;雀盲,为暗时视物不清,如雀之盲,皆多因肝血肾精不足所致。

8.睡眠

睡眠异常主要包括嗜睡和失眠。失眠又称不寐,入睡困难,或早醒,或睡眠轻浅,甚至彻夜不眠,常伴多梦。是阳不入阴、神不守舍的病理反应。失眠原因繁多,有因心气虚寒、心肾不交、心胆气虚、心血不足、心阴亏损所致之证虚证失眠;亦有因心火炽盛、痰热内扰、肝郁化火、宿食停滞所致之实证失眠。嗜睡又称多寐,指精神困乏,睡意深深,常常不自主的入睡,不分昼夜,整日精神疲倦。多见于痰湿困脾或脾虚气弱或心肾衰竭之证。

9.妇女经、带

月经病又可分为月经先期、月经后期、月经先后不定期、痛经、闭经、崩漏。月经周期提前8天以上,且连续2个月者,称为月经先期,多见于气虚或血热;月经周期延后8天以上,且连续2个月者,称为月经后期,多见于血虚或血瘀证;经期错乱不定,称月经先后不定期,多见于肝郁气滞。痛经一般有各种原因导致的血,以及湿热瘀阻、气血虚弱和肾精亏虚几种情况;停经3个月以上者为闭经,有脾肾不足、血瘀等不同。妊娠闭经为生理现象;不规则的阴道出血称崩漏,多见于血热或脾不统血。

带下又分为带下过多和带下过少。带下过多,是指带下量明显增多。带下色黄质稠、量多臭秽者,多为湿热下注;带下色白清稀无臭,多为脾虚;带下清稀量多,为肾虚。

10.小儿

小儿问诊一般比较困难,主要是询问陪诊者。且应结合小儿不同发育时期的生理、病理特点进行询问。尤其是出生前后情况,传染病史如麻疹、水痘等,以及预防接种情况。

(四)切诊

医者用手指或掌,对患者的脉或全身进行触、摸、按、压,以了解如脉象的变化,胸腹的痞块，手足的温凉，疼痛的部位等。诊断疾病的方法。切诊包括脉诊和触诊。

1.脉诊

脉诊是以手指按切患者动脉以了解病情的内在变化的诊疗方法，也称之切脉、号脉、搭脉、诊脉，是中医独特的诊法。古代的脉诊范围较大，涉及人迎、跌阳、寸口三部，当今临床主要保留寸口脉诊脉法。临床诊脉通常要诊察脉体、脉位、脉数和脉势。医者要掌握脉诊的时间、环境、患者的体位，指法及指力的轻重。一般来讲，每次按脉时间，以每侧脉搏跳动不少于 50 次为限。脉为血府，贯穿全身，五脏六腑的气血都要通过血脉周流全身。因此当机体内外环境发生改变时，必然影响到气血的运行，脉搏也随之发生变化。寸口属于手太阴肺经的动脉，肺朝百脉，因此全身脏腑经脉气血的情况，可从寸口脉上体现出来。平脉为无病之脉，脉象表现为不浮不沉、不大不小、不快不慢、节律均匀、从容和缓、中取明显、沉取尺部不绝。如病变在表者多见浮脉；病变在里者，多见沉脉；体寒者多见迟脉；内热者多见数脉等。临床诊病时，要强调四诊合参，综合望闻问切四种诊法，才能了解疾病全貌，做出正确的诊断。目前影响力较大的脉学著作有《脉经》《濒湖脉学》等。

2.触诊

触诊是医师对患者四肢、肌肤、胸腹、头项等病变部位进行触摸按压，分辨其温、凉、润、燥、软、硬、肿胀、包块及患者对按压的反应，如疼痛、喜按、拒按等，以推断疾病的部位和性质。

十、辨证

通过四诊收集资料以后，就可以进行中医诊病的一个重要环节——辨证了。所谓辨证，就是把四诊所收集的资料、症状和体征，通过分析、综合，辨清疾病的病因、性质、部位，以及邪正之间的关系，概括、判断为某种性质的证，是认识和诊断疾病的主要过程和方法。根据辨证的结果，医者就可以根据自己掌握的理论和临床经验进行"论治"了。可以说，辨证是治疗的重要前提和依据。

中医经过长期的临床实践，经过历代医家对其理论的升华和提高，总结出了很多辨证方法，包括八纲辨证、脏腑辨证、三焦辨证、卫气营血（四层）辨证、六经辨证、病因辨证、气血精津辨证等，其中八纲辨证是各种辨证的总纲。

(一)八纲辨证

八纲辨证是中医各种辨证的总纲。八纲即阴、阳、表、里、寒、热、虚、实八类证候，八纲辨证也是根据四诊取得的材料，进行综合分析，来认识疾病的病性、病位、病势等情况，为治疗提供依据。在八纲当中，阴阳又是总纲。其他六纲中的表、热、实属于阳纲，而里、寒、虚则属于阴纲。在实际运用八纲辨证时，首先辨别表里，确定病变的部位；然后辨别寒热、虚实，分清病变性质，了解正邪之间的强弱关系，最后可以用阴阳加以总的概括。如一个男性患者，30 岁，发热 38 ℃、微恶寒、头痛、咽痛、口渴喜饮，苔薄黄、脉滑数。根据其恶寒发热、头痛可判断其病在表;根据其发热重、咽痛、口渴喜饮、苔薄黄、脉滑数可判断其病属实热;那么根据八纲来辨证可辨为表、实、热证。属于阳证。

然而,八纲辨证只是分析、辨别证候的部位、性质、正邪强弱等关系的纲领。在实际临床中,还要进行必要的定位。以辨清是哪个脏腑热、哪个脏腑寒;哪个脏腑虚、哪个脏腑实。因此,临床中八纲辨证经常需要脏腑辨证来配合使用。脏腑辨证可以辨别脏腑病位及脏腑阴阳、气血、虚实、寒热等变化,为治疗提供可靠的依据。

1.表和里

表里是辨别病位外内浅深的一对纲领。表与里是相对而言的。如体表与脏腑相对而言,体表为表,脏腑为里。从部位上看,身体的皮毛、肌腠相对在外,故为表;脏腑相对在内,故为里。

表证是指外感邪气经皮毛、口鼻进入人体,卫气抗邪与表而表现出的比较轻浅的证候。主要见于外感疾病的初起阶段。主要表现为发热、恶寒、头痛身痛、舌苔薄白、脉浮。可伴有鼻塞流涕,打喷嚏,咽喉痒感,咳嗽等症状。通常来讲,表证起病急,病情较轻较浅,病程较短。

里证因病在里,或病起于里,故其基本特点是以无恶寒发热为主要表现的表证,而以脏腑、气血、阴阳等失调的症状为其主要表现,如高热,潮热,烦躁神昏,口渴喜饮,或畏寒肢冷,身倦乏力,口淡多涎,腹痛,便秘,或泄泻,呕吐,尿少色黄或清长,苔厚,脉沉等。通常来讲,里证起病缓,病情较深较重,病程较长。

2.寒和热

寒热是辨别疾病性质的一对纲领。阴盛或阳虚表现为寒证,是一组以寒象为主的症状和体征,可出现畏寒肢冷、大便稀溏、小便清长等症状。阳盛或阴虚表现为热证,是一组以热象为主的症状和体征,多见怕热、口渴喜冷饮、面红耳赤、烦躁、小便黄等症状。

寒证多因外感寒邪,或过食生冷所致,包括表寒、里寒。表寒也就是表证与寒证的综合。

热证多因外感阳热邪气,或七情过度而化热,食积化热等所致,包括表热和里热。表热证就是表证和热证的综合。

3.虚和实

"精气夺则虚"。虚证是对人体以正气不足为主所产生的各种虚弱证候的概括。多见于久病、重病后,或素体虚弱。临床上可分为气虚、血虚、阴虚、阳虚、气血两虚、阴阳两虚几种类型,各种虚证常见的症状有:面色淡白或白或萎黄,精神萎靡,身倦乏力,自汗,形寒肢冷,大便稀溏或滑脱不禁,小便清长或失禁,舌淡胖嫩,脉沉迟无力,或虚或弱;或体瘦颧红,五心烦热,潮热盗汗,舌红少苔或无苔,脉细数无力。

"邪气盛则实"。实证是人体以邪气亢盛为主所产生的各种临床证候的概括。邪气有外感邪气和内生邪气之分,包括外感六淫、疠气;内生痰饮、食积、瘀血、结石等。各种实证常见的症状有:发热且高热,胸闷,烦躁易怒,甚至神昏谵语,呼吸气粗,痰涎壅盛,腹胀痛拒按,大便秘结,小便色黄量少,舌质苍老,舌苔厚腻,脉实有力等。

4.阴和阳

阴证是人体阳气虚衰,阴寒内盛所导致的证候,有晦暗、沉静、衰退、抑制、向内、向下的特点,属于里证、虚证、寒证的一类证候。常见症状有面色苍白或晦暗,神疲乏力,少气懒言,语言低怯,呼吸微而缓,精神萎靡,畏寒肢冷,口淡不渴,大便溏,痰、涕、涎清稀,小便清长,舌淡胖嫩苔白滑,脉沉迟或细涩或微弱等。

阳证是人体阳气亢盛,脏腑功能亢进所导致的证候,有兴奋、躁动、亢进、明亮,向外、向上的特点,属于表证、实证、热证的一类证候。常见症状有:恶寒发热,或壮热,口渴喜冷饮,呼吸气粗而快,语声高亢,面红目赤,心烦,躁动不安,或神昏谵语,喘促痰鸣,痰、涕黄稠,大便秘结,尿少色黄,舌红绛起芒刺,苔黄、灰黑而干,脉实、洪、数、浮、滑等。

(二)脏腑辨证

脏腑辨证是根据脏腑的生理功能和病理特点,辨别脏腑病位及脏腑阴阳、气血、虚实、寒热等病性的变化,为治疗提供依据的辨证方法,是临床各科辨证的基础,是中医辨证体系中的重要组成部分,尤其适用于内伤杂病的辨证。

1.肝病的辨证

(1)肝火上炎:临床表现为急躁易怒,头痛眩晕,面红目赤,口干耳鸣,重者吐血,衄血,舌红,苔黄燥,脉弦数有力。

(2)肝胆湿热:临床表现为口苦纳呆,恶心、呕吐,腹胀,尿少而黄,重者黄疸,苔黄腻,脉弦数。

(3)肝风内动:临床表现为头痛头昏,肢体麻木,突然昏厥,抽搐,半身不遂,口眼㖞斜,语言不利,神志不清,以致昏迷,脉象弦有力。

(4)肝血虚:临床表现为眩晕眼花,肢体麻木,爪甲不荣。月经量少或闭经。消瘦,肌肤甲错,少寐,舌质淡。

(5)肝阴不足、肝阳上亢:临床表现为耳鸣耳聋、虚烦少寐,面部烘热,口燥咽干,头胀而痛,眩晕,脉弦滑。

2.心病的辨证

(1)心气虚:临床表现为面色淡白,神疲乏力,心悸气短,自汗、舌淡胖,苔白,脉细或结代。

(2)心阳虚:除有心气虚的症状外,还表现为畏寒肢冷,面色灰滞,舌淡暗。心胸憋闷或作痛,遇冷加重,脉细或结代。

(3)心血虚:临床表现为面色淡白无华,心悸,失眠健忘多梦,眩晕怔忡,唇舌色淡,脉细。

(4)心阴虚:临床表现为心烦,心悸,盗汗,失眠健忘多梦,五心烦热,面色潮红,咽干,舌红少津,脉细数。

(5)心火上炎:临床表现为烦热口渴,失眠,舌烂生疮,尿黄而少,小便刺痛,或面红目赤,苔黄,脉数。

(6)心血瘀阻:临床表现为心胸憋闷疼痛,痛处固定,心悸,重症则面青唇暗,肢冷,冷汗出,舌紫暗,脉沉涩。

(7)心脾两虚:临床表现为心悸怔忡,失眠多梦,健忘,纳呆腹胀,便溏,倦怠乏力,舌淡嫩,脉细无力。

3.脾胃病的辨证

(1)脾气虚弱:临床表现为面色萎黄,纳差,食后脘腹胀满不适,便溏,四肢倦怠乏力,或见轻度水肿,脱肛、阴挺及内脏下垂,舌淡嫩有齿痕,苔白,脉濡软无力。

(2)脾不统血:临床表现为崩漏,便血,尿血,皮下溢血等,伴面色萎黄或苍白,神疲体倦,少气无力,纳呆腹胀,便溏,舌淡苔白,脉细弱或濡细。

(3)湿邪困脾:临床表现为脘腹胀闷,纳谷不馨,头身及肢体困重,苔白厚腻。

(4)胃气虚寒:临床表现为空腹胃脘隐冷作痛,得食、嗳气、按即减,或虚痞作胀,呃逆,呕吐清涎冷液,大便不成形。

(5)胃阴不足:临床表现为唇舌干燥,饥不欲食,或干呕呃逆,脘痞不畅,便干溲短,舌尖红少津,脉细数。

(6)胃火炽盛:临床表现为胃脘灼痛,吞酸嘈杂,渴喜凉饮,消谷善饥,口臭齿龃或牙龈肿痛,大便秘结,舌红苔黄,脉滑数。

(7)食滞胃脘:临床表现为脘腹胀满,纳呆呃逆,嗳气吞酸,口气酸腐,恶心、呕吐,大便不畅,便下恶臭,舌苔厚腻,脉滑。

4.肺病的辨证

(1)肺气虚:临床表现为倦怠乏力、咳嗽无力、气短喘促、痰多质清、面色白,舌淡,苔白,脉右寸无力。

(2)肺阴虚:临床表现为咳嗽无痰或痰少而黏,面颊潮红,口渴口干,夜间盗汗,舌质红干,脉细数。

(3)燥邪伤肺:临床表现为干咳少痰,或有痰不易咳出,鼻干咽燥,咳甚胸痛,苔黄,脉数。

(4)痰浊阻肺:临床表现为咳嗽痰多,喉中痰鸣、胸满不适,苔厚腻。脉滑。

(5)风寒束肺:临床表现为恶寒发热,头痛无汗、咳嗽、痰多而清、鼻塞流涕、苔白,脉浮紧。

(6)肺热壅盛:临床表现为高热咳嗽,呼吸气促,口渴,痰黄稠带血,胸痛,舌红,苔黄腻,脉滑数。

5.肾病的辨证

(1)肾阴虚:临床表现为腰膝酸软,头昏耳鸣,五心烦热、面颊潮红,盗汗、失眠多梦,阳强遗精,男子不育,女子不孕,脉细数。

(2)肾阳虚:临床表现为腰膝酸软,头昏耳鸣,形寒肢冷,神疲乏力,自汗,阳痿、不孕,舌淡苔白,脉沉迟,尺脉无力。

(3)肾气不固:临床表现为肾阳虚症状加阳痿、早泄、滑精、小便频数、失禁或遗尿、女子带下清稀或滑胎,舌质淡,脉沉弱。

(4)肾不纳气:临床表现为久病咳、喘,呼多吸少,动则喘甚,神疲自汗,脉沉弱。

(5)肾虚水泛:临床表现为周身水肿,下肢尤甚,按之没指,腹胀满,小便不利,形寒肢冷,腰膝酸软,舌淡胖,脉沉细。

第二章

短暂性脑缺血发作

短暂性脑缺血发作(transient ischemic attack,TIA)是由视网膜或脑的可逆性缺血引起的急性短暂性神经功能缺损。临床起病突然,症状一般持续10～15分钟,多在1小时内,不超过24小时,不遗留神经功能缺损症状和体征,结构性影像学(CT、MRI)检查无责任病灶。多有反复发作的病史。其症状是多种多样的,取决于受累血管的分布。TIA患者发生卒中的概率明显高于一般人群。一次TIA后1个月内发生卒中为4％～8％,1年内为12％～13％,5年内则达24％～29％。TIA患者发生卒中在第1年内较一般人群高13～16倍,5年内也达7倍之多。TIA是由动脉粥样硬化、动脉狭窄、心脏疾患、血液成分异常和血流动力学变化等多因素导致的一种临床综合征。临床按病变受累血管不同,将本病分为颈动脉系统短暂性脑缺血发作和椎动脉系统短暂性脑缺血发作。

TIA属于中医学的"中风先兆""小中风""眩晕""头痛""目眩"等范畴,本病病位在脑络,主要病机是气虚血瘀,气虚为本,血瘀为标。血瘀是其发生发展的核心。

一、颈动脉系统短暂性脑缺血发作

(一)概述

颈动脉系统短暂性脑缺血发作又名前循环短暂性脑缺血发作,简称颈动脉系统TIA,是指颈内动脉、眼动脉和大脑中动脉受累,表现为大脑中动脉症状、大脑中动脉与前动脉或后动脉分水岭区症状、眼部症状等。

(二)发病机制

颈动脉系统TIA好发于老年人,男性多于女性,其发生卒中的概率较椎-基底动脉系统TIA高。其临床特征有以下几点:①起病突然,恢复完全,反复发作;②颈动脉系统 TIA 较椎-基底动脉系统 TIA 发作较少,但持续时间较久,且更易引起完全性卒中。其发病机制有以下几个方面。①微血栓:主要来自颈外动脉,特别是颈动脉系统,胆固醇结晶等,微栓子阻塞动脉硬化性狭窄处的附壁血栓和动脉粥样硬化斑块的小动脉后出现缺血症状,当栓子破碎或溶解移向远端时,血流恢复,症状消失。②血流动力学改变:血管壁动脉硬化或管腔狭窄基础上,当出现低血压或血压波动时引起病变血管血流减少,发生一过性恼缺血症状,血压回升后,局部脑血流恢复正常,TIA症状消失。另外,血液成分改变致血液高凝状态所引起的血流动力学异常亦可引起TIA。③其他:如脑实质的血管炎或小灶出血。

颈动脉系统 TIA 应归属于中医"中风先兆"的范畴。中风先兆与中风病病因病机大致相同,仅是程度上的差异而已。其病机变化包括以下几个方面的内容:积损正衰,气虚腠理不固,风邪侵袭,人中经络,气血被阻,筋脉失养,或饮食不节,痰湿壅盛,外风引动,痰滞阻络而发病,或忧思恼怒,五志化火,气机失调,心火亢盛,肝郁气滞,肝阳暴亢,风火相煽,气血菀上,脑脉被阻;气血两亏,气滞血瘀或血虚寒凝,阻滞经络。其中尤以气虚、肝阳化风,内风旋动为主。气虚而致血瘀痰阻;风阳内动而致夹痰夹瘀走窜经络四肢、或上扰清窍,发为中风先兆之证,故正虚邪恋为本病特点,治以"扶正祛邪",使精气血等物质逐渐得到充实,阴阳趋于平衡,最终达到邪去正复,截断病情传变的目的。

(三)诊断要点

参照《中国脑血管病防治指南》中关于颈内动脉系统的 TIA 的诊断要点。

1.TIA 的临床特征

(1)TIA 好发于老年人,男性多于女性,发病突然。

(2)局灶性脑或视网膜功能障碍的症状。

(3)持续时间短暂,一般 10～15 分钟,多在 1 小时内,最长不超过 24 小时。

(4)恢复完全,不遗留神经功能缺损体征。

(5)多有反复发作的病史。

2.颈内动脉系统的 TIA

颈内动脉系统的 TIA 多表现为单眼(同侧)或大脑半球症状。视觉症状表现为一过性黑矇、雾视、视野中有黑点、或有时眼前有阴影摇晃光线减少。大脑半球症状多为一侧面部或肢体的无力或麻木,可以出现言语困难(失语)和认知及行为功能的改变。

(四)辅助检查

辅助检查的目的在于确定或排除可能需要特殊治疗的 TIA 的病因,并寻找可改善的危险因素以及判断预后。

1.头颅 CT 和 MRI

头颅 CT 有助于排除与 TIA 类似表现的颅内病变。头颅 MRI 的阳性率更高,但是临床并不主张常规应用 MRI 进行筛查。

2.超声检查

(1)颈动脉超声检查:颈动脉超声检查应作为 TIA 患者的一个基本检查手段,常可显示动脉硬化斑块。但其对轻中度动脉狭窄的临床价值较低,也无法辨别严重的狭窄和完全颈动脉阻塞。

(2)经颅彩色多普勒超声:经颅彩色多普勒超声是发现颅内大血管狭窄的有力手段。能发现严重的颅内血管狭窄、判断侧支循环情况、进行栓子监测、在血管造影前评估脑血液循环的状况。

(3)经食道超声心动图(TEE):TEE 与传统的经胸骨心脏超声相比,提高了心房、心房壁、房间隔和升主动脉的可视性,可发现房间隔的异常(房间隔的动脉瘤、未闭的卵圆孔、房间隔缺损)、心房附壁血栓、二尖瓣赘生物以及主动脉弓动脉粥样硬化等多种心源性栓子来源。

3.脑血管造影

(1)选择性动脉导管数字减影血管造影(DSA):DSA 是评估颅内外动脉血管病变最准确的诊断手段(金标准)。但脑血管造影价格较昂贵,且有一定的风险,其严重并发症的发生率为 0.5%～1.0%。

(2)CTA(计算机成像血管造影)和 MRA(磁共振显像血管造影):CTA 和 MRA 是无创性血管成像新技术,但是不如 DSA 提供的血管情况详尽,且可导致对动脉狭窄程度的判断过度。

4.其他检查

对小于 50 岁的人群或未发现明确原因的 TIA 患者,或是少见部位出现静脉血栓、有家族性血栓史的 TIA 患者应做血栓前状态的特殊检查。如发现血红蛋白、红细胞比容、血小板计数、凝血酶原时间或部分凝血酶原时间等常规检查异常,须进一步检查其他的血凝指标。

(五)治疗

颈动脉系统 TIA 的辨病治疗要以益气养血、活血通络为主要治法,尽快扩张脑部血管,增加脑血流,改善脑缺血状态,并配合息风、化痰、祛湿、滋阴等,阻碍和延缓血液凝固。

1.小续命汤

组成与用法:麻黄、桂心、甘草各 9 g,生姜 6 g,人参、川芎、白术、附子、防己、芍药、黄芩各 12 g,防风 15 g。水煎服,每日 1 剂,2 次/日。

功效与主治:益气养血,祛风散寒,温阳通脉。

加减应用:本有热者,去附子,倍芍药。

2.八风汤

组成与用法:防风 12 g,芍药 12 g,茯苓 12 g,黄芪 18 g,独活 24 g,当归18 g,人参 18 g,干姜 18 g,炙甘草 6 g,大豆 30 g,附子大者(炮)1 枚。水煎服,每日 1 剂,2 次/日。

功效与主治:温气补血,祛风除湿。

3.豨莶桑葚饮

组成与用法:豨莶草 45～60 g,丹参 15 g,制首乌 12 g,桑葚子 15 g,当归10 g,川芎 10 g,桑叶 10 g,杭菊花 10 g,白蒺藜 15 g。水煎服,每日 1 剂,2 次/日。

功效与主治:滋补营血,活血化瘀,平息内风。

加减应用:血压高加钩藤、夏枯草、决明子各 15 g;血脂高加月见草 10 g,生山楂 15 g,泽泻 10 g;上肢麻木加桑枝 30 g,姜黄 10 g;下肢麻木加地龙、怀牛膝各 12 g;面肌麻木加全蝎 3 g,僵蚕 12 g,蝉蜕 6 g;舌强不灵加菖蒲、郁金、延胡索各 12 g;肌肉抽跳加白芍 30 g,甘草 6 g;脚软膝重加木瓜10 g,杜仲 15 g。

4.益气活血息风汤

组成与用法:黄芪 30 g,丹参 30 g,田三七 10 g,川芎 5 g,白芍 20 g,羚羊角 2 g,葛根 30 g。水煎服,每日 1 剂,2 次/日。

功效与主治:益气活血通脉,平肝息风镇痉。

加减应用:痰多加法半夏、茯苓;呕吐加赭石、竹茹;腰酸加熟地黄、牛膝;失眠加炒枣仁。

5.菊楂六味方

组成与用法:熟地黄 15 g,山茱萸 12 g,山药 15 g,泽泻 12 g,茯苓12 g,丹皮 9 g,枸杞 12 g,山楂 30 g,菊花 15 g,丹参 20 g,天麻 15 g,女贞子 15 g。水煎服,每日 1 剂,2 次/日。

功效与主治:滋阴补肾,平肝潜阳,养血息风。

加减应用:有一过性肢瘫者加黄芪(用量宜大)、地龙;兼有面部麻木或舌强者加僵蚕、钩藤;头昏胀痛较甚伴烦躁、口苦者加栀子、石决明;伴有心悸、胸闷者加酸枣仁,瓜蒌皮。

6.羚羊角散

组成与用法:羚羊角、茯神、枳壳各 2.5 g,川芎、附子、红花各 1 g;防风、白芷、法半夏各 2 g,麝香 0.3 g。诸药共研细末,每次 1 g,水冲服。

功效与主治:化痰安神,活血通络。

加减应用:肝阳暴亢、风火上扰型合天麻钩藤饮加减;痰热腑实、风痰上扰型合星蒌承气汤加减;气虚血瘀型合补阳还五汤加减。

7.二丹饮

组成与用法:丹参30 g,丹皮12 g,川芎9 g,赤芍15 g,红花9 g,夏枯草30 g,川牛膝30 g,钩藤16 g,(后下),豨莶草15 g,珍珠母30 g。水煎服。

功效与主治:活血化瘀,平肝息风。

加减应用:头痛眩晕眼花重者加天麻10 g,茺蔚子15 g;面赤目红,烦躁易怒,口苦咽干,溲黄赤者加龙胆草6 g,白薇6 g;项背强,口角流涎者加葛根15 g,法半夏9 g,竹茹9 g,地龙9 g。

8.山花汤

组成与用法:山楂12 g,赤芍12 g,玉竹12 g,路路通12 g,红花3 g,地龙10 g,当归尾10 g,丹参15 g。水煎服,每日1剂,2次/日。

功效与主治:活血通络。

加减应用:脾虚纳差加茯苓15 g;血压偏高加桑寄生12 g、天麻10 g;血压偏低加川芎、升麻各10 g;手足麻木加鸡血藤、牛大力各40 g;舌蹇语言不利加蜈蚣3 g、白僵蚕9 g;反应迟钝和记忆减退加石菖蒲10 g;久病体虚加黄芪30 g。

9.痰瘀饮

组成与用法:丹参30 g,法半夏15 g,瓜蒌皮12 g,浙贝母12 g,川芎6 g,胆南星9 g,天麻12 g。水煎服,每日1剂,2次/日。

功效与主治:祛瘀通络,活血化瘀。

加减应用:无。

10.活血潜镇方

组成与用法:黄芪30 g,丹参25 g,川芎25 g,当归20 g,地龙15 g,赤芍15 g,葛根25 g,鸡血藤25 g,牛膝25 g,茯苓20 g,何首乌20 g,法半夏10 g,生龙骨20 g,生牡蛎20 g。水煎服,每日1剂,2次/日。

功效与主治:益气活血,化痰潜镇。

加减应用:阴虚者加生熟地黄各20 g,丹皮20 g;阳虚者加淫羊藿10 g;肝阳上亢者加钩藤25 g;有痰热征象者加黄芩15 g,竹茹15 g。

11.防栓汤

组成与用法:当归30 g,黄芪100 g,赤芍20 g,川芎20 g,丹参30 g,地龙20 g,天麻20 g,首乌30 g,草决明(先煎)20 g,山楂30 g。水煎服,每日1剂,2次/日。

功效与主治:行气活血,化瘀通脉。

加减应用:身体壮实者去当归、黄芪。

12.防瘫方

组成与用法:何首乌30 g,丹参30~60 g,川芎10~15 g,当归10~20 g,赤芍30~60 g,生地黄15~30 g,生山楂30 g,桑葚子15 g。水煎服,每日1剂,2次/日。

功效与主治:滋补肾阴,活血化瘀。

加减应用:头痛、头晕、头胀较重者,血压较高者,加怀牛膝 30 g、代赭石 30 g、钩藤 15 g、夏枯草 30 g;舌强不灵,或时有流涎者,加石菖蒲 15 g、郁金 15 g;视物昏花明显者,加草决明 30 g、枸杞子 12 g、菊花 9 g;肢体麻木者,加干地龙 12 g、豨莶草 30 g;面部麻木者,加僵蚕 10 g;肌肉抽跳者,加白芍 30 g、木瓜 30 g;大便稀,或服药后大便次数明显增多者,加砂仁 6 g;有气虚症状者,加黄芪 15~30 g。

13.龙归汤

组成与用法:地龙 15 g,当归 15 g,水蛭 6 g,川芎 12 g,三七粉 3 g,(冲服),黄芪 30 g,天麻 12 g,枸杞子 15 g,菊花 12 g,泽泻 30 g,茯苓 30 g。水煎服,每日 1 剂,2 次/日。

功效与主治:益气活血,化浊涤痰,滋补肝肾。

加减应用:无。

14.抗栓防风丹

组成与用法:生地黄 100 g,生首乌 100 g,白芍 150 g,水蛭 50 g,地龙 50 g,大黄 20 g,葛根 100 g,黄连 20 g。上药研细末,装胶囊口服。

功效与主治:活血化瘀,清热养阴。

加减应用:无。

15.先兆防栓汤

组成与用法:黄芪 30 g,当归 10 g,川芎 15 g,菊花 30 g,玄参 30 g,豨莶草 30 g,昆布 15 g,海藻 20 g。水煎服,每日 1 剂,2 次/日。

功效与主治:益气行血,祛痰化瘀。

加减应用:眩晕者加仙鹤草 30 g;舌苔黄腻,便干便难加大黄 10 g。

16.先兆汤

组成与用法:血竭 10 g,穿山甲 10 g,草决明 10 g,生山楂 10 g,丹参 15 g,地龙 10 g。水煎服,每日 1 剂,2 次/日。

功效与主治:活血通络。

加减应用:语謇者加远志、蝉蜕。

17.首蛭合剂

组成与用法:制首乌 20 g,水蛭 10 g,天门冬 20 g,桃仁 10 g,石菖蒲 10 g,胆南星 10 g,豨莶草 30 g,川牛膝 20 g。水煎服,每日 1 剂,2 次/日。

功效与主治:滋阴活血化瘀,息风化痰通络。

加减应用:肝肾阴虚加熟地、山茱萸;肝肾阳虚加熟附子、淫羊藿。症见一过性黑矇者加黄芪、密蒙花;一过性语謇者加桔梗、连翘;一过性手足活动障碍者加黄芪、葛根;耳鸣、眼胀者加天麻、磁石。

18.党芪丹芎煎

组成与用法:生黄芪 30 g,党参 15 g,白术 10 g,丹参 30 g,川芎 10 g,赤芍 15 g,当归 10 g,葛根 30 g,石菖蒲 10 g,胆南星 10 g。水煎服,每日 1 剂,2 次/日。

功效与主治:益气活血化瘀。

加减应用:面红目赤头晕者,加天麻 10 g,钩藤 15 g,石决明(先煎)30 g;言语謇涩者,加远志 6 g,郁金 10 g;腰酸、耳鸣者,加枸杞子、何首乌各 10 g;心中烦热、失眠多梦、舌红、苔黄腻者,加黄连、莲子心各 3 g;大便秘结者,加生大黄 10 g。

19.三虫逐瘀胶囊

组成与用法:水蛭 5 g,蜈蚣 1 条,地龙 10 g,红花 10 g,川芎 10 g,枳壳 10 g,黄芪 30 g。上药制成浓缩胶囊,每粒含生药 0.5 g,每次 4~6 粒,每日 3 次,口服。

功效与主治:活血祛瘀,行气通络,息风解痉。

加减应用:无。

20.行血祛风汤

组成与用法:苏木 15 g,水蛭 5 g,丹参 15 g,地龙 10 g,炙穿山甲 6 g。水煎服,每日 1 剂,2 次/日。

功效与主治:活血化瘀。

加减应用:上肢麻木无力重者加桑枝、桂枝各 10 g;下肢症状明显者,加川牛膝 6 g,桑寄生 10 g;语言謇涩明显者重用地龙至 20 g,加石菖蒲 6 g,僵蚕 6 g、白芥子 6 g;血压偏高者,天麻 10 g,石决明 20 g。

21.中风先兆丸

组成与用法:太子参,何首乌,水蛭,全蝎,天麻,胆南星,大黄,决明子。上药制成水丸,每丸含生药 6 g,每次 1 丸,口服,3 次/日。

功效与主治:益气逐瘀、化痰息风。

加减应用:无。

22.潜阳息风汤

组成与用法:天麻 15 g,桑叶 15 g,代赭石 30 g,丹皮 10 g,党参 15 g,半夏 12 g,地黄 20 g,生蒲黄 5 g,香附 5 g,柴胡 5 g,磁石 30 g,水蛭 5 g,牡蛎 20 g,红花 10 g,麦冬 15 g。水煎服,每日 1 剂,2 次/日。

功效与主治:息风潜阳,调畅气血。

加减应用:眩晕、头痛重者,加石决明;心烦易怒者,加龙胆草;语言不清者,加郁金、远志;口角流涎者,加益智仁;气虚者,加黄芪、红参;血脂高者,加生山楂、决明子;血压高者,加钩藤;血糖高者,加黄连、黄精。

23.息风通窍汤

组成与用法:熟地黄 20 g,制何首乌 20 g,山药 20 g,白芍 12 g,当归 10 g,川芎

10 g,丹参 20 g,石决明 20 g,桑叶 10 g,菊花 10 g,茯苓 12 g,法半夏 12 g,胆南星 6 g。水煎服,每日 1 剂,2 次/日。

功效与主治:滋养肝肾,和营柔肝,活血化痰。

加减应用:无。

24.防风通络丸

组成与用法:黄芪 30 g,白术 10 g,当归 15 g,生地黄 10 g,麦冬 10 g,天冬 10 g,龟板 10 g,代赭石 10 g,牛膝 15 g,蜈蚣 1 条,全蝎 5 g。制丸剂,口服。

功效与主治:益气通络,滋阴潜阳。

加减应用:无。

25.益气活血息风化痰方

组成与用法:炙黄芪 30 g,茯苓 20 g,当归 10 g,党参 10 g,葛根 20 g,天麻 6 g,法半夏 10 g,桃仁 10 g,红花 10 g,桔梗 10 g,石菖蒲 10 g,丹参 10 g,瓜蒌 10 g,玉竹 10 g,决明子 10 g,赤芍 10 g,山茱萸 10 g。水煎服,每日 1 剂,2 次/日。

功效与主治:益气活血,息风化痰。

加减应用:无。

26.凉血活血化瘀方

组成与用法:丹参 20 g,赤芍 20 g,红花 15 g,当归 15 g,玄参 20 g,生地黄 15 g,葛根 20 g,牡丹皮 15 g,侧柏叶 15 g,山栀子 10 g,大黄 10 g。水煎服,每日 1 剂,2 次/日。

功效与主治:凉血活血,化瘀通络。

加减应用:无。

27.防瘫丸

组成与用法:丹参 30 g,当归尾 20 g,赤芍 15 g,川芎 15 g,桃仁 10 g,黄芪 60 g,首乌 30 g,泽泻 15 g,石决明 30 g,地龙 15 g,钩藤 20 g,郁金 15 g,石菖蒲 15 g,甘草 3 g。以上药物炮制加工、粉碎,制成水丸,6 g/次,2 次/日。

功效与主治:行气活血化痰,滋阴息风清热。

加减应用:无。

28.消瘀安神丸

组成与用法:水蛭 80 g,生大黄 45 g,熟地黄 45 g,蝉蜕 60 g,土鳖虫 30 g,琥珀 30 g,石菖蒲 45 g,远志 30 g,猪牙皂 15 g,红参 15 g。制成丸剂,每次 6 g,每日 1 次。

功效与主治:消瘀祛痰,通络安神。

加减应用:无。

29.舒络定眩汤

组成与用法:制首乌 20 g,葛根 30 g,天麻 10 g,怀牛膝 15 g,丹参 15 g,益智仁

10 g,龟板 20 g,龙齿 30 g,女贞子 10 g,旱莲草 10 g,磁石 30 g,枣皮 10 g。水煎服,每日 1 剂,2 次/日。

功效与主治:养阴潜阳,舒络止痛,息风定眩。主治高血压,短暂性脑缺血发作等。

加减运用:血压高者,加臭梧桐、小通草。

(六)辨证良方

中风先兆病位在脑,与心、脾、肝、肾密切相关,其病机为气血逆乱,上犯于脑,集中在虚(阴虚、气虚)、火(肝火、心火、相火)、风(肝风、外风)、气(气逆、气滞)、血。此六端常相互影响,相互作用,交互为病。其治疗以祛风、行气、活血、化痰等法与益气、滋阴、养血等相结合。

1.痰瘀阻络证

主症:头昏重着,手足麻木,肢体沉重无力,纳呆,饮食减少,舌淡苔腻,脉滑。

治法:除湿化痰通络。

(1)大醒风汤。

组成与用法:生南星 12 g,生防风 6 g,生独活 3 g,生附子(去皮脐)3 g,全蝎 1.5 g,生甘草 3 g,生姜 6 g。水煎服,每日 1 剂,2 次/日。

功效与主治:化痰开窍,疏风通络。

加减应用:本方以辛温药为主组成,长期服用可加白芍、当归等养血活血之药以监制,使其不致为害。

(2)涤痰汤。

组成与用法:胆南星、法半夏各 12 g,枳实、茯苓各 10 g,橘红 7.5 g,石菖蒲、人参各 5 g,竹茹 3.5 g,甘草 2.5 g。水煎服,每日 1 剂,2 次/日。

功效与主治:除湿化痰通络。

加减应用:胸脘痞闷,痰多纳呆者,加白术、陈皮;言语謇涩者,加远志、郁金。

(3)化痰通络方。

组成与用法:胆南星 9 g,法半夏 9 g,石菖蒲 9 g,丹参 9 g,天麻 9 g。水煎服,每日 1 剂,2 次/日。

功效与主治:化痰通络。

加减应用:无。

(4)活血豁痰方。

组成与用法:丹参 25 g,川芎 15 g,桃仁 15 g,红花 12 g,赤芍 15 g,法半夏 12 g,胆南星 9 g,茯苓 12 g,白术 15 g,炒枳壳 9 g,橘红 9 g,僵蚕 12 g。水煎服,每日 1 剂,2 次/日。

功效与主治:活血祛瘀,豁痰祛湿。

加减应用:畏寒怕冷者加肉桂、制附子、杜仲、巴戟天;血压偏高者加山楂、石决明、泽泻;瘀血较甚者加水蛭、三棱;麻木偏于上肢者加桑枝、天麻;麻木偏于下肢者加牛膝、天麻;麻木偏于面部者加僵蚕、全蝎。

(5)软坚降脂方。

组成与用法:桃仁5 g,红花5 g,赤芍6 g,三棱5 g,莪术5 g,丹参6 g,山楂6 g,陈皮5 g,猪苓6 g,甘草4 g,黄芪10 g,胆南星5 g,天竺黄6 g,水蛭3 g,焦三仙各6 g,泽泻6 g,白芥子2 g,当归6 g,川芎5 g,桂枝4 g,生地黄6 g,川牛膝6 g。水煎服,每日1剂,2次/日。

功效与主治:化瘀软坚,祛痰降脂。

加减应用:偏痰湿者加白芥子6 g、橘红6 g;偏热者加黄芩6 g、栀子5 g。

(6)祛瘀清腑汤。

组成与用法:桃仁、红花、生川军、赤芍、钩藤、决明子、地龙、川牛膝、竹沥。水煎服,每日1剂,2次/日。

组成与用法:活血祛瘀,清腑泻下。

(7)黄连温胆汤合桃红四物汤加减。

组成与用法:黄连6 g,陈皮10 g,茯苓10 g,法半夏8 g,枳实10 g,竹茹10 g,桃仁10 g,红花6 g,川芎10 g,生地黄15 g,白芍10 g,当归10 g,全蝎6 g,甘草6 g。

功效与主治:豁痰化瘀,通经活络。

加减应用:痰浊较甚者,加胆南星;胸脘痞闷者加厚朴、薤白等。

2.肝阳上亢证

主症:头晕发胀,脉弦有力,伴有耳鸣鼻衄,足如踏棉,性情急躁易怒,手足唇舌麻木,口苦咽干,面颜红润,舌红苔黄,脉弦数。

治法:镇肝息风。

(1)镇肝息风汤。

组成与用法:怀牛膝、生赭石(轧细)各30 g,生龙骨(捣碎)、生牡蛎(捣碎)、生杭芍、玄参天冬各15 g,川楝子(捣碎)、生麦芽、茵陈各6 g,甘草4.5 g。水煎服,每日1剂,2次/日。

功效与主治:镇肝息风,滋阴潜阳,每日1剂,2次/日。

加减应用:心中烦热甚者,加石膏、栀子以清热除烦;痰多者,加胆南星、竹沥水以清热化痰;尺脉重按虚者,加熟地黄、山茱萸以补肝肾;血瘀明显者,加桃仁、红花、丹参、地龙等;头痛目胀者加菊花、夏枯草;言语謇涩者加石菖蒲、远志。

(2)平肝潜阳方。

组成与用法:珍珠母30 g,生牡蛎30 g,生槐米15 g,豨莶草15 g,夏枯草15 g,牛膝9 g,赤芍9 g。水煎服,每日1剂,2次/日。

功效与主治:平肝潜阳。

加减应用:无。

(3)天麻牛膝首乌煎。

组成与用法:天麻、钩藤、牛膝、酸枣仁各 15 g,代赭石、石决明、夜交藤、制首乌丹参、川芎各 30 g,菊花 15 g。水煎服,每日 1 剂,2 次/日。

功效与主治:平肝潜阳,活血通络。

加减应用:无。

(4)潜阳息风汤。

组成与用法:天麻 15 g,桑叶 15 g,代赭石 30 g,丹皮 10 g,党参 15 g,法半夏 12 g,干地黄 20 g,生蒲黄 5 g,香附 5 g,柴胡 5 g,磁石 30 g,水蛭 5 g,牡蛎 20 g,红花 10 g,麦冬 15 g。水煎服,每日 1 剂,2 次/日。

功效与主治:重镇潜阳,活血通络。

加减应用:眩晕头痛者加石决明;心烦易怒者加龙胆草;言语不清者加郁金、远志;口角流涎者加益智仁;气虚者加黄芪、红参;血脂高者加生山楂、决明子;血压高者,加钩藤;血糖高者,加黄连、黄精。

(5)活血平肝方。

组成与用法:丹参 25 g,川芎 15 g,桃仁 15 g,红花 12 g,赤芍 15 g,珍珠母 25 g,川牛膝 15 g,黄芩 9 g,山栀 9 g,夏枯草 9 g。水煎服,每日1剂,2次/日。

功效与主治:平肝潜阳,活血祛瘀。

加减应用:畏寒怕冷者加肉桂、制附子、杜仲、巴戟天;血压偏高者加山楂、石决明、泽泻;瘀血较甚者加水蛭、三棱;麻木偏于上肢者加桑枝、天麻;麻木偏于下肢者加牛膝、天麻;麻木偏于面部者加僵蚕、全蝎。

(6)平肝潜阳方。

组成与用法:玄参、钩藤、龙胆草、夏枯草各 4 g,地龙、枣仁、石决明、夜交藤、川芎、赤芍、红花各 6 g。水煎服,每日 1 剂,2 次/日。

功效与主治:平肝潜阳,活血通络。

加减应用:大便干者加大黄;心烦、心悸者加朱砂安神丸。

3.气虚血瘀证

主症:头晕眼花,肢软无力,动则加重,手指发麻,夜间加重,舌质有瘀点,脉细涩。

治法:益气活血通络。

(1)补阳还五汤。

组成与用法:生黄芪 120 g,当归尾 6 g,赤芍 5 g,地龙、川芎、红花、桃仁各 3 g。水煎服,每日 1 剂,2 次/日。

功效与主治:健脾益气,活血通络。

加减应用:麻木偏于上肢者加桑枝、桂枝以引药上行,温经通络;下肢为主者,加牛膝、杜仲以引药下行,补益肝肾;言语不利者加石菖蒲、郁金、远志等化痰开窍;痰多者加法半夏、天竺黄以化痰;偏寒者加附子以温阳散寒;脾胃虚弱者,加党参、白术以补气健脾;血压偏高者,加珍珠母、石决明、磁石、牛膝,黄芪用量宜少;血压偏低者,黄芪宜加量;血脂高者,加山楂、大黄;失眠者,加知母、茯神、酸枣仁;眩晕者,加菊花、蔓荆子、白芷、延胡索。

(2)活血益气方。

组成与用法:丹参 25 g,川芎 15 g,桃仁 15 g,红花 12 g,赤芍 15 g,黄芪 30 g,党参 15 g,桂枝 9 g,丝瓜络 12 g,甘草 6 g。水煎服,每日 1 剂,2 次/日。

功效与主治:活血祛瘀,益气通络。

加减应用:畏寒怕冷者加肉桂、制附子、杜仲、巴戟天;血压偏高者加山楂、石决明、泽泻;瘀血较甚者加水蛭、三棱;麻木偏于上肢者加桑枝、天麻;麻木偏于下肢者加牛膝、天麻;麻木偏于面部者加僵蚕、全蝎。

(3)黄精地龙饮。

组成与用法:黄芪 100 g,党参、黄精、当归、首乌、丹参、川芎各 30 g,地龙、赤芍、白芷、生蒲黄各 15 g,炙甘草 10 g。水煎服,每日 1 剂,2 次/日。

功效与主治:补益气血,化瘀通络。

加减应用:无。

(4)通脉舒络汤。

组成与用法:黄芪 30 g,红花 10 g,川芎 10 g,地龙 15 g,川牛膝15 g,丹参30 g,桂枝 10 g,山楂 30 g。水煎服,每日 1 剂,2 次/日。

功效与主治:益气活血,通脉舒络,排滞荡邪,祛痰生新。

加减应用:若意识或语言障碍明显,属于气郁或痰湿内阻者加郁金 12 g、石菖蒲 10 g、法半夏 10 g、茯苓 15 g;语言障碍,吞咽困难者去桂枝,加胆南星 10 g、郁金 10 g;头痛较甚者,去桂枝、红花,加僵蚕 10 g、菊花 15 g;眩晕明显,若系肝阳上亢者,去桂枝、川芎、黄芪,加珍珠母(先煎)30 g、茺蔚子 10 g;纳呆胸闷、舌苔白腻、湿浊明显者加白术、茯苓各 10 g、薏仁或藿香、佩兰各 10 g;呕吐者加竹茹、法半夏各 10 g;便秘、口臭者加大黄(后下)12 g;抽搐者,去桂枝,加僵蚕、钩藤各 10 g。

(5)补气通滞方。

组成与用法:黄芪 20 g,刺五加皮 15 g,赤芍 10 g,丹参 15 g,红花 5 g,川芎 10 g,地龙 10 g,鸡血藤 20 g,甘草 10 g。水煎服,每日 1 剂,2 次/日。

功效与主治:养血活血,疏经通络。

(6)养血息风汤加减。

组成与用法:熟地黄 24 g,制首乌 20 g,白芍 15 g,黄芪 30 g,当归 12 g,牛膝20 g,

天麻 12 g,桑葚子 20 g,钩藤 12 g。水煎服,每日 1 剂,2 次/日。

功效与主治:益气养血息风。

加减应用:肢体麻木,加桑枝、鸡血藤;大便秘结,加火麻仁、郁李仁;小便失禁,加桑螵蛸、菟丝子;语言不利者,加石菖蒲、远志;口眼㖞斜者,加全蝎、僵蚕。

4.肝肾阴虚证

主症:神疲健忘,耳鸣如蝉,甚则突然昏仆,昏不知人,短时即醒,双目干涩,视物昏花,甚则出现一过性眼盲,失眠多梦,腰膝酸软,手足心热,口干,舌红少苔或无苔,脉沉细涩。

治法:滋补肾阴。

(1)杞菊地黄丸。

组成与用法:龟板 30 g,枸杞子 10 g,天门冬 20 g,菊花 10 g,白芍 30 g,怀牛膝 15 g,杜仲 15 g,桑寄生 15 g,熟地黄 10 g,山茱萸 10 g,茯苓 15 g,泽泻 10 g,山药 10 g,砂仁 6 g(后下),甘草 6 g。水煎服,每日 1 剂,2 次/日。

功效与主治:滋补肾阴。

加减应用:五心烦热者加知母 10 g、黄柏 10 g。

(2)大定风珠。

组成与用法:生白芍 18 g,阿胶 9 g,生龟板 12 g,干地黄 18 g,火麻仁 6 g,五味子 6 g,生牡蛎 12 g,麦冬 18 g,炙甘草 12 g,鸡子黄(生者)2 个,生鳖甲 12 g。水煎服,每日 1 剂,2 次/日。

功效与主治:滋阴养血,息风潜阳。

加减应用:气虚而喘者,加人参;自汗加龙骨、人参、浮小麦;心悸加茯神、人参、浮小麦;有痰加天竺黄、贝母;地热加白薇、地骨皮。

(3)李氏加味建瓴汤。

组成与用法:生山药 15 g,生龙骨 15 g,生白芍 20 g,钩藤 15 g,僵蚕 10 g,牛膝 10 g,生牡蛎 20 g,柏子仁 10 g,桑枝 15 g,丹皮 15 g,代赭石 15 g,生地黄 15 g,石膏 20 g。水煎服,每日 1 剂,2 次/日。

功效与主治:滋阴潜阳。

加减应用:头痛眩晕、面赤目红、烦躁易怒、口苦咽干、小便黄、脉弦、舌边尖红可加龙胆泻肝丸。

(4)女贞首乌丹参煎。

组成与用法:熟地黄、女贞子各 20 g,山萸肉、枸杞子、益智仁、丹皮各 15 g;制首乌、葛根、丹参、川芎各 30 g,菊花、石菖蒲各 10 g。水煎服,每日 1 剂,2 次/日。

功效与主治:补益肾精,活血化瘀。

加减应用:无。

(5)活血益肾方。

组成与用法:丹参 25 g,川芎 15 g,桃仁 15 g,红花 12 g,赤芍 15 g,白芍 15 g,元参 15 g,天冬 15 g,龟板 20,克,龙骨 20 g,牡蛎 20 g,牛膝 18 g,枸杞 15 g,首乌 15 g。水煎服,每日 1 剂,2 次/日。

功效与主治:滋补肝肾,活血祛瘀。

加减应用:畏寒怕冷者加肉桂、制附子、杜仲、巴戟天;血压偏高者加山楂、石决明、泽泻;瘀血较甚者加水蛭、三棱;麻木偏于上肢者加桑枝、天麻;麻木偏于下肢者加牛膝、天麻;麻木偏于面部者加僵蚕、全蝎。

(6)河车大造丸。

组成与用法:党参 15 g,茯苓 15 g,熟地黄 15 g,天冬 15 g,麦冬 15 g,紫河车粉(兑服)9 g,龟板 15 g,杜仲 15 g,牛膝 15 g,黄柏 15 g,郁金 15 g,甘草 10 g。水煎服,每日 1 剂,2 次/日。

功效与主治:补肾益精。

加减应用:无。

(7)建瓴汤加减。

组成与用法:牛膝 18 g,龙骨 20 g,牡蛎 20 g,白芍 15 g,赭石 20 g,生地黄 20 g,麦冬 18 g,柏子仁 15 g,淮山药 20 g。水煎服,每日 1 剂,2 次/日。

功效与主治:滋养肝肾,平肝潜阳。

加减应用:热象甚者加龙胆草、栀子,头痛、眩晕重者加天麻、钩藤、菊花,大便秘结者加大黄或番泻叶,语言不利者加郁金、石菖蒲、胆南星。失眠多梦者加珍珠母、龙齿、夜交藤、茯神。

(七)辨证专方

1.因局部脑组织缺血而致患者偏侧肢体感觉障碍专方

(1)芎方。

组成与用法:川芎、黄芩、石膏、当归、秦艽、麻黄、桂心各 12 g,杏仁 21 g,干姜、甘草各 6 g,(一方无石膏,用黄连)。水煎服,每日 1 剂,2 次/日。

功效与主治:清热通络。

加减应用:强笑不止者,加玄参;强哭者,加百合;大便秘结者,加大黄、芒硝;小便短赤者,加竹叶、车前子。

(2)芎桂散。

组成与用法:川乌头(切作片,水浸一宿,切作算子条,更以米泔漫一宿,不洗,晒干,麸炒微赤为度)、川芎、桂心、炙甘草、炮干姜各 3 g。上药为末,温盐酒调下,每日 3 次。

功效与主治:祛风散寒,温经通络。

加减应用:气血不足者,加黄芪、人参、当归、牛膝、杜仲等;风湿较重者,加羌活、独活、秦艽等;痰湿内阻者,加茯苓、白术等。

(3)大秦艽汤。

组成与用法:秦艽 18 g,甘草 12 g,川芎 12 g,当归 12 g,白芍 12 g,细辛 3 g,川羌活 6 g,防风 6 g,黄芩 6 g,石膏 12 g,白芷 6 g,白术 6 g,生地黄 6 g,熟地黄 6 g,白茯苓 6 g,川独活 12 g。水煎服,每日 1 剂,2 次/日。

功效与主治:养血荣筋,疏风清热。

加减应用:如遇天阴,加生姜七八片煎;如心下痞,加枳实 12 g,同煎。

4.小防风汤

组成与用法:防风(去芦)、秦艽(去苗)、羌活附子(炮,去皮脐)各 12 g。煎汤时加生姜三片,去滓,入生地黄汁 20 mL,再煎数沸,空腹服。

功效与主治:祛风散寒,除湿通络。

加减应用:无生地黄汁时,加干地黄同煎。下肢瘫痪者,去羌活,加牛膝、桑寄生、骨碎补;病程较长者,去羌活,加僵蚕、全蝎、蜈蚣。

(5)通痹汤。

组成与用法:黄芪 30～60 g,桂枝 15～30 g,当归 12 g,红花 12 g,僵蚕 12 g,赤芍 12 g,丹参 20 g,鸡血藤 20 g,地龙 20 g,水蛭粉 6 g,(冲服)甘草 3 g。水煎服,每日 1 剂,2 次/日。

功效与主治:益气温阳,活血化瘀。

加减应用:合并高血压者,去桂枝,减黄芪用量,酌加白芍、枸杞、生地黄、代赭石;伴冠心病胸闷痛者,酌加枳壳、瓜蒌、薤白、三七;合并糖尿病者,去桂枝,加花粉、生地黄、知母、玉竹;血脂高者,酌加茵陈、泽泻、山楂利湿化痰;伴睡眠障碍者,酌加枣仁、远志、夜交藤宁心安神。

2.外侧裂周围及分水岭区脑组织缺血所致发作性失语专方

(1)桑枝饮子。

组成与用法:桑枝 15 g,黑豆 30 g,独活 30 g,生姜 3 g,羌活 30 g。水煎服,服用时加竹沥 20 mL。

功效与主治:祛风除湿,散寒通络。

加减应用:气血不足者,加黄芪、党参、当归等;痰浊壅盛者,加旋覆花、法半夏、桔梗等。

(2)解语散。

组成与用法:桂心 6 g,羌活、防风(去芦头)各 12 g,附子(炮,去皮脐)6 g,赤箭 6 g,羚羊角屑 6 g,酸枣仁 6 g,甘草(炙微赤,锉)6 g。常规煎汤,入竹沥 30 mL。

功效与主治:疏风化痰,清心安神。

加减应用:痰热壅盛者,去桂心、附子;内风者去羌活、防风,加僵蚕、钩藤。

(3)神仙解语丹。

组成与用法:炮白附子、石菖蒲(去毛)、远志(去心,甘草水煮十沸)、天麻、全蝎(酒炒)、羌活、白僵蚕(炒)、胆南星各 30 g,木香 15 g。上为细末,面糊为丸,辰砂为衣,每丸 1 g,生姜、薄荷汤吞下。

功效与主治:化痰开窍。

加减应用:肝热者,加羚羊角、犀角;心热者,加莲子芯、黄芩;瘀血者,加桃仁、田七;呕吐者,加竹茹、法半夏;便秘者,加大黄、莱菔子。

(4)解语汤。

组成与用法:羌活、防风、天麻各 12 g,肉桂、川芎、南星各 6 g,陈皮 9 g,白芷15 g、当归、人参、甘草各 9 g,酸枣仁 12 g,羚羊角 1 g,(一方有石菖蒲 12 g,远志 6 g)。水煎服,入竹沥 30 mL,每日 1 剂,2 次/日。

功效与主治:祛风化痰通络。

加减应用:若头晕、面赤者,加黄芩、牛膝。

(5)生葛根汤。

组成与用法:生葛根 100 g,生姜汁 3 mL,竹沥 100 mL。生葛根捣碎,榨取汁令尽,与竹沥、生姜汁绵滤之,细细暖服。

功效与主治:清热化痰。

加减应:无竹沥时,用篁竹根 100 g,加水缓煎代之。

(6)转舌膏。

组成与用法:连翘 100 g,山栀、薄荷、淡竹叶、黄芩、桔梗各 50 g,甘草、石菖蒲、远志肉各 40 g。上为末,炼蜜为丸。

功效与主治:清热化痰,理气利咽。

加减应用:肝肾阴虚者,加龟板、鳖甲、生地黄;瘛疭者,加蜈蚣、钩藤、天麻。

二、椎-基底动脉系统短暂性脑缺血发作

(一)概述

椎-基底动脉系统 TIA 临床表现较颈动脉系统复杂,发作方式多样化,有时有细小差异,如一次发作面部及手指麻木无力,另一次发作仅累及手指;又如某次发作出现眩晕和共济失调,以后发作又出现复视,有时两侧肢体交替受累,也可在数秒或数分钟内逐渐向其他部位扩散,发作可突然停止或消退。椎-基底动脉系统 TIA 约占 TIA 总数的 20%,其持续时间较颈动脉系统 TIA 短,但发作频率较高。多发于 50~70 岁中老年人,男性多于女性。

(二)发病机制

后循环 TIA 主要因后循环缺血引起,其发病机制有以下几点:①动脉粥样硬化

是后循环缺血最常见的血管病理表现。导致后循环缺血的机制包括大动脉狭窄和闭塞引起低灌注、血栓形成及动脉源性栓塞等。动脉粥样硬化好发于椎动脉起始段和颅内段;②栓塞是后循环缺血最常见的发病机制,约占 40%,栓子主要来源于心脏、主动脉和椎-基底动脉。最常见的栓塞部位是椎动脉颅内段和基底动脉远端;③穿支小动脉病变,包括玻璃样变、微动脉瘤和小动脉起始部的粥样硬化病变,好发于脑桥、中脑和丘脑。

后循环 TIA 应归属于中医"眩晕"的范畴。其病因病机主要有以下几个方面。

(1)忧思恼怒,肝失调达,肝气郁结,气郁化火伤阴,肝阴耗伤,风阳易动,发为眩晕,或肾阴素亏,不能养肝,水不涵木,木少滋荣,阴不维阳,肝阳上亢,肝风内动,发为眩晕。

(2)过食肥甘醇酒,脾失健运,聚湿成痰,痰阻经络,清阳不升,清空之窍失其所养,所以头目眩晕。

(3)平素操劳过度,形神失养,导致肾精暗耗,或老年肾亏,不能生髓,而脑为髓之海,髓海不足,上下俱虚,发为眩晕。

(4)本病四季均可发生,但与季节、气候变化有关。入冬骤然变冷,寒邪入侵,可影响血脉循行。《素问·调经论》谓:"寒独留,则血凝泣,凝则脉不通",是以容易发病,或早春转暖之时,正值厥阴风木主令,内应于肝,风阳暗动亦可发为眩晕。

中医学认为眩晕的病位在脑,与肝、脾、肾三脏有关,三者之中又以肝为主,后循环 TIA 眩晕多系本虚标实,病因病机彼此相互影响,相互转化,发作期以标实为主,缓解期以本虚为主,故治疗本病时,必须重视辨证,分清标本,依其缓急而治。

(三)诊断要点

1.年龄、性别

TIA 好发于老年人,男性多于女性。

2.TIA 的临床特征

(1)发病突然。

(2)局灶性脑或视网膜功能障碍的症状。

(3)持续时间短暂,一般 10～15 分钟,多在 1 小时内,最长不超过 24 小时。

(4)恢复完全,不遗留神经功能缺损体征。

(5)多有反复发作的病史。

3.椎-基底动脉系统 TIA 的症状

患者通常表现为眩晕、头晕、构音障碍、跌倒发作、共济失调、异常的眼球运动、复视、交叉性运动或感觉障碍、偏盲或双侧视力丧失。椎-基底动脉缺血的患者可能有短暂的眩晕发作,但需同时伴有其他神经系统症状或体征,较少出现晕厥、头痛、尿便失禁、嗜睡、记忆缺失或癫痫等症状。注意临床孤立的眩晕、头晕、或恶心很少是由 TIA 引起。

4.辅助检查

同颈动脉系 TIA。

(四)通用良方

椎-基底动脉系统 TIA 基本病机为本虚标实,故其总的治疗原则为补虚泻实,调整阴阳。治疗过程中既要重视扶正,如益气养血、滋补肝肾,又要重视祛邪,如祛风、行气、活血、化痰、除湿等,只有标本兼顾,才能达到治愈疾病的目的。

1.泽泻汤

组成与用法:泽泻 25 g,白术 15 g。水煎服,每日 1 剂,2 次/日。

功效与主治:健脾利湿,化痰止眩。

加减应用:脑动脉硬化者加丹参、川芎各 15 g,三七 5 g;高血压者加桑寄生、石决明各 30 g,菊花 10 g;高脂血症者加山楂、法半夏、茯苓各 15 g。

2.复方蛭蚓汤

组成与用法:水蛭粉 6～8 g(冲服),地龙 15～30 g,川芎 15～30 g,桃仁 15 g,红花 10 g,丹参 15～30 g,穿山甲 10 g。水煎服,每日 1 剂,2 次/日。

功效与主治:活血化瘀通络。

加减应用:有高血压者加天麻、钩藤、杭菊花、黄芩、夏枯草;高脂血症、动脉硬化者加泽泻、草决明、首乌、山楂;糖尿病加花粉、元参、黄芪、黄精。

3.通络止眩汤

组成与用法:丹参、葛根、鹿衔草各 30 g,川芎、赤芍、自然铜、穿山甲各 15 g,红花、全蝎、胆南星各 6～12 g,蜈蚣 1～2 条。水煎服,每日 1 剂,2 次/日。

功效与主治:活血通络。

加减应用:兼有动风者,加天麻、钩藤、石决明、菊花、桑叶;兼有热象者,加黄连、黄芩;痰热伤津,舌质干红者,加沙参、麦冬、石斛等;兼颈椎骨质增生或于气候变化时发作次数增多者,加汉防己、秦艽;血脂增高、动脉硬化者,加生蒲黄、生山楂、生首乌;合并冠心病频发性室性早搏者,加三七、苦参。

4.定眩汤

组成与用法:陈皮 10 g,白术 15 g,法半夏 10 g,泽泻 10 g,天麻 15 g,白芍 15 g,川芎 10 g,桃仁 10 g,红花 6 g,柴胡 10 g。水煎服,每日 1 剂,2 次/日。

功效与主治:息风化痰,活血祛瘀。

加减应用:偏于风火上扰者,加钩藤、白蒺藜各 10 g;偏于痰湿中阻者,加用泽泻 12 g、胆南星 10 g;偏于气血亏虚者,加黄芪 20 g、当归 10 g;呕吐严重者加用竹茹 10 g、代赭石 20 g;肾精不足者,加何首乌 30 g、枸杞子 15 g。

5.通络活血汤

组成与用法:生石决明 30 g,黛蛤粉 30 g,旋覆花 9 g,代赭石 9 g,桑寄生 30 g,威灵仙 10 g,地龙 10 g,穿山甲 9 g,僵蚕 9 g,豨莶草 12 g,竹茹 12 g,鸡血藤 20 g,知母 9 g,全蝎 3 g。水煎服,每日 1 剂,2 次/日。

功效与主治:育阴平肝,活血通络。

加减应用:痰湿盛加法半夏 9 g、陈皮 6 g、茯苓 12 g;言语不利加羚羊角粉(冲服) 1 g、菖蒲 9 g、郁金 9 g;失语者加天麻 3 g、白附子 3 g;脉数大有力者,加生石膏 30 g、龙胆草 9 g、山栀 9 g;头重脚轻者,加白蒺藜 10 g、钩藤 12 g(后入),杭菊花 9 g、龙胆草 9 g、牛膝 9 g、羚羊角粉 0.6 g(冲服)。

6.刘祖贻经验方

组成与用法:天麻 10 g,钩藤 12 g,石决明 30 g,珍珠母 30 g,牛膝 10 g,全蝎 5 g,僵蚕 10 g,丹参 15 g,地龙 10 g。水煎服,每日 1 剂,2 次/日。

功效与主治:平肝潜阳,活血化瘀。

加减应用:喉中痰鸣者加胆南星、天竺黄、远志、石菖蒲;夜尿多者加枸杞子、山茱萸;失眠多梦者加酸枣仁、夜交藤;大便秘结者,加草决明、酒制大黄;小便癃闭者,加泽泻、车前子;纳少者,加佛手、山楂;气虚便溏者,加黄芪、白术;脑血栓形成者,加红花、益母草。

7.软脉汤

组成与用法:生黄芪 20 g,麦冬、法半夏、茯苓、川芎、天麻、钩藤、海藻各 10 g,首乌、丹参各 15 g,五味子 6 g,水蛭 3 g。水煎服,每日 1 剂,2 次/日。

功效与主治:益气养阴,活血通络。

加减应用:目涩黑矇者加枸杞子、菊花各 10 g;高血压者加防己、葛根各 10 g;高血脂者加决明子 20 g、泽泻 10 g,生山楂 15 g;记忆减退者加石菖蒲、远志各 6 g。

8.活血降黏汤

组成与用法:丹参、首乌、草决明、山楂、泽泻各 20 g,桃仁、红花、菊花各 10 g,水蛭 6 g,(冲服)。水煎服,每日 1 剂,2 次/日。

功效与主治:化痰活血,息风通络,降黏抗凝。

加减应用:肝阳上亢者,加天麻 12 g、钩藤 20 g;肝肾阴虚者,加鳖甲、熟地黄各 15 g;气虚血瘀者,加黄芪 30 g、当归 10 g;痰瘀互结者,加地龙、僵蚕各 12 g。

9.镇眩汤

组成与用法:桂枝 10 g,白术 10 g,生地黄 10 g,炙甘草 10 g,川芎 10 g,茯苓 12 g,当归 12 g,白芍 12 g,生龙骨 30 g,生牡蛎 30 g。水煎服,每日 1 剂,2 次/日。

功效与主治:健脾除湿,化痰活血,镇痉息风。

加减应用:痰湿明显者,加泽泻 15 g、法半夏 10 g。

10.八味降压汤

组成与用法:黄芪、钩藤各 30 g,杜仲、当归、何首乌、赤芍各 15 g,川芎、黄柏各 12 g。水煎服,每日 1 剂,2 次/日。

功效与主治:益气补血,活血祛瘀,平肝降火。

加减应用:头晕头痛、夜寐不安者,加龙齿 30 g;肢体乏力、舌淡、脉细弱者,加云苓 15 g。

11.脑脉宁胶囊

组成与用法:黄芪 30 g,水蛭 5 g,凌霄花 10 g,泽泻 10 g,石菖蒲 10 g,胆南星 10 g。一次 5 粒,一日 3 次。

功效与主治:益气活血通脉,消瘀散结降浊。

12.益气活血化痰方

组成与用法:红景天 5 g,黄芪、丹参各 15 g,赤芍、葛根、天麻、川芎、白术、法半夏各 10 g。水煎服,每日 1 剂,2 次/日。

功效与主治:活血祛瘀通络,化痰开窍止眩。

加减应用:颈部僵直不适者加威灵仙;高血压者加钩藤、杜仲;伴耳鸣者加石菖蒲、泽泻;伴失眠者加酸枣仁、远志。

13.祛痰活血止眩汤

组成与用法:法半夏 10 g,茯苓 12 g,陈皮 15 g,天麻 10 g,黄芪 30 g,川芎 10 g,蔓荆子 10 g,葛根 20 g,丹参 15 g,赤芍 10 g,地龙 15 g。水煎服,每日 1 剂,2 次/日。

功效与主治:健脾化痰祛风,补气活血通络。

加减应用:高血压者,加钩藤 15 g、夏枯草 15 g;气血两虚者,加党参 15 g、当归 10 g;肝肾阴虚者,加白芍 15 g、枸杞子 10 g。

14.清脑通络汤

组成与用法:草决明 30 g,川芎 12 g,赤芍 10 g,川牛膝 15 g,山楂 15 g,水蛭 6 g,丹参 15 g,神曲 30 g,磁石(先煎)30 g,菊花 12 g,葛根 15 g,地龙 10 g,豨莶草 30 g。水煎服,每日 1 剂,2 次/日。

功效与主治:清脑降压,活血通络。

加减应用:肝肾不足者,加山茱萸 12 g、杜仲 12 g、桑寄生 15 g;言语迟钝者,加胆南星 12 g、石菖蒲 12 g、郁金 15 g、天竺黄 15 g;胸闷胸痛者,加瓜蒌 10 g、薤白 12 g、三七粉 6 g,(冲服);肢体不利者,加鸡血藤 20 g、威灵仙 15 g。

15.化痰活血汤

组成与用法:法半夏 9 g,陈皮 9 g,白术 15 g,天麻 12 g,赤芍 12 g,川芎 9 g,桃仁 12 g,红花 9 g,葛根 30 g。水煎服,每日 1 剂,2 次/日。

功效与主治:化痰息风,活血化瘀。

加减应用:气血两虚型,加黄芪 30 g、当归 10 g;肝阳上亢型,加川牛膝 30 g、决明子 15 g;肾精不足型,加何首乌 30 g、山茱萸 10 g、枸杞子 15 g;痰浊中阻型,加苍术 10 g、制南星 9 g。

16.清灵定眩汤

组成与用法:法半夏 12 g,茯苓 60 g,天麻 18 g,白术 30 g;党参 30 g,石菖蒲 12 g,白蒺藜 15 g。水煎服,每日 1 剂,2 次/日。

功效与主治:益气活血,息风涤痰。

加减应用:恶心、呕吐甚者,加用生姜 5 片、大枣 5 枚;若瘀象明显,可加葛根 30 g、丹参 30 g,加减。

17.镇眩饮

组成与用法:天麻 10 g,川芎 10 g,茯苓 15 g,葛根 20 g,当归 15 g,白术 15 g。水煎服,每日 1 剂,2 次/日。

功效与主治:涤痰化瘀,镇眩通络。

加减应用:若面色红赤、急躁易怒、口气臭晦、大便干燥,肝热明显者,加水牛角、野菊花、山栀;若兼见耳鸣,头痛且胀,急躁易怒,少寐多梦,口苦,肝阳上亢者,加灵磁石、生龙牡、石决明;四肢不温,舌质淡,脉沉细,偏于阳虚者,加淫羊藿、仙茅、沙苑子、细辛;兼神疲健忘,腰膝酸软,遗精耳鸣酸,失眠多梦,五心烦热,舌质红,脉弦细,偏于阴虚火旺者,加知母、黄柏;兼神疲乏力、活动后加重,脉细或弱属气虚者加黄芪、白术;面色苍白或萎黄、唇舌色淡、脉虚无力属血虚者加灵芝、当归;兼气郁者加柴胡、枳实、郁金;血瘀明显者加桃仁、红花;痰浊明显者加胆南星、茯苓、薏苡仁。

18.风饮汤

组成与用法:龙骨 15 g,牡蛎 20 g,桂枝 10 g,寒水石 15 g,滑石 10 g,石膏 20 g,赤石脂 10 g,白石脂 10 g,干姜 6 g,大黄 6 g,紫石英 10 g,甘草 6 g。水煎服,每日 1 剂,2 次/日。

功效与主治:滋阴潜阳,化痰行瘀。

加减应用:肝气郁者加柴胡、枳壳、郁金,痰热者加胆南星、竹茹,血瘀者加用桃仁、丹参。

(五)辨证良方

椎-基底动脉系统 TIA 的治疗可根据标本缓急分别治疗,可采取平肝、息风、潜阳、清火、化痰、活血等法以治其标,补益气血、补肾填精等法以治其本。

1.痰浊上扰证

主症:眩晕欲倒,如坐舟车,头昏如蒙,头痛胸闷,恶心欲呕,四肢无力,食少多寐,舌胖大,苔白腻,脉弦滑。

治法:燥湿祛痰,健脾和胃。

（1）半夏白术天麻汤加减。

组成与用法：法半夏 4.5 g，天麻 3 g，茯苓 3 g，白术 9 g，橘红 3 g，甘草 1.5 g，生姜 1 片，大枣 2 枚。水煎服，每日 1 剂，2 次/日。

功效与主治：祛风化痰。

加减应用：风痰甚者，加僵蚕、全蝎；痰浊内阻甚者，加车前子、泽泻；素体阳虚，痰从寒化，痰饮内停，上犯清窍者，加苓桂术甘汤合泽泻汤温化痰饮。

（2）三生丸。

组成与用法：法半夏、胆南星、白附子各 30 g。上为末，滴水为丸，每服 5 g，生姜汤送下。

功效与主治：燥湿化痰。

加减应用：脾虚生痰者，加茯苓、白术、陈皮；肾虚生痰者，加泽泻、猪苓；肺闭生痰者，加生姜、石菖蒲。

（3）升清降浊汤。

组成与用法：葛根 20 g，升麻 9 g，柴胡 6 g，泽泻 20 g，法半夏 9 g，云茯苓 12 g，怀牛膝 12 g，甘草 6 g。水煎服，每日 1 剂，2 次/日。

功效与主治：升清降浊，扶正祛邪。

加减应用：脾胃气虚者，加黄芪、党参；血虚者，加四物汤；阳气虚者，加肉桂、附子；痰浊上泛者，加天麻、陈皮；肝阳上亢者，去柴胡，加龙骨、牡蛎、石决明；肝火上炎者，加龙胆草、栀子、生地黄；肝肾虚者，加熟地黄、肉苁蓉等。

（4）洗心汤。

组成与用法：党参茯苓各 18 g，法半夏、石菖蒲各 12 g，陈皮、炮附子、神曲、肉桂、酸枣仁各 9 g，甘草 3 g。水煎服，每日 1 剂，2 次/日。

功效与主治：化痰宣窍，健脾温肾。加减应用：无。

（5）旋覆半夏白术天麻汤。

组成与用法：代赭石（碎）25 g，旋覆花（包煎）10 g，法半夏 15 g，枳实 8 g，柿子蒂 10 g，天麻 10 g，生晒参 10 g，白术 10 g，云茯苓 15 g，生甘草 6 g，生姜 3 片，大枣 5 枚。水煎服，每日 1 剂，2 次/日。

功效与主治：降逆化痰，息风止眩。加减应用：无。

（6）加味温胆汤。

功效与主治：陈皮 10 g，法半夏 10 g，茯苓 10 g，枳壳 10 g，竹茹 10 g，甘草 5 g。水煎服，每日 1 剂，2 次/日。

功效与主治：燥湿化痰，降逆止呕。

加减应用：肝阳上亢者，加钩藤、天麻、石决明；气血亏虚者，加黄芪、首乌、当归；血瘀者，加丹皮、地黄、柴胡。

（7）眩晕宁片。

组成与用法：泽泻、白术、茯苓、陈皮、制半夏、女贞子、墨旱莲、菊花、牛膝、甘草。3片，口服，3次/日。

功效与主治：健脾利湿，补益肝肾。

加减应用：无。

（8）三仁温胆汤加减。

组成与用法：陈皮9 g，法半夏9 g，茯苓12 g，枳实12 g，竹茹9 g，杏仁9 g，薏仁30 g，白蔻仁9 g（后下），生姜6 g，大枣9 g。水煎服，每日1剂，2次/日。

功效与主治：行气健脾，化痰利湿。

（9）柴守方经验方。

组成与用法：胆南星9 g，党参、白术各30 g，茯苓、天麻各15 g，法半夏、石菖蒲、姜竹茹各12 g，炙甘草、陈皮各3 g。水煎服，每日1剂，2次/日。

组成与用法：息风涤痰。

加减应用：头顶痛加白芷、葛根，恶心、呕吐加藿香，心悸加远志、党参，出汗加生龙齿、生牡蛎，痰浊盛加天竺黄、浙贝母。

（10）定眩汤。

组成与用法：天麻10 g，法半夏10 g，陈皮10 g，茯苓10 g，白术10 g，葛根10 g，川芎10 g，丹参10 g，甘草6 g。水煎服，每日1剂，2次/日。

功效与主治：燥湿化痰，益气活血。

加减应用：呕吐频繁加代赭石、竹茹；脘闷不食腹胀加白蔻仁、砂仁；肢体沉重，苔白腻加藿香、佩兰、石菖蒲；肝肾阴虚者，加熟地黄10 g、枸杞子10 g；痰浊上蒙者，将法半夏、白术各改为15 g。

（11）张文军经验方。

组成与用法：黄芪、党参、龟板、白术、茯苓、葛根、丹参各20 g，山萸肉、陈皮、法半夏各15 g，水蛭10 g，甘草5 g。水煎服，每日1剂，2次/日。

功效与主治：益气补肾、活血化痰。

加减应用：血虚甚、面色苍白者加阿胶10 g、当归15 g，肝肾亏虚明显者加熟地黄、枸杞各20 g，痰浊甚、恶心胸闷者加竹茹10 g、代赭石20 g，肝阳上

（12）黄芪建中汤加减。

组成与用法：黄芪60 g，党参30 g，桂枝15 g，白芍15 g，陈皮15 g，炙甘草10 g。水煎服，每日1剂，2次/日。

功效与主治补脾益气，祛湿化痰。

加减应用：伴脘腹痞闷，口中苦而黏腻，渴不欲饮，纳呆，舌苔黄腻，脉濡数者，加藿香、薏苡仁、枳壳、生白术、苍术、茯苓、黄连、厚朴、法半夏、砂仁等；伴头痛且胀，常

于情绪波动后加重,胸胁苦满,少寐多梦,舌红,苔薄黄,脉弦细者,加天麻、枳壳、白术、茯苓、龙骨、牡蛎、夏枯草、菊花、桑叶等;伴脘腹痞闷,喜揉按,大便溏薄,神疲乏力,厌食油腻,舌苔薄腻或舌质淡胖,脉濡缓者,加用补中益气汤;伴视物昏花,面清肢冷,大便溏薄,神疲乏力,口干不欲饮,舌淡苔白,脉沉细者,加制附子、茯苓、白术。

2.肝阳上亢证

主症:眩晕时作,伴耳鸣、头痛且胀,遇劳、恼怒加重,面红目赤,烦躁易怒,睡眠不宁,小便黄,大便秘结,舌红,苔黄,脉弦数。

治法:平肝潜阳,滋补肝肾。

(1)天麻钩藤饮。

组成与用法:天麻9 g,桑寄生、夜交藤、钩藤各12 g,石决明18 g,杜仲、益母草、牛膝、茯神各9 g,山栀、黄芩各6 g。水煎服,每日1剂,2次/日。

功效与主治:平肝息风,清热安神。

加减应用:肝肾阴虚者,加熟地黄、山茱萸、麦冬、玄参;呕吐者,加车前子、葶苈子、淡竹茹;肝阳化火,肝火上炎者,加龙胆草、菊花、夏枯草。

(2)镇肝息风汤。

组成与用法:怀牛膝30 g,生赭石(轧细)30 g,生龙骨(捣细)、生牡蛎、生龟板(捣细)、生白芍、玄参、天冬各15 g,川楝子(捣细)6 g,生麦芽6 g,茵陈6 g,甘草4 g。水煎服,每日1剂,2次/日。

功效与主治:镇肝息风。

加减应用痰多者,加胆南星、贝母;肝肾虚者,加熟地黄、山茱萸;头痛者,加夏枯草、钩藤、苦丁茶、菊花等。

(3)白芍地龙全蝎饮。

组成与用法:白芍12 g,天麻、钩藤、丹参、蒲黄、葛根、酸枣仁、山楂各15 g,夏枯草7 g,石决明、生黄芪、夜交藤各30 g,川芎、益母草各10 g,地龙、全蝎各5 g。水煎服,每日1剂,2次/日。

功效与主治:平肝潜阳,活血通络。

加减应用:纳少者,加麦芽、鸡内金;脘腹作胀者,加佛手、大腹皮;恶心欲呕者,加法半夏、陈皮;便溏者,加薏苡仁、茯苓;大便干结者,加女贞子、草决明;失眠多梦者,加生龙骨、生牡蛎;胸闷胸痛者,加栝蒌壳、薤白、降香。

(4)眩晕Ⅱ号方。

组成与用法:钩藤12 g,菊花10 g,生地15 g,生大黄(后下)10 g,草决明15 g,夏枯草10 g,龙胆草6 g,生石决明30 g,枸杞10 g,炒白芍10 g,炙甘草3 g。水煎服,每日1剂,2次/日。

功效与主治:平肝潜阳,滋阴降火。

加减应用:无。

(5)平肝潜阳汤。

组成与用法:珍珠母、生牡蛎各 30 g,生槐米、稀莶草各 15 g,夏枯草 12 g,牛膝、赤芍各 9 g。水煎服,每日 1 剂,2 次/日。

功效与主治:平肝潜阳。

加减应用:肝阳上亢者,加石决明 30 g、钩藤 10 g,(后下);肝肾阴虚者,加山萸肉 15 g、女贞子 10 g;气滞血瘀者,加三七 5 g、鸡血藤 30 g;肾阳亏虚者,加锁阳 15 g、鹿角胶 5 g。

(6)眩晕汤。

组成与用法:天麻、石菖蒲、当归、泽泻、法半夏、钩藤各 10 g,石决明、黄芪各 30 g,夏枯草、枸杞、菊花各 20 g,远志、甘草各 6 g。水煎服,每日 1 剂,2 次/日。

功效与主治:平肝息风,化瘀宁神。加减应用:无。

(7)加味天麻汤。

组成与用法:天麻 12 g,钩藤 15 g,白术 20 g,丹参 15 g,皂角刺 15 g,川芎 15 g。水煎服,每日 1 剂,2 次/日。

功效与主治:平肝潜阳,息风化痰,祛瘀通络。

加减应用:头痛头晕、视物重影、昏瞀者,加石决明 30 g、龟板 30 g、牛膝 10 g、生地黄 15 g;肢体麻木、瘫软无力者,加僵蚕 10 g、地龙 15 g、鸡血藤 15 g、桑寄生 15 g;语言謇涩、语无伦次者,加石菖蒲 10 g、远志 6 g、郁金 10 g;腑实热结、腹胀便秘、苔黄厚者,加生大黄 10 g、元明粉 10 g、枳实 10 g;口眼㖞斜者,加白附子 10 g、全蝎 6 g、僵蚕 10 g。

(8)济肝汤。

组成与用法:钩藤 15 g,菊花 10 g,天麻 12 g,石决明 20 g,山栀子 10 g,川牛膝 18 g,枸杞子 10 g,生地黄 20 g,制首乌 20 g,女贞子 15 g,夏枯草 18 g,白芍 30 g,当归 20 g,山茱萸 20 g。水煎服,每日 1 剂,2 次/日。

功效与主治:滋补肝肾,平肝潜阳。

加减应用:呕吐者,加胆南星、竹茹;耳鸣者,加磁石;痰多、苔厚腻者,加枳实;失眠多梦者,加酸枣仁、夜交藤。

3.瘀血阻滞证

主症:眩晕,头痛,痛有定处,健忘,反应迟钝,肢体麻木不利,面色晦暗,唇色紫暗,舌质暗淡,或兼有瘀点、瘀斑,脉弦涩或细涩。

治法:活血化瘀,通络止眩。

(1)活血汤加减。

组成与用法:赤芍 15 g,桃仁 10 g,郁金 12 g,红花 3 g,川芎 7 g,广木香 7 g,石菖蒲 7 g,炙远志 7 g,甘草 3 g,生姜 3 片,枣 5 枚。水煎服,每日 1 剂,2 次/日。

功效与主治:活血化瘀,通窍活络。

加减应用:气虚、神疲乏力、少气自汗者,可重用黄芪;畏寒肢冷,感寒加重者,可加用附子、桂枝温经通络。瘀象较重者,加用丹参、水蛭、全蝎、蜈蚣。

(2)泽兰饮。

组成与用法:丹参 15 g,川芎、桃仁、红花、赤白芍各 10 g,泽兰、泽泻、牛膝各 15 g,全当归 10 g。水煎服,每日 1 剂,2 次/日。

功效与主治:活血化瘀,益气通脉。

加减应用:肝阳上亢者,加天麻、钩藤、白蒺藜、杭甘菊各 10 g;气血亏虚者,加炙黄芪 15 g,党参 10 g;痰湿中阻者,加生薏仁 20 g,炒白术、制半夏各 10 g;兼恶心、呕吐者,加竹茹 15 g,制半夏 10 g,干姜 3 g。

(3)眩晕Ⅲ号方。

组成与用法:炒柴胡 6 g,天花粉 15 g,当归 10 g,桃仁 10 g,红花 5 g,炙甘草 3 g,生大黄(后下)10 g,生赭石 30 g,郁金 15 g,菖蒲 9 g。水煎服,每日 1 剂,2 次/日。

功效与主治:活血化瘀,宣窍通腑。

(4)活血通脉汤。

组成与用法:丹参 15 g,桃仁、红花、白赤芍各 10 g,泽兰、泽泻、牛膝各 15 g,全当归 10 g。水煎服,每日 1 剂,2 次/日。

功效与主治:活血化瘀,滋肾豁痰。

加减应用:肝阳上亢者,加天麻、钩藤、白蒺藜、杭白菊各 10 g;气血亏虚者,加炙黄芪 15 g、党参 10 g;痰湿中阻者,加薏苡仁 20 g、炒白术、法半夏各 10 g;兼恶心、呕吐者,加竹茹 15 g、法半夏 10 g、干姜 3 g。

(5)脑康汤。

组成与用法:川芎 10～15 g,丹参 15 g,天麻 10～20 g,桃仁 6～10 g,红花 6 g,赤芍、法半夏、白术、地龙各 10 g,甘草 4 g。水煎服,每日 1 剂,2 次/日。

功效与主治:活血化瘀,祛痰息风。

加减应用:兼肝阳上亢者,加石决明 15～20 g、钩藤 10 g;兼瘀阻胸阳者,加瓜蒌壳 15 g、薤白 5 g、降香 6 g;兼气虚者,加党参 10～20 g、生黄芪 20～40 g;兼肾阴亏虚者,加何首乌 20 g、枸杞 15 g。

4.气血亏虚证

主症:头晕目眩,少气懒言,精神萎靡,肢倦乏力,活动时则加剧、劳累则发,面色无华,唇甲色淡,失眠心悸,舌淡,苔薄白,脉沉细。

治法:补气升清,养血安神。

(1)归脾汤加减。

组成与用法:党参 30 g,黄芪 30 g,当归 15 g,白术 12 g,茯神 15 g,丹参 20 g,葛根 20 g,鹿衔草 20 g。水煎服,每日 1 剂,2 次/日。

功效与主治:补养气血,健运脾胃。

加减应用:肾精亏虚者,加鹿角胶、阿胶、枸杞子、熟地黄;平素脾胃虚弱者,加用山药、薏苡仁、茯苓、白扁豆等。

(2)升陷汤。

组成与用法:生黄芪 18 g,知母 9 g,柴胡 4.5 g,桔梗 4.5 g,升麻 3 g。水煎服,每日 1 剂,2 次/日。

功效与主治:益气升陷。

加减应用:气虚卫阳不固,自汗时,重用黄芪,加防风、浮小麦益气固表敛汗;脾虚湿盛者,酌加薏苡仁、泽泻、炒扁豆健脾利水;气损及阳者,畏寒肢冷,腹中冷痛者,可加桂枝、干姜温中散寒;血虚较甚者,加熟地黄、阿胶、紫河车养血补血,并重用黄芪,补气生血。

(3)益气养脑汤。

组成与用法:黄芪 30 g,丹参 20 g,白芍 30 g,川芎 15 g,葛根 30 g,枸杞子 15 g,首乌 15 g,水煎服,每日 1 剂,2 次/日。

功效与主治:益气补血,补精填髓。

加减应用:脾胃虚弱者,加茯苓、白术等;失眠难寐者,加生地黄、北五味子、丹皮、鳖甲等;血压高者,加钩藤、菊花、蒺藜等;四肢麻木、震颤者,加当归身、鸡血藤、桑寄生、桑枝等。

(4)养心归脾汤。

组成与用法:党参、黄芪、茯苓、赤芍各 15 g,酸枣仁、当归、桂圆、肉白术各 10 g,远志、木香、炙甘草各 6 g,葛根 20 g,大枣 5 枚。水煎服,每日 1 剂,2 次/日。

功效与主治:健脾益气,养血活血。

(5)加味补血汤。

组成与用法:生黄芪 30 g,当归 15 g,龙眼肉 12 g,鹿角胶(烊化冲服)12 g,丹参 30 g,乳香 6 g,甘松 9 g,天麻 12 g。水煎服,每日 1 剂,2 次/日。

功效与主治:补气养血。

加减应用:低血压者,加桂枝 15 g;有颈椎病者,加鹿衔草 30 g;高脂血症、肢体麻木者,加秦艽 12 g、威灵仙 15 g;头痛、头重者,加川芎 12 g、羌活 9 g;苔黄腻者,加黄连 6 g、胆南星 9 g。

(6)柴守方经验方。

组成与用法:黄芪、党参、白术、白芍、夜交藤、生龙齿各 30 g,酸枣仁、川芎各

15 g,当归 12 g,升麻 9 g。水煎服,每日 1 剂,2 次/日。

功效与主治:治以补气养血、升阳宁神。

加减应用:头项痛加白芷、玉竹;虚烦不眠,心悸加牡丹皮、茯苓;纳差,恶心或呕吐加姜竹茹;兼血瘀证加桃仁、丹参。

(7)益气聪明汤。

组成与用法:黄芪 15 g,党参 10 g,升麻 10 g,葛根 15 g,蔓荆子 10 g,白芍 15 g,黄柏 10 g,甘草 6 g。水煎服,每日 1 剂,2 次/日。

功效与主治:补益中气,升提清阳。

加减应用:呕吐频繁者加旋覆花 10 g、代赭石 15 g;胸脘痞闷者加苏梗 10 g、荷叶 10 g、草薢 10 g;耳鸣者加石菖蒲 10 g、远志 10 g、郁金 10 g;头胀者加天麻 10 g、钩藤 10 g。

5.肝肾亏虚证

主症:眩晕久发不已,视力减退,两目干涩,咽干口燥,少寐健忘,多梦,五心烦热、耳鸣,腰膝酸软,舌淡红,少津,脉弦细。

治法:滋补肝肾,填精益髓。

(1)左归丸加减。

组成与用法:熟地黄 20 g,鹿角胶 10 g,山黄肉 15 g,淮山药 15 g,枸杞子 15 g,菟丝子 15 g,牛膝 15 g,女贞子 15 g、知母 15 g,菊花 15 g,生地黄 15 g,龟板(先煎)30 g,石决明 30 g,黄柏 9 g。水煎服,每日 1 剂,2 次/日。

功效与主治:补肾益精,滋水涵木,清虚热。

加减应用:阴虚火旺,咽干口燥、五心烦热、潮热盗汗,加鳖甲、知母、青蒿滋阴清热;心肾不交、失眠多梦,健忘,加阿胶、酸枣仁、柏子仁养心安神;阴损及阳,肾阳虚明显者,可用右归丸温补肾阳,填精补髓。

(2)菊花生地饮。

组成与用法:菊花 30 g,生地黄 20 g,女贞子 15 g,夏枯草 20 g,白芷 10 g,枸杞子 20 g,白蒺藜 15 g,牡蛎 30 g,佛手 10 g。水煎服,每日 1 剂,2 次/日。

功效与主治:滋阴补肝肾,潜阳止眩晕。

加减应用:恶心口苦者,加竹茹、龙胆草各 15 g;胸满腹胀者,加香附子 15 g、厚朴 20 g;心烦者,加栀子 10 g;耳鸣目胀者,加蝉蜕 10 g、郁金 20 g。

(3)建瓴汤。

组成与用法:生山药 30 g,怀牛膝 30 g,生赭石(轧细)24 g,生龙骨(捣细)18 g,生牡蛎(捣细)18 g,生地黄 18 g,生杭芍 12 g,柏子仁 12 g。水煎服,每日 1 剂,2 次/日。

功效与主治:滋阴养血,平肝息风。

加减应用:若大便不实,去赭石,加建莲子(去芯)9 g;若畏凉者,以熟地黄易生地黄。

(4)滋肾息风汤。

组成与用法:熟地黄 12 g,菟丝子 12 g,当归、甘菊各 6 g,枸杞子、巴戟天、豨莶草各 9 g,天麻 2 g,独活 3 g,红枣 10 枚,生姜 5 g。水煎服,每日 1 剂,2 次/日。

功效与主治:补养肝肾,平息内风。加减应用:不可去独活。

(5)眩晕五号方。

组成与用法熟地黄 15 g,熟附片(先煎)12 g,山药 15 g,白术 6 g,山茱萸 10 g,枸杞子 10 g,菊花 6 g,何首乌 12 g,益智仁 10 g,茯苓 15 g,泽泻 12 g。水煎服,每日 1 剂,2 次/日。

功效与主治:滋补肝肾,益气生髓。

(6)柴守方经验方。

组成与用法:鳖甲、龟板(均先煎)各 20 g,钩藤、天麻、怀牛膝、山茱萸、鹿衔草各 15 g,夜交藤、白芍各 30 g。水煎服,每日 1 剂,2 次/日。

功效与主治:育阴潜阳,平肝息风。

加减应用:头痛加蔓荆子、谷精草,视朦加何首乌,失眠多梦加酸枣仁、柏子仁,肝阳亢盛加羚羊角(先煎)、菊花、石决明。

(7)益肾定眩汤。

组成与用法:天麻 15 g,钩藤 15 g,葛根 15 g,川芎 15 g,鸡血藤 30 g,白术 10 g,泽泻 20 g,半夏 10 g,山茱萸 15 g,黄芪 20 g,枸杞 15 g,何首乌 15 g。水煎服,每日 1 剂,2 次/日。

功效与主治:息风化痰,扶正通脉定眩。

(六)辨证专方

1.脑干前庭系统缺血所致眩晕症状专方

(1)滋生青阳汤。

组成与用法:生地黄 12 g,白芍 5 g,丹皮 5 g,麦冬 5 g,石斛 6 g,天麻 2 g,甘菊 6 g,石决明 24 g,柴胡 2 g,桑叶 5 g,薄荷 3 g,磁石 15 g。水煎服,每日 1 剂,2 次/日。

功效与主治:滋阴息风,平肝潜阳。

加减应用:肝风甚者,加天麻至 15 g、钩藤 15 g;化火甚者,加栀子 9 g、黄柏 6 g、知母 12 g。

(2)茯苓泽泻汤。

组成与用法:茯苓、泽泻、石决明各 30 g,白术 18 g,天麻 15 g,法半夏、丹参、桂枝各 9 g,生姜、炙甘草各 6 g。水煎服,每日 1 剂,2 次/日。

功效与主治:化痰逐饮,降浊升清。

加减应用:舌謇者,加石菖蒲、郁金;肢麻歪僻者,加钩藤、全蝎。

（3）补阳还五汤加减。

组成与用法：黄芪 30～75 g，川芎、赤芍、桃仁、红花、当归各 10 g，葛根 15 g，天麻 10 g。水煎服，每日 1 剂，2 次/日。

功效与主治：益气活血，化瘀通络。

加减应用：气血亏虚者，加党参、白术、白芍、酸枣仁等；肾阳虚者，加菟丝子、鹿角胶、杜仲、肉苁蓉等；肾阴虚者，加龟板、枸杞子、熟地黄、山药等；肝肾阴亏者，加生地黄、白芍、龟板、鳖甲、穿山甲等；痰浊中阻者，加白术、泽泻、法半夏、陈皮。

（4）益肾泻浊化瘀方。

组成与用法：地黄 20 g，山萸肉 10 g，枸杞子 10 g，怀山药 10 g，土茯苓 10 g，萆薢 10 g，金钱草 10 g，当归 15 g，川芎 10 g，瓜蒌 10 g，益母草 10 g。水煎服，每日 1 剂，2 次/日。

功效与主治滋补肝肾，泻浊化瘀。

加减应用：肝阳上扰者，加钩藤、天麻、菊花等；肝火偏旺者，加龙胆草、竹茹、黄连等；气血不足者，加党参、黄芪、当归、白芍、茯神等；肾亏精伤者，加何首乌、女贞子、桑寄生、胡桃仁等。

（5）益气聪明汤。

组成与用法：黄芪 15 g，党参 10 g，升麻 10 g，葛根 15 g，蔓荆子 10 g，白芍 15 g，黄柏 10 g，甘草 6 g。水煎服，每日 1 剂，2 次/日。

功效与主治：益气养血，升清止眩。

加减应用：呕吐频繁者，加旋覆花 10 g、代赭石 15 g；胸脘痞闷者，加苏梗 10 g、荷叶 10 g、萆薢 10 g；耳鸣者，加石菖蒲 10 g、远志 10 g、郁金 10 g；头胀者，加天麻 10 g、钩藤 10 g。

（6）桂枝加葛根汤加减。

组成与用法：桂枝 10 g，生白芍 20 g，葛根 30 g，代赭石 30 g（先煎），磁石 30 g（先煎），桑寄生 30 g，地龙 25 g，丹参 30 g，川芎 12 g，片姜黄 10 g。水煎服，每日 1 剂，2 次/日。

功效与主治：行气通络活血，滋肾柔肝止眩。

（7）化痰活血定眩汤。

组成与用法：法半夏 10 g，天麻 10 g，川芎 10 g，水蛭 6 g，陈皮 10 g，白术 12 g，茯苓 15 g，泽泻 30 g，三七 3 g，葛根 20 g，刺五加 20 g，白芷 8 g。水煎服，每日 1 剂，2 次/日。

功效与主治：活血化痰，息风定眩。

加减应用：颈项部不适者，加威灵仙、白芍；高血压者，加草决明、稀莶草、夏枯草；伴耳鸣者，加磁石、蝉蜕；伴失眠者，加炒酸枣仁、远志、琥珀。

2.大脑后动脉颞支缺血引起遗忘症状专方

(1)益心健脑汤。

组成与用法:黄芪 30～60 g,葛根 15～30 g,丹参 20～40 g,生山楂 9～15 g,桑寄生 15～30 g。水煎服,每日 1 剂,2 次/日。

功效与主治:补气活血、益心健脑。

加减应用:畏寒肢冷者,加桂枝 6 g、炮附子 9 g;口干、舌红少苔、大便干结者,加麦冬 12 g、生首乌 15 g;体倦、神疲气短者,加党参 30 g、五味子 6 g;血瘀气滞,疼痛明显者,加香附 12 g、元胡 9 g;失眠多梦者,加酸枣仁 5 g、夜交藤 30 g。

(2)补肾益智方。

组成与用法:熟地黄 15 g,砂仁 10 g,山黄肉 10 g,枸杞子 15 g,牛膝 20 g,寸冬 15 g,巴戟肉 10 g,肉苁蓉 20 g,肉桂 3 g,远志 5 g,石菖蒲 20 g,龟胶 10 g。水煎服,每日 1 剂,2 次/日。

功效与主治:补肾填精,益髓养脑。

加减应用:肾精亏虚者,可同服填精两仪膏;肾气亏虚者,可同服长春广嗣丸;痰瘀互结者,可同服活络豁痰饮。

(3)益智醒脑丸。

组成与用法:黄芪 10 g,黄精 10 g,三七 10 g,山萸肉 10 g,益智仁 10 g,川芎10 g。水煎服,每日 1 剂,2 次/日。

功效与主治益气活血,补肾填精。

第三章
蛛网膜下腔出血

一、概述

蛛网膜下腔出血(subarachnoid hemorhage,SAH)是指脑底部或脑表面血管破裂后,血液流入蛛网膜下腔引起相应临床症状的一种脑卒中,是一组临床综合症状。分为原发性蛛网膜下腔出血和继发性蛛网膜下腔出血。继发性蛛网膜下腔出血指脑实质内出血、脑室出血、硬膜外或硬膜下血管破裂流入蛛网膜下腔者。一般蛛网膜下腔出血是指原发性蛛网膜下腔出血。SAH 占所有脑卒中的 5%～10%,年发病率为(6～20)/10 万。

二、发病机制

病因有多种,其中颅内动脉瘤最常见,占 50%～85%;脑血管畸形,主要是动静脉畸形(AVM),青少年多见,占 2%左右;脑底异常血管网病(moyamoya 病),约占 1%;其他原因有夹层动脉瘤、血管炎、结缔组织病、血液病等,部分原因不明。它的发病机制:动脉瘤破裂、动静脉畸形病变血管破裂还是血压突然增高使血管破裂或其他情况,均导致血流入脑蛛网膜下腔,通过围绕在脑和脊髓周围的脑脊液迅速扩散,刺激脑膜,引起头痛和颈强直等脑膜刺激征。血液进入蛛网膜下腔后还会使颅腔内容物增加,压力增高,并继发脑血管痉挛,可使脑脊液的回吸收被阻,可发生急性交通性脑积水或蛛网膜粘连,使颅内压急骤升高,进一步减少了脑血流量,加重了脑水肿,甚至导致脑疝形成,以上均可使患者病情稳定好转后,再次出现意识障碍或出现局限性神经症状。后交通动脉瘤的扩张、出血可压迫邻近动眼神经,产生不同程度的动眼神经麻痹(表现为眼球活动障碍),也可能因血液刺激下丘脑,引起血糖升高、发热等内分泌和自主神经功能紊乱。

三、临床特点

(1)各年龄段及两性均可发病,青壮年更常见,女性多于男性。

（2）突然起病，数秒或数分钟速度发生的剧烈头痛是常见的起病方式，患者能清楚地描述发病时间及场景，发病前多有明显诱因如情绪激动、剧烈运动、咳嗽、排便、用力、饮酒等。

（3）典型临床表现为突然发生的剧烈头痛、恶心、呕吐和脑膜刺激征，伴或不伴局灶体征。

绝大多数病例发病后数小时内出现脑膜刺激征，以颈强直最明显。主要并发症有再出血、脑血管痉挛、脑积水、抽搐等。

本病可纳入中医真头痛、出血性中风等病范畴。如患者以头痛为主要症状，并无意识障碍、肢体瘫痪等中风表现，则临床上以头痛进行辨证施治。头为诸阳之会，清阳之府。脑为髓海，不任受邪，不论六淫外侵、七情内伤、脏腑虚损或经络瘀塞等皆可引起头痛。若患者出现意识障碍、肢体瘫痪等中风症状，则按出血性中风行辨证论治，脑为髓海，亦为精气之所，脑髓之充主要依赖肝肾之阴血及脾胃化生之精微以滋养。故本病与肝、脾、肾的关系密切。

气血亏虚、肝肾不足为本病发病之内因，而骤然猛力、思虑过度、情志过激、起居失常、寒热剧变则为本病之诱因。其发病表现虽复杂多端，然其病机不外虚、热、风、痰、血五端。虚：因禀赋不足，或过度劳倦等皆可耗损气血，伤及肝肾。气血亏虚，则不能上荣脑髓脉络；肝肾不足则髓海空虚，可发为眩晕头痛，甚至引动肝风；热：情志不畅，肝失疏泄，郁而化火，饮食不节，胃火过旺，阳明火炽则灼伤肝木，导致肝火上窜，肝阳化火；风：肝风内炽或肝肾不足，水不涵木，肝阳上亢，都可致阳化风动。风火相煽，气血逆上而为昏冒、颈强等；痰：脾失健运，痰湿内生。肝火内炽，灼液成痰。如是痰湿蒙阻，痰热上扰，蒙蔽清窍，亦可发为本病；血：无论是气虚运血不力，还是热结滞或肝失疏泄，气郁血涩，最终导致血脉瘀阻，血液不行常道，溢于脉外。上述条件相互影响，终致清阳不升，浊阴不降，血随气升，逆乱于上，溢出脉道而发病。故蛛网膜下腔出血中医辨证施治可分为头痛、出血性中风行相应辨证施治。

四、诊断要点

1995 年第四届全国脑血管病学术会议的诊断标准如下。

（1）发病急骤。

（2）常伴剧烈头痛、呕吐。

（3）一般意识清楚或有意识障碍，可伴有神经症状。

（4）多有脑膜刺激征，少数可伴有脑神经及轻偏瘫等局灶体征。

（5）腰椎穿刺脑脊液呈血性。

（6）CT 应作为首选检查，可见蛛网膜下腔高密度影像。

（7）全脑血管造影可帮助明确病因。

五、通用良方

蛛网膜下腔出血可纳入中医头痛、出血性中风等病范畴,其中头痛与出血性中风只是病情程度的轻重,轻者则以头痛为主,重者则出现中风症状。出血性中风病机主要为阴阳失调,气血逆乱。病位在脑,与心、肝、脾、肾密切相关。气血不足或肝肾阴虚是致病之本,风火痰瘀是发病之标,一旦遇到烦劳、恼怒、房事不节等诱因,阴阳严重失调,气血发生逆乱,血溢脉外而致卒中。出血性中风之发生,病机虽较复杂,但归纳起来不外虚(阴虚、气虚)、火(肝火、心火)、风(肝风、外风)、痰(风痰、湿痰)、气(气逆)、血(血瘀)六端,其中以肝肾阴虚或气血亏虚为其根本,此六端在一定条件下,相互影响,相互作用,积损正衰,素体阴阳亏虚,一遇变乱则气血失调,导致风火痰相煽,血溢脉外,气滞血瘀,使清阳之气不能舒展,则发中风。急性期以急则治其标原则,当投以涤痰开窍、镇肝息风、活血通络、通腑泄热等治法,恢复期则投以益气养血、滋补肝肾、息风止痉等治法。头痛者,不外乎内伤与外伤头痛,而蛛网膜下腔出血性头痛者以内伤头痛为主,痰浊、瘀血痹阻经络,或肝阴不足,肝阳偏亢,上扰清窍,或气血亏虚、肝肾阴虚,风火痰上扰清窍,则为头痛,故因投以通窍活血、行气降逆、涤痰通窍、平肝息风等治法。

(一)真头痛

1.血府逐瘀汤加减

组成与用法:生地黄 15 g,元参 15 g,牛膝 15 g,当归 10 g,桃仁 10 g,赤芍 10 g,桔梗 10 g,丹皮 10 g,红花 10 g,柴胡 9 g,川芎 9 g,甘草 6 g。水煎服,每日 1 剂,2 次/日。

功效与主治:活血化瘀,清热行气止痛。

加减运用:因寒而发者,可加荆芥 10 g、防风 10 g;疼痛剧烈,可加羌活 10 g、藁本 10 g、延胡索 10 g;拘挛掣痛,加胆南星 6 g、僵蚕 20 g、全蝎 5 g、地龙 10 g、天麻 15 g;有高血压者怀牛膝 10 g、桑寄生 10 g;有内热可加知母 10 g、丹皮 15 g、生地黄 10 g、赤芍 10 g。

2.平肝息风饮

组成与用法:牛膝 20 g,生地黄 15 g,代赭石 30 g,白芍 15 g,大黄 6 g,茜草 12 g,生蒲黄 10 g,钩藤 12 g,旱莲草 12 g,珍珠母 15 g。水煎服,每日 1 剂,2 次/日。加云南白药 1 瓶/日,分 3 次口服。

组成与用法:平肝息风,凉血化瘀。

加减运用:兼有瘀血者,可加用桃仁 10 g、红花 6 g、赤芍 10 g、川芎 10 g、当归 10 g等活血化瘀药物;头痛甚者,可加用川芎 10 g、白芷 30 g、天麻 10 g、乳香 10 g、没药 10 g等化瘀止痛药物;兼有痰湿者,可加用法半夏 10 g、陈皮 10 g、茯苓 15 g、白术 10 g等理气化痰药物。

3.散偏汤

组成与用法:白芍 15 g,川芎 10 g,郁李仁 10 g,柴胡 10 g,白芥子 15 g,香附 10 g,白芷 20 g,甘草 6 g。水煎服,每日 1 剂,2 次/日。

功效与主治:行气活血,通络止痛。

加减运用:因感受风寒而发,可加荆芥 10 g、防风 10 g;疼痛剧烈,可加羌活 10 g、藁本 10 g、延胡索 10 g;拘挛掣痛,加胆南星 6 g、僵蚕 20 g、全蝎 5 g、地龙 10 g、天麻 15 g;有高血压者怀牛膝 10 g、桑寄生 10 g;有内热可加知母 10 g、丹皮 15 g、生地黄 10 g、赤芍 10 g。

4.加味桃仁红花煎

组成与用法:桃仁 9 g,红花 9 g,丹参 10 g,赤芍 10 g,川芎 10 g,香附 8 g,当归 8 g,生地黄 10 g,青皮 8 g,延胡索 8 g,葱白 2 段,生姜数片。用法:水煎后取汁 300 mL,冲黄酒 30 mL,每日早晚 2 次口服。

功效与主治:活血化瘀,行气止痛。

加减运用:暂无。

5.羚羊钩藤汤合左金丸

组成与用法:羚羊角 2 g(分冲),桑叶 10 g,川贝 6 g,生地黄 15 g,钩藤 15 g,菊花 10 g,白芍 10 g,甘草 6 g,竹茹 10 g,茯神 15 g,黄连 6 g,吴茱萸 3 g。水煎服,每日 1 剂,2 次/日。

功效与主治:清肝潜阳,降逆止痛。

加减运用:暂无。

6.通窍活血汤加味

组成与用法:桃仁 10 g,红花 3 g,赤芍 12 g,川芎 10 g,老葱 3 根,生姜 3 片,黄酒 25 g,大枣 20 g,麝香 0.1 g(冲服),大黄(后下)6 g,枳实 10 g,川连 3 g。水煎服,每日 1 剂,2 次/日。

功效与主治:活血通窍,泄腑通便。

加减运用:大便通后可去大黄、枳实、川连;可加石菖蒲 10 g,远志 10 g,通窍。

7.活血祛瘀方

组成与用法:当归 15 g,赤芍 15 g,桃仁 15 g,红花 15 g,赤芍 10 g,丹参 15 g,田七末 5 g(冲),乳香 7.5 g,木通 10 g,钩藤 5 g,大黄 15 g。水煎服,每日 1 剂,2 次/日。

功效与主治活血祛瘀,泄热通便。

加减运用:无。

8.芎芷石膏汤

组成与用法:川芎 15 g,白芷 20 g,石膏 15 g,菊花 10 g,羌活 10 g,藁本 10 g。水煎服,每日 1 剂,2 次/日。

功效与主治:祛风泄热止痛。

加减运用:恶寒发热者,加荆芥 10 g、防风 10 g、薄荷 10 g、金银花 10 g、连翘10 g;鼻塞浊涕者,加辛夷花 10 g、苍耳子 10 g、细辛 3 g;热甚伤津、舌红少津者,加知母10 g、石斛 10 g、天花粉 10 g;口苦、耳聋、干呕者,加竹茹 10 g、黄连 6 g、枳壳 10 g、苦丁茶 10 g;舌赤、白睛赤者,加丹皮 15 g、赤芍 10 g、夏枯草 10 g、紫花地丁 10 g;头剧烈掣痛、连及齿龈红肿疼痛者,加僵蚕 20 g、蝉脱 10 g、桑叶 10 g、蔓荆子 10 g、元胡10 g。

9.平肝镇痛汤

组成与用法:天麻 12 g,钩藤 15 g,生大黄(后下)6~15 g,枳实 10 g,白芍 12 g,全瓜蒌 24 g,全蝎 10 g,夏枯草 15~30 g,菊花 10 g,山栀子 10 g,磁石 30 g,川牛膝 30 g,甘草 6 g。水煎服,每日 1 剂,2 次/日。

功效与主治:平肝潜阳,通腑泄热。

加减运用:头痛胀裂者,加用生龙骨 20 g,生牡蛎 20 g,炒龟板 20 g,炒麦芽 20 g,加强潜阳之功;腹胀甚者,加用厚朴 30 g,陈皮 10 g。

10.清肝散偏汤

组成与用法:珍珠母 30 g,龙胆草 6 g,杭菊花 10 g,防风 6 g,当归 10 g,白芍 9 g,生地黄 15 g,川芎 8 g,全蝎 5 g,土鳖虫 6 g,地龙 10 g,牛膝 10 g。水煎服,每日 1 剂,2 次/日。

组成与用法:清肝潜阳,活血通络止痛。

加减运用:苔腻口甜者,加佩兰 5~9 g 以化湿;食欲不振者,加焦神曲或谷麦芽各12 g 以消食;舌胖嫩,神疲乏力者,加太子参 10 g 以滋阴补气;两目干涩者,加枸杞子12 g 以清肝明目;恶心者加法半夏 9 g,陈皮 5 g,胆南星 9 g,以降逆止呕化痰;舌边有瘀斑、瘀点者,易白芍为赤芍,以活血化瘀。

11.清脑定痛汤

组成与用法:紫草 15 g,川牛膝 15 g,川芎 10 g,石菖蒲 10 g,葛根 30 g,甘草 6 g。水煎服,每日 1 剂,2 次/日。

功效与主治:清热凉血,通络开窍。

加减运用:头痛剧者,加用白芷 30 g,藁本 10 g,羌活 10 g,防风 10 g;血热者,加用丹皮 15 g,生地黄 10 g,赤芍 10 g。

12.龙胆白虎汤

组成与用法:龙胆草 15 g,生石膏 20 g,知母 10 g,竹叶 10 g,瓜蒌 15 g,丹皮10 g,生地黄 10 g,杭芍 15 g,大黄 6 g,朴硝 10 g。水煎服,每日 1 剂,2 次/日。

功效与主治:清肝息风,通腑泄热。

加减运用:不宜久服,虚脱者不宜。

13.护首汤加味

组成与用法:川芎30 g,当归30 g,郁李仁12 g,花粉12 g,白芷12 g,桃仁12 g,红花9 g,磁石30 g。水煎服,每日1剂,2次/日。

功效与主治:活血化瘀,安神降火,利水消肿。

加减运用:巅顶痛加吴茱萸、藁本、怀牛膝;后头痛加羌活;呕吐烦躁加石膏;血压偏低去牛膝、磁石。

14.宁血除痛汤

组成与用法:仙鹤草30 g,钩藤30 g,大黄10 g,茜草12 g,石决明15 g,延胡索15 g,生白芍15 g,蒲黄12 g,川芎6 g,三七3 g。水煎服,每日1剂,2次/日。加云南白药1瓶/日,分3次口服。

功效与主治:平肝潜阳,活血止血。

加减运用:生大黄可用至20～30 g。频呕者少量数次服用,昏迷者可鼻饲。

15.羚角承气汤

组成与用法:羚羊角粉(冲)2 g,嫩钩藤30 g,石决明(先煎)30 g,龙胆草6 g,生军(后下)10 g,枳实、玄明粉(冲)、夏枯草、甘菊花、淡黄芩各10 g,鲜竹茹、生地黄各15 g,生石膏(打碎先煎)150 g。石决明、生石膏先煎,生军后下,羚羊角粉、玄明粉冲服,余药常规煎服。

功效与主治:平肝息风,通腑泻热。

加减运用:中病即止。

(二)出血性中风

1.清热祛瘀汤

组成与用法:钩藤30 g,田七粉(冲服)2 g,大黄10 g,葛根60 g,石菖蒲12 g。水煎服,每日1剂,2次/日。

功效与主治:清热平肝,祛瘀通络。

加减运用:痰浊型加法半夏10 g,茯苓15 g,橘红、甘草各6 g(即二陈汤),息风化痰,宣窍通络;肝阳上亢型加黄芩12 g,石决明(先煎)30 g、牡蛎(先煎)30 g、白芍、菊花各15 g,清热平肝,息风通络;肝肾阴虚型去大黄,加黄柏12 g,知母、丹皮各10 g,生地黄15 g,龟板(先煎)18 g,清热滋阴,息风通络;瘀血者加丹皮、赤芍、牛膝各10 g,活血祛瘀,通络止痛;中脏腑,肝阳上亢型加羚羊角(先煎)3 g,黄芩12 g,生地黄15 g,并冲服至宝丹一瓶,每日两次,以清肝潜阳,息风开窍;痰迷心窍者加天竺黄、胆南星各10 g,并冲服安宫牛黄丸一个,每日两次,息风豁痰开窍;此外上面几型如呕甚加竹茹12 g,头痛甚加蔓荆子、刺蒺藜各12 g,藁本10 g,肝热甚的加山栀子12 g,龙胆草10 g。

2.白虎承气清营汤

组成与用法:生地黄 15 g,丹皮 10 g,玄参 30 g,赤芍 45 g,金银花 24 g,连翘 24 g,天花粉 30 g,葛根 30 g,生石膏 60 g,知母 10 g,薏仁 30 g,大黄(后入)15 g,芒硝(冲)10 g,羚羊角(研冲)1 g。水煎服,每日 1 剂,2 次/日。

功效与主治:清营透气,解毒凉肝,通腑泄热。主治蛛网膜下腔出血。

加减运用:无。

3.补阳还五汤加味重用蜈蚣方

组成与用法:黄芪 45 g,当归 10 g,赤芍 10 g,地龙 6 g,桃仁 6 g,红花 6 g,川芎 6 g,牛膝 10 g,桔梗 6 g,柴胡 6 g,甘草 3 g,陈皮 6 g,郁金 10 g,石菖蒲 10 g,蜈蚣 10 g,全蝎 3 g。水煎服,每日 1 剂,2 次/日。

功效与主治:补气,活血化瘀,化痰通络。

加减运用:本方生黄芪用量独重,但开始可先用小量(一般从 30 g 开始),效果不明显时,再逐渐增加;瘀血重者,可加用虫类药物如僵蚕 20 g、炮珠 6 g,加强通络之功;若半身不遂以上肢为主者,可加桑枝 10 g、桂枝 6 g,以引药上行,温经通络;下肢为主者,加杜仲 10 g,以引药下行,补益肝肾;日久效果不显著者,加水蛭 6 g、虻虫 6 g,以破瘀通络;语言不利者,加石菖蒲 10 g、郁金 10 g、远志 10 g、薄荷 10 g 等以化痰开窍;口眼㖞斜者,可加用牵正散药物如白附子 5 g、僵蚕 20 g、全虫 6 g、羌活 10 g,以化痰通络;痰多者,加法半夏 10 g、天竺黄 10 g、白术 10 g、茯苓 10 g、陈皮 10 g、苍术 6 g 以化痰;偏寒者,加熟附子 6 g、细辛 3 g,以温阳散寒;脾胃虚弱者,加党参 10 g、茯苓 10 g、白术 10 g、神曲 10 g、麦芽 10 g 以补气健脾。

4.解痉汤

组成与用法:葛根 30 g,生白芍 30 g,赤芍 25 g,夏枯草 10 g,僵蚕 10 g,地龙 10 g,全蝎(后下)5 g,羚羊角(先煎兑服)1.5 g,钩藤(后下)10 g,生龙骨(先煎)30 g,生牡蛎(先煎)30 g,生地黄 15 g,牡丹皮 10 g,陈皮 10 g,土茯苓 30 g,生大黄(后下)10 g。水煎服,每日 1 剂,2 次/日。神志不清者可鼻饲或灌肠。

功效与主治:息风止痉,凉血散瘀。

加减运用:大便经常干燥者,加全瓜蒌 30 g,当归 9 g;上肢不遂明显者,加片姜黄 9~12 g,桂枝 6~12 g;言语不利者,加羌活 6~9 g;兼有头晕者,去地龙,加天麻 9~12 g,泽泻 25~30 g;症情较痼者,加水蛭 3~6 g;下肢不遂加牛膝 15 g,另加杜仲 15 g,补骨脂(或巴戟天)9~12 g;足水肿者,加重地龙用量;患侧脉象明显小于健侧脉象者加黄芪 30 g,当归 9 g;见人易哭者,去赤芍、地龙,加天竺黄 9 g,合欢花 6 g,石菖蒲 9 g,远志 9 g;吞咽时容易发呛咳者,去赤芍、加代赭石(先煎)20 g,旋覆花(布包)10 g,羌活 9 g;健忘者,去地龙、赤芍,加石菖蒲、运志肉各 9~12 g,炙鳖甲(先煎)10 g,水蛭 3 g;肢体沉重,舌苔厚腻,痰浊壅盛者,加竹沥汁(兑入生姜汁 2～3 滴)分冲。

5.宣窍醒神汤

组成与用法:水牛角 30 g,羚羊角 2 g(分冲),玳瑁(龟板 30 g),石菖蒲 10 g,郁金 10 g,细芽茶 6 g,白薇 10 g,栀子仁 10 g,法半夏 10 g。水煎服,每日 1 剂,2 次/日。同时送服醒脑散,药用真牛黄、真麝香、龙涎香、安息香、冰片、西红花、猴枣、石菖蒲、莲子心、胆南星、煨皂角共为细面,每次 2～3 g,6 小时 1 次。

功效与主治:宣窍醒神。

加减运用:无。

6.凉血通瘀汤

组成与用法:大黄 6 g,水牛角 30 g,生地黄 15 g,桃仁 10 g,冰片(分冲)0.2 g。水煎服,每日 1 剂,2 次/日;神志不清者可鼻饲。

功效与主治:凉血通瘀。

加减运用:无。

7.镇肝息风开窍汤

组成与用法:羚羊角(磨冲)6 g,钩膝 15 g,丹皮 10 g,滑石 30 g,黄芩 10 g,大黄(后下)10 g,鱼腥草 10 g,川楝子 10 g,白芍 10 g,玄参 15 g,龟板 20 g,生龙牡 20 g,水煎取汁 200 mL 鼻饲,1 日 4 次。

组成与用法:镇肝息风开窍。

加减运用:无。

8.涤痰通络汤

组成与用法:天竺黄 12 g,石菖蒲 10 g,远志 10 g,川贝母 6 g,黄芩 10 g,赤芍 10 g,桃仁 10 g,红花 6 g,乌梢蛇 10 g,地龙 10 g,鸡血藤 20 g,川芎 10 g。水煎服,每日 1 剂,2 次/日。必要时每服冲至宝丸 1 粒。

功效与主治:涤痰通络。

加减运用:无。

9.潜阳通腑方

组成与用法:大黄(后下)12 g,黄芩 15 g,山栀子 15 g,枳实 10 g,莱菔子 20 g,生地黄 30 g,玄参 18 g,白芍 20 g,蔓荆子 10 g,菊花 12 g,钩藤(后下)12 g,怀牛膝 12 g。用法:水煎灌服。送服珍珠粉 3 g,每日 2 次。安宫牛黄丸 1 粒,每日 1 次化服。

功效与主治:通腑泄热,平肝潜阳。

加减运用:无。

10.星蒌承气汤

组成与用法:胆南星 6 g,瓜蒌 10 g,大黄 6 g,芒硝(冲服)10 g。水煎服,每日 1 剂,2 次/日。

功效与主治:化痰清热,活血通腑。

加减运用:腹满胀甚者,加枳实 10 g、厚朴 30 g、木香 6 g、青皮 10 g;神志昏蒙者,加石菖蒲 10 g、郁金 10 g、远志 10 g、竹茹 10 g、天竺黄 10 g;血脉瘀者,加丹参 10 g、生地黄 15 g、赤芍 10 g、丹皮 10 g、当归 10 g、降香 6 g、鸡血藤 20 g、毛冬青 10 g 等。

11.补阳还五汤

组成与用法:生黄芪 30 g,当归尾 10 g,赤芍 10 g,红花 10 g,桃仁 10 g,川芎 10 g,甘草 6 g。水煎服,每日 1 剂,2 次/日。

功效与主治:补气,活血,通络。

加减运用:本方生黄芪用量独重,但开始可先用小量(一般从 30 g 开始),效果不明显时,再逐渐增加;原方活血祛瘀药用量较轻,且药物较少,使用时,可根据病情适当加大,并可加用虫类药物如地龙 10 g、僵蚕 20 g、全虫 5 g、炮珠 6 g,加强通络之功;若半身不遂以上肢为主者,可加桑枝 10 g、桂枝 6 g 以引药上行,温经通络;下肢为主者,加川牛膝 10 g、杜仲 10 g 以引药下行,补益肝肾;日久效果不显著者,加水蛭 6 g、虻虫 6 g 以破瘀通络;语言不利者,加石菖蒲 10 g、郁金 10 g、远志 10 g、薄荷 10 g 等以化痰开窍;口眼㖞斜者,可加用牵正散药物如白附子 5 g、僵蚕 20 g、全虫 6 g、羌活 10 g 以化痰通络;痰多者,加法半夏 10 g、天竺黄 10 g、白术 10 g、茯苓 10 g、陈皮 10 g、苍术 6 g 以化痰;偏寒者,加熟附子 6 g、细辛 3 g,以温阳散寒;脾胃虚弱者,加党参 10 g、茯苓 10 g、白术 10 g、神曲 10 g、麦芽 10 g,以补气健脾。

12.通络活血汤

组成与用法:生石决明 30 g,黛蛤粉 30 g,旋复花 10 g,代赭石 9 g,桑寄生 30 g,威灵仙 10 g,地龙 10 g,生穿山甲 6 g,僵蚕 9 g,稀莶草 10 g,竹茹 12 g,鸡血藤 20 g,知母 9 g,黄柏 10 g,地鳖虫 6 g,全虫 6 g。水煎服,每日 1 剂,2 次/日。

功效与主治:平肝豁痰,活血通络。

加减运用:湿痰盛加法半夏 10 g、广皮 6 g、茯苓 12 g、木香 6 g;言语不利加羚羊角粉(分冲)1 g、菖蒲 9 g、天竺黄 9 g、川郁金 9 g、远志 10 g;如不语或兼饮水即呛者,为会厌麻痹,除加上外,再加天麻 3 g、白附子 3 g;脉数大有力加生石膏 30 g、知母 10 g、龙胆草 9 g、栀子 9 g;头重脚轻,加白蒺藜 10 g、钩藤(后下)12 g、杭菊花 9 g、胆草 9 g、牛膝 9 g、羚羊角粉 0.6 g,(分冲)。

13.宁血除痛汤

组成与用法:仙鹤草 30 g,钩藤 30 g,大黄 6 g,石决明 15 g,延胡索 15 g,生白芍 15 g,蒲黄 12 g,川芎 6 g,三七 3 g。水煎服,每日 1 剂,2 次/日。

功效与主治:平肝潜阳,活血止血。

加减运用:生大黄可用至 20~30 g,频呕者少量数次服用。

14.复通颗粒

组成与用法:生黄芪、党参、三七、川芎、地龙、天麻、茜草根、丹皮、牛膝共九味按 6∶3∶1∶2∶2∶2∶4∶2∶2 配制。按以上比例制成颗粒剂,每包 10 g,每天用 3 次,意识障碍服药困难者给予鼻饲。

功效与主治:益气活血,通络除滞。

加减运用:上肢活动障碍者加桑枝、桔梗;下肢活动障碍者加木瓜、独活。

15.通腑豁痰息风汤

组成与用法:生大黄 10 g,川厚朴 10 g,枳实 10 g,制南星 10 g,天麻 10 g,钩藤 15 g,丹参 15 g,牛膝 15 g,地龙 10 g,石菖蒲 10 g,白芍 10 g。水煎服,每日 1 剂,2 次/日。

功效与主治:通腑豁痰息风。

加减运用:肝风偏重者,加生牡蛎、石决明 20 g;火邪偏重者加炒栀子仁 6 g,黄芩 10 g;痰热偏重者加竹茹 10 g,竹沥 10 g、法半夏 10 g;瘀血明显者加水蛭 10 g;头痛较甚者加石决明 20 g,夏枯草 10 g,桑叶 10 g;抽搐强痉者加水牛角 20 g,珍珠母 10 g,僵蚕 10 g,全虫 5 g,蜈蚣 1 条;呕血者去枳实,改生大黄为大黄炭加三七粉 3 g,血余炭 10 g。

16.凉血醒脑息风汤

组成与用法:羚羊角粉 2 g,益母草 10 g,茯苓 10 g,茜草 30 g,葛根 30 g,石菖蒲 15 g,钩藤 15 g,当归 15 g,白芍 15 g,菊花 10 g,胆南星 10 g,生大黄 10 g,竹茹 5 g。水煎服,每日 1 剂,2 次/日。意识障碍者可鼻饲或灌肠。

功效与主治:清肝息风,化痰醒脑。

加减运用:呕吐甚者加葶苈子、泽泻。

17.安脑平冲汤

组成与用法:生龙骨 30 g,生牡蛎 30 g,怀牛膝 15 g,黑栀子 12 g,生大黄(后下) 9 g,黄芩 12 g,嫩钩藤(后下)12 g,青木香 12 g,泽泻 12 g,蝉蜕 6 g,嫩柴胡 6 g,甘草 6 g。水煎服,每日 1 剂,2 次/日。意识障碍者可鼻饲或灌肠。

功效与主治:镇肝息风,平冲降逆,宁血安脑。

加减运用:风胜者,加天麻、僵蚕;火胜者,加龙胆草、黄连;痰甚者,加栝蒌、贝母;呕甚者,加姜黄、白术;颅内高压或小便少者,加车前子、葶苈子;阴伤者,加白芍、生地黄。

18.菖蒲丹参方

组成与用法:丹参 20 g,赤芍 15 g,鸡血藤 30 g,水蛭 5 g,栝蒌 30 g,胆南星 5 g,豨莶草 30 g,石菖蒲 30 g,郁金 25 g,伸筋草 30 g。水煎服,每日 1 剂,2 次/日。

功效与主治:化痰活血通络。

加减运用:大便秘结者,可配合应用大承气汤,中病即止。

19.醒脑活剂

组成与用法:广角粉 1～3 g,羚羊角粉 1～3 g,怀牛膝 45 g,珍珠母 100 g,连翘心 30 g,丹皮 30 g,玄参 30 g,地龙 30 g,蜈蚣 2 条,全蝎 10 g,僵蚕 12 g。广角粉及羚羊角粉用药汁冲药,煎浓汁 200 mL,每日 2 次或 6 小时服 1 次。

功效与主治:息风降火,醒神开窍。

加减运用:腑气不通者酌加大黄粉 6～10 g,冲服,芒硝粉 6～10 g,冲服,大便以每日 2～3 次为度;痰鸣者加竹沥水 100 mL,姜汁 10 mL,每日 2～4 次。

六、辨证良方

蛛网膜下腔出血,起病急骤,伴有意识障碍及肢体功能障碍者,可按出血性中风辨证施治;以头痛、恶心、呕吐为主要症状,无意识障碍及肢体障碍者,可按头痛为主进行辨证施治。由于蛛网膜下腔出血属于急性脑血管病,致死率较高,故本章主要按出血性中风进行辨证施治,根据病情轻重可分为中经络、中脏腑,其中中脏腑又分为闭证、脱证,根据疾病的演变可分为急性期、恢复期、后遗症期,但无论如何分期分类,其基本证型较恒定,大多数症状可归纳到肝阳暴亢、痰浊内阻、痰热内闭、胃火炽盛、肝肾阴虚、瘀血阻络、气血亏虚七型。

(一)肝阳暴亢证

主症:突然昏倒,不省人事,面红气粗,颈项强直,牙禁不开,或神昏不语,四肢挛拘,禁固抽搐。舌红,苔薄黄,脉弦细数有力。

治法:镇肝潜阳,息风止痉。

1.中风平肝汤

组成与用法:钩藤 30 g,菊花 30 g,白蒺藜 30 g,川芎 10 g,地鳖虫 10 g,水蛭(冲服)1 g,珍珠母 30 g,丹参 20 g。水煎服,每日 1 剂,2 次/日。

功效与主治:平肝潜阳,化瘀止血。

加减运用:大便干燥者加生大黄 6～10 g;痰热盛者可加竹沥水 15 mL、法半夏 10 g、石膏 30 g、栝蒌 30 g。

2.镇肝益阴汤

组成与用法:生石膏 30 g,生石决明 30 g,黛蛤粉 30 g,龙胆草 9 g,栀子 9 g,天竺黄 9 g,菖蒲 9 g,旋覆花 9 g,代赭石 9 g,知母 9 g,黄柏 9 g,牛膝 9 g,川郁金 9 g,竹茹 12 g,滑石 12 g,磁石 12 g,安宫牛黄丸(吞服)1 粒,羚羊角粉(冲服)0.6 g,犀角(水牛角代)粉(冲服)0.6 g。水煎服,每日 1 剂,2 次/日。

功效与主治:镇肝清热,豁痰开窍。

加减运用:如突然昏仆,脉沉弦而缓者,必然四肢不温,面色苍白,此为气血郁闭之象,可先用苏合香丸以开之,或于方内去安宫牛黄丸,加入苏合香丸,如服后脉转滑数,面转红润,再去苏合香丸,改用安宫牛黄丸;如患者牙关紧闭,不能服药者,可用乌梅一个,温水泡软,塞于腮内,牙关即开;如肥胖人湿痰素盛者,加法半夏 9 g、广陈皮 6 g、茯苓 12 g、石菖蒲 10 g、远志 10 g;如痰涎壅盛,加竹沥水(兑服)30 g,猴枣(冲服) 0.6 g,或先用稀涎散 1.5 g,白开水送下,痰涎即顺口流出;神志清醒后,去安宫牛黄丸、犀角(水牛角代)粉,加桑寄生 30 g、威灵仙 10 g、鸡血藤 30 g、地龙 9 g、生穿山甲 9 g、土鳖虫 3 g 以及大活络丹等,活血通络以治偏瘫;脉弦滑有力、头晕甚者,石决明可用至 60～90 g,加菊花、白蒺藜各 9 g,天麻 15 g;面赤烦躁不安,脉数大有力者,生石膏可用至 60～90 g;舌强言謇,加全蝎 3 g,僵蚕 9 g;大便燥结,加瓜蒌 3 g,大黄、芒硝各 9 g;大便溏加黄连 6 g,芡实 30 g;如四肢已灵活,腰膝尚觉无力,加狗脊 18 g,续断、杜仲各 12 g;若偏瘫部已见活动,唯觉无力,脉象滑大之象已衰,可加黄芪 30～ 120 g,党参 30 g,以及活血通络之类,然必须风痰已净,热势已平方可加入参芪,以免闭邪于内,而遗终身之累,舌赤少苔,阴液不足,石斛 20 g,北沙参、麦冬各 15 g;如热势不重,脉弦滑而不数,去石膏、石决明,改用生龙骨、生牡蛎各 20 g。

3.羚角承气汤

组成与用法羚羊角粉(冲)2 g,嫩钩藤 30 g,石决明(先煎)30 g,龙胆草 6 g,生川军(后下)10 g,枳实、玄明粉(冲)、夏枯草、甘菊花、淡黄芩各 10 g,鲜竹茹生地黄各 15 g,生石膏(打碎先煎)30 g。用法:石决明、生石膏先煎,生川军后下,羚羊角粉、玄明粉冲服,余药常规煎服。

功效与主治:平肝息风,通腑泄热。

加减运用:无。

4.温胆化痰汤

组成与用法:桑叶、菊花、竹茹、白蒺藜、茯苓、怀牛膝各 12 g,钩藤、法半夏、枳实、天麻各 10 g,陈皮、大黄各 8 g。水煎服,每日 1 剂,2 次/日。

功效与主治:平肝清胆,化痰和胃。

加减运用:头晕剧作,有时抽风者,可加山羊角 30 g;肢体偏瘫者,加地龙、全蝎、桃仁、红花等。

5.脑血消

组成与用法:天麻 10 g,水牛角 20 g,石决明 15 g,钩藤 10 g,生地黄 15 g,丹皮 10 g,竹茹 10 g,胆南星 6 g,地龙 10 g,生大黄 6 g,三七 3 g,怀牛膝 10 g,泽泻 15 g。水煎服,每日 1 剂,2 次/日。意识障碍者可鼻饲或灌肠。

功效与主治:平肝息风,豁痰通络。

加减运用:无。

6.降肝汤

组成与用法:羚羊角(冲服)0.6 g,生石决明(先煎)30 g,生地黄 18 g,白芍 18 g,

炙甘草 3 g,地龙 9 g,竹茹 9 g,黄芩 9 g,丹皮 9 g,郁金 9 g,钩藤 12 g,(后下)。水煎、灌服或鼻饲、每日 1 剂,2 次/日。

功效与主治:平肝潜阳,滋阴息风。

加减运用:无。

7.加味羚角钩藤汤

组成与用法:羚羊角粉(分冲)1 g,钩藤 30 g,生地黄 30 g,茯苓 30 g,葛根 30 g,白芍 12 g,蔓荆子 10 g,菊花 10 g,贝母 10 g,竹茹 10 g,石菖蒲 10 g,郁金 10 g,生甘草 6 g。水煎服,每日 1 剂,2 次/日。

功效与主治:平肝潜阳,化痰息风。

加减运用:头痛重加生石膏 30 g,夏枯草 10 g,白芷 30 g,藁本 10 g,川芎 10 g;烦躁加炒栀子 10 g,黄连 6 g,灯芯草 10 g;呕吐加陈皮 10 g,法半夏 10 g,生姜 3 片;腑实加大黄 6 g,枳实 10 g,厚朴 30 g;肝火旺加龙胆草 10 g,栀子 10 g,丹皮 10 g;阴虚加麦门冬 12 g,天冬 20 g,天花粉 20 g。

8.镇肝复遂汤

组成与用法:生石决明(先煎)30 g,生牡蛎 30 g,生代赭石(先煎)30 g,胆南星 10 g,制半夏 10 g,化橘红 10 g,茯苓 15 g,钩藤(血压高者后下)30 g,全蝎 6 g,桑枝 30 g,红花 10 g,桃仁 10 g,赤白芍 10 g,石菖蒲 10 g,郁金 10 g,炙山甲 9 g,竹沥汁 50 毫升(临服前滴入生姜汁 2～3 滴)。用法:分 2 次随汤药同服羚羊角粉(分冲) 1.5 g,每日 1 剂,水煎服,日服 2～3 次。

功效与主治:镇肝息风,化痰活络。

加减运用:半身不遂主要在上肢者,减郁金、赤芍,加片姜黄 9～12 g,葛根 30 g,羌活 6 g;半身不遂主要在下肢者,减药同上,加桑寄生 30 g,怀牛膝、川续断各 15 g,地龙 9 g;言语不利者,加羌活 6 g,改全蝎为 9～12 g;口眼㖞斜较重者减药同上,加白僵蚕 9～12 g,白附子 5 g,白芷 10 g;大便不畅通者,加川大黄 3～6 g,全瓜蒌 30 g,把桃仁改为桃仁泥;患肢有时拘挛者,加伸筋草 30 g,鸡血藤 15 g。

9.平肝宁血汤

组成与用法:龙胆草 30 g,山栀子 12 g,仙鹤草 30 g,钩藤 30 g,石决明 15 g,生白芍 20 g,菊花 30 g,川芎 30 g,葛根 20 g,牛膝 15 g,三七 4 g,生大黄(后下)6 g。水煎服,每日 1 剂,2 次/日。

功效与主治:镇肝潜阳,活血通瘀。

加减运用:昏睡者加远志、石菖蒲各 30 g;抽搐者加全虫、白僵蚕各 6 g;肢体瘫痪者加桑枝 16 g,鸡血藤、络石藤各 30 g;呕吐者加白及粉 6 g、法半夏 10 g、生大黄粉 2 g。

10.自拟重镇凉血祛瘀方

组成与用法:生龙齿(先煎)30 g(或用龙骨30 g),牡蛎(先煎)30 g,牡丹皮9 g,白芍15 g,茜草根9 g,地榆12 g,侧柏叶30 g,葛根20 g。水煎服,每日1剂,2次/日;神志不清者可鼻饲或灌肠。

功效与主治:潜阳息风,凉血祛瘀。

加减运用:病情严重,头痛较剧,甚或昏迷,加羚羊角片(研末分冲)2 g,并酌加天麻10 g、钩藤10 g、僵蚕5 g等;血压高,阳亢显著者,可加夏枯草15 g、黄芩10 g、槐花10 g、桑寄生15 g;出血严重,头痛持续不止,酌加藕节炭15 g、水牛角(先煎)30 g、三七粉(吞)3 g、十灰丸等;口干舌红绛,心烦,夜寐不安,肝阴虚者,宜滋液养阴,加生地黄15 g,熟地黄10 g,玄参15 g,麦冬10 g,石斛15 g,龟板(先煎)15 g,驴胶12 g等随症使用;神志昏迷者,心官受危也,酌加紫雪丹、安宫牛黄丸等。

(二)痰热内闭

主症:突然昏倒,不省人事,颈强,喉间痰鸣,呕吐痰涎,大便闭结。舌红,苔黄腻,脉滑。

治法:涤痰清热,开闭通窍。

1.化瘀醒神汤

组成与用法:酒大黄10 g,炒水蛭10 g,地鳖虫10 g,桃仁10 g,红花10 g,青皮10 g,法半夏10 g,枳壳10 g,胆南星10 g,竹茹10 g,石菖蒲20 g,白薇20 g,豨莶草50 g,甘草6 g。水煎服,每日1剂,2次/日。

功效与主治:化瘀醒神,活血通络。

加减运用:痰甚者加尖贝母、天竺黄;腑实甚者用大黄后下,加芒硝冲服。随症加减上肢不遂者,加桑枝30 g,片姜黄15 g;下肢不遂者,加桑寄生30 g,怀牛膝12~15 g,川断15 g;大便通畅后,去酒大黄;时日稍久,病入血分,瘀血症明显者,加鸡血藤15 g,川芎6 g;患肢感到有疼痛者,加地龙9 g,络石藤20~30 g,伸筋草20~30 g;舌苔厚腻,食纳不香者,加苍术9 g,藿香、佩兰各10 g,陈皮3~6 g,茯苓10 g;兼有言语不利者,加全蝎6~9 g(或蝎尾10~20条),远志10 g;有欲向中腑证转化者(神志有些恍惚),加石菖蒲、远志各12 g,天竺黄10 g,或再加服牛黄清心丸。

2.通腑化痰饮

组成与用法:生大黄、芒硝各10 g,瓜蒌30 g,胆南星6 g,丹参30 g。水煎服,每日1剂,2次/日。

功效与主治:清热化痰,通腑泻浊。

加减运用:大便通泻以每日3~5次为宜。临证应用大黄、芒硝用量一般掌握在10~15 g,左右,以大便通泻,涤除痰热积滞为度,不宜过量,等腑气通后,再予以清化痰热活络之剂,如全瓜蒌、胆南星、丹参、赤芍、鸡血藤、威灵仙等,针对中脏腑而见痰热腑实证的重症患者,还可加用竹沥,竹沥苦微寒,具有清热化痰之功效,可单用或兑入汤剂中服,每服 30～60 mL,日服 2～3 次。

3.醒脑通腑方

组成与用法:大黄 15 g,枳实 15 g,厚朴 10 g,石菖蒲 10 g,郁金 10 g,胆南星 6 g,黄连 9 g,金银花 30 g。水煎服,每日 1 剂,2 次/日;神志不清者可鼻饲或灌肠。

功效与主治:化痰醒脑,通腑泄热。

加减运用:热甚者加水牛角 30 g;痰湿甚者加竹沥 10 mL。

4.星蒌承气汤

组成与用法:全瓜蒌 10 g,胆南星 12 g,石菖蒲 15 g,地龙 10 g,丹参 15 g,郁金 10 g,枳壳 10 g,厚朴 10 g,大黄 3 g。水煎服,每日 1 剂,2 次/日。

功效与主治:清热涤痰,宽胸散结,润燥滑肠。

加减运用:随症加减热象明显者,加山栀 10 g、黄芩 10 g;年老体弱津亏者,加生地黄 10 g、麦冬 20 g、玄参 10 g。

5.牛蒡二陈汤

组成与用法:牛蒡子 30 g,陈皮 15 g,茯苓 15 g,合欢皮 15 g,佩兰 15 g,石菖蒲 15 g,法半夏 10 g,竹茹 10 g,天竺黄(冲服)5 g,甘草 5 g。水煎服,每日 1 剂,2 次/日。

功效与主治:清热化痰,开窍醒神。

加减运用:头痛者重用牛蒡子,可逐渐加量至 50 g,最大量曾用 60 g,可有腹泻等不良反应;痰盛者、加川贝母 15 g;痰火均重者、加龙胆草 7.5 g、大黄(后下)15 g、枳实 15 g;伤津者,加天花粉 25 g。

(三)胃火炽盛

主症:头痛剧烈,以前额为主,亦可扩展全头,颈强,面红,口气秽臭,恶心:呕吐,口苦口干,渴喜冷饮,大便秘结,小便短黄。舌质红,苔黄脉弦数或滑数。

治法:清胃泻火。

1.泻心汤加味

组成与用法:大黄 3～10 g,黄连 3～10 g,黄芩 6～15 g,侧柏叶 30 g,生地黄 30 g,石决明 30 g,龙胆草 3～10 g,墨旱莲 9～15 g。水煎服,每日 1 剂,2 次/日。

功效与主治:清胃泻火。

加减运用:若兼见痰湿者,加法半夏 8 g、胆南星 6 g、竹茹 10 g、天竺黄 10 g、浙贝母 30 g;烦躁不宁者加用丹皮 10 g、栀子 10 g、茯神 10 g、灯芯草 10 g、淡竹叶 10 g、夜交藤 20 g,以清热宁心安神;若见鼻衄等血症者加荆芥炭 10 g、茜草炭 10 g、栀子炭、丹皮 10 g、赤芍 8 g、生地黄 10 g,以凉血收涩止血。

2.通腑方

组成与用法:生大黄 30 g,黄芩 30 g,知母 20 g。用法:加水煎成 300 mL,待温保留灌肠,每日 1～2 次;重者或不能口服者可鼻饲。

功效与主治:通腑泄热。

加减运用:腹胀者,加枳实、厚朴各 12 g;腹泻者,大黄减量;热甚者加石膏 20 g、黄连 10 g、黄芩 10 g、栀子 10 g、生地黄 15 g、当归 10 g。

3.通腑解毒汤

组成与用法:生大黄、熟大黄(后下)各 6 g,金银花、大青叶、连翘各 15 g,芦根、茅根各 60 g,元明粉(后下)、黄芩、鲜石菖蒲、广郁金各 10 g,莱菔汁一杯(冲)。生大黄、熟大黄后下,元明粉后冲,莱菔汁冲服。

功效与主治:通腑泄热,解毒开窍。

加减运用:泻下无度,停药即止。

4.栀子金花汤

组成与用法:焦栀子 6～12 g,黄连 1～6 g,黄芩 6～12 g,黄柏 3～10 g,大黄 1～2 g。水煎服,每日 1 剂,2 次/日。

功效与主治:清泻三焦,通腑泄热。

加减运用:如初期火热炽盛,头痛,神昏,或二便失禁,原方中加金银花炭 40～60 g,菊花炭 12～30 g,生地炭 30～60 g,头痛减神清后,加生地黄 15～30 g,金银花及其炭各 10～15 g,头晕、呕吐,原方加竹茹 12 g,焦栀子重用;大便秘结,小便失禁,手足麻木或偏废,原方加牛膝炭 12～30 g,蚕沙 12～30 g,金银花 20～30 g,烦躁及舌咽神经麻痹,语言含糊,加地骨皮 30 g,丹皮 10～15 g,生地黄 15～20 g。

(四)痰浊内阻

主症:头重痛,眩晕,颈强,呕吐痰涎,胸脘满闷。手足麻木,或突发口眼㖞斜,舌强言謇,舌淡红,苔白腻,脉弦滑。

治法:豁痰开窍,息风通络。

1.平风汤

组成与用法:麻黄 4 g,生石膏 15 g,郁金 12 g,桑枝 30 g,苏子霜 4.5 g,天竺黄 15 g,辛夷 6 g,竹茹 10 g,桃仁 8 g,杏仁 8 g,莲子心 6 g,胆草 9 g,全瓜蒌 30 g,鲜芦根 30 g,鲜苇茎 30 g,金银花 18 g,羚羊角(分冲)0.6 g,犀角(水牛角代 30 g),竹沥水(分冲)30 g,鲜石斛 30 g,鲜荷叶 1 个,鲜菖蒲根 30 g,安宫牛黄丸 1 粒苏合香丸 1 粒(每次各半粒)。水煎服,每日 1 剂,2 次/日。

功效与主治:豁痰开窍,息风通络。

加减运用:无。

2.化湿开窍汤

组成与用法:藿香、佩兰白蔻车前子各 15 g,枇杷叶 10 g,党参 20 g;茯苓 15 g,白术黄柏知母各 10 g,肉桂 5 g,甘草 10 g。水煎服,每日 1 剂,2 次/日。神志不清者可鼻饲。

功效与主治:益气扶脾,化浊利湿。

加减运用:呕痰者加石菖蒲、淡竹茹;嗜睡者加麝香、冰片;小便少者加葶苈子、泽泻;大便溏黏者加山药、陈皮;大便水泻者加吴茱萸、五味子;热像偏重者,如苔黄腻,心烦,失眠,加用黄芩 10 g、黄连 6 g、苍术 6 g、厚朴 20 g、栀子 10 g;气虚者加白术 10 g、黄芪 20 g;不能言语者,加白附子 5 g、天麻 10 g、木香 6 g、羌活 10 g、全蝎 5 g。

3.宣窍醒神汤

组成与用法:水牛角 30 g,羚羊角(冲服)1.5 g,玳瑁(龟板 30 g 代),石菖蒲 10 g,郁金 10 g,山栀子 10 g,法半夏 10 g,白薇 6 g,细茶 6 g。水煎服,每日 1 剂,2 次/日。

功效与主治:豁痰宣窍醒神。

加减运用:痰蒙清窍,神智昏蒙,言语不利者加用胆南星 6 g、法半夏 10 g、枳实 10 g、茯苓(去皮)10 g、橘红 10 g、石菖蒲 10 g;言语不利,口眼㖞斜者加白附子 5 g、天麻 10 g、木香 6 g、羌活 10 g、全蝎 5 g、僵蚕 20 g、蜈蚣 1 条;平素体质偏胖,气虚者加用党参 10 g、茯苓 10 g、白术 10 g、黄芪 30 g、桂枝 6 g。

4.葶苈子二陈汤

组成与用法:陈皮 15 g,法半夏 10 g,茯苓 15 g,竹茹 10 g,合欢、佩兰、石菖蒲各 15 g,葶苈子 30 g,天竺黄(研面冲服)5 g,甘草 5 g。天竺黄研面冲服,余药常规煎服。

功效与主治:化痰开窍。

加减运用:头痛重用葶苈子可至 50～60 g,痰盛者加川贝 15 g;痰血加龙胆草 7.5 g,大黄(后下)15 g,枳实 15 g;伤津加天花粉 25 g;风重加生石决明 50 g。

5.新血妙方

组成与用法:炮山甲 10 g,皂角刺 30 g,生大黄、净桃仁各 10 g,紫丹参 15 g,地龙、当归、川芎各 10 g。水煎服,每日 1 剂,2 次/日。

功效与主治:活血化瘀,通络开窍。

加减运用:头痛甚者加延胡索;呕吐者加葶苈子;痰多者加尖贝母、白僵蚕。

6.祛痰逐瘀汤

组成与用法:葶苈子 30 g,法半夏 10 g,酒大黄 10 g,茯苓 15 g,丹参 15 g,三七粉 5 g,天竺黄粉 5 g。水煎服,每日 1 剂,2 次/日。

功效与主治:祛痰逐瘀。

加减运用:无。

7.涤痰息风汤

组成与用法:法半夏 9 g,胆南星 9 g,云茯苓 9 g,明天麻 9 g,白僵蚕 9 g,建菖蒲 5 g,远志肉 5 g,广陈皮 5 g,双钩藤 10 g,水牛角 30 g,竹沥(兑服)50 mL,生姜汁(兑服)20 mL,生甘草 6 g。水煎服,每日 1 剂,2 次/日。

功效与主治:涤痰开窍,镇痉息风。

加减运用:抽搐甚者,加荆芥 10 g、防风 10 g、僵蚕 20 g、全蝎 5 g、地龙 10 g、生龙骨 20 g、生牡蛎 20 g、代赭石 20 g、麦芽 15 g;神智昏蒙者,言语不利者加用枳实 10 g、白附子 5 g、白芥子 10 g、僵蚕 20 g、白术 10 g;言语不利,口眼㖞斜者加白附子 5 g、木香 6 g、羌活 10 g、全蝎 5 g、僵蚕 20 g、蜈蚣 1 条。

8.化痰祛瘀合剂

组成与用法:葶苈子 15 g,胆南星 10 g,法半夏 10 g,石菖蒲 10 g,川芎 10 g,三七 6 g,代赭石 15 g,怀牛膝 10 g,水蛭 6 g,天竺黄 6 g,桃仁 20 g,鸡血藤 10 g,大黄 30 g。用法:浓缩水剂调配,每 100 mL 含生药 66 g,每次 100 mL 口服,每日 3 次,意识障碍者鼻饲,14 天为 1 个疗程。

功效与主治:化痰祛瘀,开窍醒神。

加减运用:大小便失禁者加人参,呕吐频繁者加泽泻,语謇者加桔梗、补骨脂、蝉蜕。

9.乌附星香汤

组成与用法:制川乌(先煎 2 小时)10 g,制南星(先煎 0.5 小时)10 g,制白附子 5 g,木香 6 g,酒大黄 4 g,桃仁 10 g,红花 6 g,姜黄 15 g,生姜 3 片。水煎服,每日 1 剂,2 次/日。

功效与主治:涤痰化饮通络。

加减运用:气虚者加太子参 8 g,或党参 20 g、白术 10 g、茯苓 10 g、黄芪 20 g;左侧肢体瘫痪者,多加血分药如归尾 10 g、生地黄 10 g、赤芍 10 g、川芎 8 g、柴胡 8 g 等;右侧肢体瘫痪者,多加气分药如黄芪 30 g、白术 10 g、党参 10 g、茯苓 10 g 等;肢体拘挛者,加伸筋草 15 g、丝瓜络 10 g、舒筋草 10 g、木瓜 20 g、芍药 10 g;痰郁化热,咳黄稠痰或咳痰不利者,加天竺黄 6 g、郁金 10 g、花粉 10 g、川贝母 6 g、化橘红 10 g;痰多色白清稀者,加云茯苓 10 g、益智仁 10 g、山药 10 g。

10.化痰通络饮

组成与用法:法半夏、天麻各 10 g,胆南星 6 g,丹参 30 g,香附 15 g,酒川军 5 g。水煎服,每日 1 剂,2 次/日。意识障碍者可鼻饲或灌肠。

功效与主治:祛风化痰,活血通络。

加减运用:风甚者加钩藤、全蝎;痰甚者加法半夏、茯苓;瘀甚者加桃仁、红花;气滞甚者加川芎、枳实;腑实甚者改生大黄。

11.祛瘀化痰方

组成与用法:天竺黄 10 g,胆南星 6 g,法半夏 10 g,茯苓 10 g,桔梗 10 g,枳壳 10 g,桃仁 10 g,红花 6 g,赤芍 10 g,丹参 15 g,牛膝 15 g。水煎服,每日 1 剂,2 次/日;神志不清者可鼻饲或灌肠。

功效与主治:化痰祛瘀。

加减运用:肝阳偏亢者加钩藤、菊花、石决明、白芍;肝火炽盛者去法半夏,加龙胆草、羚羊角;热痰壅盛者加鲜竹沥;痰迷心窍者加郁金、石菖蒲,并冲服安宫牛黄丸一粒,每日二次;此外,呕甚者加竹茹;头痛甚者加蔓荆子、刺蒺藜、羌活、藁本、白芷;热结胃肠,大便不通者去法半夏,加大黄适量。

(五)肝肾阴虚

主症:头痛,以空痛为主,目眩干涩,口干咽燥,颈强,五心烦热,腰膝酸软,或见半身不遂,舌强不语,舌红少苔,脉弦细数或细数。

治法:滋补肝肾。

1.育阴潜阳醒脑汤

组成与用法:生地黄、牛膝各 15 g,地龙 10 g,钩藤、益母草、石决明各 20 g,白芍12 g。水煎服,每日 1 剂,2 次/日。

功效与主治:清热凉血,平肝息风。

加减运用:兼痰浊阻窍,舌强言謇者,加菖蒲、胆南星;痰热交阻,舌苔黄厚腻者,加天竺黄或黄芩;肝肾阴虚者,舌红少苔或无苔者,加山萸肉、天冬;眩晕、血压高者,加杭菊、生龙牡;腑气不通,大便秘结者,加大黄。水煎少许频服或鼻饲。神昏窍闭,面赤身热,鼾声气粗者,加用醒脑静或清开灵 10~40 mL,加入 5%~10% 葡萄糖250~500 mL,静脉点滴,1 日 1 次。一般用药 3 天/周,少数患者用药 10 天。

2.清肝宁血方

组成与用法:生地黄 30 g,苦丁茶 10 g,决明子 30 g,黄芩、夏枯草 30 g,黄柏10 g,郁金12 g,花蕊石 30 g,牛膝 10 g,白茅根 50 g,川军 10 g,杭芍12 g,钩藤 30 g,生龙牡30 g,全虫 4 g,蜈蚣 4 g,三七 3 g。用法:上药水煎,每日 1 剂,分 2 次服,粉末冲服,川军后下。

功效与主治:平抑肝阳,止痉息风,清热凉血,化瘀止血。

加减运用:痰多者加天竺黄 10 g,竹沥 10 g,石菖蒲 10 g;阴虚者,去蜈蚣粉、黄柏、黄芩,加山萸 10 g,天冬 10 g,阿胶(烊化)6 g。

3.育阴息风汤

组成与用法:生地黄 10 g,玄参 10 g,白芍 10 g,女贞子 10 g,寄生 10 g,丹参10 g,钩藤 15 g。水煎服,每日 1 剂,2 次/日。

功效与主治:育阴息风。

加减运用:腰膝酸软,目涩,口干等肝肾阴虚甚者,加熟地黄 10 g、枣皮 10 g、麦冬10 g、天冬 10 g、石斛 10 g、狗脊 10 g、川牛膝 10 g、当归 10 g 等药物加强滋补之力;肢体抽动甚者,加生龙骨 20 g、生牡蛎 10 g、天麻 10 g、白蒺藜 10 g、磁石 10 g、麦芽 10 g等药物加强潜阳息风之力;血瘀者,加用桃仁 10 g、红花 6 g、赤芍 10 g、鸡血藤 10 g、海风藤 10 g,瘀甚者可加用三棱 6 g、莪术 6 g 等破血药物。

4.养阴通络汤

组成与用法:蒸首乌21 g,川牛膝15 g,白芍15 g,丹皮9 g,地龙21 g,全虫9 g,土鳖虫12 g,珍珠母30 g,菊花12 g,乌梢蛇12 g,鸡血藤30 g,天麻9 g,甘草3 g。水煎服,每日1剂,分两次服用;神志不清者可鼻饲。

组成与用法:滋阴潜阳,息风通络。

加减运用:如舌强语言謇涩者,加石菖蒲、远志、郁金各9 g;如痰多者,加川贝母9 g,天竺黄12 g、法半夏10 g、陈皮10 g。

5.脑清通汤加减

组成与用法:天麻12 g,钩藤(后下)12 g,菊花12 g,川芎10 g,地龙10 g,全蝎6 g,三七粉(冲)3 g,黄连6 g,豨莶草12 g,生地12 g,生杜仲12 g,川牛膝30 g,山栀10 g。水煎服,每日1剂,2次/日;神志不清者可鼻饲。

功效与主治:清肝活血,滋补肝肾。

加减运用:肝火重者加生栀子、夏枯草、黄芩、白蒺藜等清肝泻火药;若热重伤胃,或有腑实,则加大黄、生石膏之类;阳亢明显者,加用潜阳药物如赭石、怀牛膝、生龙骨、生牡蛎、磁石、珍珠母等。

(六)瘀血阻络

主症:头痛如针刺,伴头晕目眩,颈强,或肢体麻木疼痛,半身不遂,口眼㖞斜,舌质紫暗或有瘀斑,脉细涩。

治法:活血祛瘀,祛风通络。

1.化通合剂

组成与用法:水蛭5 g,大黄6 g,桃红12 g,丹参15 g,三七6 g,益母草12 g,葶苈子12 g。上药水煎,大黄后下,每日1剂,分2次服。

功效与主治:活血化瘀,通腑开窍。

加减运用:大便干结或秘结者,大黄增至9~15 g,并加玄明粉6 g,冲服,腑气通畅,大便每日2次以上后去大黄。

2.通脉舒络汤

组成与用法:黄芪30 g,红花10 g,川芎10 g,地龙15 g,川牛膝15 g,丹参10 g,桂枝6 g,山楂30 g。水煎服,每日1剂,2次/日。

功效与主治:益气活血,通脉舒络,排滞荡邪,祛瘀生新。

加减运用:如意识、语言障碍明显,属气郁或痰湿内阻者,加郁金12 g,石菖蒲、法半夏各10 g、茯苓15 g;语言障碍,吞咽困难者,原方去桂枝,加胆南星、郁金各10 g;头痛甚者去桂枝、红花,加僵蚕10 g、菊花15 g;眩晕明显,属肝阳上亢者,去桂枝、川芎、黄芪,加珍珠母(先煎)30 g,茺蔚子10 g;纳呆胸闷、舌苔白腻,湿浊明显者,加白术、茯苓各10 g、薏米20 g,或藿香、佩兰各10 g;呕吐者,加竹茹、姜半夏各10 g;便秘、口臭者,加大黄(后下)12 g,;抽搐者去桂枝,加僵蚕、钩藤各 10 g。

3.逐痰化瘀汤

组成与用法:法半夏 10 g,陈皮 10 g,胆南星 10 g,石菖蒲 10 g,郁金 10 g,钩藤 10 g,牛膝 15 g,地龙 10 g,土鳖 10 g,竹茹 10 g,丹参 15 g。水煎服,每日 1 剂,2 次/日。不能口服者鼻饲,连服 14 天。

功效与主治:化痰逐瘀,通络,开窍醒神。

加减运用:配合清开灵注射液 30～60 mL 静脉滴注,每天 1 次,连用 15 天。

4.破血散瘀汤

组成与用法:水蛭 6 g,当归 10 g,苏木 10 g,柴胡 10 g,羌活 10 g,防风 10 g,连翘 10 g,肉桂 6 g,麝香(冲服)0.1 g。水煎服,每日 1 剂,2 次/日。

功效与主治:活血逐瘀,通脉行气。

加减运用:瘀血久痹者,加土鳖虫 6 g、山甲 6 g、桃仁 10 g、红花 6 g、牛膝 15 g、丹参 10 g、川芎 10 g、赤芍 10 g;肌肤麻木者,加地龙 10 g、蜈蚣 1 条、蕲蛇 10 g、乌蛇 10 g,减柴胡、羌活、连翘。

5.活血息风汤

组成与用法:当归 15 g,川芎 15 g,益母草 15 g,牛膝 15 g,白芍 30 g,葛根 30 g,丹皮 10 g,赤芍 10 g,地龙 10 g,天麻 10 g,三七粉 3 g,羚羊角粉(分冲)1 g,大黄 5～15 g,甘草 5 g。水煎服,每日 1 剂,2 次/日。

功效与主治:活血化瘀,息风止痉。

加减运用:气虚者加黄芪 30 g、白术 15 g、茯苓 15 g;阴虚者加旱莲草 10 g、龟板 15 g、熟地黄 15 g、枣皮 15 g;痰盛者加石菖蒲 15 g、远志 10 g、天南星 6 g、陈皮 10 g、法半夏 10 g。

6.通窍活血利水汤

组成与用法:丹参 15 g,桃仁 10 g,红花 6 g,益母草 15 g,茯苓 15 g,川牛膝 15 g,白茅根 15 g,川芎 10 g,赤芍 10 g,水蛭 6 g,麝香(冲服)0.1 g,黄酒 25 g。水煎服,每日 1 剂,2 次/日;神志不清者可鼻饲。

功效与主治:化瘀利水,醒脑通窍。

加减运用:急性期麝香易为石菖蒲,加三七;阴虚者,加重白茅根;痰涎壅盛者用通窍活血汤加竹沥、胆南星、天竺黄;血压增高、躁扰不安、面红目赤者,加磁石、钩藤、天麻、羚羊角;脑水肿严重者,重用益母草、茯苓、川牛膝;腑实便秘者,加大黄、玄明粉;气滞者,加郁金。

(七)气血亏虚,阳气暴脱

主症:突然昏倒,不省人事,面色苍白,木合口开,手撒遗尿。舌萎缩,脉沉细微欲绝或浮大无根。

治法:益气补血固脱。

1.加味补血汤

组成与用法:生黄芪 30 g,当归 10 g,龙眼肉 10 g,鹿角胶(烊化)10 g,丹参 10 g,乳香 10 g,没药 10 g,甘松 10 g。水煎服,每日 1 剂,2 次/日。可鼻饲。

功效与主治:活血通络。

加减运用:无。

2.中脏腑脱证方

组成与用法:党参、熟附子各 30 g,麦冬、五味子各 15 g,苏合香、安息香各 3 g。用法:水煎服,每日 1 剂。配合针百会、足三里、内关穴,灸神阙穴。

功效与主治:扶正固脱,芳香开窍。

3.固脱保元汤

组成与用法:黄芪 30 g,党参 10 g,熟地黄 10 g,山萸肉 10 g,桂圆肉 10 g,山药 10 g,枸杞子 10 g,茯神 10 g,酸枣仁 20 g,白术 9 g,生龙骨 30 g,生牡蛎各 30 g。水煎服,每日 I 剂,2 次/日。

功效与主治:补气固脱。

加减运用:如四肢清冷,汗出如油,脉微细者,加附子 15 g,(先煎),干姜 5 g,待四肢转温即去之;药后病情好转,但仍昏迷时,加十香丸 1 粒(方见《肘后积余集》),分 2~3 次服;大便燥,加肉苁蓉 30 g,或火麻仁 20~30 g。

七、对症良方

蛛网膜下腔出血如若及时行西医抢救(动脉瘤夹闭或动脉瘤栓塞等手术)后,后遗症遗留可能性不大,但如若失治或延误治疗时间,则可导致一系列并发症及后遗症的发生,如继发性脑血管痉挛、继发性脑梗死、急性或慢性脑积水、继发性癫痫等,患者往往表现为以某一证候为突出,对症治疗往往能取得良好效果。可根据患者的主要症状选择使用。

(一)继发性脑血管痉挛

1.二芍三虫解痉汤

组成与用法:生白芍 30 g,赤芍 25 g,僵蚕 10 g,干地龙 10 g,全蝎(另包后下)5 g,羚羊角(先煎兑服)1.5 g,钩藤(另包后下)30 g,生龙骨(另包先煎)30 g,生牡蛎(另包先煎)30 g,生地黄 15 g,牡丹皮 10 g,土茯苓 30 g,生大黄(另包后下)10 g。水煎服,每日 1 剂,2 次/日。

功效与主治:息风止痉,凉血散瘀,通络止痛。

加减运用:无。

2.祛痰逐瘀汤

组成与用法:葶苈子 30 g,半夏、酒大黄各 10 g,茯苓、丹参各 15 g,三七、天竺黄各 5 g(研粉冲服)。水煎服,每日 1 剂,2 次/日,疗程 3 周。

功效与主治:祛痰逐瘀止痉。

加减运用:肝火重者加龙胆草、焦栀子;胃火盛者加黄连、生石膏。

3.天麻息风汤

组成与用法:石决明、石菖蒲、钩藤各 15 g,山栀子、杜仲、天麻各 10 g,地龙、牛膝、桑寄生、黄芩各 8 g,甘草 5 g。水煎服,每日 1 剂,2 次/日。

功效与主治:平肝息风,化瘀祛痰,滋阴潜阳。

加减运用:无。

4.解痉汤

组成与用法:葛根 30 g,赤芍 25 g,夏枯草 10 g,全蝎(后下)5 g,羚羊角(先煎兑服)1.5 g,钩藤(后下)10 g,生龙骨(先煎)30 g,生地黄 15 g,牡丹皮 10 g,土茯苓 30 g,生大黄(后下)10 g,生白芍 30 g,僵蚕 10 g,生牡蛎(先煎)30 g,陈皮 10 g,地龙 10 g。水煎服,每日 1 剂,2 次/日。

功效与主治:息风止痉,通络止痛。

加减运用:无。

5.脑脉解痉汤 2 号

组成与用法:人工牛黄粉(分冲)0.1 g,水牛角 30 g,龙胆草 10 g,白芍 15 g,桃仁 10 g,红花 10 g。水煎服,每日 1 剂,2 次/日。

功效与主治:泻热平肝,破血逐瘀,柔肝止痉。

加减运用:无。

6.凉血息风解痉汤

组成与用法:益母草、葛根各 30 g,车前子(包)、僵蚕、当归各 20 g,广地龙、石菖蒲、川芎、法半夏各 15 g,天麻、竹茹、甘草各 10 g,蜈蚣 1 条。水煎服,每日 1 剂,2 次/日。

功效与主治:凉血息风,通络解痉。

加减运用:如有抽搐者加全蝎配蜈蚣、僵蚕息风止痉;痰多昏睡者另加胆南星、郁金以增加豁痰透窍之力;呕吐甚者少佐沉香降气以止呕吐;头痛甚者,加羚羊角、石决明、夏枯草以清息风阳;痰浊腑实者加大黄、枳实、瓜蒌以通腑泻浊。

7.清热祛瘀汤

组成与用法:钩藤(后下)30 g,葛根 60 g,田七(冲服)2 g,石菖蒲 12 g,大黄 10 g。水煎服,每日 1 剂,2 次/日。

功效与主治:清热平肝,祛瘀通络。

加减运用:呕吐甚者加代赭石、竹茹;头痛甚者加延胡索、乳香、没药;大便通者亦不可去大黄。

8.祛痰逐瘀汤

组成与用法:葶苈子 30 g,法半夏、酒制大黄各 10 g,茯苓、丹参各 15 g,三七、天竺黄(研末冲服)各 5 g。水煎服,每日 1 剂,2 次/日。3 周为 1 个疗程。

功效与主治:祛痰逐瘀。主治蛛网膜下腔出血后脑血管痉挛者。临床表现为意识淡漠、甚则神志不清、大小便失禁及高级神经活动障碍。

加减运用:肝火重者加龙胆草、焦栀子;胃火盛者加黄连、生石膏。

(二)继发性脑积水

1.自拟逐水醒脑汤

组成与用法:黄芩 15 g,山栀子 15 g,龙胆草 12 g,夏枯草 12 g,僵蚕 10 g,全虫 6 g,牛膝 15 g,远志 15 g,石菖蒲 15 g,大黄 12 g,羌活 10 g,防风 10 g。水煎服,每日 1 剂,2 次/日。

功效与主治:清热利湿,活血化瘀,化痰开窍。

加减运用:无。

2.自拟活血健脾利水方

组成与用法:当归、川芎、赤芍、猪苓、茯苓、焦白术、泽泻、路路通各 12 g,炮山甲、桂枝各 6 g,泽兰 15 g,车前子(包)20 g,藁本 10 g。水煎服,每日 1 剂,2 次/日。

功效与主治:健脾活血,利水通窍。

加减运用:头痛者加大蜈蚣 2 条,细辛 3 g;癫痫者加天麻、钩藤各 12 g,大蜈蚣 2 条,全蝎 3 g;精神障碍者加石菖蒲、郁金各 12 g,远志 6 g;步态不稳者加黄芪 30 g,牛膝 15 g;恶心、呕吐者加法半夏 12 g,陈皮 6 g。每日 1 剂,水煎,分早晚 2 次服用。

(三)继发性癫痫

1.天龙定痫汤 1 号

组成与用法:天麻 15 g,地龙 10 g,秦艽 10 g,木瓜 20 g,鸡血藤 20 g,石菖蒲 10 g,远志 10 g,僵蚕 10 g,全蝎 5 g,琥珀 6 g。水煎服,每日 1 剂,2 次/日,意识不清者,水煎两次,滤液 400 mL,每次胃管注入煎剂 100 mL,每隔 2 小时重复灌 100 mL。

功效与主治:平肝除湿,潜阳定痫。

加减运用:无。

2.天龙定痫汤二号

组成与用法:天麻 15 g,地龙 10 g,秦艽 10 g,木瓜 20 g,鸡血藤 20 g,法半夏 10 g,胆南星 6 g,白芥子 10 g,石菖蒲 10 g,茯神 10 g,僵蚕 10 g,全蝎 5 g,琥珀 6 g。水煎服,每日 1 剂,2 次/日。意识不清者,水煎两次,滤液 400 mL,每次胃管注入煎剂 100 mL,每隔 2 小时重复灌 100 mL。

功效与主治:平肝除湿,豁痰定痫。

加减运用:无。

3.加味温胆汤

组成与用法:枳实 10 g,竹茹 10 g,法半夏 10 g,陈皮 10 g,大枣 6 g,茯苓 10 g,甘草 10 g,丹参 15 g,石菖蒲 10 g,郁金 10 g,钩藤 20 g,僵蚕 20 g,全蝎 6 g。水煎服,每日 1 剂,2 次/日。

功效与主治:清热化痰,活血开窍,镇痉息风。

加减运用:无。

4.柴胡加龙骨牡蛎汤加味

组成与用法:柴胡 15 g,黄芩 10 g,法半夏 10 g,党参 25 g,桂枝 10 g,茯苓 10 g,生龙骨(先煎)30 g,生牡蛎(先煎)30 g,生大黄 5 g,桃仁 10 g,生姜 5 g,大枣 12 g,石菖蒲 10 g,远志 10 g,瓜蒌 30 g,白芍 25 g。水煎服,每日 1 剂,2 次/日。

功效与主治:和解少阳,豁痰开窍,镇心安神。

加减运用:无。

5.祛痰定痫汤

组成与用法:法半夏 10 g,陈皮 10 g,石菖蒲 10 g,附子 6 g,人参 10 g,白术 10 g,白芍 10 g,茯苓 10 g,甘草 6 g。水煎服,每日 1 剂,2 次/日。

功效与主治:豁痰开窍,镇痉息风。

加减运用:痰火者,加黄连 6 g、胆南星 6 g、栀子 10 g、花粉 10 g、竹黄 10 g;抽搐者,加天麻 15 g、钩藤 10 g、全蝎 5 g、蜈蚣 1 条、僵蚕 20 g、石决明 20 g;瘀血者,加丹参 10 g、桃仁 10 g、郁金 10 g、红花 6 g。

6.定痫丸

组成与用法:茯苓 10 g,茯神 15 g,川贝母 6 g,天麻 10 g,丹参 10 g,麦冬 10 g,陈皮 10 g,远志 10 g,石菖蒲 10 g,法半夏 10 g,胆南星 6 g,全虫 6 g,僵蚕 30 g,琥珀 6 g,竹沥(分冲)30 mL,甘草 6 g。水煎服,每日 1 剂,2 次/日。

功效与主治:涤痰息风。

加减运用:无。

第四章

脑 出 血

一、概述

脑出血是指非外伤性原发性脑实质内出血。脑出血病因多种多样,常见的有高血压、脑血管畸形、脑淀粉样血管病、溶栓或抗凝后、瘤卒中和脑梗死后出血等,其中高血压性脑出血最为常见。脑出血的发病率为每年 $60\sim80/10$ 万人,占我国急性脑血管病的 30% 左右。急性期病死率为 $30\%\sim40\%$,是急性脑血管病中最高的。在脑出血中,大脑半球出血约占 80%,脑干和小脑出血约占 20%。

二、发病机制

高血压脑出血的主要发病机制是脑内细小动脉在长期高血压作用下发生慢性病变破裂所致。颅内动脉具有中层肌细胞和外层结缔组织少及外弹力层缺失的特点。长期高血压可使脑细小动脉发生玻璃样变性、纤维素样坏死,甚至形成微动脉瘤或夹层动脉瘤,在此基础上血压骤然升高时易导致血管破裂出血。非高血压性脑出血,由于其病因不同,故发病机制各异。

三、临床特点

高血压动脉硬化引起的脑出血,多发生在基底节区;动静脉畸形破裂,多发生在脑叶及小脑;淀粉样血管病所致出血,多发生在脑叶。脑出血按部位不同有以下的临床特点。

(一)基底节出血

其中壳核是最常见的出血部位,常波及内囊。除全脑症状外,可有双眼向病灶侧凝视,病灶对侧偏瘫、偏身感觉障碍和同向性偏盲(三偏征),优势半球受累可有失语。

(二)脑叶出血

常见原因有脑动静脉畸形等。出血部位以顶叶最常见。临床可表现为头痛、呕吐等,癫痫发作较其他部位出血多见,而昏迷较少见。根据累及脑叶的不同。出现局灶性定位症状。

（三）脑桥出血

出血量少时,患者可意识清楚,出现交叉性瘫痪,双眼向瘫痪肢体注视。大量出血时(>5 mL),血肿波及双侧脑桥,患者可突然昏迷,出现四肢弛缓性瘫痪、双侧针尖样瞳孔、中枢性高热、呼吸困难,多在48小时内死亡。

（四）小脑出血

发病突然,眩晕、共济失调明显,可有枕部头痛、呕吐。大量出血(>15 mL),尤其是蚓部出血,患者很快昏迷、双侧瞳孔缩小、呼吸不规则,甚至致枕骨大孔疝而死亡。

（五）脑室出血

少量出血表现为头痛、呕吐、脑膜刺激征,一般意识清楚,预后良好。大量出血则迅速出现昏迷、呕吐、四肢瘫痪、瞳孔极度缩小、病理反射阳性、呼吸不规则中枢性高热,预后差,多迅速死亡。脑出血预后与出血部位、出血量、病因和全身状态有关,脑干、丘脑、脑室大量出血预后差。重症脑出血多在发病数小时至数天内因脑痛死亡,部分患者可生活自理或恢复工作。

本病属于中医学的"出血性中风病"范畴。脑出血基本病机是脏腑功能失调,阴阳失衡,阴虚阳亢,肝阳化风,气血逆乱,直冲犯脑,络破血溢于脑脉之外,重症者可闭塞清窍,蒙蔽神明。病位在脑,与心、肾、肝、脾密切相关。病性是本虚标实,上盛下虚。在本为肝肾阴虚,气血亏虚;在标为风火相煽,痰湿壅盛,气血逆乱,络破血溢。"风证""火证""痰证""阴虚证"为出血性中风急性期的基本证候,"风证"为发病的启动因素,急性期以"火证"最为明显,而"瘀证"贯穿于疾病的始终。

四、诊断要点

2010年中华人民共和国卫生行业标准（WS 320-2010）提出了成人自发性脑出血诊断标准。

（1）多数脑出血患者于动态下急性起病;少数患者于静态下起病。

（2）患者发病时多表现为突发头痛、恶心、呕吐、一侧肢体无力、感觉异常、言语含糊或不能说话、大小便失禁、意识不清、颈项强直等症状,多数患者伴有血压升高;部分患者有癫痫发作。

（3）脑出血患者的临床表现取决于出血的部位、出血量和出血速度等。临床体征有偏瘫、偏身感觉障碍、偏盲、眼球凝视麻痹、构音障碍、失语、不同程度的意识障碍、病理反射阳性、脑膜刺激征阳性等。病情危重者可表现为中度或重度昏迷,双瞳孔不等大或针尖样,生命体征不稳定,并在数小时至数天内死亡。少数患者可无明显神经系统定位体征。

(4)首选头部 CT 检查,以明确诊断。头颅 CT 扫描示血肿灶为高密度影,边界清楚,CT 值为 75～80 Hu,在血肿被吸收后显示为低密度影。必要时可行头部 MRI 检查协助诊断。

符合发病形式、症状和体征的可诊断为疑似脑出血,有影像学证据支持方可确诊。

五、通用良方

脑出血为本虚标实、上盛下虚之证,急性期虽有本虚,但标实更为突出,应以急则治其标为原则,分别投以平肝息风,清热涤痰,化痰通腑,活血通络,醒神开窍等法;脱证则应治本为先,急需益气回阳、扶正固脱;至于内闭外脱,又当醒开窍、扶正固本兼用。恢复期及后遗症期,多为虚实夹杂,邪实未清,而正虚已现治宜扶正祛邪,常用育阴息风,益气活血等法,并当配合针灸、按摩及其他康复治疗。

(一)开窍醒脑汤

组成与用法:郁金 10 g,法半夏 6 g,石菖蒲 15 g,蟾酥 0.03 g,天麻 12 g,丹参 15 g,赤芍 10 g,川芎 15 g,当归 15 g,全蝎 10 g,蜈蚣 1 条。水煎服或胃鼻饲。麝香 0.2 g,吹入鼻孔内。可酌情加生大黄 10 g、芒硝 15 g、全瓜蒌 15 g,石菖蒲 12 g,牛膝 15 g,中药保留灌肠。

功效与主治:醒神开窍。主治脑出血急性期。

加减应用:无。

(二)凉血息风化瘀方

组成与用法:生大黄 15 g,郁金 15 g,牡丹皮 15 g,玄参 15 g,丹参 20 g,当归20 g,地龙 10 g,天麻 10 g,生地黄 10 g,钩藤 10 g,黄芪 30 g,水牛角 30 g。以上药物煎熬 2 次,两煎药液混合再煎至 400 mL,将水蛭 3 g,三七 7 g 粉碎成细末,分 2 次冲服。

功效与主治:凉血,息风,化瘀。

加减应用:痰多加竹沥、石菖蒲、胆南星;大便燥结冲服番泻叶;躁动不安加服安宫牛黄丸。

(三)活血化瘀方

组成与用法:丹参 15～30 g,川芎 12 g,红花 3～5 g,赤芍 10～12 g,水蛭 6～10 g,益母草 15～30 g,川牛膝 15～30 g,白茅根 30～50 g,大黄(后下)6～15 g,三七(研末冲服)3～6 g。水煎服,每日 1 剂,2 次/日。有意识障碍者鼻饲给药。

功效与主治:活血化瘀。主治脑出血急性期。

加减应用:若患者痰涎壅盛者,加竹沥 10～15 g、胆南星 9～12 g、天竺黄 9～15 g、瓜蒌 15～30 g,患者面色红赤,烦躁不安,血压增高者,加磁石 30～40 g、钩藤 10～15 g、石决明 15～30 g。意识障碍明显者加冰片(冲服)0.5～2 g、白芷 8～12 g。

头痛甚者去红花,加僵蚕 10 g、菊花 15 g。纳呆脘闷。舌苔白腻,湿滞明显者,加白术 10～15 g、茯苓 15 g、薏苡仁 20 g,或藿香 10 g、佩兰 10 g。抽搐者,加僵蚕 10 g、钩藤 10 g。气虚者加黄芪 30～50 g。若肝肾不足者,加桑寄生 15～30 g、何首乌 15～30 g、杜仲 12～15 g。伴其他体征者,随症加减。

(四)凉血通瘀汤

组成与用法:酒制大黄 10 g,水牛角片 30 g,赤芍 15 g,生地黄 20 g,丹皮 10 g,地龙 10 g,三七 5 g,石菖蒲 10 g。水煎服,每日 1 剂,2 次/日。

功效与主治:凉血通瘀,开窍醒脑。

加减应用:便秘者改酒制大黄为生大黄 6～10 g。

(五)抵当汤合五苓散加味

组成与用法:水蛭 15 g,虻虫 9 g,大黄 9 g,桃仁 9 g,葛根 15 g,川芎 9 g,丹参 30 g,桂枝 6 g,茯苓 12 g,白术 12 g,泽泻 9 g,猪苓 9 g,牛膝 15 g,益母草 30 g,黄芪 30 g。水煎服,每日 1 剂,2 次/日。

功效与主治:活血化瘀,利水消肿。主治脑出血急性期脑水肿。

(六)田黄活血通络汤

组成与用法:三七粉(送服)3 g,酒制大黄 12 g,茜草根 15 g,蒲黄 15 g,地龙 15 g,川芎 15 g,桃仁 9 g,红花 9 g,水煎服,每日 1 剂,2 次/日。(神志不清或吞咽困难者鼻饲注入),疗程 30 日。

功效与主治:凉血止血,祛瘀生新,息风通络。

加减应用:神志不清者加安宫牛黄丸,每日 2～3 次,每次 1 丸;高热不退者加紫雪丹,每日 1～3 次,每次 1.5～3 g;或羚羊角粉,每日 1～3 次,每次 0.6 g;呕恶痰盛者加涤痰汤;口臭、便秘者加黄连 9 g、栀子 9 g、龙胆草 9 g;头痛头晕者加天麻 12 g、牛膝 9 g、菊花 9 g;面瘫肢瘫者加僵蚕 9 g、全蝎 9 g、丝瓜络 12 g;气血亏虚者加党参 9 g、黄芪 15 g、白术 9 g;肝肾不足者加桑寄生 15 g、杜仲 9 g、山茱肉 9 g。

(七)脑出血方

组成与用法:天麻 15 g,钩藤 10 g,黄芩 12 g,赤芍 15 g,石菖蒲 15 g,红花 10 g,地龙 15 g,丹参 15 g,牛膝 20 g,云苓 20 g。大黄粉 1 g。水煎服,每日 1 剂,2 次/日。

功效与主治:化痰醒脑开窍,活血化瘀。

(八)天麻葛根二陈汤

组成与用法:法半夏 12 g,天麻 15 g,葛根 30 g,陈皮 9 g,茯苓 12 g,菊花 15 g,白蒺藜 15 g,白术 15 g,天竺黄 10 g,大黄 10 g,三七粉 6 g,(冲)丹参 30 g,泽泻 30 g,猪苓 15 g,甘草 6 g。每日 1 剂,水煎取汁 300 mL 分 3 次温服,昏迷者鼻饲给药。

功效与主治:化痰祛瘀,通腑息风。主治脑出血急性期。

加减应用:恢复期上方去大黄、泽泻、猪苓;肢体偏瘫加杜仲 15 g,桑寄生 30 g,全蝎 6 g,(研末吞服)蜈蚣 3 条(研末吞服);气血虚弱加人参 12 g,黄芪 30 g,当归 15 g;肝肾不足加山茱萸 15 g,枸杞 15 g,杜仲 12 g。配合瘫痪肢体康复功能锻炼及针灸、按摩。

(九)潘龙经验方

组成与用法:法半夏 10 g,陈皮 10 g,钩藤 10 g,黄芩 10 g,天竺黄 10 g,胆南星 10 g,大黄 15 g,川牛膝 6 g,三七粉(冲)3 g,并配合安宫牛黄丸 1 丸,每日 1 剂。若昏迷不省人事,可采用鼻饲或中药煎液保留灌肠。

功效与主治:通腑化痰,清热息风,开窍醒神。主治急性期脑出血。

(十)风火醒神煎

组成与用法:羚羊角粉 3 g,钩藤(后下)20 g,全瓜蒌 30 g,法半夏 10 g,郁金 10 g,水蛭 10 g,石菖蒲 15 g,三七 15 g,大黄 15 g,怀牛膝 15 g,桃仁 15 g,蜈蚣 2 条,枳壳 6 g。加水浓煎 2 次,共取药液 400 mL,分 4 次鼻饲或口服,每次 100 mL,24 小时服完。病情重,或体胖高大者,每天 2 剂,加水浓煎 2 次,共取药液 140 mL。

功效与主治:清热息风,开窍醒神。

加减应用:风火盛者,加玳瑁 1.5 g,或水牛角片 20 g,生地黄 30 g;痰湿盛者,加熟附子 10 g、白术 20 g、茯苓 15 g;热结腑实者,加芒硝 10 g;元气败脱,鼻鼾息微,手撒肢冷,汗出不止,舌萎脉欲绝者,加西洋参 6 g、熟附子 15 g、煅龙骨 20 g、煅牡蛎 20 g。配合针灸治疗:闭证应起闭开窍,取穴内关、人中、十宣、风府。内关用捻转提插方法;人中用雀啄法;十宣宜点刺放血,出血量 0.5~1 mL;风府用提插法。脱证宜回阳固脱,醒神开窍,取穴内关、人中、气海、关元,神厥施灸法,以艾柱点燃,每穴灸 1 分钟左右。另用安宫牛黄丸或至宝丹,或安脑丸以竹沥水溶解鼻饲或口服,每天 2~3 次。

(十一)活血化瘀清热通腑汤

组成与用法:三七末(冲服)3 g,丹参 30 g,夏枯草 30 g,川牛膝 10 g,胆南星 10 g,天竺黄 10 g,大黄 10 g,泽泻 15 g。每天 1 剂,水煎,取药液 400 mL,分 2~3 次口服或鼻饲。连服 1 个月为 1 个疗程。

功效与主治:活血化瘀,清热通腑。

加减应用:高热烦躁者,加水牛角、羚羊角、栀子、生石膏、黄芩;神昏久不苏醒者,加羚羊角、石菖蒲、远志、郁金;呕逆者,加柿蒂、代赭石;痰多合并肺部感染者,加瓜蒌皮、黄芩、鱼腥草、杏仁、竹沥。

(十二)清热活血汤

组成与用法:黄芩 10 g,山栀子 10 g,胆南星 10 g,桃仁 10 g,大黄 15 g,赤芍 15 g,水蛭 6 g,三七末(冲服)3 g。每天 1~2 剂,水煎服。若不能口服者予以鼻饲。

功效与主治:清热凉血,活血化瘀。

加减应用:神昏不语或言语謇涩者,加石菖蒲 10 g、郁金 10 g;眩晕头痛者,加钩藤 15 g、菊花 15 g;呕吐者,加竹茹 10 g、陈皮 10 g;腹胀纳呆者,加枳实 10 g、砂仁 6 g。

(十三)通窍逐瘀汤加减

组成与用法:地龙 10 g,牛膝 10 g,茜草根 10 g,蒲黄 10 g,花蕊石 10 g,川芎 6 g,降香 6 g,红花 5 g,三七 4 g,羚羊角 3 g。水煎服,每日 1 剂,2 次/日。

功效与主治止血通窍。主治急性脑出血。

加减应用:头痛剧烈者,加夏枯草 30 g、石决明 30 g;热甚者,加龙胆草 12 g、黄芩 10 g;呕吐者,加竹茹 10 g、代赭石 30 g;神志昏迷、颈项强直者,急用至宝丹,每天服 1 丸,或紫雪丹每次服 5 分,研末温水调后鼻饲。

(十四)通腑逐瘀散

组成与用法:大黄 100 g,水蛭 100 g,三七 100 g,人工牛黄 5 g,人工麝香 3 g,血竭 50 g。上药按比例研细末混匀,密封分装,置阴凉干燥处备用。开始每次服 15 g,每天 2 次,用温开水冲服或鼻饲;解出稀便后改为每次服 6~9 g,酌情增减服药次数,一般使保持每天解大便 2~4 次。

功效与主治:通腑泻下,活血祛瘀。主治高血压性脑出血。

加减应用:无。

(十五)瓜蒌薤白半夏汤合小承气汤加味方

组成与用法:大黄 15 g,石菖蒲 15 g,枳实 20 g,厚朴 12 g,全瓜蒌 10 g,薤白 10 g,法半夏 10 g,胆南星 10 g,地龙 10 g。水煎服,每日 1 剂,2 次/日。

功效与主治:祛痰开窍。主治脑出血急性期。

加减应用:若阳闭证者,证见突然昏倒,不省人事,颜面潮红,身热,呼吸急促,躁动不安等,可酌情加用安宫牛黄丸或牛黄清心丸以辛凉开窍、清肝息风;阴闭证者,证见突然昏倒,面白唇暗,痰涎壅盛,四肢欠温,静而不烦等,可给予苏合香丸辛温开窍、豁痰息风。

(十六)脑衄祛瘀利水汤

组成与用法:泽泻 30 g,茯苓 30 g,仙鹤草 30 g,石菖蒲 15 g,车前子(布包)15 g,郁金 15 g,天竺黄 15 g,花蕊石 15 g,葶苈子 15 g,川牛膝 10 g,远志 12 g,三七末(冲服)3 g。水煎服,每日 1 剂,2 次/日。

功效与主治:醒脑开窍,祛瘀止血,除痰行水。主治出血性中风。

加减应用:躁动者,加龙骨、牡蛎、龙胆草;抽搐者,加全蝎、蜈蚣、钩藤;血压高者,加石决明、黄芩、夏枯草;痰多者,加胆南星、橘红;腑实者,加大黄、玄明粉、枳实。

(十七)芪蛭胶囊

组成与用法:黄芪 60 g,水蛭 6 g。取黄芪加水适量,煎煮取药液 2 次,过滤后合并滤液,调压后浓缩成膏状,低温干燥后粉碎成细粉,再与水蛭末混合均匀后,分装即成。每天服 3 次,每次 5 粒,温开水送服,不能吞服者鼻饲。1 个月为 1 个疗程。

功效与主治:益气活血破瘀。主治出血性中风。

(十八)大黄生地汤

组成与用法:酒制大黄 35 g,生地黄 50 g。水煎服,每日 1 剂,2 次/日,或鼻饲,连服 3～16 天。

功效与主治:凉血养阴,通腑泄浊,活血通络。主治出血性中风。

(十九)化瘀醒神汤

组成与用法:酒制大黄 10 g,胆南星 10 g,水蛭 10 g,桃仁 10 g,红花 10 g,茯苓 10 g,白薇 10 g,葛根 15 g,豨莶草 15 g。每天 1 剂,水煎服或鼻饲,或灌肠,并给予安宫牛黄丸兑水化后口服,意识障碍者给安宫牛黄丸兑水鼻饲或灌肠。10～15 天为 1 个疗程。

功效与主治:清热醒神,开窍通腑。主治混合性中风。

(二十)化痰逐瘀方

药物组成:陈皮 6 g,胆南星 6 g,丹参 25 g,茯苓 15 g,白术 10 g,天麻 10 g,枳实 10 g,法半夏 10 g,水蛭 10 g。水煎服,每日 1 剂,2 次/日。4 周为 1 个疗程。

功效与主治:健脾化痰,除湿,活血逐瘀。

加减应用:兼见肝阳暴亢者,加夏枯草 15 g、钩藤 25 g、珍珠母 30 g、牛膝 12 g;兼见痰热腑实者,加大黄 6～10 g、芒硝 10 g、瓜蒌仁 15 g;肢体麻木严重者,加地龙 15 g、全蝎 3.5 g;意识障碍者,加安宫牛黄丸每天 1 丸,连用 2～3 天。

(二十一)建瓴汤

组成与用法:山药 30 g,龙骨 30 g,牡蛎 30 g,代赭石 30 g,生地黄 15 g,白芍 15 g,牛膝 15 g,火麻仁 15 g,天麻 15 g,柏子仁 5 g。水煎服,每日 1 剂,2 次/日。20 天为 1 个疗程。

功效与主治:平肝潜阳,滋阴息风,开窍醒神,益气化瘀。

加减应用:痰浊壅盛者,加天竺黄、法半夏;气虚血瘀者,加太子参、丹参、黄芪;虚风内动者,加羚羊角粉;大便溏者,去代赭石,加莲子;肢冷畏寒者,易生地黄为熟地黄;气血亏虚者,加黄芪、当归、何首乌;腰膝酸软者,加续断、桑寄生、杜仲;肝肾不足者,加肉苁蓉、熟附子、肉桂、山茱萸。

(二十二)桂枝茯苓丸加减方

组成与用法:桂枝 10 g,茯苓 20 g,赤芍 20 g,牛膝 20 g,牡丹皮 15 g,桃仁 10 g,

大黄(后下)8～15 g,黄芪 30～45 g,鲜竹沥 1～3 支(分 2 次冲服)。水煎服,每日 1 剂,2 次/日。

功效与主治:活血化瘀,涤痰开窍,益气通络。

加减应用:舌象显示伤阴时加生地黄 20～45 g。

(二十三)逐瘀消肿汤

组成与用法:水蛭 10 g,川芎 10 g,赤芍 10 g,桃仁 10 g,红花 6 g,大黄 8 g,黄芩 10 g,大枣 10 g。水煎服,每日 1 剂,2 次/日。

组成与用法:活血逐瘀、消肿开窍。主治高血压性脑出血。

加减应用:兼痰热腑实者,加金银花、瓜蒌、桔梗;兼风痰上扰者,加僵蚕、熟附子;兼肝阳上亢者,加菊花、夏枯草。

(二十四)天麻钩藤饮加减方

组成与用法天麻(蒸兑)10 g,山栀子 10 g,桑寄生 10 g,杜仲 10 g,川牛膝 10 g,黄芩 10 g,茯神 10 g,益母草 10 g,钩藤 15 g,石决明(先煎)30 g,夜交藤 30 g。水煎服,每日 1 剂,2 次/日。神昏者鼻饲。

功效与主治:清热凉血,平肝息风,行血散瘀。主治高血压性脑出血。

加减应用:神昏者,加石菖蒲、郁金;高热或抽搐者,加羚羊角;喉中痰鸣者,加竹茹、胆南星;言语謇涩者,加炙远志、木蝴蝶;大便不通者,加大黄。

(二十五)通腑祛瘀汤

组成与用法:大黄 15 g,枳实 15 g,石菖蒲 15 g,赤芍 15 g,桃仁 15 g,胆星 10 g,天竺黄 10 g,芒硝 10 g,三七(冲)10 g,牛膝 25 g。以水 1 500 mL,先煮六味,取500毫升纳大黄更煮取 250 mL 去渣,纳芒硝,更上微火一二沸,待温后冲三七粉内服。

功效与主治:通腑祛瘀,荡涤实热。主治出血性脑卒中。

加减应用:昏迷者,同时给予安宫牛黄丸;若痰盛者,加胆南星、天竺黄各等量;抽搐者,加全蝎、僵蚕、蜈蚣;头晕重者,加石决明、夏枯草、钩藤。

(二十六)凉血醒脑息风汤

组成与用法:羚羊角粉 2 g,益母草 20 g,茯苓 20 g,茜草 20 g,葛根 30 g,石菖蒲 15 g,钩藤 15 g,当归 15 g,生地黄 15 g,白芍 15 g,菊花 10 g,胆南星 10 g,大黄 10 g,竹茹 5 g。每日 1 剂,2 次煎煮,滤取汁 600 mL,分 3 次灌服或鼻饲。

功效与主治:凉血醒脑,息风通窍。

加减应用:昏迷者,同时给予安宫牛黄丸鼻饲。

(二十七)脑衄化瘀汤

组成与用法:生黄芪 50 g,海藻 30 g,仙鹤草 30 g,生地黄 30 g,地龙 20 g,泽泻 20 g,赤芍 10 g。当归 10 g,川芎 10 g,土鳖虫 5 g,三七 5 g,甘草 5 g。

水煎服,每日 1 剂,2 次/日。

功效与主治益气活血,凉血止血。主治出血性脑卒中。

加减应用:血压高者,加决明子、生龙骨、生牡蛎;神昏窍闭者,加石菖蒲、天竺黄;舌强言謇者,加胆南星;舌红少苔或无苔者,加枸杞、山茱萸;舌紫甚者,加桃仁、红花;腑实者,加大黄;舌苔厚腻者,加草果。

(二十八)息风汤

组成与用法:天麻 20 g,钩藤 20 g,羚羊角 2 g,黄芩 15 g,全蝎 5 g,山栀子 15 g,生地黄 20 g,泽泻 15 g,车前子 15 g,夏枯草 20 g,石决明 25 g,益母草 15 g。水煎服,每日 1 剂,2 次/日。

功效与主治:平肝潜阳,清热息风。主治出血性脑卒中。

加减应用:痰多者,加胆南星 15 g、竹茹 15 g、石菖蒲 15 g;大便燥结者,每天加番泻叶 5~10 g,泡水饮;神志不清者,鼻饲安宫牛黄丸,早、晚各 1 丸。

(二十九)脑衄汤

组成与用法:羚羊角 3~6 g,(冲服)钩藤 30 g,水牛角 10~30 g,生地黄 15~30 g,丹皮 15 g,山栀子 12 g,白芍 15~30 g,陈皮 12 g,竹茹 15 g,三七粉 3 g(冲服),甘草 6~10 g。水煎每日 1 剂,煎 2 次、取汁 300~500 mL,每日分 3 次口服,吞咽困难或神昏者则给予鼻饲。

功效与主治:凉肝息风,化痰开窍。主治出血性脑卒中。

加减应用:神志不清者,加石菖蒲、远志;头晕头胀、面赤、血压升高者,加石决明、夏枯草、生龙骨、生牡蛎;兼喉中痰鸣、苔黄厚、烦躁不安者,加胆南星、天竺黄;兼腹胀、便秘者,加大黄;兼头痛、呕吐剧烈者,加法半夏、茯苓、益母草;呕血或便血者,配服大黄粉、白及粉、云南白药。

(三十)犀角地黄汤加味

组成与用法:水牛角粉 3 g(分冲),生地黄 10 g,赤芍 12 g,白芍 15 g,丹皮 12 g,玄参 15 g,大黄 10 g,天麻 15 g,嫩钩藤 15 g,瓜蒌 15 g,水蛭粉 3 g,(分冲)三七粉 3 g(分冲),云南白药 3 g,(分冲)。水煎服,每日 1 剂,2 次/日。如昏迷者,鼻饲给药。30 天为 1 个疗程。

功效与主治:清热开窍,镇肝息风,凉血止血。主治急性脑出血。

(三十一)育阴潜阳醒脑汤

组成与用法生地黄 15 g,牛膝 15 g,地龙 10 g,钩藤 20 g,益母草 20 g,石决明 20 g,白芍 12 g。水煎服,每日 1 剂,2 次/日。

功效与主治:清热凉血,平肝息风。主治急性脑出血。

加减应用:兼痰浊阻窍,舌强言謇者,加石菖蒲、胆南星;痰热交阻,舌苔黄厚腻者,加天竺黄或黄芩;肝肾阴虚,舌红少苔或无苔者,加山黄肉、天冬;眩晕、血压高者,加杭菊花、生龙牡;腑气不通,大便秘结者,加大黄。水煎少许频服或鼻饲。一般用药3天至1周,少数患者用药10天至2周。

(三十二)中脏腑闭证方

组成与用法:丹参 15 g,郁金 10 g,石菖蒲 10 g,苏合香 3 g,安息香 3 g,三七粉(冲)3 g。水煎服(鼻饲),每日 1 剂,2 次/日。配合针刺人中、内关、太冲穴。

功效与主治:化瘀止血,清心醒脑。主治脑出血。

加减应用:待病情稳定后,则可停止使用三七粉等止血药。如瘀血兼有气虚者,则应与黄芪、人参、白术等健脾益气药配伍以达益气化瘀之功效。如血瘀兼有气滞者,应与香附、柴胡、木香、枳壳、陈皮等理气、行气药物相配伍,以达行气化瘀之目的。瘀血与痰饮互结者,活血化瘀药应与瓜蒌、法半夏、胆南星等化痰药相配伍,以提高豁痰除饮,活血,祛瘀之疗效。瘀血兼有肝阳上亢者,应与天麻、钩藤、生白芍、生龙齿等平肝潜阳药物相配伍,以增强祛瘀平肝的作用。若瘀血兼有腹痛,便秘腑实证者,应用大黄、芒硝、番泻叶等通里攻下药相配伍,以收祛瘀通腑功效。若瘀血兼见神昏者,应与麝香、苏合香、安息香等芳香开窍药物相配伍,以取得祛瘀生新,醒脑开窍的临床疗效。

(三十三)祛瘀通腑汤

组成与用法:水蛭(冲服)4 g,大黄 15～20 g,益母草 30 g,泽兰 30 g。水煎服,每日 1 剂,2 次/日。

功效与主治:活血祛瘀通腑。主治脑出血。

加减应用:风痰上扰清窍者,加天麻、钩藤、怀牛膝、石决明、白蒺藜、瓜蒌、法半夏、陈皮;痰热内闭者,加胆南星、石菖蒲、菊花、黄芩、栀子、法半夏、竹茹;阴虚风动者,加麦冬、女贞子、白芍、知母、生地黄、肉桂、何首乌、山茱萸。

(三十四)大黄葶苈汤

组成与用法:生大黄 8～50 g,葶苈子 10～25 g。水煎服,每日 1 剂。能口服者每次服 200 mL,日服 2 次;不能口服者给予鼻饲,每次 100 mL,每日 4 次。配合辨证用药。本方两药剂量主要依据大便情况酌情调整。一般患者以每天解 2～3 次稀便较为适宜。

功效与主治:祛瘀化痰,开窍通络。主治急性脑出血。

加减应用:中经络辨证为肝阳暴亢者,治以平肝息风。重镇潜阳,药用夏枯草、龙骨、牡蛎、白芍、牛膝、钩藤、黄芩、泽泻、元参等;风痰瘀阻者,治以化痰息风,活血通络,药用胆南星、法半夏、竹茹、全瓜蒌、菊花、当归、丹参、川芎等;阴虚风动者,治以养阴和血,柔肝息风,药用生地、山黄肉、当归、白芍、杜仲、牛膝、菊花、钩藤等;气虚血瘀者,治以补气活血祛瘀,药用黄芪、川厚芎、赤芍、桃仁、地龙、丹参、当归等。在中脏腑闭证者,治以醒脑开窍,清化热痰(或温化寒痰),药用石菖蒲、郁金、竹茹、黄芩、明矾、胆南星、法半夏、川朴、白芷、桔梗、僵蚕、全蝎等;闭脱证治以开闭固脱,药石菖蒲、郁金、枳实、人参、麦冬、附子、甘草等。

(三十五)平肝消瘀化痰汤

组成与用法:红花 10 g,当归 15 g,生地黄 10 g,川芎 8 g,三七 10 g,牛膝 12 g,天麻 10 g,钩藤 15 g,茯苓 15 g,泽泻 10 g,石菖蒲 8 g,天竺黄 10 g,甘草 3 g。水煎服,每日 1 剂,2 次/日。

功效与主治:平肝消瘀,化痰通络。主治脑出血。

(三十六)当归秦艽汤

组成与用法:秦艽 10 g,当归 10 g,何首乌 15 g,鸡血藤 30 g,赤芍 10 g,生地黄 15 g,川芎 10 g,桃仁 10 g,羌活 10 g,独活 15 g,石菖蒲 10 g,远志 6 g,山茱萸 10 g,木瓜 15 g。水煎服,每日 1 剂,2 次/日。

功效与主治:养阴活血化瘀,祛风清热化痰。主治脑出血恢复期。

(三十七)脑出血二号方

组成与用法:法半夏 10 g,陈皮 10 g,黄芩 10 g,夏枯草 20 g,钩藤 20 g,地龙 10 g,白芍 10 g,胆南星 10 g,大黄 10 g,麦冬 10 g,玄参 30 g。水煎服,每日 1 剂,2 次/日。

组成与用法:清热息风,化痰通络,清热生津。用于脑出血恢复期。

(三十八)脑出血三号方

组成与用法:生地黄 10 g,女贞子 15 g,麦冬 10 g,怀牛膝 12 g,黄芪 30 g,当归 12 g,地龙 12 g,丹参 30 g,川芎 10 g,红花 10 g,鸡血藤 20 g,葛根 20 g。水煎服,每日 1 剂,2 次/日。

功效与主治:滋补肝肾,益气活血通络。主治脑出血恢复期及后遗症期。

(三十九)通窍活血方

组成与用法水蛭 4 g,桃仁 10 g,赤芍 10 g,丹参 10 g,地龙 10 g,红花 5 g,川芎 5 g。水煎服,每日 1 剂,2 次/日。

功效与主治:祛瘀通络。

加减应用:肝阳上亢者,加石决明 30 g、白芍 15 g;肾阴虚者,加生地黄 15 g、女贞子 10 g、旱莲草 10 g;烦躁者,加牡丹皮 10 g、栀子 10 g;夹痰者,加法半夏 10 g、胆南星 10 g;腑实者,加大黄 5～10 g、瓜蒌仁 15 g;神昏者,加安宫牛黄丸 1 枚,每天 1～2 次。

六、辨证良方

脑出血急性昏迷期属中风中脏腑范畴,中脏腑又分闭证与脱证。闭证以邪实内闭为主,属实证,急宜祛邪开窍;脱证以阳虚欲脱为主,属虚证、急宜扶正固脱。闭证又根据有无热证而分为阳闭及阴闭。在治疗中应首辨闭脱、寒热、虚实,后按"急则治其标""标本兼治"的原则进行辨证施治。后遗症恢复期,神志已清醒,可出现半身不遂,语言謇涩,口眼㖞斜等症状。治以通络、化痰、养血、祛瘀、补气、养阴为主。诸证可大致分为风痰闭窍、痰火扰神、痰湿蒙窍、中风脱症、肝阳暴亢、风痰阻络、阴虚风动、气虚血瘀与痰热腑实证而论治。

(一)风痰闭窍证

主症:突然昏仆,不省人事,半身不遂,肢体强痉,口舌㖞斜。兼两目斜视或直视,面红目赤。口噤、项强,两手握固拘急,甚则抽搐。舌质红或绛,苔黄燥或焦黑。

治法:清热息风,醒神开窍。

1.安宫牛黄丸

组成与用法:牛黄30 g,郁金30 g,犀角30 g,黄芩30 g,黄连30 g,山栀30 g,雄黄30 g,朱砂30 g,冰片7.5 g,麝香7.5 g,珍珠15 g。上药共为细末,炼蜜为丸,金箔为衣。每服3 g。脉虚者,用人参汤送下。脉实者,用金银花、薄荷汤送下。鼻饲管注药。

功效与主治:镇肝息风,退热清心,芳香开窍。

加减应用:无。

2.紫雪丹

组成与用法:磁石1 500 g,寒水石1 500 g,滑石1 500 g,石膏1 500 g,用清水煮至四斗去渣;次用犀角屑150 g,羚羊角屑150 g,青木香150 g,沉香(碎)150 g,玄参500 g,升麻500 g,丁香(碎)30 g,炙甘草24 g。入前药汁中再煮至一斗5升;再用朴硝5 000 g/硝石1 000 g,入前药汁中,微火煎之。不断的搅拌,候之七升时投入水盆中。待半日欲凝时,再加人麝香(研)37.5 g,朱砂(水飞)90 g,搅匀,勿见火,待冷却或凝结如霜即成,用铅罐收贮。每服3~6 g,冷水调服(原方有赤金一百两同煎,现改为每两成药加金箔五张)。

功效与主治:安神开窍,清窍醒脑,泻火退烧,解毒息风。

加减应用:可配合安宫牛黄丸口服。

(二)痰火闭窍证

主症:突然昏仆,不省人事,半身不遂,肢体强痉拘急,口舌㖞斜。兼鼻鼾痰鸣,面红目赤,或见抽搐,两目直视,项背身热,躁扰不宁,大便秘结。舌质红或红绛,苔黄腻或黄厚干。脉滑数有力。

治法:清热涤痰,醒神开窍。

1.至宝丹

组成与用法:犀角屑30 g,玳瑁屑30 g,琥珀(研)30 g,雄黄(水飞)30 g,朱砂(水飞)30 g,龙脑 3 g,麝香 3 g,牛黄 15 g,金箔 50 张,银箔 50 张,安息香 45 g。以无灰酒搅澄清,滤过杂物,慢火煎成膏。上药研成细末和匀,将安息香膏隔水煮烊,与药末调和成丸,如梧桐子大。每服 2 至 5 丸,人参汤送下。现均作成每丸克,每服 1 丸,开水送下。如产后血晕,死胎不下,用童便一合、生姜汁 3 至 5 滴,温开水送下 5 丸。

功效与主治:清热解毒,开窍醒脑,镇心安神。

加减应用:可配合安宫牛黄丸口服。

2.万氏牛黄清心丸

组成与用法:牛黄 0.5 g,黄连 15 g,黄芩 9 g,山栀子 9 g,郁金 6 g,朱砂 4.5 g。共研细末,用醋调面糊为丸,如玉米粒大,每服七、八丸;或每丸重 3 g,每服 1 丸;病重酌加灯芯汤送下。

功效与主治:清热解毒,开窍醒脑。

加减应用:无。

3.摄生饮

组成与用法:胆南星 6 g,木香 6 g,石菖蒲 6 g,细辛 1.5 g,生甘草 1.5 g,法半夏 9 g,竹沥 10 g。水煎服,每日 1 剂,2 次/日。

功效与主治:温中化痰,开窍醒脑,通经活络。

加减应用:无。

4.芪连温胆汤

组成与用法:黄芪 30 g,黄连 12 g 法半夏 15 g,茯苓 10 g,陈皮 12 g,枳实 10 g,胆南星 10 g,竹茹 10 g,郁金 20 g,小厚朴 12 g,石菖蒲 30 g。水煎服,每日 1 剂,2 次/日。

功效与主治:清热化痰,益气通络。主治急性脑出血。

加减应用:烦躁不安者,加莲子心 10 g、栀子 12 g,以清心除烦;大便秘结者,加大黄 6 g,以泻下通便;肢体肿胀、疼痛者,加泽兰 30 g、防己 24 g,以清热利湿通络、活血消肿。

5.攻邪开闭方

组成与用法:牛黄 0.5 g,麝香 0.5 g,胆南星 6 g,水牛角 1 g,羚羊角 2 g,石菖蒲 12 g,川贝母 10 g,全蝎 10 g,蝉蜕 10 g,僵蚕 20 g,钩藤 30 g,天竺黄 12 g,水煎服,牛黄、麝香冲服,羚羊角先煎。加三七 3~6 g、水蛭 6~10 g、花蕊石 15 g、丹参 15~18 g,等,再加入适量川牛膝以引热、引血、引水下行。

功效与主治:平肝息风,化痰开窍。

加减应用:舌苔黄腻者,痰多者加黄芩、浙贝。大便秘结者,加大黄 10 g,以泻下通便。

(三)痰湿蒙窍证

主症:突然昏仆,不省人事,半身不遂,肢体松懈,口舌喎斜。兼痰涎涌盛,面白唇暗。四肢不温,甚则逆冷。舌质暗淡,苔白腻。脉沉滑或缓。

治法:燥湿化痰,醒神开窍。

1.涤痰汤

组成与用法:胆南星 9 g,法半夏 9 g,人参 9 g,茯苓 9 g,橘红 6 g;枳实 6 g,竹茹 6 g,石菖蒲 3 g,甘草 3 g,生姜 6 g。

功效与主治:辛凉开窍,去痰燥湿,利膈活络。

2.苏合香丸

组成与用法:白术 15 g,诃子肉 15 g,麝香 15 g,香附 15 g,檀香 15 g,丁香 15 g,青木香 15 g,沉香 15 g,安息香 15 g,荜茇 15 g,犀角 15 g,乳香 45 g,苏合香油 45 g,冰片 45 g。上药共研细末,入安息香和好黄酒,蜜制为丸,每丸重 3 g,朱砂为衣。每服 1 丸,温开水送下。

功效与主治:温中散寒,开窍醒脑,舒通神志。

加减应用:无。

3.三生饮

组成与用法:生南星 30 g,生川乌 30 g,生附子 30 g,木香 6 g,生姜 6 g。水煎服,每日 1 剂,2 次/日。

功效与主治:温脾祛寒,辛温开窍。

加减应用:无。

(四)中风脱证

主症:突然昏仆,不省人事,汗出如珠,目合口张,肢体瘫软,手撒肢厥。兼气息微弱,面色苍白,瞳神散大,二便失禁。舌质淡紫,或舌体卷缩,苔白腻。脉微欲绝。

治法:回阳救逆。

1.回阳救急汤

组成与用法:人参 6 g,白术 6 g,肉桂 6 g,陈皮 6 g,干姜 6 g,茯苓 9 g,法半夏 9 g,炮附子 9 g,五味子 9 g,炙甘草 3 g,生姜 3 g。临卧时,加麝香 0.9 g,冲服之。

功效与主治:回阳补阴,通关利窍,温中散寒。主治脑出血急性期。

加减应用:若无脉者;加猪胆汁 3 g。

2.参附汤

组成与用法:人参 12 g,炮附子 9 g。水煎服,每日 1 剂,2 次/日。

功效与主治:益气回阳,扶正固脱。

加减应用:汗出不止者加黄芪、煅龙骨、煅牡蛎、五味子以敛汗固脱;兼有瘀滞者,加丹参、赤芍;真阴不足,阴不敛阳致虚阳外越,或上证使用参附汤后见面赤足冷,虚烦不安,脉极虚弱或突现脉大无根者,是阳气稍复而真阴不足,此为阴虚阳脱之证,当以地黄饮子以填补真阴,温壮肾阳。

（五）肝阳暴亢

主症：半身不遂，肢体强痉，口舌㖞斜，言语不利。兼眩晕头胀痛，面红目赤，心烦易怒，口苦咽干，便秘尿黄。舌质红或绛，苔黄或黄燥。脉弦或弦数。

治法：平肝息风潜阳。

1.羚羊钩藤汤

组成与用法：羚羊角（先煎）4.5 g，鲜地黄 15 g，钩藤（后下）9 g，菊花 9 g，生白芍 9 g，茯神 9 g，鲜竹茹（与羚羊角先煎带水）9 g，川贝母 12 g，生甘草 3 g，卧桑叶 6 g。水煎服，每日 1 剂，2 次/日。

功效与主治：凉肝息风，增液舒筋，活络醒脑。主治脑出血急性期。

加减应用：抽搐者增羚羊角至 6 g、加地龙 30 g、蝉衣 12 g；神志不清加石菖蒲 12 g、牛黄（冲服）0.5 g；头痛甚者加石决明 30 g、珍珠母 30 g、夏枯草 15 g；消化道出血加生大黄 9 g。痰热盛者加鲜竹沥汁、胆南星、猴枣散以清热化痰；火盛者加黄芩、山栀子、石膏以清热泻火；烦扰不宁者加石菖蒲、郁金、远志、珍珠母以化痰开窍、镇心安神；大便秘结，口臭，腹胀满，日晡潮热者合大承气汤以通腑泄热。

2.羚羊角骨汤

羚羊角骨 25 g、钩藤 15 g、白芍 12 g、地龙 12 g、石决明 30 g、天竺黄 10 g、茯苓 10 g、杜仲 12 g、牛膝 15 g。水煎服，每日 1 剂，2 次/日。

功效与主治：平肝息风。主治脑出血急性期。

加减应用：兼热盛者，可加黄芩、莲子心、石膏；兼痰可加胆南星、全蝎、僵蚕；兼失语者加全蝎、石菖蒲，或合至宝丹。

3.镇肝清热安神息风汤

组成与用法：琥珀 6 g，玳瑁 6 g，珍珠母 9 g，法半夏 9 g，陈皮 9 g，远志 9 g，柏子仁 9 g，夜合花 9 g，合欢花 9 g，薄荷（后下）9 g，钩藤 9 g，黄芩 9 g，天麻 9 g，山栀 9 g，朱砂（单包冲兑）3 g，茯苓 15 g，甘草 3 g。水煎服，每日 1 剂，2 次/日。

功效与主治：平肝安神，定志息风。主治脑出血急性期。

加减应用：无。

4.中风 1 号

组成与用法：菊花 15 g，钩藤 15 g，石决明 30 g，青葙子 15 g，玄参 30 g，龙胆草 12 g，牛膝 12 g，代赭石 30 g，川楝子 12 g，丹参 12 g，女贞子 15 g，旱莲草 12 g。水煎服，每日 1 剂，2 次/日。

功效与主治：平肝益肾，镇逆潜阳，通经活络。主治脑出血。

加减应用：口眼㖞斜者，可加僵蚕、全蝎、白附子等，亦可用老鹳草 120 g，水煎熏洗患侧，日 2 次；语言不利者，加石菖蒲、远志；失眠者，加炒枣仁、夜交藤等；胆固醇高者，加何首乌、草决明、桑寄生等。

5.潜阳息风汤

组成与用法:代赭石25 g,石菖蒲10 g,灵磁石25 g,生石膏25 g,决明25 g,郁金10 g,法半夏10 g,生珍珠母15 g,净地龙10 g,怀牛膝15 g。水煎服,每日1剂,2次/日。

功效与主治:镇肝潜阳,息风活络。主治脑出血。

加减应用:若头晕痛者,在本方内加天麻、钩藤;若痰盛心烦者,加生牡蛎、天竺黄;口眼喝斜者,加僵蚕、全蝎;若下肢无力者,加赤芍、甘草(芍药甘草汤之意);若四肢顽麻不仁者,加木瓜、威灵仙。

6.转舌膏

组成与用法:山栀子15 g,黄芩15 g,大黄15 g,元明粉15 g,甘草15 g,桔梗15 g,防风15 g,薄荷(酒洗)30 g,远志30 g,柿霜30 g,川芎9 g,石菖蒲9 g,牛黄9 g,琥珀3 g,珍珠母3 g。上药研末为丸,每丸重6 g,用朱砂为衣,每服一丸。食后临卧服,薄荷汤送下。

功效与主治:芳香开窍,清心肝之火邪。主治脑出血。

7.调肝活血汤

组成与用法:天麻15 g,钩藤(后下)12 g,川芎15 g,僵蚕10 g,石决明(先煎)15 g,丹参9 g,桑寄生9 g,川牛膝12 g,黄芩9 g,杜仲9 g,山栀子9 g,夜交藤9 g,茯神20 g,甘草12 g。水煎服,每日1剂,2次/日。辅以天麻100 g,钩藤100 g,川芎200 g,僵蚕30 g,地龙30 g,牛膝60 g,红花100 g,磁石60 g,夏枯草200 g,野菊花200 g,桑叶150 g,冰片10 g。上药混合,放入粗型粉碎机中粉碎后装入枕头做成药枕。

功效与主治:平肝息风,调气活血。主治脑出血术后急性期肝阳上亢证。

加减应用:无。

8.逐瘀平肝汤

组成与用法:半枝莲15 g,水蛭5 g,僵蚕10 g,石菖蒲6 g,夏枯草10 g,钩藤10 g,黄芩10 g,白芍10 g。水煎服,每日1剂,2次/日。

功效与主治:逐瘀泄毒,平肝潜阳。

加减应用:无。

(六)风痰阻络证

主症:半身不遂,肢体拘急,口舌喝斜,言语不利,肢体麻木。兼头晕目眩。舌质暗红,苔白腻。脉弦滑。

治法:化痰息风通络。

1.半夏天麻白术汤加味

组成与用法:法半夏7.5 g,麦芽7.5 g,陈皮7.5 g,白术6 g,炒神曲6 g,干姜6 g,

苍术 6 g,黄柏 6 g,人参 9 g,白茯苓 9 g,泽泻 9 g,黄芪 15 g,天麻 12 g。

功效与主治:健脾燥湿,去痰利水,补中益气。主治脑出血风痰瘀阻证。

加减应用:若眩晕较甚者,可加僵蚕、胆南星等以加强化痰息风之力;头痛甚者,加蔓荆子、白蒺藜等以祛风止痛;呕吐甚者,可加代赭石、旋覆花以镇逆止呕;兼气虚者,可加党参、生黄芪以益气;湿痰偏盛,舌苔白滑者,可加泽泻、桂枝以渗湿化饮。

2.乌药顺气汤

组成与用法:乌药 6 g,陈皮 6 g,麻黄 3 g,川芎 3 g,白芷 3 g,桔梗 3 g,枳壳(炒) 3 g,僵蚕 1.5 g,生姜 1.5 g,炙甘草 1.5 g。水煎服,每日 1 剂,2 次/日。

功效与主治:通调运气,消风化痰,活络。主治脑出血风痰瘀阻证。

加减应用:如口眼㖞斜者,加全蝎 3 g、蜈蚣 1 条、白附子 6 g。

3.陈夏六君子汤

组成与用法:人参 6 g,白术 6 g,陈皮 6 g,茯苓 9 g,法半夏 9 g,甘草 3 g,姜汁 10 g,竹沥 10 g,钩藤 9 g。水煎服,每日 1 剂,2 次/日。

功效与主治:利气去痰,疏风理脾,和胃活络。主治脑出血风痰瘀阻证。

加减应用:无。

4.通经活血汤

组成与用法:当归(酒洗)9 g,川芎 9 g,桃仁 9 g,秦艽 9 g,苍术(米泔泡)9 g,牛膝 9 g,没药 9 g,桑枝 9 g,丝瓜络 9 g,夜交藤 9 g,鸡血藤 9 g,甘草 3 g,黄柏 3 g,羌活 3 g,乳香 3 g,地龙 6 g,补骨脂 6 g,红花 6 g。水煎服,每日 1 剂,2 次/日。

功效与主治:通经活络,散风祛痰。

加减应用:无。

5.吴黄泻心夺命汤

组成与用法:吴茱萸 10 g,人参 10 g,大黄 10 g,黄连 10 g,黄芩 10 g,血竭 15 g,没药 6 g,生姜 5 g,大枣 6 g,麝香 0.1 g,(冲)。水煎服,每日 1 剂。

功效与主治:回真阳,清实火,调气血,化瘀滞,通窍道。主治脑出血证属肝肾阳虚、风动火炽。

加减应用:肝肾阳虚甚者,重用吴茱萸、人参,减黄芩、黄连用量;火盛气逆甚者,重用大黄、黄连,加牛膝、赭石;痰浊壅盛者,加天竺黄、竹茹、竹叶、竹沥;有阴虚征象者。加熟地黄、山茱萸;气虚者,加白术、黄芪。

6.加味温胆汤

组成与用法:胆南星 12 g,瓜蒌仁 12 g,陈皮 10 g,法半夏 10 g,黄芩 9 g,山栀子 9 g,枳实 10 g,茯苓 15 g,杏仁 12 g,石菖蒲 12 g,郁金 12 g,全蝎 10 g,地龙 10 g。水煎服,每日 1 剂,2 次/日。14 天为 1 个疗程。

功效与主治:清热化痰,宣窍行气通络。主治脑出血属痰瘀阻络证。

加减应用:若下肢无力甚者加桑寄生 15 g、牛膝 15 g;上肢偏废者加桑枝 12 g、桂枝 9 g;面色萎黄、手足水肿者加黄芪 10 g、赤芍 10 g。

(七)阴虚风动证

主症:半身不遂,口舌喎斜,言语不利。兼症:手足心热,肢体麻木,五心烦热,失眠,眩晕耳鸣。舌质红或暗红,苔少或光剥无苔。脉弦细或弦细数。

治法:滋阴潜阳,镇肝息风。

1.镇肝息风汤

组成与用法:生赭石(先煎)30 g,生龙骨(先煎)15 g,生牡蛎(先煎)15 g,元参 15 g,生白芍 15 g,生龟板(先煎)15 g,天冬 15 g,川楝子 15 g,生麦芽 6 g,茵陈 6 g,甘草 4.5 g,牛膝 30 g。水煎服,每日 1 剂,2 次/日。

功效与主治:平肝清热息风,通经活络。主治脑出血阴虚风动证。

加减应用:痰多者,加胆南星、天竺黄、石菖蒲等药。口渴咽干舌燥者,加生石膏 30 g。尺脉虚者,加熟地 15 g、山黄肉 15 g。大便不实者,去龟板、代赭石,加赤石脂 4 g。目胀酸痛,加苦丁茶 6 g。大便实者,加大黄、芒硝。如神昏不省人事,加石菖蒲 10 g、羚羊角 3 g、钩藤 10 g、姜汁 10 g、薄荷 10 g(后下)。潮热盗汗,五心烦热者加黄柏、知母、地骨皮以清相火;腰膝酸软者加女贞子、旱莲草、枸杞子、杜仲、何首乌等以补益肝肾;兼痰热者加天竺黄、瓜蒌、胆南星以清热化痰;心烦失眠者可加珍珠母、夜交藤以镇心安神。

2.地黄饮子

组成与用法:熟地黄 15 g,吴茱萸 15 g,石斛 15 g,麦冬 15 g,五味子 15 g,石菖蒲 15 g,茯苓 15 g,远志 15 g,肉苁蓉 15 g,肉桂 15 g,炮附子 15 g,巴戟天 15 g,薄荷(后下)10 g,生姜 6 g,大枣 6 g,水煎服,每日 1 剂,2 次/日。

功效与主治:滋阴平肝,养阴开窍,引火归元。主治脑出血之暗痱。

加减应用:若属痱而无暗者,减去石菖蒲、远志等宣通开窍之品;暗痱以阴虚为主,痰火偏盛者,去附、桂,酌加川贝母、竹沥、胆南星、天竺黄等以清化痰热;兼有气虚者,酌加黄芪、人参以益气。

3.健步虎潜丸

组成与用法:虎胫骨(酥制)30 g,锁阳 30 g,当归 30 g,干姜(春夏秋季不用)30 g,牛膝 60 g(酒蒸),陈皮 60 g,白芍(酒炒)60 g,熟地黄 90 g,知母(盐酒炒)120 g,炙龟板 120 g,黄柏 240 g。用煮烂羯羊肉合药末为丸,如梧桐子大,每服 9 g。食前服,淡盐汤送下。

功效与主治:滋补肝肾,强筋健骨。主治脑出血后遗症期肝肾亏虚证。

加减应用:无。

4.沙芪煎剂

组成与用法:沙参 30 g,黄芪 100 g,地龙 10 g,川芎 10 g,三七 10 g,夏枯草 10 g,山茱萸 10 g。水煎服,每日 1 剂,每日 3 次,饭后半小时温服。

功效与主治:益气养阴,活血通络。主治脑出血后遗症期气阴两虚瘀阻证。

加减应用:口眼㖞斜者,酌加全蝎、白僵蚕、白附子、防风;失语或语言不清者,加远志;血瘀重者,加桃仁、当归;肝阳上亢者,酌加石决明、黄芩、栀子、天麻;风痰上扰者,酌加陈皮、法半夏、竹茹、胆南星;阴虚风动者,加枸杞、麦冬。

5.培元通经息风汤

组成与用法:当归 10 g,生黄芪 30 g,生地黄 15 g,赤芍 15 g,白芍 15 g,天竺黄(后下)10 g,全蝎 8 g,竹沥汁 20 g,天麻 15 g,钩藤 15 g,白附子 10 g,桂枝 10 g。先将生黄芪用冷水浸泡半小时,浸透后煎煮。首煎煮沸后文火再煎 50 分钟,二煎沸后文火 30 分钟,煎好后两汁混匀,约 300~500 mL 为宜。昏迷期间采用鼻饲分 2 次饲完,中间隔 3 小时,一昼夜 2 剂。

功效与主治:滋阴益气,温经活络,息风豁痰。主治脑出血证属气阴两虚、风痰内扰证。

加减应用:阴虚津亏,舌红少苔者,加天冬 15 g、麦冬 10 g;痰浊阻窍,神志不清,舌强言謇或失语者,加石菖蒲 10 g、远志 6 g。

6.滋补肝肾活血通络方

组成与用法:生地黄 10 g,女贞子 10 g,山茱萸 10 g,牛膝 10 g,川芎 10 g,红花 10 g,当归 10 g,地龙 10 g,山楂 15 g,桑寄生 20 g,鸡血藤 20 g,加三七粉 3 g,冲服,水煎服,每日 1 剂,2 次/日或鼻饲。

功效与主治:滋补肝肾,活血通络。用于脑出血肝肾阴血亏虚证。

加减应用:阴虚津亏,舌红少苔或无苔或舌暗红、苔黄干燥少津及无津者,加石斛 15 g、麦冬 10 g、葛根 10 g;痰浊阻窍,神志不清,舌强言謇或失语者,加鲜竹沥 60 mL,石菖蒲 10 g、远志 6 g;眩晕血压高者,加钩藤 30 g、杭菊 10 g、黄芩 10 g;偏身肿胀,肢软无力,舌暗体胖者,加黄芪 15~30 g、茯苓 15 g;肢体活动屈伸欠灵活者,加路路通 10 g、丝瓜络 10 g,或稀莶草 20 g。

7.滋阴通络汤

组成与用法:生地黄 30 g,山茱萸 15 g,石斛 15 g,麦冬 15 g,肉苁蓉 15 g,石菖蒲 15 g,茯苓 15 g,地龙 15 g,当归 15 g,远志 8 g,黄芪 60 g,赤芍 24 g,水蛭(研末吞服)克。水煎服,每日 1 剂,2 次/日。

功效与主治:补肾益气,化瘀潜阳。主治脑出血肾气亏虚,风阳上扰证。

加减应用:痰浊重者,加天麻、胆南星、法半夏;大便秘结者,加大黄、芒硝;口眼㖞斜者,加熟附子、全蝎、僵蚕;血压高者,加炙龟板、石决明、钩藤;血脂高者,加瓜蒌、山楂；有冠心病者，加丹参、全瓜蒌；上肢瘫痪重者，加桑枝、姜黄，下肢瘫痪重者，加川牛膝、蜈蚣；偏阳虚者，加熟附子、肉桂。

(八)气虚血瘀证

主症：偏身瘫软不用，伴肢体麻木，甚则感觉完全丧失，口舌㖞斜。兼少气懒言，纳差，自汗，面色萎黄，或偏侧肢体强痉而屈伸不利，或见患侧肢体水肿。舌贡淡紫或紫暗，或有瘀斑，苔薄白或白腻。脉弦涩或脉细无力。

治法：益气活血，化瘀通络。

1.补阳还五涤痰汤

组成与用法：黄芪 60～120 g，桃仁 10～15 g，红花 8 g，当归尾 10 g，川芎 10 g，干地龙 20 g，丹参 30 g，赤芍 10 g，法半夏 10 g，陈皮 8～15 g，生竹茹 20 g，石菖蒲 10 g，鸡血藤 30 g。水煎服，每日 1 剂，2 次/日。

功效与主治：补气活血，温通经脉，和中化湿。主治脑出血气虚血瘀兼痰瘀阻络证。

加减应用：肝肾阴虚、肝风内动者，加天麻、钩藤（后下）、草决明；痰浊阻络者，加制南星、瓜蒌；呕吐者，加白豆蔻；流涎者，加桂枝、白术；口眼㖞斜者，加全蝎、蜈蚣；语言不利者，加远志；便秘者，加火麻仁、肉苁蓉；口苦、心烦、失眠多梦者，加龙胆草、合欢花、柏子仁；头痛者，加菊花、夏枯草。

2.补阳还五益气化瘀汤

组成与用法：黄芪 30～120 g，鸡血藤 30 g，地龙 15 g，当归 12 g，川芎 12 g，赤芍 10 g，桃仁 10 g，红花 10 g，丹参 10 g，乌梢蛇 10 g，钩藤 10 g，天麻 10 g，水蛭 6 g。水煎服，每日 1 剂，2 次/日。

功效与主治：益气活血，通脉活络，排瘀荡滞，祛瘀生新。主治脑出血气虚瘀阻明显者。

加减应用：口角流涎者，加远志、石菖蒲、郁金；口眼㖞斜者，加熟附子、僵蚕、全蝎；气虚者，重用黄芪，或加太子参；手足肿胀者，加茯苓、泽泻、防己；肢体麻木、屈伸不利者，加桑枝、络石藤；肢体疼痛不温者，加桂枝；下肢无力者，加续断、桑寄生、牛膝；大便干燥者，加何首乌、火麻仁、瓜蒌；头痛头晕、面红耳赤者，加夏枯草、石决明；语言謇涩者，加石菖蒲、郁金；痰热重者，加胆南星、天竺黄、竹沥；胸闷重者，加瓜蒌、橘红、法半夏、枳实。

3.上池饮

组成与用法：人参 6 g，白术 6 g，陈皮 6 g，天麻 6 g，牛膝 6 g，茯苓 9 g，当归（酒洗）9 g，白芍（酒洗）9 g，熟地黄 9 g，法半夏 9 g，防风 9 g，羌活 3 g，红花（酒洗）1.2 g，乌药 1.2 g，炙甘草 1.2 g，桂枝 1.8 g，黄芩（酒洗）2.5 g，炒枣仁 2.5 g。水煎服，每日 1 剂，2 次/日。

功效与主治:补气养血,舒筋活络,通风清热,理气去痰。主治脑出血气血亏虚,经络痹阻证。

4.当归山甲活血汤

组成与用法:当归(酒洗)9 g,生黄芪9 g,生桃仁9 g,川牛膝9 g,木瓜9 g,防风9 g,炮附子9 g,没药9 g,桂枝9 g,穿山甲9 g,地龙肉6 g,全蝎6 g,红花6 g。水煎服,每日1剂,2次/日。

功效与主治:益气活血去风湿,舒筋活络止痛。主治脑出血后遗症期气虚血瘀兼风湿痹阻经络证。

加减应用:左侧重,加当归;右侧重,加黄芪。

5.舒筋活血汤

组成与用法:川芎9 g,熟地黄9 g,白芍9 g,当归9 g,羌活9 g,防风9 g,茯苓9 g,牛膝9 g,白术9 g,桃仁9 g,威灵仙9 g,白芷9 g,龙胆草9 g,防己6 g,陈皮6 g,炙甘草3 g,生姜3 g。水煎服,每日1剂,2次/日。

功效与主治:养血除风,祛湿通络。主治脑出血后遗症期气血亏虚合风湿

加减应用:痰多,加胆南星3 g、法半夏9 g、白芥子9 g。寒多,加炮附子9 g、肉桂6 g。

6.再造丸(散)

组成与用法:人参6 g,桂枝6 g,羌活6 g,防风6 g,川芎6 g,黄芪9 g,炒赤芍9 g,煨姜9 g,炮附子9 g,甘草3 g,细辛3 g,大枣3个(劈开)。水煎服,每日1剂,2次/日。

功效与主治:益气助阳,散寒止痛,疏风通络。主治脑出血证见气虚血瘀风寒痹阻证。

加减应用:无。

7.大活络丹

组成与用法:白花蛇60 g,乌梢蛇60 g,威灵仙60 g,两头尖(前四味药用黄酒浸)60 g,龟板(炙)60 g,麻黄60 g,贯仲60 g,甘草(炙)60 g,羌活60 g,肉桂60 g,乌药60 g,黄连60 g,草乌60 g,天麻(煨)60 g,全蝎(去毒)60 g,何首乌(黑豆水浸)60 g,熟地黄60 g,大黄(酒蒸),木香60 g,沉香60 g,藿香60 g,细辛60 g,赤芍30 g,没药(去油)30 g,乳香(去油)30 g,丁香30 g,僵蚕30 g,胆南星(姜制)30 g,青皮30 g,骨碎补30 g,豆蔻30 g,黄芩30 g,元参30 g,香附(酒浸焙)30 g,白术30 g,黑附子30 g,安息香30 g,小防风5 g,葛根4.5 g,牛黄4.5 g,虎胫骨(炙)4.5 g,冰片4.5 g,当归4.5 g,血竭20 g,地龙(炙)15 g,犀角15 g,麝香15 g,松脂15 g,人参90 g。上药共研细末,蜜丸如龙眼大,金箔为衣,腊壳封固,每服一丸,黄酒送下。

功效与主治补气血,调营卫,祛风湿,除痰热,活络止痛。主治脑出血复期及后遗

症期气虚血瘀,风湿痹阻,痰热瘀结证。

8.归龙汤

组成与用法:三七粉 6 g(冲),地龙 6 g,当归 10 g,水蛭 6 g,丹参 15 g,黄芪 30 g,桃仁 10 g,川芎 6 g,穿山甲 10 g,鸡血藤 30 g。水煎服,每日 1 剂,2 次/日。

功效与主治:益气活血。主治脑出血气虚血瘀证。

加减应用:口眼㖞斜者,加全蝎、白僵蚕、白附子;失语或语言不清者,加远志、石菖蒲;痰涎壅盛者,加陈胆南星、法半夏、竹茹;肝阳上亢、肝火旺盛者,加黄芩、石决明、羚羊角粉;肝阴不足者,加生地黄、枸杞、女贞子等。

9.活血化瘀方

组成与用法:桃仁 10 g,红花 10 g,赤芍 15 g,全蝎 10 g,川芎 10 g,三棱 15 g,莪术 15 g,当归 10 g,大黄 10 g,水蛭 10 g,地龙 15 g,蜈蚣 3 条。水煎服每日 1 剂,日 2 次。

功效与主治:活血化瘀。主治脑出血后期血虚瘀阻证。

加减应用:若脉弦数或弦,苔黄腻、颜面潮红、牙关紧闭不省人事,突然发病则加入辛凉开窍、清肝息风之晶羚羊角粉(冲服)、珍珠粉 1.5 g(冲服),钩藤 30 g,还可配服安宫牛黄丸;若脉弦滑,舌质红,苔黄腻,呕吐痰涎,头晕则加入化痰祛湿之药胆南星 10 g、陈皮 10 g、法半夏 10 g;若脉细或沉细,舌质暗淡、苔黄白、气短乏力,则加益气之药黄芪 30～100 g;若脉细数或弦细,舌红少苔或无苔,口干咽燥、肢体麻木、头晕,则加入养阴及凉血药生地黄 30 g、丹皮 10 g、生杭芍 30 g。

10.补气活血化瘀汤

组成与用法:黄芪 45 g,党参 20 g,川芎 15 g,红花 6 g,水蛭 10 g,当归 15 g,地龙 15 g,赤芍 10 g,枳实 10 g,法半夏 10 g。水煎,去渣后口服或鼻饲,每日 1 剂,30 天为 1 个疗程。

功效与主治:益气活血通络。主治脑出血后期气虚血瘀证。

加减应用:头痛甚者加白芷、藁本,阳亢者加天麻、钩藤,痰热盛者加竹茹、胆南星,神志不清者鼻饲安宫牛黄丸。

11.逐瘀补气汤

组成与用法:半枝莲 15 g,水蛭 5 g,僵蚕 10 g,石菖蒲 6 g,黄芪 20 g,白术 10 g,肉苁蓉 10 g,当归 10 g。水煎服,每日 1 剂,2 次/日。

功效与主治:逐瘀泄毒,补气健脾。用于脑干出血属气虚血瘀证。

(九)痰热腑实证

主症:半身不遂,肢体强痉,言语不利,口舌㖞斜。兼腹胀便秘,头晕目眩,口黏痰多,午后面红烦热。舌质红,苔黄腻或黄燥。脉弦滑大。

治法:通腑泄热化痰。

1.星蒌承气汤

组成与用法:瓜蒌 10 g,胆南星 10 g,生大黄 5 g,芒硝 5 g。水煎服,每日 1 剂,2 次/日。

功效与主治:通腑泄热化痰。主治脑出血痰热腑实证。

加减应用:午后热甚者加黄芩、石膏、栀子;痰盛者可加竹沥、天竺黄、川贝母;兼见头晕头痛,目眩耳鸣者为热动肝风之象,可加天麻、钩藤、菊花、珍珠母、石决明以平肝息风潜阳;若口干舌燥,苔燥或少苔,便秘者为热盛伤津,可加生地黄、玄参、麦冬以滋阴液。

2.三化汤

组成与用法:大黄(酒洗)9 g,厚朴 9 g,枳实 9 g,羌活 9 g。上药共研细末,每次用 9 g,水煎服,以大便微利为度。注意必须身体壮实的患者方可服用。

功效与主治:散胃腑实热,破结利便,祛风活络。主治脑出血热瘀互结证。加减应用:无。

3.芩连温胆汤加减

组成与用法:黄芩 10 g,法半夏 10 g,制南星 10 g,竹茹 10 g,地龙 10 g,黄连 9 g,川贝 9 g,橘皮 9 g,茯苓 12 g,枳实 12 g,牛膝 12 g。水煎服,每日 1 剂,2 次/日。

功效与主治:清热化痰,搜风通络。主治脑出血属痰瘀互结证。

加减应用:若见肢体疼痛或麻木明显,舌质暗红或有瘀斑者,去川贝、牛膝、橘皮,加丹参、桃仁、红花、赤芍;阴虚明显者,加白芍、生地黄、石斛、玉竹、玄参;便秘者,加瓜蒌、火麻仁,改枳实为风化硝炒枳壳;睡眠差者,加酸枣仁、远志、夜交藤。

4.化痰通腑法

组成与用法:胆南星 10 g,全瓜蒌 10 g,制法半夏 10 g,茯苓 15 g,远志 10 g,枳实 10 g,石菖蒲 10 g,黄连 5 g,焦栀子 10 g,生大黄 10 g,玄明粉(冲)10 g,丹参 20 g,葛根 30 g。水煎服,每日 1 剂,2 次/日。

功效与主治:化瘀散瘀,开窍泻下。主治脑出血属痰热瘀结证。

加减应用:肝阳偏亢者,加镇肝息风汤;瘀血明显者,加川芎、地龙、鸡血藤、红花;气虚明显者,加黄芪、党参;阴虚者,加生地黄、石斛、天花粉、炙龟板。

5.白虎承气清营汤

组成与用法生地黄 15 g,丹皮 10 g,玄参 30 g,赤芍 45 g,金银花 24 g,连翘 24 g,天花粉 30 g,葛根 30 g,生石膏 60 g,知母 10 g,薏仁 30 g,大黄(后入)15 g,芒硝(冲)10 g,羚羊角(研冲)1 g。水煎服,每日 2 剂,分多次服用。

功效与主治:清营透气,解毒凉肝,通腑泄热。主治脑出血热入气营,热瘀互结证。

加减应用:服药后大便稀溏者去大黄、芒硝。

6.利窍宁血方

组成与用法：大黄 10 g，竹茹 10 g，石菖蒲 10 g，枳实 10 g，天竺黄 10 g，生地黄 10 g，瓜蒌 15 g，胆南星 12 g，牛膝 12 g，三七 3 g。每天 1 剂，水煎 2 次。头煎加水 400 毫升，浸泡 30 分钟后再煎 30 分钟，取药液 250 mL；第 2 煎加水 300 mL，煎 30 分钟，取药液 150 mL。将 2 次药液混匀后，分 4 次温服。对于神志不清者，可用鼻饲；或将上药浓煎后保留灌肠，每天 2 次，并根据病情给予一般性处理和适量甘露醇脱水治疗。28 天为 1 个疗程。

功效与主治：通腑降浊，醒脑开窍。主治脑出血，证属痰瘀内阻、腑气不通型。

加减应用：面色红赤，烦躁不安者，加黄连、石决明；头痛甚者，加菊花、川芎；抽搐者，加僵蚕、全蝎、蝉蜕；气虚者，加黄芪；阴虚者，加白茅根。

7.通腑醒神汤

组成与用法：生大黄 30 g，川牛膝 30 g，丹参 30 g，炒枳实 30 g，生地黄 30 g，熟地黄 30 g，厚朴 12 g，郁金 30 g，石菖蒲 30 g，生石膏 30 g，炙甘草 9 g。水煎服，每日 1 剂，2 次/日。

功效与主治：通腑泄热，醒神开窍。主治脑出血属腑实证。

加减应用：无。

七、对症良方

脑出血的对症用方，适宜于主症突出者，急则治其标，根据患者的主要症状选择使用。

（一）脑出血后遗顽固性头痛专方

1.桃红四物汤合二陈汤加减

组成与用法：桃仁 10 g，红花 6 g，当归 10 g，川芎 10 g，赤芍 10 g，法半夏 15 g，茯苓 10 g，水蛭 10 g，羌活 10 g，大黄 10 g，甘草 10 g，石菖蒲 10 g。水煎服，每日 1 剂，2 次/日。

功效与主治：活血化痰，醒脑止痛。主治出血性中风头痛。

2.护首汤

组成与用法：川芎 30 g，当归 30 g，磁石 30 g，桃仁 12 g，郁李仁 12 g，白芷 12 g，天花粉 12 g，红花 9 g。每天 1 剂，水煎，取药液 800 mL，分 2 次空腹温服。

功效与主治：活血祛瘀，利水消肿，镇肝安神。主治出血性中风头痛。

加减应用：巅顶痛者，加吴茱萸、藁本、怀牛膝；后头痛者，加羌活；呕吐烦躁者，加石膏；血压偏低者，去怀牛膝、磁石。

（二）脑出血诱发的应激性溃疡止血专方

顾胃健脾汤组成与用法：太子参 30 g，山药 30 g，焦白术 15 g，茯苓 15 g，莲子

10 g,三七 10 g,木香 6 g,大黄 6 g。每天 1 剂,水煎服或鼻饲。3 周为 1 个疗程。

功效与主治:益气收涩止血。主治脑出血伴有呕血、黑便。

(三)脑出血所致中枢性呃逆专方

1.镇肝降逆汤

组成与用法:代赭石 15～30 g(先煎),明天麻 10 g,茯苓 10 g,橘皮 10 g,竹茹 10 g,柿蒂 10 g,郁金 10 g,炒枳实 10 g,沉香粉 2 g(分冲)。每日 1 剂,分煎 2 次,口服或鼻饲。症情较重者,每日 2 剂,每 6 小时 1 次。

功效与主治:镇肝降逆。主治出血性脑卒中续发呃逆。

加减应用:若出血性脑卒中续发呃逆并有手足拘挛,可加羚羊角粉 5 g(冲服)、钩藤 10 g(后下)、石决明 30 g(先煎),以平肝息风;如续发呃逆,可加丹参 10 g,以活血通络;若病者腹胀便秘,舌苔黄厚,可加生大黄 5～10 g,以清热通腑。

2.涤痰汤加减

组成与用法:法半夏 10 g,胆南星 10 g,橘红 10 g,枳实 10 g,竹茹 10 g,茯苓20 g,人参 3 g,石菖蒲 3 g,甘草 3 g。水煎服,每日 1 剂,2 次/日。

功效与主治:化痰止呃。主治脑出血呃逆症。

加减应用:气虚血瘀型,证见呃逆声沉缓,纳少乏力,舌微紫或紫斑、苔黄,脉细缓而涩者,加黄芪 15 g、桂枝 9 g、当归 12 g、川芎 10 g、红花 10 g;痰阻血瘀型,证见呃逆声急促而不连续,咽中不适,面色晦滞,舌质暗或有紫斑,脉细涩者,加丹参 15 g、川芎 15 g、红花 10 g;肝阳暴亢型,证见呃逆声洪亮,冲逆而出,因抑郁恼怒而发作,头目昏眩,舌苔薄腻,脉弦滑者,加钩藤 15 g、菊花 15 g、石决明 30 g;元气败脱型,证见呃逆声低沉无力,气不得续,面色苍白,舌淡、苔白,脉细弱无力者,加人参 10 g、熟附子 10 g;痰热互结型,证见呃逆连声,咳嗽,痰黏不易咳出,舌苔薄腻,脉弦而滑者,加鲜竹沥(兑)20 mL、瓜蒌 15 g。

3.降逆止呃汤

组成与用法:法半夏 10 g,厚朴 10 g,藿香 10 g,白术 10 g,沉香 10 g,旋覆花(包煎)12 g,柿蒂 15 g,白扁豆 15 g,生姜 6 g,代赭石(研末冲服)3 g。水煎服,每日 1 剂,2 次/日。

功效与主治:化痰降逆止呃。主治中风呃逆症。

加减应用:颜面潮红,神志模糊者,加石菖蒲 10 g、远志 10 g;大便秘结,口气臭者,加大黄 10 g、芒硝(冲服)8 g,中病即止;血压高者,加菊花 18 g、龙骨(先煎)20 g;呕血、便血者,加云南白药(冲服)3 g,同时配合西医止血药急救;面色脱白者,加黄芪 18 g、党参 10 g;口黏、舌淡红、苔白腻者,加佩兰 10 g、丁香 10 g、白豆蔻 10 g;舌质红、苔黄腻者,加竹茹 10 g、黄连 6 g;头汗如油者,加山茱萸 10 g、熟附子 12 g;舌红少津者,加玉竹 10 g、石斛 15 g;舌质紫暗有瘀斑者,加党参 10 g、丹参 15 g。

(四)脑出血相关性睡眠障碍专方-镇肝息风汤加味方

组成与用法:怀牛膝 30 g,代赭石 30 g,龙骨 30 g,牡蛎 30 g,夜交藤 30 g,炙龟板 15 g,白芍 15 g,玄参 15 g,天冬 15 g,朱茯神 15 g,石菖蒲 15 g,郁金 15 g,百合 15 g,紫苏 15 g,麦芽 6 g,甘草 6 g。水煎服,每日 1 剂,2 次/日。

功效与主治:滋阴潜阳,重镇安神。丘脑等部位出血后睡眠障碍。

加减应用:血压偏高者,加钩藤(后下)12 g、菊花 12 g、夏枯草 12 g;眩晕较重者,加天麻 10 g、石决明 30 g;头痛者,加川芎 6 g;缺血性中风偏瘫重者,加全蝎 5 g、蜈蚣 1 条、地龙 15 g、水蛭末(冲服)5 g;上肢瘫重者,加桑枝 15 g;下肢瘫较重者,加牛膝 15 g;伴有壮热者,加羚羊角粉(冲服或鼻饲),每次 1 g,每天 3 次;痰多者,加胆南星 9 g、法半夏 9 g;呕血者,加白及 10 g,或云南白药(冲服)1 g,每天 3 次;呃逆者,加丁香 5 g、柿蒂 10 g;褥疮者,用血竭粉适量外用;烦躁不安、易怒甚者,加生铁落 30 g;大便干燥者,加大黄(后下)10 g、芒硝 10 g、厚朴 10 g、枳实 15 g,或用单味番泻叶适量冲服;血瘀者,加桃仁 10 g、红花 10 g、赤芍 15 g。

(五)脑出血后遗失语专方复语汤

组成与用法:黄芪 50 g,葛根 30 g,石菖蒲 20 g,赤芍 15 g,川芎 15 g,当归 15 g,桃仁 15 g,红花 15 g,地龙 15 g,郁金 15 g,蒲黄 12 g。水煎服,每日 1 剂,2 次/日。

功效与主治:益气活血,化瘀通络。主治脑出血后遗失语症。

加减应用:肝火上扰者,加钩藤、龙胆草、菊花;痰浊壅盛者,加胆南星、瓜蒌、橘红;高血压者,加珍珠母、磁石、牛膝;肢体麻木者,加姜黄、鸡血藤、桑枝;气虚者,加党参、黄精;大便秘结者,加大黄、槟榔、麻子仁;血虚者,加白芍、熟地黄;阴虚者,加生地黄、玄参。

(六)脑出血合并狂躁性精神障碍专方

大承气汤合礞石滚痰汤组成与用法:大黄 15 g,厚朴 15 g,芒硝 9 g,礞石 30 g,枳实 12 g,黄芩 10 g,沉香 3 g。每天 1 剂,水煎,鼻饲。3 天为 1 个疗程。腑气得通后则用安宫牛黄丸清心开窍,每天 1 粒(研汤鼻饲)。

功效与主治:祛痰开窍。主治脑出血并发情志异常。

加减应用:无。

(七)脑出血后遗症

1.愈风丸

组成与用法:川乌(制)400 g,草乌 400 g,苍术 400 g,白芷 400 g,当归 100 g,天麻 100 g,防风 100 g,荆芥穗 100 g,麻黄 100 g,石斛 100 g,何首乌(制)100 g,羌活 100 g,独活 100 g,甘草 100 g,川芎 50 g。上药为末,炼蜜为丸,每丸重 6 g。口服,一次 1 丸,一日 2 次。

功效与主治:散风化痰,活血止痛。主治脑出血后遗症。

2.活血通络汤

组成与用法:当归 15 g,白芍 12 g,川芎 12 g,红花 12 g,丹参 15 g,桃仁 12 g,牛膝 12 g,鸡血藤 15 g,乌梢蛇 10 g,白花蛇 6 g,桂枝 10 g,黑附子 6 g,神曲 10 g,甘草 6 g。水煎服,每日 1 剂,2 次/日。治疗过程中,配合针灸。

功效与主治:益气养血,活血通脉。主治脑出血后遗症。

加减应用:脑出血后遗症见半身不遂,语言謇涩,或口眼㖞斜,脉弦,病期在半年以内且血压较稳定者,可给予原方治疗;血压高者可加石决明、珍珠母等以育阴潜阳;若病期较久(半年以上),或血压不高,脉显虚象,且患肢呈弛缓性痿废者,可加黄芪,并加重养血活血用量,以奏益气养血,活血通脉之功;患肢拘急,呈拘挛性瘫痪者,可加重透骨搜风,活血通络药的用量。

3.祛瘀通脉汤

组成与用法:黄芪 30~50 g,桂枝 15~30 g,地龙 15~30 g,牛膝 15~30 g,鸡血藤 15~30 g,川芎 10~15 g,丹参 10~15 g,桃仁 10~15 g,甘草 3 g。水煎服,每日 1 剂,2 次/日。配合针灸治疗。

功效与主治:益气活血,益肾通络。主治脑出血后遗症。

加减应用:语言障碍者,加郁金、石菖蒲,并针哑门穴;神昏不语,便秘者,加代赭石、胆南星、大黄,并针风府、阳陵泉;头痛者,加石决明,并针太阳、阳陵泉;痰盛者,加法半夏、陈皮;气虚,加党参、白术;阳虚阳亢者,去桂枝,黄芪减量,加石决明、生地黄、枸杞、菊花;二便失禁,加附子、益智仁、肉桂、罂粟壳;脉结代者,加附子、肉桂、党参;上肢恢复慢者,加升麻、桔梗、柴胡、葛根;足外翻,针灸外翻穴;足内翻,针灸内翻穴。

4.八味复元汤

组成与用法:生黄芪 50~100 g,紫丹参 15~30 g,桑寄生 15~30 g,枸杞子 15~30 g,炒地龙 15~30 g,土鳖虫 6~9 g,茯苓 15~20 g,全蝎 3~6 g。水煎服,每日 1 剂,2 次/日。15 剂为 1 个疗程。

功效与主治:益气行血,补肾通络。主治脑出血后遗症。

加减应用:中风属脑出血者,黄芪用量宜从小而逐步增大。用于中风出血者,黄芪宜一半炒炭,一半生用,可起到益气止血的作用。用于血瘀中风又宜酒炒黄芪,用于中风阴液已损又宜蜜炙黄芪,如兼便秘又宜桑葚子汁浸黄芪,可益气润肠,如中风兼气滞腹胀又宜鲜萝卜汁浸黄芪。头痛加天麻、白芍;呕吐加法半夏、竹茹;目眩耳鸣加灵磁石、熟地黄;失语加远志、石菖蒲;水肿加泽泻、木防已;失眠者加酸枣仁、夜交藤;血压高者加钩藤、夏枯草;出血加当归炭、生地炭;便秘加川军、桑葚子;尿失禁加桑螵蛸、益智仁。

5.通变风引汤

组成与用法:生石膏 30~60 g,生龙骨 30 g,生牡蛎 30 g,(以上先煎),滑石 12 g,龙胆草 10 g,牡丹皮 10 g,大黄 10 g,鲜竹茹 12 g,怀牛膝 15 g,槟榔 6 g,广木香 2 g,白薇 10 g,远志 6 g,石菖蒲 6 g。水煎服,每日 1 剂,2 次/日。

组成与用法:清热息风,抑阳益阴。主治脑出血后遗症期。

加减应用:痰多者加法半夏、生姜;无语言謇涩者去远志、石菖蒲;无大便秘结者去大黄;患肢功能不复者加伸筋草、丝瓜络、桑寄生,以恢复下肢功能,并去石菖蒲、远志等宣窍之品。待下肢功能恢复后,则去伸筋草等,加佩兰叶、桑枝恢复上肢功能。患肢无力者山茱萸、桑葚子、熟地以养肝肾。若患肢出现水肿者,此为功能恢复之兆,不可用渗利药。

6.化痰通络固本汤

组成与用法:赤芍 15 g,石菖蒲 15 g,当归 15 g,三棱 6 g,莪术 6 g,赤石脂 9 g,炒荆芥 9 g,桃仁 9 g,川芎 9 g,益母草 30 g,丹参 30 g,瓜蒌 30 g,党参 18 g,茜草 15 g,蒲黄(布包)9 g。水煎服,每日 1 剂,2 次/日。

功效与主治:化痰通络,补益气血。主治脑出血后遗症期。

加减应用:下肢瘫痪无力甚者,加桑寄生 30 g、川断 18 g;上肢偏废者,加桂枝 9 g;患侧手足肿甚者,加茯苓 30 g、泽泻 9 g;患侧僵硬拘挛,伴有肝阳上亢症者,加石决明(先煎)30 g、钩藤(后入)12 g;大便秘结者,加生大黄(后入)6 g;言语不利甚者,加郁金 15 g、远志 12 g;口眼㖞斜者,加全蝎 9 g、僵蚕 9 g。

7.通经活络汤

组成与用法:黄芪 30 g,地龙 10 g,全蝎 10 g,木耳 10 g,川断 10 g,桃仁 10 g。水煎服,每日 1 剂,2 次/日。

功效与主治:益气活血,通经活络。主治脑出血后遗症。

加减应用:偏于口眼㖞斜者加蜈蚣;偏于失语者加石菖蒲、僵蚕、土鳖虫;半身肢体沉重者加桂枝。壁虎具有祛风、定惊、止痛的作用,特别对一年以上曾服用一些活血药物效不佳者,增加此药具有明显的通经活络作用。而用量不宜多,一年以上的用一个,两年以上的用两个,以此类推。

8.补气活血汤

组成与用法:北黄芪 100 g,党参 30 g,豨莶草 30 g,钩藤(后下)15 g,麻仁 15 g,当归 10 g,赤芍 10 g,川芎 10 g,丹参 10 g,石菖蒲 10 g,地龙 10 g,蝉蜕 10 g,桃仁 6 g,红花 6 g,三七(冲)6 g。水煎服,每日 1 剂,2 次/日。

功效与主治:益气活血,化痰通络。主治脑出血恢复期和后遗症

加减应用:兼有眩晕耳鸣,手足心热,烦躁失眠,咽干口燥,舌红少津,脉弦细等阴虚表现者,加桑寄生 30 g、玄参 15 g、生地黄 15 g、天冬 10 g、麦冬 10 g。因气虚而致

痰湿壅盛,兼有偏身麻木较甚,头晕目眩,胸闷,喉中痰鸣,舌苔黄,白腻,脉弦滑或滑数者,加法半夏 10 g、茯苓 10 g、陈皮 6 g、白芥子 6 g;偏于痰热者加竹沥水 20 g、瓜蒌 15 g、胆南星 10 g、天竺黄 10 g、川贝 10 g。病程较长者,可酌加虫类药如全蝎、蜈蚣、水蛭、白花蛇等以提高疗效。

9.通脉起瘫汤

组成与用法:黄芪 30～120 g,川芎 15～30 g,丹参 30 g,枸杞 30 g,桂枝 10 g,赤芍 10 g,广三七(研吞)6 g。先煎黄芪取汁,再煎诸药,每日 1 剂,30 剂为 1 个疗程,1～2 个疗程后改为每周服 1 剂。

功效与主治:益气养阴通络。主治脑出血后遗症。

加减应用:脉弦者,黄芪醋炒,加代赭石 30 g、怀牛膝 30 g、炒槐米 18 g、茜草 18 g;痰盛者,加焦山楂 30 g、茯苓 30 g、炙鸡内金 15 g;脉滑,苔白腻者,加制法半夏 12 g、橘红 10 g、陈皮 10 g;舌苔黄腻者,加天竺黄 10 g、黄芩 10 g;脉细,舌光红者,加桑葚子 30 g、生龟板 30 g、熟地黄 15 g、当归 10 g。

10.加味二仙汤

组成与用法:仙茅 15 g,淫羊藿 12 g,巴戟天 12 g,川芎 12 g,当归 18 g,知母15 g,黄柏 12 g,牛膝 24 g。水煎服,每日 1 剂,2 次/日。

功效与主治温补肝肾,益气通络。主治脑出血恢复期及后遗症期气血肝肾亏虚证。

加减应用:气虚加黄芪、白参;小便多加益智仁;肢体疼痛者加鸡血藤、赤芍;重着或肿胀加薏苡仁、汉防己;拘挛加龟板、鳖甲、白芍;语言不利加天竺黄、石菖蒲;在治疗中血压增高加夏枯草、钩藤、石决明或复方罗布麻片;舌苔变黄腻加竹茹,并加黄柏的用量。

(八)脑出血后遗肢体疼痛

1.追风丸

组成与用法:当归 200 g,川芎 200 g,白芍 200 g,桂枝 80 g,荆芥 200 g,防风 200 g,白芷 100 g,川乌(制)100 g,草乌(制)100 g,续断 200 g,白附子(制)50 g,僵蚕(炒)200 g,胆南星 60 g,法半夏 150 g,地龙(肉)100 g,石膏 100 g,雄黄 50 g,甘草 50 g。上药研极细末,炼蜜为丸。每丸重 9 g。口服,一次 1 丸,一日 2 次。

功效与主治:舒筋活血,散风通络。

2.史国公药酒方

组成与用法:白防风 30 g,羌活 30 g,炙鳖甲 30 g,萆薢(酥制)60 g,干茄根(蒸)60 g,脱蚕砂(炒)60 g,虎胫骨(酥制)60 g,当归 60 g,松节(去油提碎)60 g,白术 60 g,杜仲(姜酒炒)60 g,秦艽 120 g,苍耳子(捣碎)120 g,白花蛇(酒浸去皮骨)120 g,枸杞子 150 g。上药研细末,用好酒 35 斤,用生绢袋盛药,浸入酒内,封固。将缸入锅悬空着水煮。令缸内滚响取出,埋入土内 3 月去水毒。每日缸取酒不可以面对缸口,恐药力冲伤,每饮 1 小盅。

功效与主治:补气养血,除风通络。主治脑出血气虚血瘀,风湿痹阻证。

(九)脑出血四肢麻木专方

止麻复原丸组成与用法:黄芪 30 g,丹参 30 g,川断 30 g,鸡血藤 30 g,桑枝 16 g,川芎 15 g,当归 15 g,山楂 15 g,黑木耳 15 g,桑寄生 15 g,红花 15 g,桃仁 12 g,桂枝 10 g、伸筋草 10 g,甘草 6 g,地龙 6 g。以上药物将黄芪、丹参、鸡血藤、川断、桃仁、红花、当归、桑枝、甘草、桑寄生、党参水煎 3 次,煎液过滤合并浓缩至稠膏状,其余药物粉碎过细筛,而后与浓缩液混合,加炼蜜适量,制成小盛丸,每丸约重 0.3 g。1 天 3 次,每次 25 粒。

功效与主治:补气养血,活血祛瘀,通络止麻。主治脑出血四肢麻木症。

(十)脑出血后期肢体乏力专方

健脾益气方组成与用法:炙黄芪 60～100 g,党参 30 g,白术 10 g,升麻 3 g,柴胡 3 g,当归 15 g,炙甘草 6 g,黄精 30 g。水煎服,每日 1 剂,2 次/日。30 天为 1 个疗程。

功效与主治:健脾益气,活血升阳。

加减应用:头昏头痛者,加夏枯草、芜蔚子、丹参;肢体疼痛者,加长寿草、玄胡;颈项不舒者,加葛根、钩藤;颜面燥热,加益母草、生龙骨、生牡蛎;食欲不振者,加神曲、炒稻谷芽;大便秘结者,加大黄、生地黄、枳实、草决明。

(十一)脑出血昏迷专方

急症回春丹组成与用法:苍术 60 g,雄黄(飞净)21 g,沉香 18 g,丁香 30 g,木香 30 g,郁金 30 g,蟾酥 12 g,麝香 9 g,梅冰片 9 g。共研细末,水泛为丸,加飞净朱砂为衣,每服 0.5～1.0 g,开水送服,亦可研末瓶贮,密封备用,或吹鼻。

功效与主治:芳香开窍,理气醒神。主治脑出血神志昏迷、惊厥者。

加减应用:如温病邪陷心包,宜配清心解毒之药;热病惊厥,肝热动风,宜配凉肝息风之品;胃热燥实,昏迷谵语者,法当攻下;痰厥昏迷,治宜豁痰开窍;瘀阻脑络,血栓形成者,治当活血通络;脑络血溢,昏迷脱厥者,又当回厥固脱,以为从因治本之图。

第五章

高血压脑病

高血压脑病是指血压骤然急剧升高引起的暂时性急性全面脑功能障碍综合征。相当于中医所论"风头旋""眩晕",病发之始则见后头部头痛,活动后可消失。久则头痛、头晕、头胀,项部轻强,继而呈现耳鸣、目眩、心烦少寐、胸闷、心悸、口苦、指麻、尿赤、颜面红赤,舌红多有瘀斑,脉多沉弦有力之象。

一、病因病机

风头眩的形成,多由先天与后天生理功能失调所致。先天之因始于父母,后天之因来自外邪、内伤而发。

(一)先天禀赋不足

一者男之天壬内胎此病之根,二者女之天癸内孕此病之基,两者居一即为先天成病之源。所以然者,男女之合,二情交畅,天壬天癸交融,为育形成体之本,内蕴生化之机,若此时生成之形体,遗有父母先天之病毒,则此病毒将植于肾、肝、心、脑之内,而肾、肝、心、脑为性命生化之枢轴,故此病之病源即由先天之胎气而生。

(二)肝气亢逆

一是先天肾水有亏,水精少不能生髓养肝,木少滋营,导致肝气逆变,阳郁为风,风动血涌,上冲而犯心侵腑则病成;或因情志失调而发,但以喜怒为多。喜足心志,喜则气缓,血脉软缓则引发君火不宁于心,相火不安于肝,相火之毒为火毒,火毒入血,由于上炎之力,其血必上冲脑为病。亦有暴怒不严,或盛怒不息,致使肝气内逆,逆则气不顺为郁、为热、为风。风有上升之性,热具蒸腾之能,血因风升热腾而上冲于脑髓。

（三）饮食不节

久食肥甘之味，或久饮酒类浆液之品，此等品味，入胃则易燥，入脾则助湿，胃燥不降，脾湿不升，中轴升降之枢机呆滞，致使肥甘之物，化脂液而成瘀浊之毒，经由脾胃之络，内淫脏腑，外侵经络，其脂液瘀浊之毒沉积于脉络膜内，造成气血隧道瘀窄，气不宣通，血逆于上，不得下行，滞瘀脑髓，清气受阻，脑乏清阳而病生。

（四）命火受损

先天命火不足，或后天受内外二因伤损命火，命火有亏，脾胃乏此火之温煦，升降有碍致使清气不升，浊气不降；肝乏此火之温煦，肝阳不足，疏泄无力，调血功能阻滞；心乏此火之温煦，心火不足，心阳小振，血行阻滞；脑乏此火温化之能，脑之血脉血络循行受阻，清气必亏，浊气蓄而不降，脑髓不安，动而少静为病。另外，颈椎病引起此病者，亦不少见。

总之，肾命之真阴真阳有亏，水火有偏，生化功能不全，是生病的根本。肝、脾、心三维功能失调，气血循行不畅，是生病之源。脑髓元神、神机、神经，三维失统，气滞血瘀逆冲于脑，饮蓄积于髓海是病成之基础。

二、诊断

（一）诊断要点

血压骤然升高，血压急剧升至 200/120 mmHg（26.6/16 kPa）以上，尤以舒张压为著。伴有严重头痛、惊厥、意识障碍。在应用降血压药物治疗后常在 1 小时内症状迅速好转，可不留任何后遗症。若神经损害体征于数日内仍存在，表明脑内已发生梗死或出血。

（二）辅助检查

眼底可见高血压视网膜病变，头颅 CT 或 MRI 显示特征性顶、枕叶水肿。

（三）鉴别诊断

1.高血压性脑出血

远较高血压性脑病多见，也严重得多。本病的意识障碍及神经系统局灶体征一般较严重、固定，脑脊液多呈血性，脑超声波及动脉造影常提示有血肿存在，CT 检查可明确诊断。

2.蛛网膜下腔出血

蛛网膜下腔出血急性起病，有剧烈头痛，呕吐及不同程度的意识障碍，脑膜刺激征明显，血性脑脊液，一般血压不很高。

3.颅内肿瘤

脑瘤多有一个进行性加重的过程。通过脑电图、脑血管造影，CT 检查等可以确诊。

三、辨证论治

(一)辨证纲目

首先辨虚实:高血压脑病有虚有实。实者多见四肢阵阵抽搐,或持续抽搐,常伴有壮热,谵语,神昏;甚至呈角弓反张,苔黄燥,脉弦数;虚者,其抽搐呈手足蠕动,神疲或蒙眬,舌红少津,脉虚细。其次审病机:大怒或邪热内炽,引动肝风,导致肝阳暴涨,而见抽搐、神昏;若久病劳伤、大汗、亡血,致使气阴亏损,而致筋脉失养,则可发生虚风内动。辨明不同的病机,对正确的指导辨证十分重要。

1.阴虚阳亢

头晕目眩,心烦善怒,口干,咽干,胸中烦热,胸闷,失眠多梦,腰酸软,心中不快,汗出,恶心,舌红少津,苔薄黄,脉多虚弦而数。

2.风阳上冒

头晕头胀,目胀,头围如带束紧感,肢麻,手震颤,睡卧口角流涎,颜面苍红,步履踏地如在地毯上行,时有烘热状,舌赤,苔白,脉多见虚弦或沉弦无力。

3.痰瘀阻络

头痛头晕,两目肉轮青黯,胸闷恶心,颈部强,肩背不适,肢体沉重,言语前清后涩,善忘,性情易激动,心区时刺痛,尿有频意,舌赤有瘀斑,苔白,脉多弦涩之象。

4.命门衰弱

头晕,耳鸣,乏力,畏寒背冷,喜呵欠伸腰,易卧喜睡,四肢欠温,尿频,夜尿多,纳呆,恶心,痰多,颜面白黄不光泽,喜暖,舌体肥胖有齿痕,苔薄白,脉多沉弦无力。

(二)审因论治

治疗此病不能以血压高就用降压药单一治法,必须整体治疗,以防并发症(如卒中、厥心痛、真心痛、肾病之类)早期出现。

1.阴虚阳亢

治法:育阴潜阳,镇逆平冲。

方剂:育阴平逆汤。

组成:生地 15 g,麦冬 15 g,黄精 20 g,沉香 10 g,羚羊角 5 g,玳瑁 10 g,草决明 20 g,莱菔子 20 g,车前子 20 g,玄参 20 g,白芍 20 g。

方中生地、麦冬、黄精、白芍滋阴潜阳;羚羊角、玳瑁、草决明平肝潜阳;沉香、莱菔子理气降逆;车前子、玄参清肝明目。若气血两虚,头痛绵绵不休,心悸怔忡,失眠者,治宜气血双补,可在上方基础上加熟地黄、何首乌、阿胶等,或用人参营养汤加减;若兼气虚,症见神疲乏力,气短懒占者,加人参、黄芪、白术,或用人参营养汤以益气养血;若肝血不足,症见心烦不寐,多梦者,宜加酸枣仁、珍珠母。

2.风阳上冒

治法:滋阴敛阳,熄风降逆。

方剂:熄风敛阳汤。

组成:熟地 20 g,砂仁 15 g,白蒺藜 10 g,羚羊角 5 g,天麻 15 g,钩藤 20 g,怀牛膝 20 g,龟甲 20 g,麦冬 20 g,白芍 20 g,女贞子 20 g。

方中熟地、砂仁养血滋阴;白蒺藜、羚羊角、天麻、钩藤平肝潜阳;麦冬、白芍滋阴潜阳;女贞子、龟板清肝明目;怀牛膝引血下行。若肝火亢盛,症见头痛剧烈,口苦目赤,小便短黄,大便秘结,脉弦数者,治当清肝泻火,可酌加龙胆草、大黄之类;若阳化风动,症见头痛而目眩甚,肢体麻痹震颤者,治宜镇肝潜阳熄风,可酌加牡蛎、珍珠母、龟板、鳖甲、地龙等。

3.痰瘀阻络

治法:活血化瘀,化痰通络。

方剂:化痰通络汤加减。

组成:半夏 15 g,茯苓 15 g,白术 10 g,胆南星 5 g,天竺黄 15 g,天麻 10 g,香附 15 g,丹参 15 g,大黄 5 g。

方中半夏、茯苓、白术健脾燥湿;胆南星、天竺黄清热化痰;天麻平肝熄风;香附疏肝理气;丹参活血化瘀;大黄通腑泄热。若眩晕甚者,可酌加全蝎、钩藤、菊花以平肝熄风;若瘀血明显者,可加桃仁、红花、赤芍以活血化瘀;若烦躁不安,舌苔黄腻,脉滑数者,可加黄芩、栀子以清热泻火。

4.命门火衰

治法:益火之源,温阳消阴。

方剂:右归丸。

组成:熟地 20 g,山药 20 g,山萸肉 15 g,杜仲 10 g,枸杞子 20 g,菟丝子 15 g,肉桂 20 g,附子 10 g,鹿角胶 20 g,当归 15 g,可用丸剂,亦可作煎剂。

方中附子、肉桂、鹿角胶培补肾中之元阳;熟地、山药、枸杞子、山萸肉补肾填精;当归益气养曲;菟丝子、杜仲益肾壮腰。若胸脘痞闷,纳呆者,加红枣健脾益气。若兼见神疲乏力,少气,脉细弱无力,为气虚血瘀,治宜益气活血化瘀,可酌加黄芪、党参等补气以助血行;若头痛剧烈,可酌加虫类搜风通络之品,如僵蚕、蜈蚣、全蝎、地龙等。

四、古方今用

(一)大补元煎(《景岳全书》)

组成:熟地 20 g,山药 15 g,枸杞子 20 g,人参 50 g,山萸肉 15 g,当归 20 g,杜仲 10 g,炙甘草 20 g。

制法:日 1 剂,水煎 2 次,取汁约 200 mL。

服法:每次 100 mL,每日 2 次服。

方解：方中熟地、山药、枸杞子、山萸肉补肾填精；人参、当归、炙甘草益气养血；杜仲益肾壮腰。

(二)血府逐瘀汤(《医林改错》)

组成：桃仁10 g,当归15 g,赤芍15 g,红花10 g,牛膝15 g,川芎6 g,生地10 g,桔梗20 g,柴胡15 g,枳壳5 g,甘草20 g。

制法：日1剂，水煎2次，取汁约200 mL。

服法：每次100 mL，每日2次服。

方解：方中当归、赤芍、桃仁、川芎、红花活血化瘀；牛膝祛瘀血，通血脉，引血下行；枳壳开胸行气；柴胡疏肝解郁，升达清阳；桔梗开宣肺气，载药上行；生地凉血清热；甘草调和诸药。

(三)半夏白术天麻汤(《医学心悟》)

组成：半夏10 g,茯苓20 g,橘红15 g,白术15 g,天麻10 g,甘草20 g。

制法：日1剂，水煎2次，取汁约200 mL。

服法：每次100 mL，每日2次服。

方解：方中半夏燥湿化痰；茯苓、白术健脾渗湿；天麻平肝熄风，为治头痛、眩晕之要药；橘红理气化痰；甘草调和诸药。

五、中成药

(一)清开灵注射液

适应证：具有清热解毒、化痰通络、醒神开窍之功能。用于治疗热病神昏、中风偏瘫、神志不清,亦用于急慢性肝炎、乙型肝炎、上呼吸道感染、肺炎、高烧以及脑血栓形成、脑出血。

用法：静脉滴注,一般每日20～40 mL,稀释于10％葡萄糖注射液200 mL或生理盐水100 mL中。中风病治疗时,每日40～60 mL,稀释于5％葡萄糖注射液或生理盐水500 mL。如产生沉淀或混浊时,不得使用。

(二)醒脑静注射液

适应证：清热泻火,凉血解毒,开窍醒脑。用于流行性乙型脑炎、肝昏迷,热入营血,内陷心包,高热烦躁,神昏谵语,舌绛脉数。

用法：肌内注射,一次2～4 mL,一日1～2次。静脉滴注,一次10～20 mL(1～2支),用5％～10％葡萄糖注射液或氯化钠注射液250～500 mL稀释后使用,或遵医嘱。

(三)银杏叶片

适应证：活血化瘀通络,用于瘀血阻络引起的胸痹、心痛、中风、半身不遂、舌强语塞：冠心病稳定型心绞痛、脑梗死见上述证候者。

用法：口服，一次 2 片，一日 3 次；或遵医嘱。

(四)银杏达莫注射液

适应证：预防和治疗冠心病、血栓栓塞性疾病。

用法：静脉滴注。成人一次 10～25 mL，加入 0.9％氯化钠注射液或 5％葡萄糖注射液 500 mL，1 日 2 次。

(五)络达嗪注射液

适应证：用于治疗缺血性脑血管病，如脑供血不足，脑血栓形成，脑栓塞及其他缺血性血管疾病如冠状动脉粥样硬化性心脏病、脉管炎等。

用法：静脉滴注，一次 100 mL；缓慢静脉滴注，每日 1 次，或遵医嘱。

六、其他疗法

(一)药枕法

野菊花、木贼、怀牛膝、杜仲、茵陈蒿、川芎、赤芍、天麻、莱菔子、落花生藤、藁本、青木香、桑寄生、罗布麻、草决明、桑叶，共为粗末，装枕芯内。

(二)洗头法

灯芯草、怀牛膝、白芷、车前子、草决明、丹参、寒水石、芜蔚子、云母石、桑枝、罗布麻，水煎成 3 000 mL，洗发、头、面，20 分钟 1 次，1 剂药用 2 天。

(三)敷脐法

冰片、白芷、川芎、吴茱萸，共为细面，香油调和敷脐部，纱布固定，20 小时取下。

(四)敷涌泉穴法

磁石、吴茱萸、肉桂、珍珠共为细面，蜜水调和，敷两足涌泉穴，24 小时取下。

(五)饮茶法

玉米须、葵花头内白芯，煮沸做茶喝。

(六)四藤浴法

黄瓜藤、甜香瓜藤、西瓜藤、丝瓜藤，水煎成 1 500 mL，放入浴池水内，洗浴。

(七)三棱针疗法

取穴：大椎、曲泽、委中、太阳。

操作：每次取 1 穴，用三棱针点刺出血。曲泽、委中可缓刺静脉放血，每次出血 5～10 mL，每隔 5～7 日 1 次，5 次为 1 个疗程。

(八)电针疗法

取穴：曲池、头维、风池、内关、肾俞、足三里、三阴交、太冲。

操作:每次选取 2～3 穴,针刺得气后接电针仪,采用疏密波,每次 20 分钟,隔日 1 次为 1 个疗程。

(九)耳针疗法

取穴:降压沟、神门、交感、心、枕、肝、降压点。

操作:用毫针中等刺激,每次选 3～5 穴,留针 20～30 分钟,每日 1 次,10 次为 1 疗程,或用揿针埋耳穴 2～3 日,隔日更换 1 次,10 次为 1 个疗程,或用王不留行压穴位,胶布固定,保留 2～3 日,每日按压 1～2 次,10 次为 1 个疗程。

(十)穴位埋线疗法

取穴:①曲池、足三里。②大椎、膈俞。③心俞、血压点。

操作:每次选 1 组穴位,3 组交替使用,采用三角缝针埋线法埋入羊肠线,每隔 15～20 日埋线 1 次。

(十一)浸泡足法

炮附子、吴茱萸、透骨草、怀牛膝、急性子、青葙子、罗布麻,水煎成 2500 mL,晨泡 20 分钟,晚 30 分钟,1 剂用 3 日。

第六章

脑血栓形成

一、概述

脑血栓形成是脑梗死中最常见的类型,通常是指脑动脉的主干或其皮层支因动脉粥样硬化及各类动脉炎等血管病变,导致血管的管腔狭窄或闭塞,并进而发生血栓形成,造成脑局部供血区血流中断,发生脑组织缺血、缺氧,软化坏死,出现相应的神经系统症状和体征。据世界卫生组织(WHO)统计,在世界范围内其平均发病率为(140~200)/10万,每年约有500万人死于卒中,为仅次于心脏病的世界第二致死疾病。尽管目前死亡率较前减少,但是卒中后患者常伴有不同程度的偏瘫、失语、情感障碍、认知障碍等后遗症,影响患者的生活质量,并给家庭和社会造成沉重的负担。

二、发病机制

发病机制主要有以下三种。

(1)动脉管腔狭窄和血栓形成是导致脑血栓形成最常见的发病原因,以动脉分叉处或转弯处多见,多见于大脑中动脉、前动脉和后动脉的起始部,颈总动脉与颈内、外动脉的分叉处。

(2)蛛网膜下腔出血、偏头痛、癫痫和头外伤所致的脑血管痉挛。

(3)部分脑血栓形成尚未明确病因。颈内动脉系统发生脑血栓的比率占全部脑梗死的80%,而椎-基底动脉系统的发生率约占20%。

三、病理分期

脑缺血性病变的病理分期如下。

(1)超早期(1~6小时):病变区脑组织常无明显改变,可见部分血管内皮细胞、神经细胞和星形胶质细胞肿胀,线粒体肿胀空化。

(2)急性期(6～24 小时):缺血区脑组织苍白,轻度肿胀,神经细胞、星形胶质细胞和血管内皮细胞呈明显缺血性改变。

(3)坏死期(24～48 小时):可见大量神经细胞消失,胶质细胞坏变,脑组织明显水肿。

(4)软化期(3 天至 3 周):病变区液化变软。

(5)恢复期(3 周后):液化坏死的脑组织被吞噬、清除,胶质细胞增生。小病灶形成胶质瘢痕,大病灶形成中风囊,此期可持续数月至两年。

本病相当于中医的缺血性中风病,以猝然昏仆,不省人事,半身不遂,口眼㖞斜,语言不利为特征。本病多是在内伤积损的基础上,复因劳逸失度、情志不遂、饮酒饱食或外邪侵袭等触发引起脏腑阴阳失调,气虚导致血瘀、痰凝,闭阻脑脉,或随肝风上扰脑窍所致。其中正气内虚为病之根本,是产生风火痰瘀等病理因素的基础,也是导致阴阳失调、气血逆乱的前提,气血逆乱、直冲犯脑是中风发病之枢,脑脉闭阻是缺血性中风发生的最直接原因,导致神机失用,发为神昏、偏瘫。

其基本病机总属气血阴阳失调,脑脉闭阻。病位在脑,与肝、脾、肾密切相关。对缺血性中风患者按照中医理论辨证论治,分为肝阳上亢型、风痰阻络型、阳明腑实型、气虚血瘀型、肝肾阴虚型五种证型。

四、诊断要点

参照 1995 年全国第 4 届脑血管学术会议通过的《各类脑血管疾病诊断要点》中关于脑血栓形成的诊断如下。

(1)常于安静状态下发病。

(2)大多数发病时无明显头痛和呕吐。

(3)发病较缓慢,多逐渐进展或呈阶段性进行,多与脑动脉粥样硬化有关,也可见于动脉炎、血液病等。

(4)一般发病后 1～2 天意识清楚或轻度障碍。

(5)有颈内动脉系统和(或)椎-基底动脉系统症状和体征。

(6)腰椎穿刺脑脊液一般不应含血,并经头颅 CT 或 MRI 确诊为脑血栓形成的患者。

五、通用良方

针对中风病,《黄帝内经》提出了"益其不足""损其有余"的治疗大法。隋唐以前的医家以扶正气,祛风邪为主要治法。而金元以来,对于中风的治疗从外风发展到内风,治法上也从疏风解表、养血祛风、清热息风等逐渐向平肝息风、补气活血、通腑泄热、回阳固脱、开窍醒神等转变。现代医家立足于"风、火、痰、瘀、虚"的病机理论特点,针对中风的治疗侧重点各有不相同,建立了疏风通络、活血化瘀、益气活血、清热化痰、通腑泻热、平肝息风、补肾活血和清热解毒等治疗大法。由于中风急性期病机复杂多变,临床上可多法并用以进一步提高了临床疗效。

(一)通络汤

组成与用法:黄芪 30 g,杜仲 12 g,桑寄生 12 g,续断 12 g,天麻 12 g,钩藤 30 g,川芎 10 g,赤芍 10 g,当归 10 g,桃仁 10 g,红花 6 g,地龙 12 g,丹参 18 g,炙远志 10 g,石菖蒲 12 g,桑枝 30 g。每日 1 剂,水煎,每次 60 mL,每日 3 次。

功效与主治:补肝肾,益气血,活血祛瘀通络。

加减应用:意识迟钝加远志、麝香;面色潮红,烦躁者加钩藤、夏枯草;头晕加天麻、钩藤;抽搐加地龙、钩藤;夜寐不安者加五味子、夜交藤、酸枣仁、龙齿;痰湿重加陈皮、茯苓、法半夏、胆南星;上肢瘫痪重加桑枝、姜黄;下肢瘫痪重加川牛膝、杜仲、桑寄生;肝肾阴虚加女贞子、旱莲草;阴虚阳亢者加葛根、石决明、生牡蛎、鳖甲;血瘀甚加丹参、鸡血藤、水蛭等。

(二)干颓汤

组成与用法:生黄芪 200 g,当归 40 g,甘枸杞果 40 g,净杭萸肉 40 g,生滴乳香 12 g,生明没药 12 g,真鹿角胶(捣碎)24 g。先将黄芪煎 10 余沸,去滓;再将当归、枸杞、山萸肉、乳香、没药入汤同煎 10 余沸,去滓,入鹿角胶末融化,取汤 400 mL,分两次温饮下。

功效与主治:补气益肾,活血通络。

加减应用:夜寐不安者加五味子、夜交藤、酸枣仁、龙齿;大便秘结加生大黄或番泻叶;阴虚加生地黄、麦冬;血瘀者加桃仁、红花、三棱、莪术。

(三)控涎丹

组成与用法:漂甘遂(炒)6 g,红芽大戟(炒)6 g,棉大戟(炒)6 g,黄芥子(炒焦)10 g。以上 4 味药等份,共研细末,每次服 2 g,病重体强者可服 10 次,合风引汤服更佳,小孩 5 至 10 岁药量减半。

功效与主治:化痰开窍。

加减应用:意识障碍加石菖蒲、郁金、胆南星;胸闷、心悸、胸痛者,可用薤白、瓜蒌皮、白檀香、龙脑香等;心烦不眠加柏子仁、枣仁、夜交藤、栀子等;口眼㖞斜加白附子、僵蚕、全蝎;语謇流涎重加胆南星、远志;痰涎壅盛加法半夏、陈皮、竹沥、瓜蒌以清热化痰;风火上扰加钩藤、牛膝、菊花、生石决明;肝阳上亢加天麻、钩藤、石决明。

(四)回春汤

组成与用法:黄芪 30~200 g,杜仲当归丹参川贝母各 15~30 g,赤芍、桃仁、红花、牛膝、胆南星各 10~15 g,水蛭全蝎僵蚕地龙各 5~15 g,蜈蚣 1~5 条升麻桂枝甘草通草各 3~10 g。每日 1 剂,水煎分 3 次服。

功效与主治:补益肝肾,息风通络,活血化瘀。

加减应用:意识迟钝加石菖蒲、远志、麝香;头晕痛、血压高者,可加决明子、赭石、天麻;高血脂加何首乌、决明子;失眠者,加琥珀粉、远志以宁心安神;吞咽困难加郁金、砂仁;痰涎壅盛者加贝母、炙远志;上肢瘫痪重加桑枝、姜黄;下肢瘫痪重加川牛膝、杜仲、桑寄生;风火上扰加钩藤、菊花、生石决明;肝阳上亢加天麻、钩藤、石决明。

(五)天麻钩藤汤合小承气汤与温胆汤加味

组成与用法:天麻15 g,钩藤15 g,夜交藤15 g,牛膝15 g,白芍15 g,云茯苓20 g,地龙15 g,丹参15 g,大黄(后下)15 g,川厚朴10 g,枳实15 g,甘草6 g,竹茹10 g,法半夏10 g,陈皮10 g,全瓜蒌30 g,莱菔子15 g。水煎服,每日1剂,早晚两次温服。

功效与主治:平肝息风,化痰通腑,活血化瘀。

加减应用:肌肤麻木者,酌加麻黄、木瓜、黄芪、当归等;手足疼痛者,酌加细辛、玄胡、降香、麻黄等;肢体瘫软者,酌加寄生、续断、杜仲等;呕吐呃逆者,酌加苏叶或梗、枇杷叶、旋覆花以降逆止呕;惊悸者,加珍珠母、生牡蛎、生龙齿以重镇定惊;上肢偏瘫者,酌加桂枝、桑枝、羌活、防风等;下肢偏瘫者,酌加独活、寄生、续断等;血脂高加决明子、山楂等。

(六)天蛭饮

组成与用法:制天南星10 g,水蛭5 g,川芎15 g,杜仲20 g,罗布麻15 g,石菖蒲12 g,全蝎5 g,地龙15 g,钩藤15 g,僵蚕15 g,夏枯草15 g,益母草20 g,黄连15 g,金银花15 g,五味子15 g。所有药物浸泡40分钟后,煎取400 mL煎液,分2次口服。

功效与主治:平肝息风潜阳,清热化痰通络。

加减应用:气虚加黄芪、党参;血虚加当归、熟地黄、白芍;血瘀甚加丹参、鸡血藤、水蛭等;心肾阴虚加麦冬、花粉、黄精;肾阳虚加淫羊藿、菟丝子;心阳不足加桂枝、龙骨、牡蛎;腑气不通加枳实、大黄、槟榔;便频数或失禁者,加桑螵蛸、金樱子、益智仁;上肢偏瘫者,酌加桂枝、桑枝、羌活、防风等;下肢偏瘫者,酌加牛膝、独活、寄生、续断等;血脂高加何首乌、山楂、决明子;意识障碍加石菖蒲、郁金、胆南星。

(七)中风回春汤

组成与用法:当归12 g,党参15 g,川芎12 g,赤芍12 g,桃仁10 g,红花12 g,丹参30 g,地龙(研磨冲服)15 g,水蛭(研磨冲服)9 g,胆南星10 g,石菖蒲12 g,鸡血藤20 g。每日1剂,水煎,早晚2次分服。

功效与主治:补气活血,祛痰息风。

加减应用:血压高头痛加天麻、夏枯草、菊花;眩晕显著伴肢麻不适者宜息风化痰活血为主,方中可加僵蚕、葛根、川芎、片姜黄等;夜寐不安者加五味子、夜交藤、酸枣仁、龙齿;口眼㖞斜加白附子、僵蚕、全蝎;失语或语言謇涩加菖蒲、远志等;痰涎壅盛加橘红、法半夏、胆南星、鲜竹沥等；患侧肢体水肿者；可加茯苓、泽泻、防己等淡渗利湿。

(八)益气清肝通络汤

组成与用法：黄芪 30 g，白参 10 g，当归 10 g，白芍 20 g，赤芍 15 g，天麻 10 g，丹参 20 g，葛根 20 g，杜仲 12 g，牛膝 10 g，石菖蒲 15 g，全蝎 3 g，甘草 5 g。每日 1 剂，水煎分 2 次温服。

功效与主治：益气清肝，活血通络，滋补肝肾。

加减应用：头晕痛、血压高者，可加决明子、赭石、天麻、杜仲；血脂高加决明子、山楂、麦芽等；呕吐呃逆者，酌加苏叶或梗、枇杷叶、旋覆花以降逆止呕；言语不利较重者为痰阻清窍；可加胆南星、竹沥等以清热化痰；喉间痰多加制南星、川贝母。

(九)息风通脉益脑汤

组成与用法：菟丝子 12 g，黄芪 20 g，茯苓 18 g，枸杞子 11 g，山茱萸 6 g，山药 5 g，泽泻 4 g，党参 10 g，牡丹皮 30 g，地龙 10 g，红花 29 g，丹参 30 g。每日 1 剂，水煎100 mL，早晚口服。

功效与主治：息风养脑，活血通脉。

加减应用：肝肾阴虚加女贞子、旱莲草；气虚甚加人参；血虚加当归、大枣、白芍；阴虚加生地黄、麦冬、玄参；阳虚者加肉桂、制附子；大便溏泻者，酌加罂粟壳、诃子皮、莲子肉等；小便频数或失禁者，加桑螵蛸、金樱子、益智仁。

(十)调胃续命汤合熊胆散

组成与用法：薏苡仁 15 g，干栗 10 g，莱菔子 10 g，藁本 10 g，石菖蒲 15 g，麦门冬 10 g，桔梗 10 g，麻黄 6 g，熊胆粉 3 g。制成胶囊，每粒 0.5 g，每次 5 粒，每日 3 次口服。

功效与主治：补肺祛风，健脾化痰开窍。

加减应用：意识障碍加郁金、胆南星；面色潮红，烦躁者加钩藤、夏枯草；癫痫抽搐，可加胆南星、钩藤、全蝎；失眠加夜交藤、酸枣仁；肢体麻木加豨莶草、海桐皮、丝瓜络、木瓜等；肌肤麻木者，酌加麻黄、木瓜、黄芪、当归等；大便溏泻者，酌加罂粟壳、诃子皮、莲子肉等。

(十一)祛风涤痰通瘀汤

组成与用法：秦艽 10 g，三七 10 g，当归 15 g，川芎 9 g，红花 12 g，丹参 15 g，水蛭 3 g，全蝎 6 g，胆南星 9 g，天竺黄 12 g，龟板 15 g，枸杞 15 g，牛膝 15 g，丝瓜络 15 g。第一煎武火 10 分钟，文火 30 分钟；第二煎武火 10 分钟，文火 20 分钟，煎药时加盖，两煎药汁合在一起将研细的三七、全蝎、水蛭放入其中，用文火煎 5 分钟，早晚两次温服，神志不清者可鼻饲。

功效与主治:祛风涤痰,化瘀通络,滋补肝肾。

加减应用:肝肾亏虚,可加桑寄生、川续断、鹿筋、杜仲等补益肝肾;小便频数或失禁者,为气虚不摄,加桑螵蛸、金樱子、益智仁以温肾固摄;痰盛者可加竹沥、天竺黄、川贝母;目眩耳鸣者为热动肝风之象,可加天麻、钩藤、菊花、珍珠母、石决明以平肝息风潜阳。

(十二)化痰通络汤

组成与用法:当归尾 15 g,黄芩 15 g,川芎 10 g,赤芍 10 g,红花 6 g,伸筋草 10 g,生地黄 10 g,鸡血藤 15 g,丹参 10 g,乌梢蛇 10 g,路路通 10 g,水蛭 3 g,桃仁 10 g,续断 10 g。水煎取汁 300 mL,每日 1 剂,150 mL/次,日 2 次口服。

功效与主治:祛瘀通络,活血行气,滋阴补肾,健强筋骨。

加减应用:肝阳上亢者加钩藤 10 g、石决明 30 g;风痰瘀阻者加获茯苓 10 g、法半夏 10 g、竹茹 10 g;口眼㖞斜者加僵蚕 10 g、全蝎 10 g;气虚者加党参 15 g;痰涎壅盛加橘红、法半夏、胆南星、鲜竹沥等。

(十三)清栓方加减

组成与用法:黄芪 60 g,鸡血藤 20 g,葛根 15 g,当归 15 g,丹参 15 g,川芎 15 g,水蛭 5 g,全蝎(研末冲服)5 g。每日 1 剂,水煎 2 次,早晚分服。

功效与主治:益气活血,破瘀通络。

加减应用:风痰入络型:兼见头晕目眩、口角流涎、手足拘挛关节酸痛等、舌质暗淡、苔薄白或白腻,脉弦滑,加入法半夏、胆南星、制白附子祛风化痰、活血通络;风阳上扰型:兼见眩晕头痛、耳鸣目眩、口苦咽干、心烦易怒等、舌质红、苔薄黄、脉弦有力,加钩藤(后下),龙胆草、栀子、天麻以平肝潜阳、息风通络。阴虚风动型:兼见烦躁失眠、耳鸣、手足心热、舌质红绛或暗红、少苔或无苔,脉细弦或细弦数,加生牡蛎、龟板、生地黄、白芍、天冬以育阴潜阳、息风通络。

(十四)清脑益元汤

组成与用法:水牛角(先煎)30 g,水蛭 8 g,赤芍 15 g,参三七 10 g,川牛膝 15 g,紫河车 15 g,红景天 20 g,地黄 10 g,制首乌 10 g,肉苁蓉 10 g。每日 1 剂,水牛角先煎 30 分钟后再加入余药煎 30 分钟,煎取 600 mL,分 3 次温服。

功效与主治:益脑生髓,清脑祛瘀。

加减应用:肝肾阴虚加女贞子、旱莲草;肾虚重加何首乌、黄精;气虚加黄芪、党参;血虚加当归、白芍;阴虚加玄参、石斛;上肢偏重者加桑枝、葛根、桂枝;下肢偏重加川牛膝、木瓜、续断;痰涎壅盛加法半夏、陈皮、竹沥、瓜蒌以清热化痰;气虚痰湿阻滞加苍术、茯苓皮、陈皮;失眠者,加琥珀粉、远志以宁心安神;心烦不眠加柏子仁、酸枣仁、夜交藤、栀子等;血压高加钩藤、牛膝、夏枯草。

(十五)调气息风汤

组成与用法:枳实 24 g,石菖蒲 20 g,郁金 15 g,水蛭粉(冲服)3 g,大黄(后入)6 g。水煎服,每日 1 剂,分 2 次早晚温服,必要时每日 2 剂。

功效与主治:调理气机,化痰逐瘀,清心开窍,通腑泄热。

加减应用:大便干结者大黄量酌增或加芒硝,以大便调为度;无明显腹胀,便秘者加丹参、白芥子,腹胀重者酌加大枳实用量;大便稀者大黄用量酌减或改酒大黄,加云茯苓、生薏苡仁;头晕、头痛、脉弦者加天麻、夏枯草、白蒺藜;喉间痰多加制南星、川贝母;痰热盛者加鲜竹沥汁、胆南星;痰瘀阻滞经络较重者,加赤芍、鸡血藤、三七、鬼箭羽;小便频数或失禁者,加桑螵蛸、金樱子、益智仁。

六、辨证良方

脑血栓形成在临床上为中经络和中脏腑两类。其中中经络分为风阳上扰证,风痰入络证,痰瘀阻络证,痰热腑实证,气虚血瘀证和阴虚风动证。中脏腑分为闭证和脱证,其中闭证主要分为风火闭窍证,痰火闭窍证,痰浊瘀闭证。中脏腑患者因为昏迷不能进食,故中药均需鼻饲管注药。临床中根据患者的临床表现尚有其他兼夹症状,采用对证方药治疗,常常获得良好疗效。

(一)风阳上扰证

主症:半身不遂,肢体强痉,口舌㖞斜,言语不利,眩晕头胀痛,面红目赤,心烦易怒,口苦咽干,便秘尿黄,舌红或绛,苔黄,脉弦或弦数。

治法:平肝息风潜阳。

1.天麻钩藤饮

组成与用法:天麻 9 g,钩藤 12 g,石决明 18 g,山栀子 9 g,黄芩 9 g,川牛膝 12 g,桑寄生 9 g,杜仲 9 g,夜交藤 9 g,益母草 9 g,朱茯神 9 g。用水 200 mL,煮取 100 mL,早晚分两次温服。

功效与主治:平肝潜阳。

加减应用:眩晕显著伴肢麻不适者宜息风化痰活血为主,方中可加僵蚕、葛根、川芎、片姜黄等。眩晕且空,视物旋转,腰酸耳鸣者,宜补益肝肾为主,可加枸杞子、制黄精、制首乌、楮实子等;伴头痛、肢体麻木疼痛,舌质黯,脉涩者,宜加重活血化瘀之品,如鬼箭羽、鸡血藤、丹参、葛根、姜黄等;头重沉闷、苔厚腻者,则可加重胆南星、海藻、泽泻以化痰息风。风阳上亢化火者,可加白薇、十大功劳叶、苦丁茶、黄连等;脑髓空虚、气血不足者加黄芪、当归、淫羊藿、鹿角、熟地黄等;烦躁、失眠、胸闷者,加黄连丹参、柴胡、合欢花、佛手、莲子芯等。

2.资寿解语汤

组成与用法:防风 8 g,熟附片 8 g,天麻 8 g,肉桂 6 g,羌活 6 g,甘草 5 g,羚羊角

(镑末)3 g,酸枣仁(炒打)8 g,竹叶 20 g,生姜 5 g。上 10 味,以适量水先煎 8 味,汤成去渣取汁,加入竹沥、生姜汁,温服。

功效与主治:平肝祛风,温阳健脾。

加减应用:阴虚加生地黄、玄参;阳亢加石决明、水牛角;阴虚阳亢型加龟板、女贞子、磁石、钩藤;气虚加黄芪、党参;血虚者加白芍、熟地黄、当归、川芎;血瘀者加桃仁、红花、三棱、莪术。

3.张氏中风复方

组成与用法:黄芪 30 g,当归 10 g,柴胡 10 g,天麻 10 g,赤芍 15 g,瓜蒌皮 12 g,红花 6 g,蝉蜕 6 g,干地龙 8 g,川芎 10 g,钩藤(后下)30 g,田三七粉(冲)6 g,甘草 5 g。每日 1 剂,早晚温服。

功效与主治:益气活血,平肝息风。

加减应用:意识迟钝加石菖蒲、远志、麝香;面色潮红,烦躁者加夏枯草;目眩耳鸣者为热动肝风之象,可加天麻、菊花、珍珠母、石决明;血脂高加何首乌、山楂、决明子;癫痫抽搐,可加胆南星、全蝎;夜寐不安者加五味子、夜交藤、酸枣仁、龙齿;肌肤麻木者,酌加麻黄、木瓜、黄芪、当归等;上肢瘫痪重加桑枝、姜黄,下肢瘫痪重加川牛膝、杜仲、桑寄生;大便秘结加生大黄或番泻叶。

4.加味天麻钩藤汤

组成与用法:钩藤 15 g,天麻 15 g,当归 15 g,赤芍 20 g,桑寄生 30 g,罗布麻 20 g,大黄 10 g,胆南星 15 g,瓜蒌 20 g,地龙 15 g,杜仲 15 g,焦三仙各 15 g。水煎液 100 mL,日 3 次,饭后温服。

功效与主治:平肝息风,祛瘀化痰。

加减应用:口眼㖞斜加全蝎、僵蚕、白附子、防风;失语或语言不清加远志;血瘀重加桃仁、当归;肝阳上亢加石决明、黄芩、栀子、天麻;风痰上扰加陈皮、法半夏、竹茹、胆南星;阴虚风动加枸杞子、麦门冬;气虚甚加人参、黄芪;血虚加大枣、白芍、熟地黄;阴虚加生地黄、麦冬、玄参;上肢偏瘫者,酌加桂枝、桑枝、羌活、防风等;下肢偏瘫者,酌加牛膝、独活、续断等;便秘酌加大黄、番泻叶、麻子仁、郁李仁等。

5.息风复健汤

组成与用法:天麻 10 g,钩藤 30 g,川芎 30 g,生大黄 10 g,胆南星 10 g,熟地黄 15 g。每日 1 剂,每次取水 200 mL,武火煮沸,文火慢煎 20 分钟,取药汁 100 mL,每剂药煎煮 2 次,早晚分服。

功效与主治:平肝息风,化痰开窍、活血散瘀通络。

加减应用:头晕痛、血压高者,可加决明子、赭石、杜仲仁;失眠者加炙甘草、桂枝、酸枣仁、龙眼肉;吞咽困难加郁金、砂仁;言语不利加石菖蒲、郁金、远志;喉间痰鸣多者,加鲜竹沥;痰迷心窍加石菖蒲、郁金;痰瘀阻滞经络较重者,选加赤芍、鸡血藤、

三七、鬼箭羽;上肢瘫痪重加桑枝、姜黄;下肢瘫痪重加川牛膝、杜仲、桑寄生。

6.益气息风活血汤

组成与用法:天麻 10 g,钩藤 10 g,川芎 10 g,赤芍 10 g,丹参 10 g,桃仁 10 g,红花 6 g,水蛭 6 g,葛根 30 g,地龙 10 g,鸡血藤 10 g,生甘草 6 g。每日 1 剂,水煎服。

功效与主治:平肝息风,活血通络。

加减应用:头晕、肢麻、血压高加夏枯草、石决明;惊悸者,加珍珠母、生牡蛎、生龙齿以重镇定惊;烦扰不宁者加石菖蒲、郁金、远志、珍珠母;口眼㖞斜加白附子、僵蚕、全蝎;痰热盛者加鲜竹沥汁、胆南星、猴枣散以清热化痰;肢体麻木者,加豨莶草、川牛膝、防己、威灵仙、丝瓜络、桑寄生、鸡血藤。

7.平肝息风化痰汤

组成与用法:天麻 15 g,钩藤 20 g,石决明 10 g,牛膝 15 g,黄芩 10 g。水煎取汁 300 mL,每日 1 剂,150 mL 每日 2 次口服。

功效与主治:祛风涤痰,活血开窍。

加减应用:痰热盛者加鲜竹沥汁、胆南星、猴枣散以清热化痰;火盛者加山栀子、石膏以清热泻火;四肢逆冷者加制附子、桂枝、细辛以温阳散寒;汗出不止者加黄芪、煅龙骨、煅牡蛎、五味子以敛汗;手足疼痛者;酌加细辛、玄胡、降香、麻黄等。

(二)风痰入络证

主症:半身不遂,肢体拘急,口舌㖞斜,言语不利,肢体麻木,头晕目眩,舌暗红,苔白腻,脉弦滑。

治法:化痰息风通络。

1.花蛇续命汤

组成与用法:蕲蛇 10 g,全蝎 5 g,僵蚕 10 g,白附子 10 g,麻黄 4 g,桂枝 4 g,细辛 3 g,防风 10 g,藁本 10 g,天麻 15 g,法半夏 10 g,独活 10 g,川芎 10 g,附子 10 g,人参 6 g,白术 10 g,茯苓 10 g,甘草 6 g,生姜 3 片。每日 1 剂,水煎温服。蕲蛇、全蝎研末冲服。

功效与主治:透骨逐痰,搜风剔络。

加减应用:顽痰久积者,加蜈蚣、地龙、乌蛇、木鳖子。瘀血久痹者,加水蛭、蛰虫、桃仁、穿山甲。瘀热者,加生地黄、赤芍、丹皮,减附子、细辛、防风。

2.半夏白术天麻汤

组成与用法:法半夏 4.5 g,白术天麻陈皮茯苓各 3 g,甘草(炙)1.5 g,生姜 2 片大枣 3 枚蔓荆子 3 g。用水 200 mL,煮取 100 mL,早晚分两次温服。

功效与主治:祛风化痰,活血通络。

加减应用:血瘀脉痹者,酌加丹参、川芎、赤芍、郁金、桃仁、红花、鸡血藤;寒痰者,加胆南星、白附子、泽泻;痰热者,加瓜蒌、花粉、大贝等。烦扰不宁者加石菖蒲、郁金、远志、珍珠母以化痰开窍、镇心安神;头晕目眩者,酌加天麻、钩藤、龙骨、牡蛎等。

3.加减导痰汤

组成与用法胆南星 10 g,法半夏 10 g,白茯苓(去皮)10 g,陈皮(去白)10 g,瓜蒌(去壳)10 g,枳实(麸炒)10 g,桔梗(去芦)10 g,黄连(姜汁炒)10 g,黄芩(去朽)10 g,白术(去芦)10 g,人参(去芦)5 g,当归(酒洗)5 g,木香 5 g,甘草 6 g。加生姜三片,水煎,临服入加竹茹、姜汁同服。

功效与主治:清热化痰,祛风通络。

加减应用:血脂高加决明子、山楂等;意识障碍加石菖蒲、郁金;大便秘结加生大黄或番泻叶;头痛加白芷、菊花;心肾阴虚加麦冬、花粉、黄精;肾阳虚加淫羊藿、菟丝子。

4.振颓汤加减

组成与用法:红参、炒白术、当归、杜仲、淫羊藿、巴戟肉、肉苁蓉、制乳香各 100 g,制马钱子 50 g,制附子 50 g,炮山甲 50 g,上等鹿茸、蜈蚣、乌梅肉各 25 g,共粉碎,制成 10 g 的蜜丸,日服 3 丸,一味黄芪煎汤或黄酒送服。

功效与主治:益气化痰,温阳通络。

加减应用:脾虚便溏加茯苓、陈皮;腰膝酸软者加女贞子、旱莲草、枸杞子、杜仲、何首乌等;阴虚加生地黄、玄参;气虚甚者加党参,形寒肢冷者,可加肉桂、仙茅、干姜等;心阳不足加桂枝、龙骨、牡蛎;痰涎壅盛加橘红、法半夏、胆南星、鲜竹沥等;意识障碍加石菖蒲、远志、郁金;大便秘结者加草决明、瓜蒌仁、大黄。

5.大秦艽汤加减

组成与用法:黄芪 20～30 g,丹参 15～20 g,川芎 12～20 g,生地 12 g,鸡血藤 12～15 g,秦艽 10～15 g,羌活 10～15 g,白芍 10 g,威灵仙 10～15 g,广地龙 15 g,全蝎粉、蜈蚣粉各 1 g(冲服)。水煎服。

功效与主治:祛风通络,养血养营。

加减应用:脾气虚明显,加党参 12～15 g、茯苓 12～15 g、苍术 12～15 g、白术 12～15 g、陈皮 10 g;痰湿重,加法半夏 12～15 g、胆南星 12～15 g、泽泻 12～15 g、天竺黄 12～15 g,等;热重加生石膏 15～30 g、黄芩 12～15 g、忍冬藤 15～20 g、莲子心 10～15 g、竹茹 12～15 g,等;语言不利,加石菖蒲 12～15 g、郁金各 12～15 g、僵蚕 10～15 g;阳虚明显者加桂枝 10～12 g、细辛 3～6 g。

6.四白牵正散

组成与用法:酒川芎 10 g,白芷 10 g,藏红花 10 g,白僵蚕 10 g,全蝎 5 g,白附子(炮)10 g,白薇 10 g,蒲黄 10 g;天麻 15 g,乌蛇肉 10 g,豨莶草(酒浸洗)10 g。上药共为细末混匀,每次 6 g 黄酒送服。

功效与主治:祛风通络。

加减应用:痰涎壅盛加橘红、法半夏;胸闷、心悸、胸痛者,可用薤白、瓜蒌皮、白檀香、龙脑香等;上肢瘫痪重加桑枝、姜黄;下肢瘫痪重加用牛膝、杜仲、桑寄生,气虚甚加人参、黄芪;血虚加当归、大枣、白芍;气滞血瘀加红花、地龙、郁金;大便秘结加生大黄或番泻叶;小便失禁加桑螵蛸、覆盆子、益智仁、山药。

7.张氏眩晕复方

组成与用法:黄芪 30 g,白参 10 g,当归 10 g,川芎 10 g,天麻 10 g,赤芍 15 g,丹参 20 g,红花 8 g,石菖蒲 15 g,炙远志 6 g,胆南星 10 g,法半夏 10 g,陈皮 10 g,葛根 20 g,鸡血藤 20 g,干地龙 8 g,炙甘草 5 g。水煎服,每日 1 剂,2 次/日。

功效与主治:益气活血,化痰通络。

加减应用:血压高头痛加天麻、夏枯草、菊花;头晕目眩者,酌加天麻、钩藤、龙骨、牡蛎等;胸闷、心悸、胸痛者,可用薤白、瓜蒌皮、白檀香、龙脑香等;心烦不眠加柏子仁、酸枣仁、夜交藤、栀子等;喉间痰鸣痰多者加鲜竹沥、制胆南星;气虚痰湿阻滞加苍术、茯苓;肢体屈伸不利者加伸筋草、乌梢蛇。

8.化痰通络汤

组成与用法:陈皮 10 g,法半夏 9 g,茯苓 10 g,枳实 10 g,竹沥 1 支,胆南星 6 g,天麻 10 g,僵蚕 10 g,全蝎 5 g,地龙 10 g,鸡血藤 25 g,大黄 6 g,甘草 6 g,乌梢蛇 15 g。水煎服,每日 1 剂,2 次/日。

功效与主治:去风化痰,逐瘀通络。

加减应用:大便秘结加玄参 10 g、火麻仁 30 g;上肢偏瘫者加桑枝 10 g、片姜黄 10 g 活血通络;下肢萎软乏力者加牛膝 15 g,续断 15 g 强筋壮骨;言语謇涩或不语者加石菖蒲 10 g、炙远志 6 g 化痰利窍;手脚麻木者加豨莶草 10 g,蜈蚣 1 条通筋活络;头晕者加钩藤 16 g;口苦,舌苔黄腻者,热象明显者加黄连 5 g。

9.化痰通脑饮

组成与用法:法半夏 10 g,泽泻 10 g,天竺黄 10 g,僵蚕 10 g,石菖蒲 10 g,茯苓 15 g,藿香 10 g,赤芍 10 g,水蛭 6 g,生蒲黄 10 g,薏苡仁 15 g,陈皮 6 g 等。每日1剂,水煎服,分 2 次早晚温服。有意识障碍者,鼻饲给药。

功效与主治:健脾祛湿,化痰通脑。

加减应用:意识障碍加石菖蒲、郁金、胆南星;血压偏高、有热象者加黄芩、莱菔子、石决明、夏枯草;血脂高加何首乌、山楂、决明子;惊悸者加珍珠母、生牡蛎、生龙齿以重镇定惊;舌强语謇者加胆南星、天竺黄、远志等;喉间痰鸣痰多者加鲜竹沥、制胆南星;上肢偏瘫者,酌加桂枝、桑枝、羌活、防风等;下肢偏瘫者,酌加牛膝、独活、寄生、续断等;小便频数或失禁者,加桑螵蛸、金樱子、益智仁。

10.息风通络化痰汤

组成与用法:天麻 15 g,水蛭 10 g,三七粉(冲)2 g,瓜蒌 30 g,天竺黄 10 g,白蒺藜

10 g,稀莶草 30 g,鸡血藤 30 g,大黄 3 g。每日 1 剂,水煎服,分早晚两次饭前 1 小时服用。

功效与主治:息风化痰,活血通络。

加减应用:痰湿重加陈皮、茯苓、法半夏、胆南星;肢体麻木者,加稀莶草、川牛膝、防已、威灵仙、丝瓜络、桑寄生;小便失禁加桑螵蛸、覆盆子、益智仁、山药;尿少加车前子、泽泻;肝肾阴虚加生地黄、女贞子、旱莲草;风火上扰加钩藤、牛膝、菊花、生石决明;气虚加黄芪、党参;血虚加当归、大枣、白芍。

11.息风通络涤痰汤

组成与用法:天麻 10 g,石决明 15 g,全蝎 6 g,水蛭 10 g,川芎 10 g,菖蒲 10 g,胆南星 10 g,牛膝 10 g,瓜蒌 15 g。每日 1 剂,加水 300 mL 浸泡 2 小时后浓煎取汁 150 毫升,再加水 200 mL,再煎取汁 150 mL,两液相混合,早晚分服。

功效与主治:平肝息风,化痰通络。

加减应用:血压偏高眩晕者加钩藤;气红血虚便秘加肉苁蓉、火麻仁;气虚乏力自汗者加黄芪、党参;血瘀明显者加丹参、川芎、当归等;心烦不眠加柏子仁、酸枣仁、夜交藤、栀子等;口眼㖞斜加白附子、僵蚕、全蝎;言语不利加菖蒲、郁金、远志;喉间痰多加制南星、川贝母;肢体屈伸不利者加伸筋草、乌梢蛇;腑气不通加枳实、大黄、槟榔;小便频数或失禁者,加桑螵蛸、金樱子、益智仁。

12.苍附导痰汤

组成与用法:苍术 12 g,香附 15 g,枳实 10 g,胆南星 6 g,僵蚕 10 g,陈皮 12 g,法半夏 10 g,茯苓 15 g,甘草 6 g,竹茹 15 g,水蛭 10 g,地龙 10 g,全瓜蒌 30 g,红花 15 g。每日 1 剂,水煎两次,混合后共取汁 400 mL,分早晚温服。

功效与主治:息风化痰通络。

加减应用:血压高加钩藤、牛膝、夏枯草;头痛加白芷、藁本、菊花;胸闷、心悸、胸痛者,可用薤白、瓜蒌皮、白檀香、龙脑香等。

13.通络祛风汤 1 号

组成与用法:法半夏 20 g,胆南星 20 g,白附子 15 g,天麻 15 g,全蝎 10 g,当归 15 g,鸡血藤 15 g,稀莶草 15 g。水煎两次,混合后共取汁 400 mL,分早晚温服。

功效与主治:祛风化痰通络。

加减应用:语言不清者加石菖蒲、远志化痰通络宣窍;痰瘀梗阻,舌紫有瘀斑,脉细涩者加丹参、川芎、赤芍、红花活血化瘀;气虚加黄芪、党参;血虚加当归、熟地黄、白芍;阴虚加生地黄、玄参、石斛;阳虚者加肉桂、制附子。

14.真方白丸子汤

组成与用法:法半夏 15 g,白附子 12 g,胆南星 12 g,川乌 5 g,天麻 12 g,全蝎 10 g,木香 10 g,枳壳 10 g,甘草 5 g。早晚各 1 次,口服或者鼻饲。

功效与主治:祛风化痰,活血通络。

加减应用:语言不清者,再加菖蒲、远志祛痰宣窍;痰瘀交阻,舌紫有瘀斑,脉细涩者,可酌加丹参、桃仁、红花、赤芍等活血化瘀;大便秘结不通,腹胀满者,宜加大黄、芒硝、枳实等以通腑泄热;小便失禁加桑螵蛸、覆盆子、益智仁、山药。

15.化痰通络汤加味

组成与用法:法半夏 15 g,陈皮 12 g,茯苓 15 g,枳实 12 g,川芎 15 g,丹参 15 g,水蛭 6 g,地龙 15 g,石菖蒲 20 g,远志 12 g,香附 9 g。每日 1 剂,水煎 200 mL,分2 次口服。

功效与主治:息风化痰,活血通络。

加减应用:口眼㖞斜加白附子、僵蚕、全蝎;头痛加藁本、吴茱萸;头晕加天麻、钩藤、头晕草;烦扰不宁者加郁金、远志、珍珠母以化痰开窍、镇心安神;肌肤麻木者;酌加麻黄、木瓜、黄芪、当归等。

16.菖蒲地龙汤

组成与用法:石菖蒲 15 g,地龙 10 g,鸡血藤 15 g,络石藤 15 g,赤芍 10 g,三七粉(冲服)3 g,防风 10 g,清法半夏 9 g,陈皮 10 g,炽壳 10 g,茯苓 15 g,郁金 10 g,僵蚕 10 g,炙甘草 6 g。每日 1 剂,水煎早、晚分服或鼻饲。

功效与主治:祛风化痰,活血通络。

加减应用:兼见急躁易怒、面红目赤者加龙胆草、夏枯草等;痰湿重加胆南星、薏苡仁等;便秘腑实者加大黄、生白术、桃仁等;食欲不振者加焦三仙、鸡内金等;风火上扰加钩藤、牛膝、菊花、生石决明;肝阳上亢加天麻、钩藤、石决明;气虚血瘀加生黄芪、当归、鸡血藤;阴虚阳亢者加葛根、石决明、生牡蛎、鳖甲;胸闷、心悸、胸痛者,可用薤白、瓜蒌皮、白檀香、龙脑香等。

(三)痰瘀阻络证

主症:半身不遂,肢体拘急,口舌㖞斜,言语不利,肢体麻木疼痛,痛处固定,头晕目眩,舌暗红或紫,苔白腻,脉弦滑或涩。

治法:化痰活血通络。

1.化痰祛瘀汤

组成与用法:瓜蒌壳 15 g,石菖蒲 15 g,郁金 15 g,僵蚕 9 g,地龙 15 g,全蝎(另包打粉)6 g,桃仁 15 g,川芎 15 g。水煎服,每日 1 剂,早晚分服。

功效与主治:化痰通络,活血祛瘀。

加减应用:伴风痰阻络者,加秦艽、羌活、防风、桑枝、白芷;伴肝阳上亢者,加天麻、钩藤、石决明、怀牛膝、山栀子、酒军;伴痰热腑实者,加胆南星、黄芩、山栀子、生大黄(另包后下)、陈皮、法半夏、枳壳、厚朴;伴气虚血瘀者加黄芪、党参、当归、赤芍药、炒白术、炙甘草。

2.化痰活血方

组成与用法:枳壳 15 g,法半夏 20 g,胆南星 10 g,茯苓 30 g,竹茹 10 g,石菖蒲 20 g,郁金 10 g,川芎 15 g,川楝子 10 g,地龙 10 g,蜈蚣 1 条。每日 1 剂,水煎服,分早晚 2 次,饭前 30 分钟服用。

功效与主治:活血祛瘀,化痰通络。

加减应用:血压高加钩藤、牛膝、夏枯草;头晕目眩者,酌加天麻、钩藤、龙骨、牡蛎等;抽搐加地龙、钩藤;呕吐呃逆者,酌加苏叶或梗、枇杷叶、旋覆花以降逆止呕;失眠者加炙甘草、桂枝、酸枣仁、龙眼肉;喉间痰多加制南星、川贝母;肢体麻木加豨莶草、海桐皮、丝瓜络、木瓜等。

3.化瘀祛痰通络方

组成与用法:黄芪 30 g,当归 15 g,赤芍 15 g,丹参 30 g,水蛭 6 g,三七 12 g,川芎 10 g,地龙 15 g,茯苓 15 g,陈皮 10 g,法半夏 10 g,白术 10 g,山楂 10 g,甘草 6 g。每日 1 剂,每次取水 300 mL,武火煮沸,文火慢煎 20 分钟,取药汁 150 mL,每剂药煎煮 2 次,早晚分服。

功效与主治:化瘀祛痰通络。

加减应用:头晕症状明显血压高者加天麻、钩藤、石决明;阴虚明显者加沙参、麦冬、五味子;失眠者加远志、酸枣仁;血脂高者加草决明;痰瘀阻滞经络较重者,选加鸡血藤、鬼箭羽;大便秘结不通,腹胀满者,宜加大黄、芒硝、枳实等以通腑泄热;小便失禁加桑螵蛸、覆盆子、益智仁、山药。

(四)痰热腑实证

主症:半身不遂,肢体强痉,言语不利,口舌㖞斜,腹胀、便秘,午后面红烦热,舌红,苔黄腻或黄燥,脉弦滑。

治法:通腑泄热化痰。

1.桃仁承气汤

组成与用法:大黄 4 g,芒硝 6 g,桃仁 10 g,甘草 6 g。用水 200 mL,煮取 100 mL,早晚分两次温服。

功效与主治:瘀热腑实,血逆脉壅型。

加减应用:瘀血滞络者,加丹参、赤芍、当归、生地黄、牡丹皮等。痰浊壅盛者,加胆南星、瓜蒌、法半夏、茯苓;阴虚血热者,加天冬、玄参、生地黄等;眩晕显著伴肢麻不适者宜息风化痰活血为主,方中可加僵蚕、葛根、川芎、片姜黄等。肌肤麻木者;酌加麻黄、木瓜、黄芪、当归等。

2.三化汤

组成与用法:厚朴、大黄、枳实、羌活各等分。上锉,如麻豆大。每服 120 g,水 300 毫升煎至 150 mL,终日服之,不拘时候,以微利为度。

功效与主治:祛风清热,活血通腑。

加减应用:痰火壅盛者,加胆南星、瓜蒌、天花粉、天竺黄、竹沥汁等;瘀热蕴结者,加丹参、生地黄、赤芍、丹皮、桃仁、郁金、牛膝、毛冬青等;肝肾阴虚加女贞子、旱莲草;痰湿重加制法半夏、胆南星;肢体屈伸不利者加伸筋草、乌稍蛇。

3.凉血通瘀汤

组成与用法:熟大黄10 g,水牛角片30 g,赤芍15 g,生地黄20 g,丹皮10 g,地龙10 g,三七5 g,石菖蒲10 g。便秘者改熟大黄为生大黄6～10 g。水煎服,每日两次,早晚分服。

功效与主治:清热通腑,化瘀通络。

加减应用:痰涎壅盛加法半夏、陈皮、竹沥、瓜蒌;肌肤麻木者,酌加麻黄、木瓜、黄芪、当归等;上肢偏重者加桑枝、葛根、桂枝;下肢偏重加川牛膝、木瓜、续断;小便失禁者,酌加桑螵蛸、益智仁、补骨脂等;肝肾阴虚加生地黄、女贞子、旱莲草;肝阳上亢加天麻、钩藤、石决明;气虚血瘀加生黄芪、当归、鸡血藤;肝肾不足加熟地、何首乌、杜仲、桑寄生等。

4.加减星蒌承气汤

组成与用法:全瓜蒌30 g,胆南星6 g,大黄(后下)6 g,法半夏9 g,陈皮12 g,地龙9 g,钩藤15 g,石菖蒲9 g,郁金9 g,水蛭3 g,丹参15 g,鸡血藤30 g。每日1剂,水煎取汁300 mL,分2次早晚温服;神志不清、吞咽困难者给予鼻饲。本方应用时根据大便情况调整瓜蒌、胆南星、大黄用量,以大便每日1～2次为宜。

功效与主治化痰通腑,息风通络。

加减应用:大便干结,数日不下者加芒硝(分冲)、枳实、厚朴,大黄加至9 g;风证明显者加天麻、石决明(先煎)、珍珠母(先煎);血瘀明显者加桃仁、红花;气虚明显者加黄芪、太子参;热象明显者加黄芩、栀子;阴津亏虚者去大黄、法半夏,减瓜蒌、胆南星用量,加生地黄、麦冬、玄参。

5.通腑泄热汤

组成与用法:大黄(后下)10 g,芒硝(冲服)10 g,枳实15 g,厚朴15 g,川芎10 g,白蒺藜30 g,菊花30 g,钩藤30 g。每日1剂,水煎至100 mL,每日2次,口服或鼻饲。

功效与主治:通腑泄热。

加减应用:大便干燥者增加大黄用量,大便通畅后减量或同煎或改用酒大黄;痰热盛者可加用法半夏、瓜蒌、胆南星、竹茹;小便频数或失禁者,加桑螵蛸、金樱子、益智仁;肝肾不足加枸杞子、制首乌;口干,五心烦热者,可酌加女贞子、何首乌、生地黄、山萸肉。

6.化痰通腑方

组成与用法:天麻12 g,钩藤10 g,生杜仲15 g,牛膝10 g,桃仁12 g,红花12 g,

川芎 12 g,当归 12 g,全蝎 10 g,蜈蚣 2 条,三棱 4 g,莪术 4 g,焦三仙各 10 g。每日 1 剂,水煎取汁 400 mL,分 2 次口服。

功效与主治:化痰通腑,通经活络。

加减应用:若热象明显者加山栀、黄芩;神昏者加石菖蒲、郁金;抽搐加地龙、钩藤;惊悸者,加珍珠母、生牡蛎、生龙齿以重镇定惊;烦扰不宁者加石菖蒲、郁金、远志、珍珠母;口眼㖞斜加牵正散;言语不利较重者为痰阻清窍,可加胆南星、竹沥、石菖蒲等以清热化痰。

7.化痰通络汤合星蒌承气汤加味

组成与用法:茯苓 15 g,法半夏 10 g,胆南星 10 g,天竺黄 10 g,天麻 10 g,香附 10 g,芒硝 10 g,大黄 6~10 g,丹参 30 g,全瓜蒌 30 g。水煎至 200 mL 分 2 次口服,每日 1 剂。

功效与主治:化痰通络,通腑泄热。

加减应用:眩晕显著伴肢麻不适者宜息风化痰活血为主,方中可加僵蚕、葛根、川芎、片姜黄等;头痛加白芷、藁本、菊花;胸闷、心悸、胸痛者,可用薤白、白檀香、龙脑香等;肢体屈伸不利者加伸筋草、乌梢蛇;肌肤麻木者,酌加麻黄、木瓜、黄芪、当归等;肝肾不足加枸杞子、制首乌;脾虚便溏加泽泻、白术;血虚加当归、熟地黄、白芍。

8.中风通腑清窍方

组成与用法:胆南星 10 g,全瓜蒌 30 g,石菖蒲 20 g,郁金 20 g,桃仁 10 g,生大黄 6 g,枳实 10 g,厚朴 10 g,火麻仁 30 g,钩藤 30 g,麦冬 20 g,丹参 20 g,赤芍 20 g,党参 6 g,炙甘草 15 g。每日 1 剂,水煎,分 3 次口服。

功效与主治:活血通窍,通腑泄热。

加减应用:血压偏高、有热象者加黄芩、莱菔子、石决明、夏枯草;头晕目眩者,酌加天麻、龙骨、牡蛎等;呕吐呃逆者,酌加苏叶或梗、枇杷叶、旋覆花以降逆止呕;心烦不眠加柏子仁、酸枣仁、夜交藤、栀子等。

9.泄浊化瘀汤

组成与用法:生大黄 30 g,枳实 10 g,芒硝 10 g,郁金 15 g,石菖蒲 15 g,丹参30 g,川芎 15 g。水煎取汁 200 mL,左侧卧位,抬高臀部灌肠,插肛管 50~60 厘米,保留灌肠 30 分钟,药温 37 ℃左右。每日灌肠 1 次,连续 2 周。

功效与主治:化痰通腑泄热。

加减应用:烦扰不宁者加郁金、远志、珍珠母;癫痫抽搐,可加胆南星、钩藤、全蝎;口眼㖞斜加白附子、僵蚕、全蝎;语謇流涎重加胆南星、远志;痰瘀阻滞经络较重者,选加赤芍、鸡血藤、三七、鬼箭羽;瘫肢红肿、痛、麻木者,可选用刘寄奴、苏木、炮穿山甲、没药、延胡索、秦艽、祁蛇等。

(五)气虚血瘀证

主症:半身不遂,肢体瘫软,言语不利,口舌㖞斜,气短乏力,偏身麻木,心悸自汗,舌暗,有瘀斑,苔薄白或白腻,脉细缓或细涩。

治法:益气活血通络。

1.加减补阳还五汤

组成与用法:黄芪 30～120 g,当归 15 g,川芎 9 g,赤芍 15 g,桃仁 9 g,红花 9 g,丹参 30 g,川牛膝 15 g,桂枝 9 g,地龙 15 g,蜈蚣 3 条,石菖蒲 9 g,甘草 6 g,水煎服,每日 1 剂,2 次/日。

功效与主治:益气活血,透窍通络。

加减应用:意识迟钝加远志、麝香、麝香每次 0.1 g 冲服;血压高加钩藤、夏枯草;头晕目眩者,酌加天麻、钩藤、龙骨、牡蛎等;血脂高加决明子、山楂、麦芽等;失眠者,加琥珀粉、远志以宁心安神;喉间痰多加制南星、川贝母;肢体屈伸不利者加伸筋草、乌梢蛇;上肢偏重者加桑枝、葛根、桂枝;下肢偏重加川牛膝、木瓜、续断;大便秘结不通,腹胀满者,宜加大黄、芒硝、枳实等以通腑泄热;小便失禁加桑螵蛸、覆盆子、益智仁、山药。

2.张氏中风复方

组成与用法:黄芪 30 g,当归 10 g,柴胡 10 g,天麻 10 g,赤芍 15 g,瓜蒌皮 12 g,红花 6 g,蝉蜕 6 g,干地龙 8 g,川芎 10 g,钩藤(后下)30 g,田三七粉(冲)6 g,甘草5 g。每日 1 剂,水煎服,2 次/日。

功效与主治:益气活血,平肝息风。

加减应用:意识迟钝加石菖蒲、远志、麝香;面色潮红,烦躁者加夏枯草;目眩耳鸣者为热动肝风之象;可加天麻、菊花、珍珠母、石决明;血脂高加何首乌、山楂、决明子;癫痫抽搐,可加胆南星、全蝎;夜寐不安者加五味子、夜交藤、酸枣仁、龙齿;肌肤麻木者,酌加麻黄、木瓜、黄芪、当归等;上肢瘫痪重加桑枝、姜黄;下肢瘫痪重加川牛膝、杜仲、桑寄生;大便秘结加生大黄或番泻叶。

3.利气平逆汤

组成与用法:生晒人参 6 g,炒麦冬 20 g,炒莱菔子 20 g,炒刀豆子 10 g,炙枇杷叶 10 g,炒枳壳 10 g,炒青皮 10 g,旋覆花 10 g,清法半夏 10 g。水煎服,每日 1 剂,2 次/日。

功效与主治:补气行气降逆。

加减应用:便秘者加炒二丑;有瘀血者,加桃仁、红花;口渴者加天花粉;四肢厥冷者加炮姜、炮附子;头痛加石决明、夏枯草;头晕加天麻、钩藤;失眠加夜交藤、酸枣仁;烦扰不宁者加石菖蒲、郁金、远志、珍珠母;口眼㖞斜加白附子、僵蚕、全蝎;痰涎壅盛加橘红、法半夏、胆南星、鲜竹沥等;气虚痰湿阻滞加苍术、茯苓、白术、陈皮;气虚甚加人参、黄芪;血虚加当归、大枣、白芍。

4.葛根通络饮

组成与用法:葛根 20 g,丹参 25 g,太子参 15 g,夏枯草 25 g,僵蚕 10 g。每日 1 剂,每次煎煮 100 mL,每日 2 次口服。

功效与主治:益气活血,祛瘀生新,化痰通络。

加减应用:失眠者,加琥珀粉、远志以宁心安神;大便秘结加生大黄或番泻叶;小便频数或失禁者,为气虚不摄,加桑螵蛸、金樱子、益智仁以温肾固摄;肢体屈伸不利者加伸筋草、乌梢蛇;痰涎壅盛加橘红、法半夏、胆南星、鲜竹沥等;语塞流涎重加胆南星、远志;风火上扰加钩藤、牛膝、菊花、生石决明(先煎);血瘀者加桃仁、红花、三棱、莪术;气虚血瘀加生黄芪、当归、鸡血藤。

5.脑康汤

组成与用法:石菖蒲 8 g,黄芪 30 g,川芎 20 g,三七、赤芍各 15 g,葛根 10 g,红花 3 g,炙甘草 6 g。水煎服,每日 1 剂,2 次/日。

功效与主治:益气活血通络。

加减应用:血压偏高、有热象者加黄芩、莱菔子、石决明、夏枯草;眩晕显著伴肢麻不适者宜息风化痰活血为主,方中可加僵蚕、葛根、片姜黄等;高血脂加何首乌、决明子;失眠者加炙甘草、桂枝、酸枣仁、龙眼肉;言语不利较重者为痰阻清窍;可加胆南星、竹沥等以清热化痰;喉间痰多加制南星、川贝母;肢体麻木加豨莶草、海桐皮、丝瓜络、木瓜等。

6.益气活血通络汤

组成与用法:黄芪 15 g,党参 15 g,当归 15 g,川芎 10 g,丹参 15 g,水蛭 3 g,鸡血藤 15 g,地龙 10 g,炙甘草 10 g。每日 1 剂,水煎服,分两次口服。

功效与主治:益气活血通络。

加减应用:肢体偏瘫者加蜈蚣、僵蚕;上肢偏重者加桑枝、葛根、桂枝;下肢偏重加川牛膝、木瓜、续断;气虚痰湿阻滞加苍术、茯苓、陈皮;大便秘结不通,腹胀满者,宜加大黄、芒硝、枳实等以通腑泄热;血虚加大枣、白芍;舌暗瘀斑,脉涩者加桃仁、红花;五心烦热者,可酌加女贞子、何首乌、生地黄、山萸肉;腰膝酸软者加女贞子、旱莲草、枸杞子、杜仲、何首乌等。

7.补脑健萎汤

组成与用法:天麻 15 g,钩藤 10 g,生石决明 30 g,夏枯草 30 g,僵蚕 10 g,川牛膝 20 g,全蝎 10 g,地龙 10 g,丹参 20 g,三七粉 10 g,胆南星 10 g,桃仁 10 g,红花 10 g,赤芍 20 g,鸡血藤 30 g,黄芪 30 g,当归 10 g。每日 1 剂,水煎取药汁 400 mL,早晚各服 1 次,200 mL/次。

功效与主治:补气活血,祛瘀通络。

加减应用:有便干便秘者用生大黄 3 g、芒硝 10 g;半身不遂、口舌㖞斜、舌强语謇或不语,加用法半夏、茯苓、天竺黄、石菖蒲;气虚血瘀、面色发白者加用太子参;头晕痛、血压高者,可加决明子、赭石、天麻、杜仲;眩晕显著伴肢麻不适者宜息风化痰活血为主,方中可加葛根、川芎、片姜黄等;失眠加夜交藤、酸枣仁。

8.三芪汤

组成与用法:黄芪 50 g,三七 10 g,当归 20 g,天麻 10 g,地龙 10 g。中药配方颗粒,加开水 300 mL,摇匀,分早晚 2 次温服。

功效与主治:补气活血通络。

加减应用:血压高加钩藤、牛膝、夏枯草;半头痛加石决明、夏枯草;心烦不眠加柏子仁、酸枣仁、夜交藤、栀子等;湿痰加法半夏、大腹皮、白术、茯苓;上肢瘫痪重加桑枝、姜黄;下肢瘫痪重加川牛膝、杜仲、桑寄生;大便秘结不通,腹胀满者,宜加大黄、芒硝、枳实等以通腑泄热;小便失禁加桑螵蛸、覆盆子、益智仁、山药;气虚血瘀加鸡血藤;气滞血瘀加红花、郁金。

9.补气活血饮

组成与用法:当归 20 g,阿胶 12 g,川芎 12 g,丹参 20 g,川牛膝 15 g,黄芪 30 g,枸杞子 30 g,天麻 12 g,胆南星 10 g,络石藤 12 g。水煎服,每日 1 剂,分 2 次口服。

功效与主治:补气活血,息风止痉。

加减应用:痰邪重者加全瓜蒌;肝肾阴虚者加熟地黄、山茱萸;气虚者加党参;如血虚甚加制何首乌,白芍药;肝阳上亢者加钩藤、地龙;肝风内动者加全蝎、蜈蚣;呕吐呃逆者,酌加苏叶或梗、枇杷叶、旋覆花以降逆止呕;惊悸者,加珍珠母、生牡蛎、生龙齿以重镇定惊;小便频数或失禁者,为气虚不摄,加桑螵蛸、金樱子、益智仁以温肾固摄;大便秘结加生大黄或番泻叶。

10.复元通脉汤

组成与用法:制附子 24 g,龟板 9 g,炙甘草 15 g,黄芪 60 g,红花 9 g,当归 9 g,地龙 9 g,水蛭 6 g,全蝎 3 g,蜈蚣 3 条,白芥子 12 g,冰片 0.5 g。每日 1 剂,每次取水 300 毫升,武火煮沸,文火慢煎 20 分钟,取药汁 150 mL,每剂药煎煮 2 次,早晚分服。

功效与主治:益气活血,祛风通络。

加减应用:湿痰加法半夏、大腹皮、白术、茯苓;言语不利加石菖蒲、郁金、远志;肌肤麻木者,酌加麻黄、木瓜等;目眩耳鸣者为热动肝风之象,可加天麻、钩藤、菊花、珍珠母、石决明;腑气不通加枳实、大黄、槟榔;气虚加黄芪、党参;形寒肢冷者,可加肉桂、附子等;阳虚者加熟附片、干姜;阴虚阳亢者加葛根、石决明、生牡蛎;小便频数或失禁者,加桑螵蛸、金樱子、益智仁;大便溏泻者,酌加罂粟壳、诃子皮、莲子肉等。

11.梗塞通

组成与用法:黄芪 60 g,丹参 30 g,川芎、葛根各 20 g,人参 10 g,红花 10 g,三七 10 g,地龙 10 g,穿山甲 10 g,水蛭 6 g。每日 1 剂,水煎早、晚分服。

功效与主治:益气活血,祛瘀通络。

加减应用:高血压加钩藤、夏枯草;腰膝酸软者加女贞子、旱莲草、枸杞子、杜仲、何首乌等;头晕加天麻、钩藤;头痛加藁本、吴茱萸;高血脂加何首乌、决明子;肢体麻木加鸡血藤、白蒺藜;语言不利加石菖蒲、郁金;口眼㖞斜加僵蚕、全蝎、蜈蚣;头晕痛加天麻、菊花;痰湿偏盛加法半夏、胆南星;大便秘结者加草决明、瓜蒌仁、大黄;小便失禁者,酌加桑螵蛸、益智仁、补骨脂等。

12.活血通脉方

组成与用法:黄芪 20 g,桃仁 15 g,红花 10 g,丹参 20 g,水蛭 10 g,当归 10 g,赤芍 10 g,怀牛膝 15 g,丝瓜络 15 g,王不留行 15 g。每日 1 剂,每剂药先加水 800 mL,浸泡 15 分钟后,煎至 300 mL,二煎混合,分早晚 2 次温服。

功效与主治:补气活血通脉。

加减应用:肝阳暴亢,风火上扰证,加钩藤、菊花、生石决明(先煎);风痰瘀血闭阻脉络证,加天麻、白芍、法半夏、石菖蒲、胆南星;痰热腑实,风痰上扰证,加生大黄(后下)、胆南星、全瓜蒌;气虚血瘀证,重用黄芪、党参、鸡血藤;阴虚动风证,加龟甲(先煎)、生地黄、麦冬;中脏腑,阳闭加至宝丹或安宫牛黄丸灌服,阴闭用苏合香丸灌服,脱证加人参、麦冬、附子。

13.通络益气汤

组成与用法:水蛭 10 g,黄芪 30 g,三七 10 g,丹参 20 g,川芎 10 g,甘草 10 g。每日 1 剂,加水 200 mL 浸泡 2 小时后浓煎取汁 100 mL,再加水 150 mL 再煎取汁 100 mL 两液相混合,早晚分服。

功效与主治:活血化痰,益气通络。

加减应用:惊悸者,加珍珠母、生牡蛎、生龙齿以重镇定惊;眩晕显著伴肢麻者,中可加僵蚕、葛根、川芎、片姜黄等;血压高加夏枯草、天麻、石决明;烦扰不宁者加石菖蒲、郁金、远志、珍珠母;失语或语言謇涩加石菖蒲、远志等;湿痰加法半夏、大腹皮、白术、茯苓;肢体屈伸不利者加伸筋草、乌梢蛇;腑气不通加枳实、大黄、槟榔;五心烦热者,可酌加女贞子、何首乌、生地黄、山萸肉;腰膝酸软者加女贞子、旱莲草、枸杞子、杜仲、何首乌等。

14.益气祛瘀丸

组成与用法:黄芪 120 g,党参 30 g,丹参 30 g,三七 30 g,赤芍 30 g,川芎 30 g,桃仁 30 g,大黄 30 g,生首乌 30 g,水蛭 20 g,地龙 20 g,蜈蚣 20 g,僵蚕 20 g。上药,蜜炼为丸,每日 30 g,分 2 次口服治疗。

功效与主治:破血逐瘀,补气通便。

加减应用:意识迟钝加石菖蒲、远志、麝香;头晕痛、血压高者,可加决明子、代赭石、天麻、杜仲;心烦不眠加柏子仁、酸枣仁、夜交藤、栀子等;口眼㖞斜加白附子、全蝎;语塞流涎重加胆南星、远志;痰涎壅盛者加贝母、胆南星、炙远志;肢体麻木者,加豨莶草、川牛膝、防己、威灵仙、丝瓜络、桑寄生、鸡血藤;大便秘结加生大黄或番泻叶;气虚甚加人参。

15.中风三号方

组成与用法:黄芪 60 g,当归 12 g,桃仁 12 g,西红花 2 g,川芎 15 g,川牛膝 15 g,水蛭粉 6 g,三七粉(冲)3 g,丹参 20 g,白茅根 30 g,鸡血藤 15 g,甘草 6 g。每日 1 剂,每次取水 300 mL,武火煮沸,文火慢煎 20 分钟,取药汁 150 mL,每剂药煎煮 2 次,早晚分服。

组成与用法:补气活血,通经活络。

加减应用:意识迟钝加石菖蒲、远志、麝香;面色潮红,烦躁者加钩藤、夏枯草;血压低者加太子参、党参;头痛加白芷、藁本、菊花;呕吐呃逆者,酌加苏叶或梗、枇杷叶、旋覆花以降逆止呕;;失眠者加炙甘草、桂枝、酸枣仁、龙眼肉;言语不利加菖蒲、郁金、远志;喉间痰多加制南星、川贝母;肌肤麻木者,酌加麻黄、木瓜、黄芪、当归等;大便溏泻者,酌加罂粟壳、诃子皮、莲子肉等。

16.补阳还五汤合六君子汤

组成与用法:黄芪 30 g,党参 20 g,白术 15 g,桃仁 10 g,当归 15 g,红花 10 g,川芎 10 g,赤芍 20 g,陈皮 15 g,茯苓 20 g,法半夏 15 g,炙甘草 5 g。每日 1 剂,水煎服,早晚分温服。

功效与主治:健脾益气,活血通络。

加减应用:肢体屈伸不利者加伸筋草、乌梢蛇;口眼㖞斜加白附子、僵蚕、全蝎。

17.芪参通络汤

组成与用法:黄芪 60 g,太子参 60 g,三七 15 g,鸡血藤 25 g,水蛭粉(冲服)3 g,地龙 10 g,赤芍 20 g,当归 12 g,桃仁 10 g,红花 10 g,川牛膝 12 g,泽泻 10 g,香附 10 g,豨莶草 15 g。上药除水蛭粉外其他药物冷水浸泡后,水煎 2 次,共取药汁 400 mL,加入水蛭粉后,分早晚 2 次服,每日 1 剂。

功效与主治:益气活血,化瘀通络。

加减应用:意识障碍加石菖蒲、郁金、胆南星;血压高加夏枯草、天麻、石决明;头痛加白芷、藁本、菊花;失眠加夜交藤、酸枣仁;语涩者加石菖蒲、远志;吞咽困难加郁金、砂仁;痰涎壅盛加法半夏、陈皮、竹沥、瓜蒌以清热化痰;肢体屈伸不利者加伸筋草、乌梢蛇。

18.益气通脉汤

组成与用法:黄芪 30 g,水蛭 10 g,丹参 20 g,川芎 10 g,地龙 10 g,当归 15 g,熟地黄 15 g,醋三棱 10 g。以免煎中药颗粒调配成粉,使用时按需分量将药粉溶于生理盐水 3 mL,2 次/日,早晚分服。

功效与主治:益气活血通脉。

加减应用:血压偏高、有热象者加黄芩、莱菔子、石决明、夏枯草;目眩耳鸣者为热动肝风之象;可加天麻、钩藤、菊花、珍珠母、石决明;口眼㖞斜加白附子、僵蚕、全蝎;肢体麻木者,加豨莶草、川牛膝、防已、威灵仙、丝瓜络、桑寄生、鸡血藤。

19.通络扶正汤

组成与用法:黄芪20 g,土鳖虫5 g,丹参10 g,乌梢蛇10 g,蜈蚣1条,地龙10 g,全蝎5 g,忍冬藤10 g,钩藤20 g,鸡血藤15 g,络石藤15 g。水煎服,每日1剂,2次/日。

组成与用法:益气活血通络。

加减应用:头晕目眩者,酌加天麻、龙骨、牡蛎等;呕吐呃逆者,酌加苏叶或梗、枇杷叶、旋覆花以降逆止呕;夜寐不安者加五味子、夜交藤、酸枣仁、龙齿;口眼㖞斜加牵正散;痰湿阻滞加温胆汤;颈项强直者,酌加羌活、葛根、牛膝、藁本等。

20.清脑活血汤

组成与用法:黄芪50 g,红花12 g,桃仁10 g,当归10 g,丹参10 g,地龙10 g,赤芍10 g,水蛭9 g,鸡血藤30 g,蜈蚣1条,甘草6 g。水煎服,每日1剂,2次/日。

功效与主治:益气活血,息风通络。

加减应用:痰热者加天竺黄、瓜蒌、胆南星以清热化痰;心烦失眠者可加珍珠母、夜交藤以镇心安神;手足疼痛者酌加细辛、玄胡、降香、麻黄等;肢体痿软者酌加寄生、续断、牛膝、杜仲等;大便溏泻者酌加罂粟壳、诃子皮、莲子肉等。

21.通脑复元汤

组成与用法:竹茹10 g,胆南星10 g,石菖蒲10 g,茯苓10 g,丹参15 g,鸡血藤20 g,川芎15 g,田三七6 g,黄芪30 g,太子参20 g。每日1剂,加水300～400 mL浸泡2小时后浓煎取汁150 mL,再加水200 mL再煎取汁150 mL两液相混合,早晚分服。另用地龙12 g,研成粉末装入胶囊,分早、晚随汤服下。

功效与主治:活血化瘀,益气化痰。

加减应用:血瘀甚者加桃仁、红花、三棱、莪术;风火上扰加钩藤、牛膝、菊花、生石决明;肝肾阴虚加女贞子、旱莲草;腰膝酸软者加女贞子、旱莲草、枸杞子、杜仲、何首乌等;小便频数或失禁者,加桑螵蛸、金樱子、益智仁;口眼㖞斜加白附子、僵蚕、全蝎;呕吐呃逆者,酌加苏叶或梗、枇杷叶、旋覆花以降逆止呕;血脂高加何首乌、山楂、决明子;血压偏高、有热象者加黄芩、莱菔子、石决明、夏枯草。

22.化痰益气活血通络汤

组成与用法:黄芪50 g,葛根20 g,丹参15 g,生牡蛎30 g,胆南星10 g,川芎8 g,红花8 g,鸡血藤20 g,桂枝5 g,全蝎10 g,地龙15 g,蜈蚣10 g。分装成袋,每袋200毫升每日1袋,早晚分两次口服。

功效与主治:益气活血,化痰散瘀,舒筋活络通脉。

加减应用:呕吐呃逆者,酌加苏叶或梗、枇杷叶、旋覆花以降逆止呕;惊悸者,加珍珠母、生牡蛎、生龙齿以重镇定惊;阴虚加生地黄、麦冬、玄参;阳亢加石决明、水牛角、龟板;夜寐不安者加五味子、夜交藤、酸枣仁、龙齿;大便秘结加生大黄或番泻叶;大便溏泻者,酌加罂粟壳、诃子皮、莲子肉等。

23.益气活血化痰方

组成与用法:黄芪 30 g,丹参 20 g,川芎 15 g,红花 10 g,当归 15 g;地龙 10 g,法半夏 15 g,石菖蒲 15 g,胆南星 15 g,水蛭 6 g,牛膝 15 g。上药先浸泡半小时,头煎加水 600 mL,取汁 200 mL。二煎加水 500 mL,取汁 150 mL。两次所煎汁兑后早晚两次服,每日 1 剂。

功效与主治:补气活血,化痰通络。

加减应用:大便干结者,加火麻仁、肉苁蓉;腹胀者,加枳实、厚朴;大便稀者,加炒苍术、炒白术,去当归;头晕、头痛者,加天麻、钩藤、葛根。

(六)阴虚风动证

主症:半身不遂,口舌㖞斜,言语不利,手足心热,肢体麻木,五心烦热,失眠,眩晕耳鸣,舌质红,苔少或光剥无苔,脉弦细或弦细数。

治法:滋阴潜阳,镇肝息风。

1.镇肝息风汤加味

组成与用法:白芍 15 g,天冬 12 g,玄参 12 g,枸杞子 12 g,生龙骨(先煎)10 g,生牡蛎(先煎)15 g,生龟板(先煎)15 g,代赭石(先煎)30 g,怀牛膝 30 g,当归 12 g,天麻 12 g,钩藤 15 g,生麦芽 6 g,川楝子 6 g,甘草 6 g。上述药物,每日 1 剂,水煎服,早晚分服。

功效与主治:平肝潜阳,滋阴息风。

加减应用:若痰热较重,舌苔黄腻,脉洪大,恶心,加竹沥、胆南星、贝母;若肝火偏胜,心中烦热,加栀子、黄芩;若头痛较重,加羚羊角、夏枯草。

2.大定风珠

组成与用法:生白芍 24 g,阿胶 12 g,生龟板 16 g,干地黄 24 g,麻仁 8 g,五味子 8 g,生牡蛎 16 g,麦冬 24 g,炙甘草 16 g,鸡子黄二枚鳖甲 16 g。取水 300 mL,煮取 100 mL,去滓,再入鸡子黄,搅令相得,分 3 次服。

功效与主治:滋液息风,滋阴潜阳。

加减应用:头晕、肢麻、血压高加天麻、石决明;上肢瘫痪重加桑枝、姜黄;下肢瘫痪重加川牛膝、杜仲;口眼㖞斜重加白附子、僵蚕;语蹇流涎重加胆南星、远志。

3.大补阴丸

组成与用法:熟地黄 120 g,知母 80 g,黄柏 80 g,龟板 120 g,猪脊髓 160 g。上为末,和猪脊髓、蜜为丸,每服七十丸,空心盐白汤下。

功效与主治:清营透热,滋阴降火。

加减应用:若阴虚较重者,可加天门冬、麦门冬以润燥养阴;阴虚盗汗者,可加地骨皮以退热除蒸;咯血、吐血者,加仙鹤草、旱莲草、白茅根以凉血止血;遗精者,加金樱子、芡实、桑螵蛸、沙苑子以固精止遗。

4.天龙复步汤

组成与用法:女贞子 15 g,旱莲草 15 g,天麻 10 g,钩藤 12 g,石决明 20 g,川牛膝 15 g,丹参 15 g,葛根 30 g,当归 10 g,赤芍 15 g,红花 5 g,桃仁 10 g,地龙 10 g,乌梢蛇 10 g。每日 1 剂、水煎 2 次混合上、下午分服、每次 250 mL。

功效与主治:滋阴息风,潜阳通络。

加减应用:阴虚甚者加山茱萸 15 g、制何首乌 20 g、生地 15 g;风阳上亢者加生龙骨 30 g、生牡蛎 30 g、代赭石 15 g;大便不通者加生大黄 6 g。

5.益脑丸

组成与用法:何首乌 30 g,黄精 40 g,藏红花 20 g,桑枝 20 g,豨莶草 15 g,生地黄 30 g,天冬 15 g,龟胶 30 g,泽泻 20 g,三七 20 g,玳瑁 30 g,砂仁 15 g,淡菜 20 g,丹参 20 g,五味子 15 g,共为细面,蜜大丸,每服 1 丸,日服 3 次,白开水送下。

功效与主治:滋阴填精益髓。

加减应用:大便溏泻者,酌加罂粟壳、诃子皮、莲子肉等;小便频数或失禁者,为气虚不摄,加桑螵蛸、金樱子、益智仁以温肾固摄;形寒肢冷者,可加肉桂、附子等;气滞血瘀加红花、地龙、郁金。

6.养阴通络汤

组成与用法:制首乌 21 g,川牛膝 15 g,白芍 15 g,丹皮 9 g,地龙 21 g,全蝎 9 g,土鳖虫 12 g,珍珠母 30 g,菊花 12 g,乌梢蛇 12 g,鸡血藤 30 g,天麻 9 g,甘草 3 g。每日 1 剂,分两次早晚温服。

功效与主治:滋阴潜阳,息风通络。

加减应用:血压高加夏枯草、天麻、石决明;面色潮红,烦躁者加钩藤、夏枯草;目眩耳鸣者为热动肝风之象;可加天麻、钩藤、石决明;癫痫抽搐,可加胆南星、钩藤;惊悸者,加生牡蛎、生龙齿以重镇定惊;口眼㖞斜加白附子、僵蚕;语謇流涎重加胆南星、远志;上肢瘫痪重加桑枝、姜黄;下肢瘫痪重加杜仲、桑寄生;肝肾阴虚加女贞子、旱莲草;血虚加当归、大枣。

7.补肾活脑汤

组成与用法:熟地黄 15 g,制何首乌 15 g,枸杞子 15 g,山茱萸 15 g,生山楂 30 g,全蝎 6 g、地鳖虫 10 g,地龙 10 g,水蛭(研吞)3 g。上述药物,每日 1 剂,每次煎煮 150 毫升,每日 2 次口服。

功效与主治:滋阴补肾,活血通络。

加减应用:意识迟钝加石菖蒲;脑水肿明显者加大黄、牛膝;血压高加钩藤、牛膝、夏枯草;痰涎壅盛加橘红、法半夏、胆南星、鲜竹沥等;热痰加黄芩、鲜竹沥;高血脂加何首乌、决明子;呕吐呃逆者,酌加苏叶或梗、枇杷叶、旋覆花以降逆止呕;腑气不通加枳实、大黄、槟榔;小便频数或失禁者,为气虚不摄,加桑螵蛸、金樱子、益智仁以温肾固摄。

8.龙牡息风汤加味

组成与用法:牡蛎 30 g,怀牛膝 30 g,地龙 10 g,天麻 10 g,钩藤 30 g。取水 300 mL,煎取 150 mL,每日 2 次,早晚分服。

功效与主治:补养肝肾,平肝息风,化痰通络。

加减应用:如阴虚风动,舌质红、少苔或薄苔者,加用熟地黄、玄参、何首乌、白芍、龟板;血虚加当归、大枣、白芍;气虚加黄芪、党参;兼有痰湿或痰热,平素嗜食烟酒,中风时喉中痰声沥沥,舌苔白腻或黄腻者,加用胆南星、法半夏、白芥子、竹茹、川贝母、黄芩、石菖蒲等;头痛甚,加用羚羊角粉、石决明、夏枯草等;大便秘结,加用生大黄、川朴、枳实、全瓜蒌;肢体不利加用鸡血藤、络石藤;口角㖞斜,加用牵正散。

9.滋阴祛痰汤

组成与用法:石决明、生牡蛎、代赭石各 30 g,钩藤、滁菊花、炙龟板各 12 g,怀牛膝、白芍药、玄参各 15 g,胆南星、天麻、石菖蒲各 9 g,川贝粉(分两次吞服)3 g。每日 1 剂,分 2 次服用。

功效与主治:滋阴息风,平肝潜阳。

加减应用:腰膝酸软者加女贞子、旱莲草、枸杞子、杜仲、何首乌等以补益肝肾;目眩耳鸣者为热动肝风之象;可加菊花、珍珠母、石决明以平肝息风潜阳。

10.祛痰平肝汤

组成与用法:钩藤 15 g,泽泻 10 g,川芎 10 g,海藻 10 g,天麻 10 g,葛根 10 g,白菊花 10 g,莱菔子 10 g,丹参 30 g,草决明 10 g,三七粉 3 g,石菖蒲 10 g,郁金 10 g,枸杞子 10 g,黄精 10 g。每日 1 剂,分两次早晚温服。

功效与主治:平肝息风,滋补肝肾。

加减应用:血压高加夏枯草、天麻、石决明;眩晕显著伴肢麻不适者宜息风化痰活血为主,方中可加僵蚕、葛根、川芎、片姜黄等;高血脂加何首乌、山楂;惊悸者,加珍珠母、生牡蛎、生龙齿以重镇定惊;烦扰不宁者加石菖蒲、郁金、远志、珍珠母;口眼㖞斜加白附子、僵蚕、全蝎;喉间痰多加制南星、川贝母。

(七)风火闭窍证

主症:突然昏仆,不省人事,半身不遂,肢体强痉,口舌㖞斜,两目斜视,面红目赤,口噤、项强,两手握固拘急,甚则抽搐,舌红或绛,苔黄燥或焦黑,脉弦数。

治法:清热息风、醒神开窍。

1.大续命汤

组成与用法:麻黄 90 g,川芎 90 g,干姜 30 g,石膏 30 g,人参 30 g,当归 30 g,桂心 30 g,甘草 30 g,杏仁 40 枚。上九味,以水 1 升,先水煮麻黄去上沫,再入诸药同煎去滓,煮取 300 mL,分三次温服。

功效与主治:通络醒神。

加减应用:脑水肿明显者加大黄、牛膝;抽搐加地龙、钩藤;烦扰不宁者加石菖蒲、郁金、远志、珍珠母;大便秘结不通,腹胀满者,为热盛腑实,宜加大黄、芒硝、枳实;痰涎壅盛者加贝母、胆南星、炙远志;热痰加黄芩、鲜竹沥、胆南星。

2.宣窍醒神汤

组成与用法:水牛角 30 g,羚羊角 3 g,玳瑁 20 g,石菖蒲 10 g,郁金 10 g,细芽茶 10 g,白薇 10 g,山栀子 10 g,法半夏 10 g。每日 1 剂,加水 200 mL 浸泡 2 小时后浓煎取汁 100 mL,再加水 150 mL 再煎取汁 100 mL 两液相混合,早晚分服。同时送服再用此散纱布包好放入两耳孔中,2 小时取出。

功效与主治:平肝息风,醒脑通络。

加减应用:血压高加钩藤、牛膝、夏枯草;大便秘结加生大黄或番泻叶;小便频数或失禁者,加桑螵蛸、金樱子、益智仁;痰涎壅盛加橘红、法半夏、鲜竹沥等;热痰加黄芩、鲜竹沥;口眼㖞斜加白附子、僵蚕、全蝎。

3.清降醒脑饮

组成与用法:生石决明 15 g,钩藤 20 g,地龙 10 g,石菖蒲 10 g,牛膝 15 g,天竺黄 10 g,瓜蒌 6 g,山羊角 10 g。水煎服,连服 3 剂。

功效与主治:平肝息风,豁痰开窍。

加减应用:头晕痛、血压高者,可加决明子、赭石、天麻、杜仲;眩晕显著伴肢麻不适者宜息风化痰活血为主,方中可加僵蚕、葛根、川芎、片姜黄等;高血脂加何首乌、决明子;惊悸者,加珍珠母、生牡蛎、生龙齿以重镇定惊;夜寐不安者加五味子、夜交藤、酸枣仁、龙齿;言语不利加郁金、远志;吞咽困难加郁金、砂仁;肢体偏瘫者加水蛭、蜈蚣、僵蚕、地龙。

(八)痰火闭窍证

主症:突然昏仆,不省人事,半身不遂,肢体强痉拘急,口舌㖞斜,舌红,苔黄腻,脉滑数有力。

治法:清热涤痰,醒神开窍。

1.至宝丹

组成与用法:生乌犀屑(研)、生玳瑁屑(研)、琥珀(研)、朱砂(研飞)、雄黄(研飞)各 30 g,龙脑(研)、麝香各 0.3 g,牛黄(研)15 g,安息香 4.5 g,金箔、银箔各 50 片。上为丸,如皂角子大。每服一丸,人参汤送下,小儿量减。

功效与主治:化浊开窍,清热解毒。

加减应用:痰涎壅盛者加贝母、胆南星、炙远志;肢体屈伸不利者加伸筋草、乌梢蛇;大便秘结不通,腹胀满者,为热盛腑实,宜加大黄、芒硝、枳实等以通腑泄热。

2.黄连温胆汤

组成与用法:法半夏 10 g,陈皮 10 g,竹茹 10 g,枳实 10 g,茯苓 15 g,炙甘草 10 g,大枣 6 g,黄连 5 g。取水 300 mL,煎取 150 mL,温服。

功效与主治:清热化痰。

加减应用:头晕目眩者,酌加天麻,钩藤,龙骨,牡蛎等,颈项强直者,酌加羌活、葛根、牛膝、藁本等,口眼㖞斜者,酌加全蝎、僵蚕、天麻、白附等,言语謇涩者,酌加胆南星、石菖蒲、远志等,肌肤麻木者,酌加麻黄、木瓜、黄芪、当归等,手足疼痛者,酌加细辛、玄胡、降香、麻黄等,肢体痿软者,酌加寄生、续断、牛膝、杜仲等。

3.羚角钩藤汤

组成与用法:羚羊角片 4.5 g,钩藤 9 g,霜桑叶 6 g,滁菊花 9 g,鲜生地黄 15 g,生白芍 9 g,川贝母 12 g,淡竹茹 15 g,茯神 9 g,生甘草 3 g。用鲜淡竹茹 15 g,与羚羊角先煎代水,煎上药服。

功效与主治:平肝息风,清热止痉。

加减应用:烦扰不宁者加石菖蒲、郁金、远志、珍珠母以化痰开窍、镇心安神;大便秘结,口臭,腹胀满,日晡潮热者合大承气汤以通腑泄热;头痛加石决明、夏枯草;上肢偏重者加桑枝、葛根、桂枝。

4.醒脑散

组成与用法:牛黄 2 g,麝香 1 g,龙涎香 0.5 g,息香、冰片 2 g,藏红花 20 g,猴枣 0.5 g,石菖蒲 10 g,莲子心 10 g,胆南星 6 g,煨皂角 10 g。上药为细面,每次 2~3 g,6 小时 1 次,温水调服。

功效与主治:清热化痰,醒脑开窍。

加减应用:气虚加黄芪、党参;阳虚者加熟附片、干姜;肝肾阴虚加生地黄、女贞子、旱莲草;肢体麻木加稀莶草、海桐皮、丝瓜络、木瓜等;肢体不灵活加川芎、川续断;吞咽困难加郁金、砂仁;口眼㖞斜加僵蚕、白附子;惊悸者,加珍珠母、生牡蛎、生龙齿以重镇定惊;抽搐加地龙、钩藤;面色潮红,烦躁者加钩藤、夏枯草。

5.醒脑清汤

功效与主治:枳实 15 g,茯苓 15 g,生地黄 12 g,当归 12 g,白术 12 g,黄连 10 g,陈皮 10 g,怀牛膝 10 g,法半夏 9 g,鸡血藤 30 g,水蛭 5 g。每日 1 剂,加水 300 mL 浸泡 2 小时后浓煎取汁 150 mL 再加水 200 mL 再煎取汁 150 mL 两液相混合,早晚分服。

功效与主治:化痰逐瘀,通腑泻热。

加减应用:意识障碍加石菖蒲、郁金、胆南星;面色潮红,烦躁者加钩藤、夏枯草;头晕、肢麻、血压高加天麻、石决明;血脂高加决明子、山楂、麦芽等;失眠者加炙甘草、桂枝、酸枣仁、龙眼肉;气虚痰湿阻滞加苍术;痰多,胃脘胀闷加胆南星、厚朴;上肢瘫痪重加桑枝、姜黄;下肢瘫痪重加川牛膝、杜仲、桑寄生;大便秘结不通,腹胀满者,宜加大黄、芒硝、枳实等以通腑泄热。

6.清热化痰汤

组成与用法:熟大黄 10 g,水牛角(先煎)20 g,赤芍 15 g,水蛭 5 g,生地黄 15 g,石菖蒲 10 g,三七 10 g,地龙 8 g。每日 1 剂,提取约 300 mL,分装 2 袋,口服,每次 1 袋(150 mL),每日 2 次。病重者每日 3 次,必要时鼻饲或灌肠。

功效与主治:清热凉血,化痰祛瘀。

加减应用:若大便秘结,改为生大黄(后下)6~10 g;意识迟钝加远志、麝香;头痛加藁本、吴茱萸;头晕加天麻、钩藤;抽搐加地龙、钩藤;夜寐不安者加五味子、夜交藤、酸枣仁、龙齿;舌强语謇者加胆南星、天竺黄、远志等;痰瘀阻滞经络较重者;选加赤芍、鸡血藤、三七、鬼箭羽;患侧肢体水肿者;可加茯苓、泽泻、防己等淡渗利湿;血瘀甚加丹参、鸡血藤等。

7.加味温胆汤

组成与用法:法半夏 12 g,白术 10 g,茯苓 10 g,陈皮 10 g,石菖蒲 12 g,广郁金 10 g,怀牛膝 10 g,胆南星 10 g,僵蚕 10 g,鸡血藤 10 g,炙甘草 6 g。每日 1 剂,200 mL/剂,分早、晚服。

功效与主治:清热化痰,搜风活血。

加减应用:大便秘结不通,腹胀满者,为热盛腑实;宜加大黄、芒硝、枳实等以通腑泄热;肝火偏盛者加龙胆草夏枯草以清泻肝火;心中烦热甚者加生石膏、龙齿以清热安神;失眠者为心气不足,加炙甘草、桂枝、酸枣仁、龙眼肉以温经通阳、养心安神;腰膝酸软者加女贞子、旱莲草、枸杞子、杜仲、何首乌等以补益肝肾。

(九)痰浊瘀闭证

主症:突然昏仆,不省人事,半身不遂,肢体松懈,口舌㖞斜,痰涎涌盛,面白唇暗,四肢不温,甚则逆冷,舌暗淡,苔白腻,脉沉滑或缓。

治法:燥湿化痰,醒神开窍。

1.苏合香丸

组成与用法:苏合香 30 g,冰片 30 g,麝香 60 g,安息香 60 g,青木香 60 g,香附 60 g,白檀香 60 g,丁香 60 g,沉香 60 g,荜茇 60 g,乳香 30 g,白术 60 g,诃子 60 g,朱砂 60 g,水牛角 60 g。上为细末,入研药匀,用安息香膏并炼白蜜和剂,每服旋丸如梧桐子大,取井华水化服 4 丸(3 g),老人、小儿可服 1 丸,温酒化服也得,并空腹服之。

功效与主治:芳香开窍,行气止痛,顺气化痰,解郁开窍。

加减应用:血压高加钩藤、牛膝、夏枯草;腑气不通加枳实、大黄、槟榔。

2.涤痰汤

组成与用法:胆南星(姜制)10 g,法半夏(汤洗七次)10 g,枳实(麸炒)8 g,茯苓(去皮)10 g,橘红 10 g,石菖蒲 8 g,人参 10 g,竹茹 8 g,甘草 5 g。水 300 mL,生姜五片,煎至 150 mL,早晚两次食后温服。

功效与主治:化痰通络。

加减应用:抽搐加地龙、钩藤;血压高加钩藤、牛膝、夏枯草;头痛加白芷、菊花;失眠加夜交藤、酸枣仁;肢体不灵活加川续断;大便秘结加大黄、番泻叶;口眼㖞斜重加白附子僵蚕。

3.温胆汤

组成与用法:法半夏(洗 7 次),竹茹、枳实(麸炒,去瓤)各 60 g,陈皮 90 g,甘草(炙)30 g,茯苓 45 g,生姜 5 片、大枣 1 枚。用水 200 mL,煮取 100 mL,早晚分 2 次温服。功效与主治理气化痰,和胃利胆。

加减应用:若心热烦甚者,加黄连、山栀、豆豉以清热除烦;失眠者,加琥珀粉、远志以宁心安神;惊悸者,加珍珠母、生牡蛎、生龙齿以重镇定惊;呕吐呃逆者,酌加苏叶或梗、枇杷叶、旋覆花以降逆止呕;眩晕,可加天麻、钩藤以平肝息风;癫痫抽搐,可加胆南星、钩藤、全蝎以息风止痉。

4.稀涎散

组成与用法:明矾 30 g,牙皂 4 枚(去皮弦炙)。上 2 味,共研细末,过筛,瓷瓶盛贮,封口备用。每次 3 g、加生姜汁少许,撬开口齿,以温水灌之。药入得吐,咽喉疏通,能进汤药则停服此药,再以他药缓缓图治。

功效与主治:祛痰通窍,启闭。

加减应用:眩晕显著伴肢麻不适者宜息风化痰活血为主,方中可加僵蚕、葛根、川芎、片姜黄等;肢体不灵活加川芎、川续断;痰涎壅盛加橘红、法半夏、胆南星、鲜竹沥等;痰热盛者加鲜竹沥汁、胆南星、猴枣散以清热化痰。

5.豁痰丸

组成与用法:玳瑁 3 g,羚羊角 3 g,皂角炭 10 g,胆南星 3 g,西瓜硝 30 g,蛇胆陈皮末 5 瓶,竹沥 20 g,沉香 3 g,枯矾 5 g。共为细面,炼蜜为丸,重 1.5 g,白开水送下。

功效与主治:豁痰祛风通络。

加减应用:痰涎壅盛加橘红、法半夏;眩晕显著伴肢麻不适者宜息风化痰活血为主,方中可加僵蚕、葛根、川芎、片姜黄等;头痛加白芷、菊花;腑气不通加枳实、大黄、槟榔;血压高加夏枯草、天麻、石决明;脑水肿明显者加大黄、牛膝。

6.中风二号

组成与用法:陈皮 12 g,法半夏 12 g,茯苓 15 g,竹茹 10 g,天竺黄 12 g,全蝎 10 g,地龙 10 g,石菖蒲 10 g,白茅根 30 g,大黄 10 g,西红花 2 g,甘草 6 g。每日 1 剂,每次取水 300 mL,武火煮沸,文火慢煎 20 分钟,取药汁 150 mL,每剂药煎煮 2 次,早晚分服。

功效与主治:豁痰开窍,祛瘀通络。

加减应用:意识障碍加郁金、胆南星;血压高加夏枯草、天麻、石决明;头晕目眩者,酌加天麻、钩藤、龙骨、牡蛎等;血脂高加决明子、山楂、麦芽等;失眠者,加琥珀粉、远志以宁心安神;口眼㖞斜加牵正散;言语不利较重者为痰阻清窍;可加胆南星、竹沥、石菖蒲等以清热化痰;痰涎望盛加竹沥、瓜蒌以清热化痰肢体不灵活加川芎、川续断。

7.化痰活血方

组成与用法:法半夏 10 g,白术 10 g,胆南星 6 g,郁金 15 g,白附子 6 g,天麻 12 g,全蝎 6 g,鸡血藤 15 g,丹参 12 g,桃仁 10 g,红花 10 g,川芎 12 g,水蛭 6 g。每日服 1 剂,水煎服,分 3 次服。

功效与主治:化痰除湿,活血通络。

加减应用:阴虚加生地黄、玄参;舌强语謇者加天竺黄、远志等;痰瘀阻滞经络较重者,选加赤芍、三七、鬼箭羽;头痛加白芷、藁本、菊花;烦扰不宁者加石菖蒲、远志、珍珠母以化痰开窍、镇心安神;大便秘结不通,加大黄、芒硝、枳实等以通腑泄热;小便失禁加桑螵蛸、覆盆子、益智仁、山药。

8.化痰逐瘀汤

组成与用法:胆南星 10 g,地龙 10 g,瓜蒌 12 g,生地黄 15 g,法半夏 15 g,水蛭 6 g,川芎 12 g,当归 15 g,赤芍药 12 g,桃仁 10 g,红花 15 g,厚朴 10 g,枳实 10 g,甘草 6 g。每日 1 剂,温开水 200 mL 冲开,分早、晚 2 次口服或鼻饲。

功效与主治:破血逐瘀,化痰通络。

加减应用:痰热腑实者加大黄;气虚血瘀者加黄芪、党参;肝肾阴虚加女贞子、旱莲草;五心烦热者,可酌加女贞子、何首乌、生地黄、山萸肉;患侧肢体水肿者;可加茯苓、泽泻、防己等淡渗利湿;吞咽困难加郁金、砂仁;口眼㖞斜加僵蚕、白附子;烦扰不宁者加石菖蒲、郁金、远志、珍珠母;血压高加钩藤、牛膝、夏枯草。

9.化痰活血益气汤

组成与用法:黄芪 30 g,茯苓 15 g,石菖蒲 10 g,僵蚕 10 g,胆南星 12 g,川芎 15 g,赤芍 15 g,地龙 15 g,水蛭 6 g,桃仁 15 g,红花 15 g,全蝎 4 g。每日 1 剂,水煎服。

功效与主治:补气活血,化痰通络。

加减应用:血压偏高、有热象者加黄芩、莱菔子、石决明、夏枯草;呕吐呃逆者,酌加苏叶或梗、枇杷叶、旋覆花以降逆止呕;惊悸者,加珍珠母、生牡蛎、生龙齿以重镇定惊;语涩者加石菖蒲、远志;喉间痰鸣痰多者加鲜竹沥、制胆南星;气虚痰湿阻滞加苍术、茯苓、陈皮;肢体麻木者,加豨莶草、川牛膝、防己、威灵仙、丝瓜络、桑寄生、鸡血藤。

10.通窍逐瘀汤加减方

组成与用法:川芎 20 g,石菖蒲 20 g,穿山甲 15 g,水蛭 10 g,僵蚕 10 g,当归10 g,龙骨 10 g,丁香 10 g,红花 10 g,赤芍 10 g,山药 10 g。水煎服,每日 1 剂,早晚服药各1 次。

功效与主治:活血开窍,化痰醒神。

加减应用:高血压者加草决明、代赭石;头晕、口干加沙参、玄参、菊花;血瘀甚加丹参、鸡血藤、水蛭等;气虚加黄芪、党参;血虚加当归、熟地黄、白芍;腑气不通加枳实、大黄、槟榔;便频数或失禁者,加桑螵蛸、金樱子、益智仁;血脂高加何首乌、山楂、决明子;意识障碍加郁金、胆南星。

(十)脱证(元气衰败)

主症:突然昏仆,不省人事,汗出如珠,目合口张,肢体瘫软,手撒肢厥,气息微弱,面色苍白,瞳神散大,二便失禁,舌淡紫,或舌体卷缩,若白腻,脉微欲绝。

治法:益气回阳,扶正固脱。

1.参姜汤

组成与用法:上等人参 60 g,或 120 g,炮姜 20 g。水煎,徐徐服。如不应,急加炮附子。

功效与主治:大补元气,益气固脱。

加减应用:意识障碍加石菖蒲、郁金;脑水肿明显者加大黄、牛膝;烦扰不宁者加石菖蒲、郁金、远志、珍珠母以化痰开窍、镇心安神;小便频数或失禁者,为气虚不摄,加桑螵蛸、金樱子、益智仁以温肾固摄;痰涎壅盛加橘红、法半夏、胆南星、鲜竹沥等;痰迷心窍加石菖蒲、郁金;心肾阴虚加麦冬、天花粉、黄精;肾阳虚加淫羊藿、菟丝子。

2.独参汤

组成与用法:人参 10 g,大枣 5 颗。每日 1 剂,水煎温服。

功效与主治:益气醒脑,保元固脱。

加减应用:气脱者,加桂枝、龙骨、牡蛎。

3.参归汤

组成与用法:人参 10 g,当归 10 g。每日 1 剂,水煎温服。

功效与主治:养血醒脑,益气固脱。

加减应用:血脱者,加山茱萸、白芍。

4.阴阳两救汤

组成与用法:熟地黄 15 g,大枸杞 15 g,附子 10 g,菟丝子 15 g,人参 10 g,茯神 10 g,远志 10 g,炮姜 10 g,干河车 6 g。每日 1 剂,水煎温服。

功效与主治:益阴回阳,固脱救逆。

加减应用:气脱者,加黄芪、白术、桂枝、山茱萸;血脱者,加当归、白芍、阿胶;重用人参。

5.参附汤

组成与用法:人参 4～6 g,当归 4～6 g,肉桂 3 g,黄芪(蜜炙)5 g,白术 5 g,熟地黄 8 g,制附子炙草 8 g。取水 200 mL,煎至 100 mL,早晚分两次温服。

功效与主治:补气回阳固脱。

加减应用:意识障碍加石菖蒲、郁金;肾阳虚加淫羊藿、菟丝子;口眼㖞斜加白附子、僵蚕、全蝎;脾虚便溏加茯苓、白术;上肢偏瘫者酌加桂枝、桑枝、羌活、防风等;下肢偏瘫者酌加牛膝、独活、寄生、续断等;神情痴呆者酌加石菖蒲、郁金、胆南星、远志等。

6.两救固脱饮

组成与用法:赤人参 5 g,附子 3 g,龟板胶 3 g,玳瑁 2 g,山萸肉 10 g,阿胶 3 g,鸡蛋黄 1 个,胆南星 1 g。每日 1 剂,以适量水煎药,汤成去渣取汁温服,每日 2 次。

功效与主治:补气温阳固脱。

加减应用:气虚甚者加黄芪、党参;形寒肢冷者,可加肉桂、仙茅、干姜等;阴虚加生地黄、玄参;心阳不足加桂枝、龙骨、牡蛎;脾虚便溏加茯苓、白术;意识障碍加石菖蒲、远志、郁金。

7.生脉饮

组成与用法:人参 10 g,麦冬 10 g,五味子 15 g。每日 1 剂,水煎温服。

功效与主治:益气敛阴,止汗平呃。

加减应用:胃阴不足者,加沙参、麦冬、玉竹;气逆者加代赭石、柿蒂、竹茹等。

8.十全大补汤

组成与用法人参 6 g,肉桂 3 g,川芎 6 g,熟地黄 12 g,茯苓 9 g,白术 9 g,甘草 3 g,黄芪 12 g,当归 9 g,白芍药 9 g。上为细末,每服 9 g,用水 200 mL,加生姜三片,枣子二枚,同煎至 100 mL,不拘时候温服。

功效与主治:温补气血。

加减应用:意识障碍加石菖蒲、郁金;脑水肿明显者加大黄、牛膝;肢体屈伸不利者加伸筋草、乌梢蛇;肢体麻木加豨莶草、海桐皮、丝瓜络、木瓜等;口眼㖞斜加白附子、僵蚕、全蝎。

9.八珍汤

组成与用法当归 15 g,白芍 10 g,黄芪 15 g,白术 15 g,柴胡 5 g,熟地黄 5 g,升麻 5 g,人参 10 g,茯苓 10 g,川芎 10 g。以水 200 mL,大火煮沸,小火煎取 100 mL,早晚两次温服。

功效与主治:双补气血。

加减应用:痰热盛者加鲜竹沥汁、胆南星、猴枣散以清热化痰;语謇流涎重加胆南星、远志;心肾阴虚加麦冬、天花粉、黄精;肾阳虚加淫羊藿、菟丝子;腑气不通加枳实、大黄、槟榔;小便频数或失禁者,为气虚不摄,加桑螵蛸、金樱子、益智仁以温肾固摄。

(十一)肾阳亏虚证

主症:半身不遂,口舌㖞斜,言语不利,腰膝酸软,四肢不温,疲乏,小便频数、清长,夜尿多,面色黧黑无泽,舌淡胖苔白,脉沉弱而迟。

治法:温补肾阳。

1.八味丸

组成与用法:川巴戟 45 g(酒没,去心,用荔枝肉 30 g,同炒赤色,去荔枝肉不要),高良姜 30 g(锉碎,用麦门冬 45 g,去心,同炒赤色为度,去门冬),川楝子 60 g(去核,用降真香 30 g,锉碎同炒,油出为度,去降真香),吴茱萸 45 g(去梗,用青盐 30 g,同炒后,茱萸炮,同用),胡芦巴 30 g(用全蝎 14 个,同炒后,胡芦巴炮,去全蝎不用),山药 45 g(用熟地黄同炒焦色,去地黄不用),茯苓 30 g(用川椒 30 g,同炒赤色,去椒不用),香附子 45 g(去毛,用牡丹皮 30 g,同炒焦色,去牡丹皮不用)。上为细末,盐煮,面糊为丸,如梧桐子。每服四五十丸,空心、食前盐汤送下。

功效与主治:温补肝肾,清上实下,分清浊二气,补暖丹田。

加减应用:夜寐不安者加五味子、夜交藤、酸枣仁、龙齿;大便秘结加生大黄或番泻叶;头痛加白芷、菊花;头晕加天麻、钩藤。

2.右归丸

组成与用法:熟地黄 320 g,山药(炒)160 g,山茱萸(微炒)120 g,枸杞(微炒)160 g,鹿角胶(炒珠)160 g,菟丝子(制)160 g,杜仲(姜汤炒)160 g,当归 120 g(便溏勿用),肉桂 80 g(渐可加至 160 g),制附子 80 g(渐可加至五 240 g)。先将熟地蒸烂杵膏,加炼蜜为丸、如梧桐子大。每服一百余丸,食前用滚汤或淡盐汤送下,或丸如弹子大,每嚼服二三丸,以滚白汤送下。

功效与主治:温补肾阳,填精止遗。

加减应用:如阳衰气虚,必加人参以为之主,随人虚实以为增减:如阳虚精滑,或带浊便溏,加补骨脂(酒炒)120 g;如飧泄肾泄不止,加北五味子 120 g,肉豆蔻 120 g,(面炒,去油用);如饮食减少,或不易化,或呕恶吞酸,皆脾胃虚寒之证,加干姜 160 g,(炒黄用);如腹痛不止,加吴茱萸 80 g(汤泡半日,炒用),如腰膝酸痛,加胡桃肉(连皮)160 g;如阴虚阳痿,加巴戟肉 160 g,肉苁蓉 120 g,或加黄狗外肾一二付,以酒煮烂捣入之。

3.地黄饮子

组成与用法:熟地黄 18 g,巴戟 10 g,山萸肉 12 g,石斛 10 g,肉苁蓉 12 g,熟附片 4 g,五味子 6 g,肉桂 4 g,云茯苓 12 g,麦冬 10 g,石菖蒲 8 g,远志 9 g,薄荷 4 g,生姜 3 小片,大枣 5 枚。上锉,如麻豆大。每服 12 g,水 300 mL,加生姜三片,大枣(擘破)二枚,同煎,煎取 150 mL 汤汁,去滓,食前温服。

功效与主治:滋肾阴,补肾阳,开窍化痰。

加减应用:阴虚而痰热盛,应去除肉桂、附子,加入天竺黄,胆南星,川贝;痰涎壅盛者加贝母、胆南星、炙远志;阴虚阳亢者,加葛根、石决明、生牡蛎;不能行走,且骨节虚热者,加地骨皮,桑枝;兼有气虚,可加党参,黄芪。

4.健脑通络汤

组成与用法:干地黄 15 g,黄芪 30 g,山萸肉 10 g,山药 15 g,茯苓 10 g,泽泻10 g,牡丹皮 10 g,川芎 10 g,归尾 10 g,赤芍 10 g,桃仁 10 g,红花 6 g,地龙 10 g。水煎服。

功效与主治:补肾健脑,化瘀通络。

加减应用:偏于喑哑、吞咽作呛者,伍以炙远志、炒酸枣仁、郁金、木蝴蝶、蝉蜕之类;偏于足痱者伍以鸡血藤、丹参、牛膝、木瓜、伸筋草之类;口舌㖞斜者,伍以白花蛇、白僵蚕、全蝎、水蛭、蜈蚣之类,口喜流涎者,加益智仁;肝肾阴虚加女贞子、旱莲草;五心烦热者,可酌加女贞子、何首乌、生地黄、山萸肉;气虚甚加人参;血虚加当归、大枣、白芍。

(十二)热毒瘀闭证

主症:突然昏仆,不省人事,半身不遂,口舌㖞斜,烦躁不宁,肌肤发斑,甚则衄血,吐血,舌绛苔黄,脉数。

治法:清热解毒,凉血开窍。

1.犀角地黄汤

组成与用法:犀角(水牛角代)30 g,生地黄 24 g,芍药 12 g,牡丹皮 9 g。用水 200 毫升,煮取 100 mL,早晚分两次温服。

功效与主治:清热解毒,凉血开窍。

加减应用:若见蓄血,喜忘如狂者,系热燔血分,邪热与瘀血互结,可加大黄、黄芩,以清热逐瘀与凉血散瘀同用;郁怒而夹肝火者,加柴胡、黄芩、栀子以清泻肝火;用治热迫血溢之出血证,可酌加白茅根、侧柏炭、小蓟等,以增强凉血止血之功;若见神昏者,可同时服紫雪丹或安宫牛黄丸;如心火炽盛者,加黄连、栀子,如吐衄者,加茅花、墨旱莲、白茅根等。

2.安宫牛黄丸

组成与用法:牛黄 30 g,郁金 30 g,犀角(水牛角代)30 g,黄连 30 g,朱砂 30 g,冰片 8 g,麝香 8 g,珍珠 15 g,栀子 30 g,雄黄 30 g,黄芩 30 g。以上十一味,珍珠水飞或粉碎成极细粉,朱砂、雄黄分别水飞成极细粉;黄连、黄芩、栀子、郁金香粉碎成细粉;将牛黄、水牛角浓缩粉、麝香、冰片研细,与上述粉末配研,过筛,混匀,加适量炼蜜制成大蜜丸 600 丸,即得。口服,一次 1 丸,一日 1 次;小儿三岁以内一次 1/4 丸,四岁至六岁次 1/2 丸,一日 1 次;或遵医嘱。

功效与主治:清热解毒,镇惊开窍。

加减应用:若邪陷心包,兼有腑实,症见神昏舌短、大便秘结、饮不解渴者,宜开窍与攻下并用,以安宫牛黄丸 2 粒化开,调生大黄末 9 g 内服,先服一半,不效再服;热闭证见脉虚,有内闭外脱之势者,急宜人参煎汤送服。

3.牛黄清心丸

组成与用法:牛黄 25.7 g,当归 45 g,川芎 39 g,甘草 150 g,山药 210 g,黄芩 45 g,炒苦杏仁 37.5 g,大豆黄卷 57 g,大枣 90 g,炒白术 75 g,茯苓 48 g,桔梗 39 g,防风 45 g,柴胡 39 g,阿胶 51 g,干姜 25 g,白芍 75 g,人参 75 g,六神曲(炒)75 g,肉桂 54 g,麦冬 44 g,白蔹 22.5 g,蒲黄(炒)7.5 g,人工麝香 6.4 g,冰片 16.1 g,水牛角浓缩粉 28.5 g,羚羊角 28.4 g,朱砂 69.7 g,雄黄 24 g。以上二十九味,除牛黄、人工麝香、冰片、水牛角浓缩粉外,朱砂、雄黄分别水飞成极细粉;羚羊角锉研成细粉;其余山药等二十二味粉碎成细粉;将牛黄、人工麝香、冰片、水牛角浓缩粉研细,与上述粉末配研,过筛,混匀。每 100 g,粉末加炼蜜 90～110 g,制成大蜜丸,或用水(加入 4% 炼蜜)泛丸,制得水丸,即得。口服。大蜜丸一次 1 丸水丸一次 1.6 g,一日 1 次。

功效与主治:清热解毒,镇惊开窍。

加减应用:肌肤麻木者,酌加麻黄、木瓜;痰涎壅盛者,加橘红、法半夏、胆南星。

4.解毒活血汤

组成与用法:连翘 8 g,葛根 8 g,柴胡 12 g,当归 8 g,生地黄 20 g,赤芍 12 g,桃仁(研)32 g,红花 20 g,枳壳 4 g,甘草 8 g。用水 200 mL,煮取 100 mL,早晚分两次温服。

功效与主治:清浊解毒,活血通脉。

加减应用:血浊者,加郁金、菖蒲、藿香、佩兰、泽泻、茯苓等。血瘀者,加丹参、泽兰、牛膝、川芎、赤芍、玄胡、鸡血藤、水蛭、应虫等。

5.加味黄连解毒汤

组成与用法:黄连 15 g,黄芩 15 g,黄柏 15 g,山栀子 15 g,大黄 6 g,益母草 30 g,茯苓、泽泻各 10 g,当归尾 15 g,鸡血藤 20 g。每日 1 剂,水煎取汁 200 mL,分2次服。

功效与主治:清降火热,驱除总毒。

加减应用:血压高头痛加天麻、夏枯草、菊花;目眩耳鸣者为热动肝风之象,可加天麻、钩藤、菊花、珍珠母、石决明;心烦不眠加柏子仁、枣仁、夜交藤等;言语不利较重者为痰阻清窍,可加胆南星、竹沥、石菖蒲等以清热化痰;尿少加车前子、泽泻。

6.解毒通络方

组成与用法:生栀子10 g,丹参30 g,生黄芪15~30 g,天麻15 g,地龙10~15 g,全蝎3~5 g。每天1剂,分2次早晚温服,重症者给予鼻饲。

功效与主治:补气养血,解毒通络。

加减应用:意识迟钝加石菖蒲、远志、麝香;意识障碍加石菖蒲、郁金、胆南星;面色潮红,烦躁者加钩藤、夏枯草;高血脂加何首乌、决明子;夜寐不安者加五味子、夜交藤、酸枣仁、龙齿;吞咽困难加郁金、砂仁;口眼㖞斜加僵蚕、白附子;肢体屈伸不利者加伸筋草、乌梢蛇;气虚甚加人参;血瘀明显可加水蛭、丹参、鸡血藤、海风藤。

7.清热化瘀Ⅱ方

组成与用法:水牛角20 g,水蛭6 g,赤芍10 g,丹参10 g,地龙10 g,川芎10 g,川牛膝10 g,天竺黄10 g,酒大黄3 g,胆南星4 g,石菖蒲10 g,生牡蛎20 g。水煎服,每日1剂,每日2次。

功效与主治:清热解毒,化瘀通络。

加减应用:面色潮红,烦躁者加钩藤、夏枯草;头晕痛、血压高者,可加决明子、代赭石、天麻、杜仲;血脂高加决明子、山楂、麦芽等;口眼㖞斜加牵正散;痰湿重加制法半夏、胆南星;肢体偏瘫者加水蛭、蜈蚣、僵蚕、地龙。

七、对症良方

脑血栓形成的对症用方,尤其适宜于患者有缺血性中风表现,但又以某一证候为突出者,如麻木、失语、眩晕、昏迷、发热、便秘等,以及中风恢复期的治疗。根据患者的主要症状选择使用。

(一)中风所致肢体麻木

1.当归养血汤

组成与用法:当归10 g,川芎10 g,白芍12 g,熟地黄15 g,羌活10 g,防风10 g,白芷10 g。每日1剂,水煎服,2次/日。

功效与主治:养血和营,行血活络。

加减应用:瘀血者,加鸡血藤、丹参、赤芍、桃仁、红花;无风者,减羌活、防风、白芷等。

2.破血散瘀汤

组成与用法:水蛭3 g,当归12 g,苏木10 g,柴胡6 g,羌活10 g,防风10 g,连翘15 g,肉桂10 g,麝香2 g。每日1剂,水煎服,2次/日。

组成与用法:活血逐瘀,通脉行气。

加减应用:瘀血久痹者,加土鳖虫、穿山甲、桃仁、红花、牛膝、丹参、川芎、赤芍。肌肤麻木者,加地龙、蜈蚣、蕲蛇、乌梢蛇等;减柴胡、羌活、连翘。

3.黄芪虫藤饮

组成与用法:黄芪 30 g,鸡血藤 15 g,海风藤 15 g,络石藤 15 g,僵蚕 30 g,地龙 10 g,蜈蚣 1 条,全虫 5 g。水煎服,每日 1 剂,煎 2 次,早晚温服。

功效与主治:益气活血,祛风通络。

加减应用:气虚甚则加西洋参;头晕者加天麻、钩藤;痰多者加法半夏、陈皮。

(二)中风所致口角㖞斜

1.玉真散

组成与用法:天麻 10 g,胆南星 10 g,白芷 10 g,防风 10 g,羌活 10 g,白附子10 g。共为细末。

功效与主治:祛风解痉,化痰通络。

加减应用:痰涎壅盛加橘红、法半夏、鲜竹沥等;痰热者加黄芩。

2.青州白丸子

组成与用法:生南星 10 g,生法半夏 10 g,生川乌 10 g,生白附子 10 g,共为细末,为丸。每次 1 丸,每日 2 次。

功效与主治:祛风化痰,温经通络。

加减应用:大便秘结者加草决明、瓜蒌仁、大黄;肝阳上亢加天麻、钩藤、石决明。

(三)中风所致舌喑

1.解语丹

组成与用法:白附子(炮)、石菖蒲、远志肉、天麻、全蝎(去毒,酒炒)、羌活、僵蚕各 30 g,木香 15 g,牛胆南星 30 g。上研细末,丸梧桐子大,朱砂为衣。每服 30 丸,薄荷汤下。

功效与主治:化痰开窍。

加减应用:痰甚者加胆南星,石菖蒲。

2.会厌逐瘀汤

组成与用法:桃仁 10 g,红花 10 g,生地黄 10 g,赤芍 10 g,当归 12 g,玄参 10 g,柴胡 6 g,枳壳 10 g,桔梗 10 g,甘草 6 g。每日 1 剂,水煎服,2 次/日。

功效与主治:活血化瘀,行气开窍。

加减应用:痰浊者,加法半夏、胆南星、远志、橘红、茯苓;瘀血者,加丹参、郁金、石菖蒲、降香等。

3.复语汤

组成与用法:天麻 10 g,全蝎 5 g,白附子 10 g,制胆南星 10 g,法半夏 10 g,石菖蒲 15 g,丹参 30 g,当归 12 g,路路通 10 g,水蛭 5 g,川芎 10 g。每日 1 剂,水煎,分

2 次服用。

功效与主治:化痰息风通络。

加减应用:肝肾亏虚可加桑寄生、川牛膝、川续断、鹿筋、杜仲等补益肝肾;麻木者可加桑寄生、杜仲、牛膝、鸡血藤以补肝肾,强筋骨;气虚明显者加党参或人参;口角流涎,言语不利者加远志以化痰宣窍。

(四)中风所致发热

1.犀连承气汤

组成与用法:犀角 10 g,黄连 6 g,生地黄 15 g,大黄 6 g,枳实 10 g,金汁 2 g。1 日1 剂,水煎温服。犀角锉末冲服。现代皆用水牛角 50 g,代犀角,水煎温服。

功效与主治:清心启闭,通腑泻热。

加减应用:瘀血者,加赤芍、丹皮、玄参、丹参、冬青;腑实者,加芒硝、厚朴,减金汁。

2.清热化痰汤

组成与用法:黄连 6 g,黄芩 10 g,胆南星 10 g,法半夏 15 g,橘红 10 g,茯苓 15 g,麦冬 10 g,炽壳 10 g,桔梗 10 g,竹茹 10 g,甘草 6 g。每日 1 剂,水煎温服。

功效与主治:清热醒脑,豁痰开窍。

加减应用:痰热者,加瓜蒌、贝母、鱼腥草;瘀热者,加生地黄、赤芍、丹皮、大黄。

3.清营汤

组成与用法:犀角(水牛角代替)30 g,生地黄 15 g,元参 9 g,竹叶心 3 g,麦冬 9 g,丹参 6 g,黄连 5 g,金银花 9 g,连翘 6 g。水煎服,每日 1 剂,2 次/日。

功效与主治:清营解毒,透热养阴。

加减应用:水瘀者,加益母草、泽兰、赤芍、郁金、丹皮;湿热者,加藿香、佩兰、防己、竹叶。

4.滋阴降火汤

组成与用法:生地黄 12 g,天冬 10 g,熟地黄 15 g,麦冬 10 g,知母 12 g,黄柏10 g,白芍 10 g,当归 12 g,白术 15 g,陈皮 6 g,甘草 6 g,生姜 3 g,大枣 3 枚。每日 1 剂,水煎温服。

功效与主治:滋阴降火,生津清热。

加减应用:虚热者,加赤芍、丹皮、玄参、枸杞。

5.升阳散火汤

组成与用法:葛根 10 g,升麻 10 g,白芍 10 g,甘草 6 g,大参 10 g,羌活 10 g,防风10 g,柴胡 6 g,独活 10 g,炙甘草 10 g,川芎 10 g,生地 15 g,天冬 10 g,牛膝 10 g,白术15 g,防风 10 g,炙甘草 10 g。每日 1 剂,水煎温服。

功效与主治:养血和营,滋阴清热。

加减应用:虚热者,加赤芍、丹皮、枸杞子。

(五)中风所致神昏

1.犀羚白虎汤

组成与用法:犀角 10 g,羚羊角 10 g,钩藤 10 g,菊花 10 g,石膏 15 g,知母 12 g,粳米 10 g,甘草 6 g。每日 1 剂,水煎温服。犀羚末服。

功效与主治:清热凉气,息风镇痉。

加减应用:抽搐者,加天麻、僵蚕。

2.凉营清气汤

组成与用法:犀角 10 g,生地黄 12 g,赤芍 10 g,丹皮 12 g,玄参 10 g,石斛 10 g,山栀子 10 g,连翘 10 g,黄连 6 g,石膏 15 g,竹叶 10 g,薄荷 6 g,甘草 6 g,白茅根 10 g,芦根 10 g,金汁 2 g。每日 1 剂,水煎温服。犀角研末冲服。

功效与主治:清热凉营,息风镇痉。

加减应用:抽搐者,加天麻、钩藤、羚角,减金汁。

3.通窍活血汤

组成与用法:川芎 10 g,赤芍 10 g,桃仁 10 g,红花 10 g,大枣 5 枚,生姜 3 片,老葱 3 段,麝香 2 g,黄酒若干。每日 1 剂,水煎温服。麝香冲服。

功效与主治:活血化瘀,通窍止痉。

加减应用:瘀血者,加当归、丹参、郁金、水蛭、土鳖虫;抽搐者,加赭石、琥珀、天麻、钩藤;痰浊者,加胆南星、法半夏、白附子、陈皮、茯苓。

(六)中风所致抽搐

1.羚角钩藤汤

组成与用法:羚角 10 g,钩藤 10 g,菊花 10 g,桑叶 10 g,生地 15 g,白芍 10 g,贝母 10 g,竹茹 10 g,甘草 10 g。每日 1 剂,水煎温服,羚角锉末冲服。

功效与主治:清热凉肝,息风镇痉。

加减应用:抽搐者,加天麻、郁金、菖蒲、丹参。

2.大定风珠汤

组成与用法:生地黄 15 g,白芍 10 g,麦冬 10 g,阿胶 6 g,龟板 15 g,鳖甲 15 g,麻仁 10 g,五味子 15 g,炙甘草 10 g,鸡子黄 1 个。每日 1 剂,水煎温服。阿胶烊化,蛋黄冲服。

组成与用法:滋阴润筋,息风镇痉。

加减应用:水亏火旺者,加知母、黄柏;热者,加白薇。

(七)中风并呃逆

1.竹叶石膏汤

组成与用法:竹叶 10 g,石膏 15 g,麦冬 10 g,法半夏 10 g,人参 10 g,粳米 10 g,甘草 10 g。每日 1 剂,水煎温服。

功效与主治:清热生津,和胃降逆。

加减应用:热盛者,加知母、柿蒂,减人参。

2.丁香柿蒂汤

组成与用法:丁香 6 g,柿蒂 10 g,人参 10 g,生姜 6 g。每日 1 剂,水煎温服。

功效与主治:温中益气,降逆止呃。

加减应用:阴湿内盛者,加草拨、荜澄茄、细辛、良姜、法半夏,减人参。

3.旋复代赭汤

组成与用法:旋复花 12 g,代赭石 12 g,法半夏 10 g,生姜 3 片,人参 10 g,甘草 10 g,大枣 5 枚。1 日 1 剂,水煎温服。

功效与主治:降逆化痰,调中和胃。

加减应用:痰郁者,加竹沥、竹茹、陈皮、茯苓。

4.五磨饮子

组成与用法:木香 6 g,沉香 2 g,枳实 10 g,乌药 10 g,槟榔 10 g。每日 1 剂,水煎温服。

功效与主治:行气降逆,调中止呃。

加减应用:气滞者,加香附、赭石、柿蒂、竹茹。

5.益胃汤

组成与用法:生地黄 15 g,麦冬 10 g,沙参 15 g,玉竹 10 g,冰糖 6 g。每日 1 剂,水煎温服。

功效与主治:滋阴生津,益胃止呃。

加减应用:气逆者,加竹茹、柿蒂、沉香、赭石。

6.理中汤

组成与用法:人参 10 g,白术 15 g,干姜 6 g,甘草 6 g。每日 1 剂,水煎温服。

功效与主治:益气散寒,温中降逆。

加减应用:气逆者,加丁香、荜茇、乌药、附子。

第七章

颅内血管畸形

一、颅内动脉瘤

(一)西医诊治

1.临床表现

动脉瘤的部位不同有不同症状。

(1)后交通动脉瘤:常伴有视野缺损,眼、颜面疼痛,动眼神经麻痹是唯一常见的临床表现。

(2)大脑中动脉瘤:多位于外侧裂深部,常可伴对侧偏瘫、感觉障碍,在优势半球时伴有失语,如累及视放射则有同向偏盲。

(3)前交通动脉和大脑前动脉瘤:此处小动脉瘤可不产生症状。瘤体大者可压迫嗅束,产生一侧嗅觉丧失。如瘤向下压迫视交叉,可产生两颞下 1/4 的视野缺损。当瘤体破裂出血影响颞叶时,可产生精神症状,人格改变,定向力、判断力、记忆力障碍。

(4)大脑后动脉瘤:较少见,动脉瘤如引起大脑后动脉缺血时,可产生同向偏盲。如瘤体压迫中脑动脉则产生假性延髓性麻痹症状,并有意识障碍,还可以引起颅内压增高和脑积水。

(5)椎动脉动脉瘤:多位于与小脑后下动脉连接处,临床上可表现为眩晕、耳鸣、小脑性共济失调和延髓麻痹症状。

(6)基底动脉动脉瘤:多位于脑桥上缘基底动脉末端分叉处,常为动脉粥样硬化引起的梭形动脉瘤。可表现动眼神经麻痹或面部神经麻痹、三叉神经痛、自主神经功能紊乱、脑积水、双下肢无力或瘫痪。颅内动脉瘤破裂出血是本病最大危险,以自发性蛛网膜下腔出血最多见。

2.西医诊断要点

(1)多发生在中青年,具有典型的先兆症状和体征,特别是突发的剧烈头痛、颈背痛。

(2)突发的一侧动眼神经麻痹或外展神经麻痹,反复大量鼻出血,伴一侧视力减退者。

(3)影像学检查提示有颅内动脉瘤的特征改变,颅脑CT存动脉瘤未破裂之前平扫不易显示,一般需要增强扫描,可她有网形肿块,其周边整齐,中央有密度增加区。还可以显示伴发的脑梗死、脑积水的程度、动脉瘤血栓情况,还可以发现动脉瘤的动态变化,有利于掌握手术时机。脑血管造影是显示颅内动脉瘤的最好方法,对其部位、大小、数日以及血管的供应情况均可显示。

3.西医治疗

(1)尽早进行神经血管介入栓塞或手术切除,以防发生蛛网膜下腔出血或复发。

(2)蛛网膜下腔出血的治疗详见蛛网膜下腔出血部分。

(3)只要病情允许,尽早积极外科手术。动脉瘤栓塞和开颅为最佳治疗方法。颅外动脉结扎仅是一种间接手术方法。

(二)中医诊治-辨证施治

1.痰蒙神窍

(1)临床表现:见神情痴呆、抑郁,朦胧昏昧,舌红苔白腻,脉滑。

(2)治则:化痰开窍。

(3)方药:礞石滚痰丸加减。

(4)常用中成药:礞石滚痰丸。

2.脑瘀阻滞

(1)临床表现:口舌㖞斜,语言青謇涩,或见偏身麻木,舌质暗,脉涩。

(2)治则:化瘀通脑,活络行滞。

(3)方药:通脑活络汤加减。

(4)常用中成药:血府逐瘀胶囊。

3.肾阴虚

(1)临床表现:五心烦热,足跟痛,腰膝酸软,时有失眠盗汗,舌红少津脉细数。

(2)治则:滋补肾阴。

(3)方药:左归丸加减。

(4)常用中成药:六味地黄丸。

4.肾阳虚

(1)临床表现:畏寒,腰膝酸冷,小便清长,舌淡苔白,尺脉沉细或沉迟。

(2)治则:温补肾阳。

（3）方药：右归丸加减。

（4）常用中成药：金匮肾气丸。

5.气血两虚

（1）临床表现：神疲乏力,面色苍白无华,手足麻木,时有心悸失眠,舌淡而嫩,脉细数无力。

（2）治则：调理脾胃,气血双补。

（3）方药：八珍汤加减。

（4）常用中成药：归脾丸。

二、脑动静脉畸形

（一）西医诊治

1.临床表现

（1）头痛：约60％的患者有慢性头痛病史,可能与脑血管扩张有关,常表现为阵发性非典型的偏头痛,头痛的部位与病变部位无明显关系。若合并出血时,则突然头痛伴恶心、呕吐和脑膜刺激征,甚至出现意识障碍。

（2）癫痫：约40％病例有癫痫反复发作史,可为首发症状,亦可继发于出血后。常常表现为部分性发作,亦可见部分性发作继发全面性发作。

（3）进行性神经功能障碍和智力减退：约见于30％的病例,主要表现为偏侧的运动或感觉障碍,由于"脑盗血"程度严重导致慢性弥漫性脑出血或由于长期癫痫反复发作,可引起智力减退。

其他神经缺损表现：幕上病变可有失语、失凄、失算、视野缺损、记忆障碍等,幕下病变可有眩晕、后组脑神经麻痹、眼震、小脑共济失调。

（4）颅内杂音和眼球突出：少数病变大而表浅者可在眼部听到颅内血管杂音,有的在病变临近部位亦可听到,压迫同侧颈动脉可使杂音消失,个别病例因有较大的引流静脉入海绵窦,窦内静脉压升高,使眼静脉回流受阻而出现患侧眼球突出。

（5）出血：颅内出血是常见而严重的并发症,可反复发生。表现为蛛网膜下腔出血、脑内血肿或硬膜下出血。常急性起病,多在清醒活动时突然出现剧烈头痛、呕吐,甚至意识障碍,脑膜刺激征阳性及各种急性神经功能缺损的体征。

2.西医诊断要点

（1）有下列情况时做颅脑 CT、MRI 检查,以提示或排除本病。①临床表现疑有颅内出血者。②有部分性癫痫发作或全面性癫痫发作病史者。③有慢性发作性或进行性神经功能障碍,如偏身运动或感觉障碍。④有慢性头痛病史,其他原因不好解释者。

（2）辅助检查如下。

1）头颅 CT：普通 CT 扫描可见局部不规则低密度或混杂密度。有时病变区可见到钙化灶,新鲜出血呈高密度,可在局部形成血肿,亦可破入蛛网膜下腔或脑室系统。血肿吸收后或合并梗死时为低密度,有时可见到局部脑萎缩及脑积水征象。病变区强化后有不规则高密度,有时可见到供血动脉相引流静脉。

2)头颅磁共振(MRI):病变的血管团、供血动脉相引流静脉,由于流空现象在 T_1、T_2 加权成像均表现为无信号影,呈黑色迂曲成团的血管影,葡萄状或蜂窝状,磁共振血管成像显示更为清楚。

3)脑血管造影:脑血管造影是确定本病诊断的主要依据,对并发出血的患者待病情稳定时亦应尽早进行。数字减影血管造影(DSA)是一种损伤少的造影方法,动脉法显示血管影像更为清楚。对畸形血管团、供血动脉相引流静脉显示更为理想。

3.西医治疗

(1)非手术治疗:针对较大的不能进行手术,或手术前后需要治疗的脑动静脉畸形患者,其目的是防止颅内出血和缺血、控制癫痫发作和改善受损的神经组织。

1)一般处理:避免剧烈的体力运动和情绪波动,忌烟酒,保持大便通畅,防止便秘;高血压患者应控制血压。如发生出血且不能急诊手术者,应完全卧床休息。

2)治疗头痛:有血管性头痛者,可用尼莫地平 120 mg/d,分 3 次长期口服,部分可控制头痛的发作。严重头痛发作时可临时口服 1 片麦角胺咖啡因,或其他止痛剂。

3)抗癫痫:控制癫痫发作可用苯妥英钠、卡马西平、丙戊酸钠、扑米酮等药物治疗。如控制效果不佳者,应检测血浓度,调整剂量。

4)颅内出血的治疗:脑动静脉畸形发生颅内出血后,如不能手术治疗者,按脑出血的方法进行治疗。

5)脑缺血的治疗:发生脑血栓出现瘫痪时,先按脑血栓形成方法进行治疗,但一般不主张用较强的抗凝剂,以防引起出血。

6)立体定向治疗:通过影像学进行立体定位后,针对性地对动静脉畸形的部位进行某种特殊的照射治疗。常用的方法为钴立体定向放射治疗(γ 刀)、质子流照射重粒子放射治疗、X 刀等。目前认为,X 刀、γ 刀治疗后,脑动静脉畸形的闭合率,在 1 年内为 60%,2 年内为 80%。其并发症为直接导致脑组织损害出现神经功能障碍者占 5%,其中主要是继发性出血和缺血。

(2)手术治疗:目的在于杜绝脑动静脉畸形破裂出血和脑缺血发作。70%~90% 的脑血管畸形可通过手术切除达到很好的效果且死亡率低。有的先通过血管内介入治疗后或效果不佳者进行手术治疗。手术适应证为合并大量出血或多次反复出血;出现难治性癫痫;出现顽固性头痛;神经功能障碍日趋严重。

手术方法主要有以下几种。

1)动静脉畸形全切术:最合理和最常用的手术方法,既可达到杜绝出血的后患,也解除了脑盗血的根源。除了巨型动静脉畸形外,对病灶进行全切术。

2)动脉结扎术:对于不能进行病灶全切的巨大动静脉畸形患者,采用动静脉畸形的供血动脉结扎术,目的在于减少动静脉畸形的血供,使动静脉畸形内血流减慢,增加自然血栓形成的机会,或因动脉血减少,动静脉畸形内的灌注压降低而减少血管破裂出血的机会,也减少了盗血现象的发生,但疗效不好。

3)动静脉畸形栓塞术:本方法可与切除术和其他方法同时或先后使用,也可单独应用。此种疗法的原理是利用畸形血管内阻力低、血流量大、其输入动脉管径较正常者粗大,由颈动脉或椎动脉送进人造栓子形成永久性堵塞,使病灶缩小甚至消失。

(二)中医辨证施治

1.脑瘀阻滞

(1)临床表现:头痛,口舌㖞斜,语言謇涩,或见偏身麻木,舌质暗脉涩。

(2)治则:化瘀通脑,活络行滞。

(3)方药:通脑活络汤加减。

(4)常用中成药:血府逐瘀胶囊。

2.气血两虚

(1)临床表现:头痛,癫痫,神疲乏力,面色无华、手足麻木,时有心悸失眠,舌淡而嫩,脉细数无力。

(2)治则:调理脾胃,气血双补。

(3)方药:八珍汤加减。

(4)常用中成药:归脾丸。

三、海绵状血管瘤

(一)西医诊治

1.临床表现

(1)好发于 20～40 岁成人,儿童亦可发病。

(2)首发症状为癫痫,其次为头痛。

(3)常出现颅内出血及局部神经功能障碍的体征。

(4)脊髓发生本病可出现进行性下肢瘫痪和感觉障碍。

(5)眶内海绵状血管瘤可有骨质侵蚀,也可合并皮肤海绵状血管瘤。

2.西医诊断要点

由于本病临床表现没有特殊性,主要靠颅脑 CT 和 MRI 诊断,用 DSA 协助确诊,在年轻人出现不明原因的癫痫、颅内出血、进行性局灶性神经功能障碍并,应进行这几种检查,以了解是否本病。

(1)CT 扫描:海绵状血管瘤在 CT 扫描上有以下特征:①病灶呈类喇形或结节形状、边缘清楚、不均匀的高密度影;②病灶内有钙化;③注射造影剂后可明显增强;④

虽有占位现象,但水肿不明显。

(2)MRI:海绵状血管瘤在 MRI 上表现为混杂的信号由于病灶反复出血而残留大量的亚铁血黄素使得在 T_1、T_2 影像上表现为高信号;出血灶外形成的含铁血黄素沉积处为环形低信号,尤其在 T_2 像中明显;由于钙离子沉积而呈现出无信号;由于病灶中有胶质细胞增生表现为在 T_1 像为低信号,在 T_2 像为高信号。

(3)脑血管造影:由于海绵状相关瘤的组织病理特点,相关造影时,大部分的造影剂沿着正常血流通道流出,少部分进入血管瘤的造影剂被稀释而难以发现本病。因此,1/3 的患者造影显示正常。如果延长动脉内注射造影刹的时间,血管瘤内的血管造影剂蓄积后,则可明显发现海绵状血管瘤的显影。

3.西医治疗

(1)手术切除:因为海绵状血管瘤在脑内边界清楚,容易切除,术后一般不留严重后遗症。

(2)立体定向手术治疗:病灶在主要功能区,可采用 γ 刀治疗,可使病灶缩小和减少出血。

(二)中医辨证施治

1.痰瘀互结

(1)临床表现:癫痫,头痛,肢体麻木沉重,刺痛不移,甚见神志不清,舌暗苔腻,脉涩。

(2)治则:化痰祛瘀。

(3)方药:双海散结汤加减。

(4)常用中成药:血府逐瘀胶囊。

2.气滞血瘀

(1)临床表现:癫痫,头痛,胸胁胀闷,肢体走窜疼痛,爪甲无华,舌紫暗或见瘀点,脉涩。

(2)治则:疏肝理气,活血化瘀。

(3)方药:血府逐瘀汤或金铃子散合失笑散加减。

(4)常用中成药:血府逐瘀胶囊。

3.脑瘀阻滞

(1)临床表现:癫痫,头痛,口舌㖞斜,语言謇涩或见偏身麻木,舌质暗脉涩。

(2)治则:化瘀通腑,活络行滞。

(3)方药:通脑活络汤加减。

(4)常用中成药:血府逐瘀胶囊。

4.气虚血瘀

(1)临床表现:癫痫,头痛,少气懒言,面色淡白或暗滞,舌青紫有瘀斑,脉细缓而涩。

(2)治则:益气活血。

(3)方药:补阳还五汤、四君子汤合化积丸加减。

(4)常用中成药:血府逐瘀胶囊。

四、烟雾病

(一)西医诊治

1.临床表现

多发生在儿童和青壮年,其中以 10~14 岁和 40 岁左右是发病的两个高峰,临床症状和体征由脑血管事件所致,主要为缺血性和出血性两组症状。根据初发症状和频率,烟雾病的缺血型占 63.4%、出血型占 21.6%、癫痫占 7.6%、其他占 7.5%。10 岁以下儿童以缺血性为主,见反复发作的 TIA 或脑梗死,是由疾病早期脑底主干动脉狭窄或闭塞,代偿血管尚未很好形成所致。可出现运动、意识、语言感觉障碍,脑缺血症状可因过度换气而诱发,长期可有智力发育迟缓。以出血型为主,较儿童患者更常发生脑室出血、蛛网膜下腔出血、脑内出血,多由侧支血管或相关动脉瘤破裂所致。头痛、意识障碍、肢体瘫痪为常见症状,大量出血可导致死亡,所有患者可出现癫痫发作但多见于 10 岁以下儿童患者。

2.西医诊断要点

(1)实验室检查:主要是感染、免疫方面检查。

(2)血管造影:DSA 显示双侧颈内动脉虹吸段、大脑前、中动脉起始段狭窄或闭塞,伴脑底异常血管网,如吸烟后吐出的烟雾,还可发现动脉瘤。根据造影表现将烟雾病的进展分为 6 个阶段:①颈内动脉狭窄期。②烟雾血管初发期。③烟雾血管发展加重期。④烟雾血管形状缩小期。⑤烟雾血管数量减少期。⑥烟雾血管消失期。

(3)CT 扫描:与临床类型有关,出血型患者常规 CT 扫描显示脑室系统、蛛网膜下腔、脑叶或基底节区的高密度影像,缺血型患者显示相对较小,多发并局限在脑皮质和皮质下区的低密度影像。

(4)MRI、MRA:能显示 CT 不能显示的小病灶,如梗死、出血、脑萎缩或轻度脑室扩大,明显的烟雾血管在 MRA 上显示细小的异常血管影,在 MRI 上表现为流空现象,儿童患者更明显。细小的烟雾血管在成人患者 MRA、MRI 上不易显示,如MRA、MRI 上已明确显示改变,则常规脑血管造影可以不做。MRA、MRI 已成为烟雾病临床和研究的主要诊断工具。

(5)诊断:儿童或青壮年反复出现脑梗死、TIA 或颅内出血应考虑本病的可能。DSA 能帮助确诊。如果 MRA、MRI 已清除显示有关病变,也可确定诊断,诊断明确后应进一步寻找可能存在的原因。

3.西医治疗

(1)已知病因者,积极治疗原发疾病。

(2)对症治疗:①对于发生脑梗死和脑出血的治疗跟一般脑血管病的治疗相同。②对于感染、结核、肿瘤、梅毒等引起的烟雾病应针对病因进行治疗。③对于癫痫发作者给予抗癫痫治疗。

(3)手术治疗:对部分发作频繁的儿童烟雾病可考虑外科治疗。

(4)烟雾病预后儿童与成人不同,儿童患者日常生活能力及生存情况较好,成人患者可因颅内出血,其日常生活能力及生存情况较差。

(二)中医辨证施治

1.风痰阻络

(1)临床表现:头晕目眩,肢体麻木,舌强不语,或见恶心、呕吐,胸胁满闷,舌苔厚腻,脉弦滑。

(2)治则:祛风化痰,疏经通络。

(3)方药:牵正散或续命汤加减。

2.脑瘀阻滞

(1)临床表现:口舌㖞斜,语言謇涩,或见偏身麻木,舌质暗,脉涩。

(2)治则:化瘀通脑,活络行滞。

(3)方药:通脑活络汤加减。

(4)常用中成药:血府逐瘀胶囊。

3.心脾气虚

(1)临床表现:气短神怯,心悸健忘,少寐多梦,舌淡嫩苔白,脉细弱。

(2)治则:补益心脾。

(3)方药:归脾汤加减。

(4)常用中成药:归脾丸。

4.肝肾阴虚

(1)临床表现:眩晕耳鸣,腰膝酸软,视物昏花,麻木抽搐,舌红少津,脉细数。

(2)治则:滋补肾阴。

(3)方药:二至加味丸加减。

(4)常用中成药:六味地黄丸、左归丸。

第八章

颅内肿瘤

颅内肿瘤是指发生于颅腔内的神经系统过度增殖的新生物。按原发部位不同，颅内肿瘤可分为原发性和继发性两大类：原发性颅内肿瘤起源于颅内组织，如脑组织、脑膜、脑神经、垂体、血管及残余胚胎组织；继发性颅内肿瘤是从身体远隔部位转移或从邻近部位延伸至颅内的肿瘤。国内外流行病学调查显示，颅内肿瘤的平均年发病率为 10/10 万。

颅内肿瘤约占身体各部位肿瘤的 1.8%，但在儿童肿瘤中，颅内肿瘤所占比例可达 7%。对颅内各类肿瘤发生率的统计，国内外资料报道有较大差异，总体来讲，以神经上皮组织起源的肿瘤占首位，脑膜瘤居第二位，以下依次为垂体腺瘤、先天性肿瘤、神经鞘膜肿瘤、继发性肿瘤及血管成分起源的肿瘤。在神经上皮来源的肿瘤中，星形细胞瘤最多，其次为胶质母细胞瘤、室管膜瘤、髓母细胞瘤和少突胶质细胞瘤。在先天性肿瘤中，颅咽管瘤最多见，其次为表皮样囊肿、皮样囊肿、畸胎瘤和脊索瘤。在继发性颅内肿瘤中，肺癌脑转移瘤占首位。

颅内肿瘤的年龄分布表明，大部分肿瘤发病的高峰年龄在 21～50 岁，尤以 31～40 岁为最高峰。另外，尚有一个 10 岁左右的发病高峰。不同类型的肿瘤各有其好发年龄：儿童期为小脑星形细胞瘤的好发年龄，同时先天性肿瘤、髓母细胞瘤、室管膜瘤、颅咽管瘤等也多见于儿童及青年；大脑星形细胞瘤、脑膜瘤、神经鞘瘤及垂体瘤多发生在青壮年；胶质母细胞瘤及转移瘤主要发生在中老年。

颅内肿瘤的总体发病率并无显著的性别差异，部分统计资料显示男性略多于女性。但某些颅内肿瘤具有明显的性别差异，如脑膜瘤、垂体瘤以女性多见，松果体区生殖细胞瘤以男性儿童多见，蝶鞍区生殖细胞瘤以女性儿童多见。

颅内肿瘤在中医古代文献中无明确记载，但其症状表现散见于"头痛""真头痛"

"头风""厥逆""中风""癫痫""痿病"等疾病的论述中,现代中医学统称该病为"脑瘤"。

一、中医病因病机

中医学对肿瘤的认识源远流长,早在殷墟出土的甲骨文中就有"瘤"的病名记载,《黄帝内经》对"肠覃""石瘕""积聚""癥瘕"等肿瘤性疾病作了较为全面地阐述,认识到肿瘤的产生为气血凝聚造成,为肿瘤的病因病机研究奠定了基础。

中医学认为,脑为奇恒之腑,既不同于五脏之"藏精气而不泻",又不同于六腑之"传化物而不藏"。脑之生成,秉承于先天之精。《灵枢·经脉》曰:"人始生,先成精,精成而脑髓生。"依靠先天肾精之化生。《素问·逆调论》曰:"肾不生,则髓不能满。"依赖于后天水谷精微的滋养。《灵枢·五癃精液别》曰:"五谷之津液,和合而为膏者,内渗入于骨空,补益脑髓。"脑为清窍,"十二经脉,三百六十五络,其血气皆上于面而走空窍"(《灵枢·邪气脏腑病形》),即在正常情况下,中焦运化水谷,经脾之转输、肺之布散,其清阳部分上输清窍,充养脑髓;同时肾主骨、生髓,上充脑窍,脑为髓海。

脑为奇恒之腑,与五脏六腑皆有密切关系,其中与肾的关系尤为密切。肾主骨、生髓、充脑,肝藏血,肝肾同源,精血互相化生;肾主水,肺为水之上源,肾水有赖于心火的温煦。脑瘤之发生,或由于先天之精不足,或由于出生后机体外感六淫、内伤七情,致使脏腑功能异常,经络气血凝滞,气、血、痰、湿、毒等浊邪上犯清窍,瘀积成为脑瘤,此为脑瘤发病的基本病机。①肝风内动:浊邪留居清窍,其偏于气滞者多由肝失疏泄、气机逆乱造成,气郁化火可表现为肝火上炎,肝阴亏耗可致肝风内动。②湿浊困脾:浊邪之偏于痰湿者多由脾失健运,湿浊内生,日久湿聚成痰,或气郁化火灼津成痰,痰凝脑络。③瘀阻脑络:浊邪之偏于血瘀者多由心气不足、脑血循行不畅,或加以血浊,致脑络瘀阻。④肺热腑实:浊邪久羁可化生热毒,蒙蔽清窍,灼伤肺络,津枯肠燥,表现为肺热腑实。⑤肝肾阴虚:浊邪日久,机体因病致虚,耗精伤阴,肾阴不足,水不涵木,肝阴亦亏,致肝肾阴虚。以上病机可单一出现,也可数者并存。

二、中医治疗

(一)辨证论治

1.肝风内动证

证候:肢体抽搐震颤,语言謇涩,或半身不遂,或视物模糊,可伴头痛头晕,耳鸣目眩,恶心、呕吐,或频作抽搐,眼吊复视,或躁狂易怒,甚则昏不识人,舌红少苔,脉弦数。

治法:镇肝熄风。

方药:镇肝熄风汤加减。

怀牛膝30 g,代赭石30 g,石决明30 g,生龙骨30 g,生牡蛎30 g,生白芍药15 g,天冬24 g,玄参30 g,川楝子9 g,炒栀子12 g,黄芩9 g,钩藤12 g,甘草6 g,羚羊角粉

（冲服）3 g。

方解：方中怀牛膝性味苦酸而平，归肝肾经，重用以引血下行，并补益肝肾；代赭石镇肝降逆；石决明、羚羊角粉、钩藤、生龙骨、生牡蛎、生白芍药益阴潜阳，镇肝熄风；玄参、天冬滋阴清热，壮水涵木；川楝子、炒栀子、黄芩清泻肝热，疏肝理气，以利于肝阳的平降镇潜；甘草调和诸药。全方共奏镇肝熄风之功。

加减：肝阴不足，肝阳化风，伴胁痛、目赤者，加生地黄、龟甲、菊花、枸杞子，养阴敛阳熄风；风动化火，热邪上炎而见发热、口干口苦、目赤舌燥、大便干结者，加生大黄、黄芩、龙胆草、牡丹皮，清肝泻火、通腑降浊；睡眠不宁，或烦乱不安者，加合欢皮、夜交藤、酸枣仁，除烦安神；神识恍惚，甚则昏不识人者，可给予安宫牛黄丸鼻饲以醒神开窍。

2.湿浊困脾证

证候：头痛头晕，肢体麻木，甚则半身不遂，舌强语謇，或时时呕吐，或泛吐清水、黏涎，视物模糊，身重倦怠或体型肥胖，或神志失常，舌苔白厚而腻，脉弦滑有力。

治法：健脾化湿。

方药：五苓散合二陈汤加减。

炒白术15 g，茯苓30 g，猪苓10 g，泽泻10 g，清半夏9 g，枳实12 g，竹茹12 g，陈皮15 g，胆南星9 g，石菖蒲15 g，生姜9 g，甘草6 g。

方解：方中炒白术、茯苓健脾化湿；清半夏、生姜燥湿化痰，和胃降逆止呕；猪苓、泽泻利水渗湿；胆南星、枳实、陈皮化痰理气；石菖蒲、竹茹豁痰开窍；甘草调和诸药。全方共奏健脾化湿之功。

加减：痰浊蒙蔽清窍，神识错蒙，不辨外物者，急以苏合香丸1粒研服或鼻饲，开窍醒神；痰积久化热，痰热内蕴，上扰清窍，躁狂不安，大便秘结者，加黄芩、全瓜蒌、鲜竹沥汁，清化热痰；痰浊壅盛、胸膈痞满、频频呕吐痰涎者，加薤白、佛手、厚朴、炒莱菔子、紫苏子，行气降浊、开痞涤痰。

3.瘀阻脑络证

证候：头痛头胀，面色晦黯，或头痛如锥刺，痛有定处，或伴急躁易怒，睡眠不宁，或胸胁满闷，或口唇发绀，或指甲瘀斑，妇人可有月经量少、闭经或色深有块，舌质发黯或有瘀斑、瘀点，脉弦涩。

治法：化瘀通络。

方药：血府逐瘀汤加减。

桃仁12 g，红花9 g，当归15 g，生地黄9 g，川芎12 g，赤芍药15 g，枳壳9 g，柴胡15 g，牛膝15 g，桔梗9 g，地龙15 g，炙穿山甲15 g，莪术10 g，生甘草6 g。

方解：方中川芎、赤芍药、桃仁、红花活血化瘀；牛膝祛瘀血，通血脉，引血下行；当归活血而不耗血；炙穿山甲、地龙、莪术活血化瘀通络；柴胡、桔梗疏肝行气，使气行则血行;生地黄凉血清热;枳壳行气通络;甘草调和诸药。全方共奏化瘀通络之功。

加减:头痛剧烈、持续不已者,可加延胡索、蜈蚣、全蝎,活血搜风、通络止痛;肝郁化火,口苦咽干、目赤面红者,加炒栀子、牡丹皮,清肝泻火;头痛而呕吐、呈喷射状者,加茯苓、泽泻、益母草、泽兰,活血利水、泄浊开窍;全身乏力症状明显者,加黄芪,补气。

4.痰热腑实证

证候:头胀痛,烦渴引饮,或咳嗽、咯痰,痰中带血,憋闷,甚则神昏谵语,痰鸣鼻鼾,伴腹满拒按,便干便秘,舌质黯红或瘀斑、苔黄腻或黄燥干褐,脉弦滑或滑大。

治法:通腑泄热解毒。

方药:星蒌承气汤加减。

生大黄 15 g,芒硝 9 g,瓜蒌 30 g,胆南星 15 g,羚羊角粉(冲服)3 g,珍珠母 30 g,竹茹 15 g,天竺黄 30 g,石菖蒲 15 g,远志 9 g,夏枯草 9 g,牡丹皮 12 g,丹参 15 g,生甘草 6 g。

方解:方中生大黄、芒硝荡涤肠胃,通腑泄热;瓜蒌、胆南星、竹茹、天竺黄清热化痰解毒;石菖蒲、远志化痰开窍;羚羊角粉、珍珠母清热醒神;夏枯草、牡丹皮、丹参清肝凉血,辅以活血通络;生甘草调和诸药。诸药配伍,共奏通腑泄热解毒之功。

加减:热象明显者,加栀子、黄芩,清热解毒;热盛伤津者,加生地黄、麦冬、玄参,滋阴清热;痰多者,加竹沥,化痰;痰热积滞较甚而出现躁扰不宁、时清时寐、谵妄者,可灌服或鼻饲安宫牛黄丸,醒神开窍。

5.肝肾阴虚证

证候:头晕目眩,两目干涩,或舌强不能语,或足废不能用,或头胀刺痛、胸闷痰盛,耳鸣耳聋、咽干口渴,腰酸腿软,颧红盗汗,五心烦热,女子月经不调,舌黯红绛,舌苔少或黄苔,脉弦滑或涩。

治法:滋补肝肾。

方药:一贯煎加减。

生地黄、熟地黄各 24 g,沙参 30 g,麦冬 15 g,当归 15 g,枸杞子 15 g,川楝子 9 g,茯苓 15 g,白术 12 g,甘草 6 g。

方解:方中重用生地黄、熟地黄滋阴养血,补益肝肾;沙参、麦冬、当归、枸杞子益阴养血而柔肝,配合生地黄、熟地黄育阴涵阳;诸药合用在补阴的同时佐以少量川楝子疏肝,使肝木条达以助疏泄;白术、茯苓健脾以助运化,使补而不腻;甘草调和诸药。全方共奏滋补肝肾之功效。

加减:阴虚火旺,虚火内炽,低热不退、骨蒸盗汗、口干不欲饮者,加黄柏、知母、牡丹皮,清退虚热;阴血不足,血不养筋,虚阳扰动,手足抽动或震颤者,加木瓜、钩藤、羚羊角粉,养肝潜阳、熄风止颤;肢体痿废不用者,加炙黄芪、牛膝、锁阳,益精血、养筋脉;瘀血重,舌质紫黯或有瘀斑者,加桃仁、红花、赤芍药,活血化瘀;舌苔黄腻、烦躁不安者,加黄芩、栀子,清热泻火。

(二)中成药

1.鸦胆子油口服乳液

鸦胆子油口服乳液适用于颅内肿瘤的各证型,每次 20 mL,每日 2 次,口服。

2.大补阴丸

大补阴丸适用于颅内肿瘤肝肾阴虚证,每次 6 g,每日 2～3 次,口服。

3.六味地黄丸

六味地黄丸适用于颅内肿瘤肝肾阴虚证。每次 9 g,每日 3 次,口服。

(三)针刺疗法

主穴:百会、头维、印堂、太阳、水沟、风池等。

配穴:内关、合谷、曲池、环跳、足三里、三阴交、涌泉等。

第九章

流行性乙型脑炎

一、概述

(一)定义

流行性乙型脑炎是人兽共患的自然疫源性疾病。本病的病原体为流行性乙型脑炎病毒，主要侵犯中枢神经系统，传染性强。传染源主要为病猪，蚊虫是主要传播媒介。本病流行与蚊虫的孳生时间有关。蚊虫吸吮病猪血后，病毒在蚊体内繁殖。当人被带有流行性乙型脑炎病毒的蚊虫叮咬后，病毒经皮肤进入血循环，产生病毒血症。显性感染者病毒进入中枢神经系统，在细胞内繁殖引起广泛性炎症，出现症状、体征；隐性感染者因机体产生免疫力而终止于病毒血症期，不出现中枢神经系统症状。流行性乙型脑炎病变范围较广，可累及脑和脊髓，以大脑皮质、间脑和中脑病变最为严重。病变部位越低，病情越轻。流行性乙型脑炎的潜伏期一般为 4～21 天。

流行性乙型脑炎属于中医学小儿暑温范畴。小儿暑温是指暑温疫毒随蚊子叮咬而进入人体，上犯于脑，扰乱神明，以暑季骤起高热、头痛、呕吐、颈强，甚则神昏、抽搐为主要表现的暑季急性疫病类热病。临床上以发病急骤，传变迅速，易陷厥阴，易耗气津为主要特点。有明显的季节性，多发生于暑气当令之盛夏季节，一般在夏至以后到立秋之前。起病急骤，初起即见壮热、汗出、烦渴、面赤、脉洪大等阳明气分热盛证候。病程中病情变化迅速，部分严重病例可见化火、生风、生痰等病机变化，易见津气欲脱、直入心包、动风频作等危重证候。《温病条辨·暑温》云："形似伤寒，但右脉洪大而数，左脉反小于右，口渴甚，面赤，汗大出者，名暑温。"

(二)命名

清代吴鞠通提出了小儿暑温病名，之前还有"暑风""暑痉""暑厥"等名称。在历代医家文献中，根据本病的临床特点和传染性有其不同的命名。

"小儿暑温",见《温病条辨·上焦篇》。说明本病发于夏季,初起即见阳明气分热盛证候。

"暑风",见《医宗金鉴·幼科心法要诀》。暑风者手足搐搦而动。

"暑痉",见《温病条辨·解儿难》。暑痉以项强或角弓反张为名。

"暑厥",见《幼科要略·受热厥逆》。系暑热之邪迫于营血、逆传心包,或暑邪兼湿、湿浊上冲、蒙蔽心窍,以致出现突然昏迷、不省人事,兼见手足厥冷。

(三)范围

流行性乙型脑炎命名于20世纪。流行性乙型脑炎的病名和发现,仅一个世纪左右的历史。至于本病究竟起于何时,已难认定,流行情况殊难考证。但从本病临床特点,结合年龄和发病季节,可见与本病的相关论述散见于中医古籍中的"小儿暑温""惊风"等病证之中。因此,现代一般认为,流行性乙型脑炎属于中医学小儿暑温范畴。

(四)发病情况

1.发病时间

本病多发生于夏至以后、立秋以前这段时间,以7～9月为主,有其严格的季节性。如《素问·热论篇》所谓"先夏至日为病温,后夏至日为病暑"。

2.好发人群

人对流行性乙型脑炎病毒普遍易感。感染后多数呈隐性感染。感染后可获得较持久的免疫力,母亲传递的抗体对婴儿有一定的保护作用。任何年龄均可发生,但以10岁以下儿童多发,尤其是2～6岁小儿发病率高,且有较强的传染性。

3.发病特点

本病发病的特点可用4个字来概括:"急、速、危、残"。急,指其发病急骤;速,言其传变迅速;危,指在病程中可突然发生危象;残,指本病的重症患者往往留下终身残疾的后遗症。

一般来说,轻症患儿,若治疗及时,预后尚好;重症患儿,常发病急骤,传变迅速,易出现内闭外脱、呼吸障碍等危象,即使存活,也往往留有后遗症,甚或造成终身残疾。

近年来,由于广泛实施流行性乙型脑炎疫苗预防接种,流行性乙型脑炎发病率已大为降低。

(五)治疗转归

中医学对流行性乙型脑炎治疗积累了丰富的经验,结合西医疗法对症处理,在控制病情、减轻症状、降低死亡率、减少后遗症发生等方面,较单一疗法有明显的优势。20世纪中叶,本病曾经严重危害儿童健康,死亡率高达30%以上,痴呆、瘫痪、抽风、失明、失语等后遗症的发生率也很高。中西医结合疗法的推广应用，使本病死亡率和后遗症发生率不断下降，到 20 世纪末，死亡率已降至 1‰～2‰。

二、学术源流

中医学与流行性乙型脑炎相关的论述，散见于古代医籍小儿暑温等病证中。古代对小儿暑温的认识大致可分为两个阶段，即清代以前和清代以后。

清代以前，对暑温病与暑病尚未明确加以区别，以暑病相称者较多，凡在夏季发生的热性病统称为暑病。早在《黄帝内经》中就有暑病的病名，并对暑病的发病时令、临床特点和治疗注意事项都有一定的认识。如《素问·热论》说："今夫热病者，皆伤寒之类也……凡病伤寒而成温者，先夏至日者为病温，后夏至日者为病暑，暑当与汗皆出，勿止。"《素问·生气通天论》亦曰："因于暑，汗，烦则喘喝，静则多言，体若燔炭，汗出而散。"汉代张仲景所称暍、中热，即为暑病，并对其病因、临床证候、治法、方药有所论述。《金匮要略·痉湿暍病脉证治》中说："太阳中热者，暍是也。汗出恶寒，身热而渴，白虎加人参汤主之。"至宋元时期，对本病的认识有所发展。病名仍以暑病相称，但根据症状不同分中暑、伤暑、冒暑、伏暑等。其代表著作如宋代严用和《济生方·暑》："甚则昏不知人，手足微冷，烦渴口燥，或吐或泻，或喘或满，此皆暑气之所为也。"宋代杨士瀛《仁斋直指方·暑》明确指出本病发病机制是"暑气自口鼻而入"，病位在三焦肠胃之间，由于"心胞络与胃口相应"，在病变过程中可邪传入心胞络，出现神志异常症状。明代戴思恭《证治要诀·中暑》在病理上指出了"有暑即有痰"的观点。明代张凤逵《伤暑全书·暑证》指出："乃夏属阴虚，元气不足，湿热蒸人，暑伤元气。"对于治疗，提出用药宜凉、忌太温。如宋代朱肱《伤寒类证活人书·卷六》指出："夏月药性须带凉，不可太温。"还指出："近人多不明中暑，或作热病法治之，复用温热药，必致发黄斑出，更为蓄血，尤宜戒之。"强调清解阳明邪热，如金代刘河间《伤寒直格·卷下》"汗后"指出："或里热极甚，腹满实痛烦渴谵妄，急下者以大承气汤下之，三乙承气汤宜妙也。"注意益气生津，如金代张洁古《医学启源·制方法》指出："白术散治诸烦热渴、津液内耗，不问阴阳，服之止渴生津。"表证未解，不宜下法，如金代张子和《儒门事亲·卷四》："三日以里，宜辛凉解之，或辛温解之，如不已，表证未罢，大不可下。"明代王纶《明医杂著·卷三》指出："治暑之法，清心利小便最好……暑气伤，宜补真气为要。"明代龚信《古今医鉴·卷三》指出："自汗甚者不可利之。"明代张凤逵《伤暑全书·暑证》指出："暑病首用辛凉，继用甘寒，终用甘酸敛津……"强调有轻重之分、虚实之辨，如明代程充辑《丹溪心法·中暑》指出："暑乃夏月炎暑也，盛热之气者火也，有冒，有伤，有中三者，有轻重之分、虚实之辨。"上述清代以前各位医家论述的暑病，包含了后代所论之暑温病。

至清代，对暑温病的认识逐步深化，日臻完备。清代周禹载《温热暑疫全书·暑病》在"辨寒暑各异"中指出："冒暑蒸毒，从口鼻入者，直中心包经络，先烦闷后身热，行坐近日,熏灼皮肤肢体者,即时潮热烦渴。"在"脉理"中指出:"夏日暑湿变蒸人多中暑,证与热病相似……盖寒伤形而不伤气,所以脉盛,暑伤气而不伤形,所以脉虚。"清代喻嘉言《医门法律·热湿暑三气门》指出:"夏月人身之阳,从汗而外泄,人身之阴,从热而内耗,阴阳两俱不足。"清代吴谦《医宗金鉴·幼科杂病心法要诀》:"小儿暑病有四证,中暑阳邪伤暑阴,暑风攻肝抽搐见,暑厥攻心不识人。"清代叶天士《幼科要略·受热厥逆》:"夏令受热,昏迷若惊,此为暑厥,即热闭塞孔窍所致。"清代医家吴鞠通撷取前人各种学术观点之精华,结合自己丰富的医疗实践经验,著《温病条辨》,首先提出暑温病名,并提出本病特征。如《温病条辨·上焦篇》"暑温"曰:"形似伤寒,但右脉洪大而数,左脉反小于右,口渴甚,面赤,汗大出者,名暑温。"其次,创用三焦辨证,结合六经、卫气营血辨证方法,对暑温的病机、病位、病证、兼夹症、变化、转归、治疗方法、方药运用等进行了较为系统的论述。如《温病条辨·上焦篇》"暑温"曰:"在手太阴,白虎汤主之;脉芤甚者,白虎加人参汤主之。"又曰:"《金匮要略》谓太阳中暍,发热恶寒,身重而疼痛,其脉弦细芤迟,小便已,洒然毛耸,手足逆冷,小有劳,身即热,口开前板齿燥,若发其汗,则恶寒甚,加温针,则发热甚,数下,则淋甚,可与东垣清暑益气汤。"又曰:"手太阴暑温,如上条证,但汗不出者,新加香薷饮主之。""手太阴暑温,服香薷饮,微得汗,不可再服香薷饮重伤其表,暑必伤气,最令表虚,虽有余证,知在何经,以法治之。""手太阴暑温,或已经发汗,或未发汗,而汗不止,烦渴而喘,脉洪大有力者,白虎汤主之;脉洪大而芤者,白虎加人参汤主之;身重者,湿也,白虎加苍术汤主之;汗多脉散大,喘喝欲脱者,生脉散主之。""手太阴暑温,发汗后,暑证悉减,但头微胀,目不了了,余邪不解者,清络饮主之,邪不解而入中下焦者,以中下法治之。""脉虚夜寐不安,烦渴舌赤,时有谵语,目常开不闭,或喜闭不开,暑入手厥阴也。手厥阴暑温,清营汤主之;舌白滑者,不可与也。""手厥阴暑温,身热不恶寒,清神不了了时时谵语者,安宫牛黄丸主之,紫雪丹亦主之。""小儿暑温,身热,卒然痉厥,名曰暑痫,清营汤主之,亦可少与紫雪丹。"对本病的病因、病机、变证转归、治疗方法以及与湿温等病的鉴别均作出详细论述,不仅开创了本病作为一个独立病种而被系统研究的新时代,而且奠定了本病的辨证论治体系。另近代恽铁樵《温病明汇·卷四》云:"温病有两种,一种是暑温,一种是湿温,两种皆夏秋间习见之病,今人名之为温病,古人却不名之为温病,伤寒论痓湿暍与伤寒相滥,湿即湿温,暍即暑温也。"进一步充实了吴氏对暑温的认识。

三、病因、病机

(一)病因

流行性乙型脑炎由感受流行性乙型脑炎时邪致病,其邪属于暑温邪毒。夏月暑气当令,气候炎热,人或元气亏虚,经蚊虫叮咬,则邪毒由皮毛袭入而发病。《温病条辨·解儿难》中提出:"小儿肤薄神怯,经络脏腑嫩小,不奈三气发泄。"是说小儿脏腑娇嫩、形气稚弱、卫外不足,不能耐受暑、湿、热三气的侵袭与发泄,因此暑热疫毒侵袭小儿,则极易为患。而且又由于小儿神气怯弱、脏腑娇嫩,一旦感受暑热疫毒,常因正不胜邪,导致起病急骤。正如《温病条辨·解儿难·小儿痉病瘛病共有九大纲论》说:"邪之来也,势如奔马,其传变也,急如掣电。"暑温邪毒具有以下特点:①盛行于夏暑。②邪气性质为火热,但多夹湿。清代叶天士《幼科要略·受热厥逆》说:"暑邪必夹湿。"③首客阳明气分,如叶天士所说:"夏暑发自阳明。"暑喜归心,暑易深入心营。④易伤津耗气。⑤具有传染性,可造成流行。

(二)病机

中医学认为,本病病因属于暑温邪毒范畴,"后夏至日为病暑",其病发于夏至之后。暑为火热之气所化,伤人最速,且小儿发病容易,传变迅速。本病急性期按照温病卫、气、营、血的规律发展变化,但传变迅速,卫、气、营、血的界限常不分明,多表现为卫气同病、气营同病、营血同病。其主要病理变化,从急性期到恢复期、后遗症期,又围绕着热、痰、风的演变与转化。其主要病变脏腑,急性期在肺、胃、心、肝,恢复期及后遗症期在心、脾、肝、肾。

1.病变紧紧围绕邪正消长规律

小儿暑温邪正消长的一般规律是:先为邪盛阶段,而后进入正复阶段,或有后遗症阶段。邪盛阶段分初期和极期,初期邪气初盛、正气少耗,里证兼表;极期邪气入里化热化火、邪毒鸱张,正气(特别是阴津)已有不同程度的耗损。恢复期邪气减弱至消退,正气则由虚弱逐渐恢复至正常,但这一阶段病机有邪气留恋、正气亏虚和正虚邪恋3种。后遗症阶段,病机则分为邪气留伏、正气伤损与邪伏正损3类。

2.邪盛期以卫气营血传变为主要病理机制

小儿脏腑柔嫩,肌肤薄弱,易感暑温时邪而发病。暑为阳邪,病属温毒,最易传变。其发病之后,急性期病变不外卫、气、营、血的传变。暑温时邪由皮毛而入,病在卫分,首先犯肺,表热蒸盛,肌表不宣,见发热恶寒,头痛颈强。邪正相争,正不压邪,暑邪由表入里,传入气分,肺热燔炽、胃气上逆、肝火上炎,症见壮热无汗或少汗,头痛剧烈,项强不舒,呕吐频繁,嗜睡或烦躁不宁,四肢抽搐。邪势盛则暑邪进一步侵入营分,心肝俱病,暮热早凉,神识不清,四肢抽搐。邪入血分,伤津劫液,耗血动血,昏不知人,舌质绛干,吐衄出血,甚至出现呼吸不整,内闭外脱。暑温邪毒炽烈,伤人最速,感之后,传变迅速;卫、气、营、血传变并不严格按照"卫之后,方言气;营之后,方言血"的一般规律。往往卫表未解,气热已炽;气热方燔,营分已灼;营热正盛,血分已伤。所以,本病在临床上常见为卫气、气营、营血同病的证候变化,不可拘执于逐一传变。

流行性乙型脑炎的病情及转归,与感邪轻重、体质强弱密切相关。急性期起病急骤,病多在肺胃而出现肺卫表证或卫气同病。若正气尚盛,感邪轻者,则邪可透出肌表或从气分而解,是为轻证;若正气虽盛,但感邪深重者,则邪毒迅速内传而出现气营两燔或邪陷心肝之证,此为重证;若病情进一步发展,邪毒内闭清窍,耗劫气津,正不胜邪,则可出现内闭外脱之危证。

3.注重热痰风演变在病机中的地位

流行性乙型脑炎性属暑温,常见惊风证候,其病变机制,自始至终,又不离乎热、痰、风的演变。本病急性期以高热、抽风、昏迷为主症,是热、痰、风的典型证候。热证,在本病初为卫表郁热,继而内犯为里热,循气、营、血分传变;痰证,因热炼津液而生,无形之痰蒙蔽心神、有形之痰壅于肺咽;风证,外风初郁于表,继则因邪热化火动风、邪陷心肝生风。急性期热、痰、风三者非分别为病,而是相合肆虐,如《幼科铁镜·阐明发惊之由兼详治惊之法》所说:"惊生于心,痰生于脾,风生之肝,热出于肺,此一定之理也。热盛生风,风盛生痰,痰盛生惊,此贼邪逆克必至之势。"急性期过后,邪势虽减,而气阴耗伤,证候转为以虚为主或虚实夹杂,但仍不离热证、痰证、风证之候。恢复期、后遗症期之热证,由于热伤阴液而内生虚热,或卫阳亏损、营阴失藏,营卫不和而生热;痰证由于急性期痰蕴未消,热未清者痰火内扰,热已消者痰浊内蒙;风证或因风窜络脉气血痹阻,或因热伤气阴血燥风动。

暑为阳邪,其性峻烈,易从火化,耗气伤液。火热炽盛,热盛生风,风盛生痰,热、痰、风相互交织,互为因果,则高热、神昏、抽搐、痰鸣四证并见。若气液耗劫,正不胜邪,又可猝然出现呼吸不整,汗出肢冷,脉微欲绝等内闭外脱之险候。暑多夹湿,湿为阴邪,其性黏腻,夏季雨水较多,天暑下迫,地湿上蒸,暑湿相合,内困中阻,蒙蔽清阳,则可出现头痛如裹,胸闷呕恶,嗜睡昏迷等症。

总之,流行性乙型脑炎属急性热病,邪盛毒深,病势急而病情重,病机变化复杂。临床要掌握急性期卫气营血与热痰风二者病理变化的规律,恢复期、后遗症期热痰风证的虚实特点,则可以举其纲、张其目,辨病识证,于复杂的病机演变中抓住要领。

四、临床诊断

(一)诊断要点

1.发病季节

有明显的季节性,发生于 7、8、9 这 3 个月。

2.分期表现

(1)初期:发热 1～3 天。起病大多急骤,初期发热无汗,头痛、呕吐,嗜睡或烦躁不安,婴儿囟填,颈项抵抗感或强直,可见抽搐。

(2)极期:病程 4～10 天。

1)高热:持续高热,达 39 ℃以上,持续时间短者 4～5 天,重者可达 2～3 周。

2)神昏:自嗜睡、昏睡、浅昏迷至深昏迷,昏迷持续 1 周左右,重者持续 1 个月以上。

3)惊厥:频作抽搐,多见于病程 2～5 天,持续数分钟至几十分钟。

4）极重型患者还可出现邪毒内闭、气阳外脱的变证,发生脑疝、呼吸衰竭等危症。

（3）恢复期:病程 8 天后,多数进入恢复期,身热下降,神志渐清,抽搐由减轻至停止,逐渐向愈。但部分患儿仍可有不规则发热,意识障碍,吞咽困难,四肢僵硬,失聪不语,失明、耳聋等症状。

（4）后遗症期:少数患儿发病 6 个月后仍有意识障碍、智力障碍,躁扰多动,肢体瘫痪,癫痫发作等,称为后遗症。

3.分型表现

（1）轻型:体温不超过 39 ℃,可有轻度嗜睡、头痛、呕吐,神志始终清楚,无抽搐及呼吸困难,无颅内压增高及脑膜刺激症状。病程一般在 1 周左右,无后遗症。

（2）普通型:多数流行性乙型脑炎患儿发热 39～40 ℃,有头痛、呕吐等颅内压增高的表现,有明显嗜睡或伴昏迷,可有抽搐,脑膜刺激征明显,病理反射阳性。病程多在 10 天左右,一般无后遗症,部分病例在恢复期仍有轻度精神、神经症状。

（3）重型:持续 40 ℃以上高热,昏迷、抽搐伴持续性肢体强直,颅内压增高和脑膜刺激征明显,有明显的呼吸困难和缺氧表现。病程多在 2 周以上,多数病例有后遗症。

（4）极重型:持续发热 40～41 ℃,持续或反复惊厥,深度昏迷,四肢强直,中枢性呼吸衰竭,多痰导致上呼吸道阻塞。死亡率达 50% 以上,存活者均留有后遗症。

4.实验室检查

（1）血象检查:白细胞总数多在 5 日内增高,一般在$(10～20)×10^9/L$,中性粒细胞增至 80% 以上。

（2）脑脊液检查:早期压力增高,白细胞计数多在$(50～500)×10^6/L$,分类以淋巴细胞为主(早期以中性粒细胞为主),蛋白轻度增高,糖与氯化物正常。

（3）补体结合试验:流行性乙型脑炎病后 2～5 周出现阳性。

（4）血凝抑制试验:发病 5 天后出现阳性,第 2 周达高峰。

（二）病证鉴别

1.流行性乙型脑炎应与中毒性细菌性痢疾(简称菌痢)、结核性脑膜炎、化脓性脑膜炎等相鉴别

（1）中毒性菌痢:亦好发于夏季,起病暴急,在尚未出现消化道症状前突然高热、神昏、抽搐,发热在起病第 1 天达高峰,常出现循环衰竭,做肛门指诊或盐水灌肠检查,大便可有脓细胞、红细胞、巨噬细胞,粪便培养可见痢疾志贺菌,脑脊液检查无异常。

（2）结核性脑膜炎:发病无季节性,起病缓慢,少数伴粟粒性结核的婴儿发病可较急,有结核病接触史或结核病史。有结核中毒症状,低热或弛张热,继之头痛、呕吐、惊厥、意识模糊渐至昏迷。脑脊液检查,外观呈毛玻璃状,白细胞分类以淋巴细胞为

主,糖及氯化物降低(早期糖降低不明显),蛋白增高,结核抗体阳性,尤其是在涂片上找到抗酸杆菌可确诊。

(3)化脓性脑膜炎:多见于冬春季节,头痛、呕吐、惊厥等症状与流行性乙型脑炎相似。流行性脑脊髓膜炎患者有特殊的皮肤黏膜瘀点,肺炎链球菌或流感嗜血杆菌脑膜炎患者有中耳炎、乳突炎或肺炎等病灶。发病不如流行性乙型脑炎急骤,很少发生呼吸衰竭,脑膜刺激征出现较早。脑脊液混浊,白细胞计数增高,自数千至数万($\times 10^6$/L),中性粒细胞占90%以上,糖量减低,蛋白明显增高,脑脊液涂片或培养可获得病原菌。

2.小儿暑温应与暑湿、湿温、中暑等相鉴别

(1)暑湿:暑湿虽多发生在夏季,但其初起以寒热、身痛等邪郁卫表的证候为主要表现,气分病变部位较广泛,可郁在少阳,或困阻中焦,或弥漫三焦,均有不同程度的脘痞、呕恶、苔腻等湿邪内蕴症状,虽有暑伤津气证候,但不及暑温明显。

(2)湿温:湿温多发生于夏秋季节,由感受湿热病邪所致,起病较为缓慢,初起以恶寒,身热不扬,头重痛,身重肢倦,脘痞苔腻等邪遏卫气的湿重热轻证候为主要表现;病变过程有湿热化燥伤阴与湿盛困阻阳气的不同转归;湿温以病势缠绵,脾胃为病变中心,邪多留恋气分,发热难退,病程较长为特征。湿温与暑温鉴别并不困难。

(3)中暑:中暑亦是夏季常见暑病,由猝中暑热或感受暑热秽浊之气所致,以猝然昏倒、不省人事或突然烦躁神昏为主要表现。本病和暑温之暑入心营证候颇为相似。两者的区别在于中暑乃突然神昏肢厥,经妥善处理,神志较易苏醒。暑温之暑入心营,多为暑热病邪由气分深入所致,神昏不如中暑猝然,其恢复亦较困难。

五、辨证论治

(一)辨证思路

流行性乙型脑炎属外感急性热病,除病势急而病情重、病机变化复杂外,当具有外感热病邪正消长盛衰的全过程。如能灵活运用热痰风理论、邪正消长盛衰的分期原则结合卫气营血规律,临床就能纵横交错、执简驭繁,更好地于复杂的病变中抓住要领,判断病情之轻重,了解疾病的发展与转归。

1.辨邪正消长盛衰

流行性乙型脑炎的不同病程,邪正消长有不同的变化。

(1)初期,邪气初盛、正气少耗:病程第1～3天。起病多急,发热逐渐升高,有头痛、恶心、呕吐、倦怠、四肢疼痛、嗜睡等。

(2)极期,邪毒鸱张、正气受损:病程第4～10天。有壮热、不同程度的神志昏迷,及不同范围、程度的抽风。严重者邪热内闭而迅速脱亡。

(3)恢复期,邪气消减、正气渐复:病程第8～11天起,发热逐渐下降,神志逐渐清

醒,其他症状逐渐缓解,多数于 2 周内恢复。部分恢复期症状较重者,也可能在 6 个月内恢复。

(4)后遗症期,邪气留伏、正气伤损:少数患儿 6 个月后尚不能恢复,有窍络闭阻,如神志痴呆、精神异常、反应迟钝、流涎、多汗、言语不利、耳目不灵、肢体瘫痪或震颤等症,即为邪伏正损之后遗症期。

2.辨热证痰证风证

(1)辨热证:发热为流行性乙型脑炎的必有症状之一,患儿发病后多呈持续性发热,重症壮热不退。发热是外邪所致病证的主症,也是导致昏迷、抽搐、亡阴、亡阳之变的病理基础,而且发热贯穿疾病始终,因此尽快辨别发热的机制及时治疗显得至关重要。本病初起以表热为主,系暑邪疫毒初袭所致,症见发热恶寒、头痛、颈强不舒、嗜睡或烦躁不安;邪在卫分而偏湿者可见无汗或少汗、恶心、呕吐、舌苔薄白而腻;若邪入气分可见壮热、但热不寒,暑邪在气偏热者可见壮热不退、烦躁不宁、口渴欲饮,偏湿者可见壮热不扬、神烦嗜睡、胸闷呕吐、溲黄便溏、舌红苔腻,若兼阳明腑实者可见壮热日晡热甚、大便秘结或热结旁流、烦躁谵语、舌苔焦燥起刺。若病情进入邪盛极期,邪入气营者可见壮热稽留不退、神志昏迷或狂躁不安、谵语、四肢抽搐、颈项强直、脉洪数、舌质红绛、苔黄燥而干;邪入营血者可见热势朝轻暮重,胸腹灼热,深度昏迷,甚至出现吐衄斑疹。病情进入恢复期其热多为虚热,阴虚里热时可见低热或稽留或起伏不定,或日轻暮重,手足心热,舌起红刺、光剥无苔;营卫不和者可见低热起伏,汗出不温,面白。

(2)辨痰证:流行性乙型脑炎之痰证,有有形之痰和无形之痰之分,又有痰浊、痰火之别。无形之痰的主证是心神失主,痰浊蒙蔽心包者可出现神识昏糊、意识不清、昏迷不醒,痰火内扰心窍者可出现烦躁谵语、狂躁不安、号叫哭闹。有形之痰系热盛炼液为痰、痰随风动、阻于气道、肺气不利,出现喉间痰声辘辘、呼吸不利,有形之痰的主证是痰壅咽喉,其痰闻之有声、吐之可见,重者与神识异常同见。流行性乙型脑炎邪盛期热盛生痰、风动生痰,痰留不去;邪恋正虚期及邪伏正损期痰证则为痰阻经络、内蒙清窍,表现为意识障碍和精神异常。同样辨痰浊与痰火,若痰浊内蒙清窍者可见深度昏迷或犹如痴呆,若痰阻舌根者见吞咽困难,若痰阻气道者见喉间痰鸣,若痰火内扰心窍则号叫哭闹。

(3)辨风证:在流行性乙型脑炎的不同阶段,风证的起因不同,其临床表现亦不相同。邪盛期(急性期)主要表现为抽搐,在恢复期和后遗症期也可表现为肌力和肌张力异常。疾病初起,抽搐多与发热并存,于热势高时发作、抽搐持续时间短暂,系热扰心神、筋脉所致,属外风。病情进入邪盛极期的抽搐系邪入肝心所致,是属内风,邪入气营者见壮热、神志昏迷或烦躁不安、颈项强直、四肢抽搐、溲黄便结、舌质红绛、苔黄糙或灰黄,邪入营血者见手足拘急、项强口噤、反复抽搐、潮热夜甚、舌质红绛。极期之抽搐强劲有力、持续时间长,且屡作难止。恢复期、后遗症期的风证,其实证系风痰阻络、气血瘀阻,见强直性瘫痪或癫痫发作;其虚证系气虚血瘀、阴血亏损,窍络、筋脉失养,见肢体不用、僵硬强直。

(二)治疗原则

1.病因治疗

祛邪以祛暑为主,可兼以化湿;暑邪性热易化火,治当清热泻火。然本病以暑邪为患,客犯阳明气分而发病,并可迅速充斥鸱张,心肝火盛、气机逆升,气血津液痰浊上壅。邪盛期暑温按卫气营血规律及热痰风充斥为病机演变中心。故祛邪在治疗中亦非常重要。

2.病机治疗

流行性乙型脑炎以高热、昏迷、抽搐为主要表现,临床属热、痰、风证候,其病机演变为热盛生风、风盛生痰、痰盛生惊,而热、痰、风相互联系,互为因果,热是产生风和痰的根本原因,因此重点针对壮热的治疗有助于克服和减轻其他二证及后遗症的发生。因本病以暑邪为患,热、痰、风充斥脏腑经络,而在其整个疾病过程中以热、痰、惊、风四证为主,故《幼科铁镜·阐明发惊之由兼详治惊之法》提出"疗惊必先豁痰,豁痰必先祛风,祛风必先解热,解热必先祛邪"的理论,拟定清热、豁痰、开窍、熄风四大治疗法则。然发热有表里虚实之别及温、热、火病性的不同,其发热属表在卫者,治宜祛暑透表、祛邪外泄;热在阳明气分者,宜清热泻火或通腑泻火;邪郁化火、入营入血者,宜苦寒合咸寒清营凉血泻火;余邪未尽,虚热不退者,宜养阴清热潜阳、调和营卫。痰有痰浊与痰热之别,痰浊者宜豁痰泻浊;痰热、痰火者,宜泻火涤痰、通腑豁痰。暑温邪毒蒙蔽神明、上扰清窍,或夹痰内蒙心包,窍道闭塞发为昏迷,热入心包者,宜清热开窍;痰浊蒙蔽者,宜化痰开窍、温通开窍;痰火上蒙者,宜涤痰泻火开窍。初期抽搐属外风者,治宜清热解表、祛风止惊;极期抽搐属肝风内动者,治宜平肝熄风、凉肝熄风;后期风窜络脉、水不涵木而致内风扰动者,宜养阴熄风、益气活血祛风、搜风通络舒筋。

(三)证治分类

1.急性期

(1)邪犯卫气。

证候:急起发热,微恶风寒,或但热不寒,头痛项强,无汗或少汗,常伴恶心、呕吐,神烦或嗜睡,舌质偏红,舌苔薄白或黄,脉象浮数或洪数。

暑邪多夹湿,故本证又当分清湿重、热重,热偏重者以高热、烦渴、溲黄、苔黄、脉数为主,湿偏重者以胸闷、呕吐、便溏、苔腻、脉濡为主。

辨证:邪犯卫气证系流行性乙型脑炎初期、卫气同病。本证见于暑温初期,起病急骤,以暑温在表,卫气同病为特征。偏于卫分者,发热恶寒,头痛项强,脉象浮数;偏于气分者，但热不寒，烦渴引饮，便秘溲赤，脉象洪数。夹湿者，头重如裹，胸闷呕恶，嗜睡便溏。

发热、烦躁、口渴——暑为阳邪，化热化火，内扰阳明，正邪交争，阳明经热蒸腾于外。

头痛、项强——暑热毒邪上扰清窍、侵犯肝心，气血逆乱。

恶心、呕吐，胸闷，便溏，苔腻，脉濡——暑湿困遏中焦，脾胃升降失司。

舌质偏红，舌苔薄白或黄，脉象浮数或洪数——暑温袭表，或化热入里。

治法：辛凉解表，清暑化湿。

方药：偏于卫分证方选新加香薷饮加减；偏于气分证者方选白虎汤加减。

方解：偏于卫分证，药用金银花、连翘解表清热祛暑；厚朴、淡豆豉、扁豆花化湿解暑；香薷发汗以解暑。

偏于气分证，药用生石膏、知母清气分之热；龙胆草、黄连清泻肝心之火；茯苓利水化湿；石菖蒲开窍醒神。

加减：胸闷作呕，舌苔白腻，加用白蔻仁、藿香、佩兰、竹茹化湿和胃，降逆止呕；表证明显加荆芥、鲜荷叶、西瓜翠衣、菊花解暑透热；颈项强直加葛根、僵蚕、蝉蜕解痉祛风。

如卫分证未除，气分热已盛，选用银翘白虎汤。若嗜睡明显者，加郁金以开窍醒神；若颈项强急者，加葛根、僵蚕、钩藤以解痉缓急；若出现抽搐者，加羚羊角、地龙平肝熄风；若兼阳明腑实而大便秘结者，合用凉膈散以通腑泄热。腹满苔腻加苍术、厚朴、佩兰燥湿除满化浊；神疲嗜睡，重用石菖蒲、加郁金化浊开窍醒神；热盛便秘加大黄、全瓜蒌通腑泄热，或用凉膈散表里双解。

（2）邪炽气营。

证候：壮热不解，头痛剧烈，呕吐频繁，口渴引饮，颈项强直，烦躁不安，或神昏谵语，四肢抽搐，喉间痰鸣，呼吸不利，大便干结，小便短赤，舌质红绛，舌苔黄腻，脉数有力。

辨证：本证为暑温极期，由暑热气分不解，化火内窜，或暑邪炽盛，直入气营所致，以高热、昏迷、抽风为主要特征。偏于气分者，热、渴、烦、脉洪大四症并见；偏于营分者，则心肝俱病，神昏惊厥。若邪毒内闭清窍，灼伤气津，阳气欲脱者，则可突然出现呼吸不整，气息断续，脉微肢冷等内闭外脱之危证。本证系暑邪炽盛、气营两燔，以高热、昏迷、抽搐等痰、热、风三证俱在为辨证要点。

高热，便秘，溲赤，渴而喜饮——邪炽气分。

口渴喜饮，小便短赤——热灼津伤。

头痛剧烈，呕吐频繁——肝火上炎，胃热气逆。

颈项强直，四肢抽搐——暑入肝心，气机逆升，引动肝风。

神昏谵语,烦躁不安——暑邪犯营,内蒙心窍。

喉间痰鸣,呼吸不利——痰随风动,阻塞气道。

舌质红绛,舌苔黄腻,脉数有力——气营两燔,营热郁结,湿热毒重。

治法:清气凉营,泻火涤痰。

方药:清瘟败毒饮加减。

方解:生石膏、黄芩、知母、连翘、黄连清气分之热,清热解毒;水牛角、生地黄、玄参、赤芍、牡丹皮清营凉血,活血透热;竹叶、山栀泻其气升上盛之势。

加减:若壮热神昏、反复抽搐、苔糙者,加调胃承气汤以通腑泻火、釜底抽薪;若喉间痰声辘辘者,加礞石滚痰丸以涤痰通下。头项疼痛,叫扰不安,加杭菊花、僵蚕、蔓荆子解热止痛;呕吐频繁加生姜、竹茹和胃止呕;高热神昏谵语合安宫牛黄丸或至宝丹清热解毒,清心开窍,或配合醒脑静注射液静脉滴注;抽搐频繁加羚羊角粉、钩藤、僵蚕,合安宫牛黄丸或紫雪丹清热镇惊;喉间痰鸣,烦躁谵语,加天竺黄、鲜竹沥,合猴枣散化痰开窍;高热、腹胀、便秘,加生大黄、玄明粉泻火通腑;口干唇燥,小便短赤,加用鲜生地、芦根、西瓜汁清暑生津。面白肢厥,呼吸不利加独参汤益气固脱;汗出如珠,脉微欲绝用参附龙牡救逆汤以回阳救逆。

(3)邪入营血。

证候:发热起伏不退、朝轻暮重,神识昏沉或躁扰,手足拘急,两目上视,口噤项强,反复抽搐,伴小便短赤,便秘燥结,胸腹灼热,唇舌干燥,或见吐衄、皮肤斑疹;舌质红绛,苔薄少津,脉沉细数。

辨证:邪入营血证系流行性乙型脑炎极期的危重证候,多由邪炽气营证转变而成,亦可由邪犯卫气证直中。本证系营血同病,既有热炽伤阴、营阴受损,又有热炽动血、迫血妄行为特点。本证以身热夜甚,深度昏迷,反复抽搐,或见动血,舌绛少津为特征。

发热起伏、朝轻暮重——暑邪化火、化毒,邪热稽留,深入营血。

神识昏沉或躁扰,手足拘急,两目上视,口噤项强,反复抽搐——暑邪客犯营血,心包蒙蔽,肝风妄动。

小便短赤,便秘燥结,胸腹灼热,唇舌干燥——营血热盛,劫灼真阴。

斑疹、衄血——热入血分,伤及血络。

舌质红绛,苔薄少津,脉沉细数——邪入阴分,损伤津液。

治法:凉血清心,增液潜阳。

方药:犀角地黄汤合增液汤加减。

方解:水牛角、生地黄、牡丹皮、赤芍清营凉血;麦冬、玄参养阴生津;竹叶、连翘清心除烦;钩藤、僵蚕熄风止痉。

加减:若高热不退加龙胆草、黄连、知母清热泻火;频繁抽搐加羚羊角、全蝎清热熄风止痉;喉间痰鸣,神志模糊加天竺黄、石菖蒲、矾郁金化痰开窍。

昏迷不醒加服安宫牛黄丸清心开窍;抽搐频作加紫雪丹开窍熄风;若暑温疫毒深重,正不胜邪,患儿突然出现体温骤降、面色苍白、大汗淋漓、瞳孔忽大忽小、呼吸微弱、脉沉伏欲绝等内闭外脱者,可用独参汤合至宝丹以开闭固脱,或用参附注射液静脉滴注;若时时欲脱者,选用参附龙牡救逆汤或大定风珠。

2.恢复期及后遗症期

(1)阴虚内热。

证候:低热不退、日轻暮重,或呈稽留或不规则发热,两颧潮红,消瘦盗汗,手足心灼热,虚烦不宁,时有惊惕,咽干口渴,大便干结,小便短少,舌质红绛或起红刺,舌苔光剥,脉象细数。

辨证:阴虚内热证系流行性乙型脑炎恢复期(正虚邪恋)常见证候之一。本证系暑邪伤阴、阴虚里热,以潮热、五心烦热、舌红少苔、脉细数为辨证要点。

低热不退、日轻暮重,或起伏不定——暑邪久羁,阴液耗伤,阴虚内热。

两颧潮红;消瘦盗汗;手足心灼热;虚烦不宁;大便干结;小便短少——暑邪久羁;阴液耗伤。

时有惊惕——阴津亏损,虚风内动。

舌质红绛或起红刺,舌苔光剥,脉象细数——阴液亏虚,阴分伏热。

治法:养阴清热。

方药:青蒿鳖甲汤合清络饮加减。

方解:鳖甲、生地黄、玄参滋阴以退热;青蒿、地骨皮内清虚热;牡丹皮、知母养阴清热;鲜芦根、丝瓜络、西瓜翠衣清热生津除烦。

加减:虚烦不宁者,加胡黄连、莲子芯清心除烦;惊惕不安,加珍珠母、钩藤安神除烦;大便秘结加瓜蒌仁、火麻仁润肠通便;实热未解者,加黄芩以清解余邪;兼有气虚者,加西洋参以益气养阴。

(2)营卫不和。

证候:身热时高时低,面色苍白,神疲乏力,多汗出而不温,四肢发凉,大便溏薄,小便清长,舌质胖嫩,舌淡苔白,脉象细数无力。

辨证:本证见于恢复期,病后失调,或余邪未尽,卫阳受损,卫外不固,营阴外泄。以身热起伏,多汗出而不温,体虚易感为特征。

身热时高时低——营卫不和,肌肤腠理开阖失司。

多汗出而不温,四肢发凉——卫阳不足,营阴外泄。

面色苍白,神疲乏力,大便溏薄,小便清长——脾虚气阳不足,运化失职。

舌质胖嫩,舌淡苔白,脉象细数无力——阳气不足,阴津亏损之象。

治法:调和营卫。

方药:黄芪桂枝五物汤加减。

方解:桂枝、生姜温卫阳,白芍、大枣敛营阴,调和营卫;黄芪、白术、甘草健脾益气;煅龙骨、煅牡蛎、浮小麦敛阴止汗。

加减:神疲乏力加太子参、茯苓、怀山药益气健脾;纳呆便溏加鸡内金、焦山楂和胃消食;感寒流涕加苏叶、防风解散表寒。

(3)虚风内动。

证候:时有抽搐,手足震颤,或肢体拘挛、强直;虚烦疲惫,面色潮红,手足心热,形体消瘦,大便干结,舌绛少津,苔光剥,脉细弦数。

辨证:虚风内动证系流行性乙型脑炎恢复期的证候之一。本证由热病伤阴,累及肝肾,水不涵木,筋脉失养所致。本证以颧红盗汗,形体消瘦,肢体震颤,强直拘挛为特征。

肢体强直、拘挛——肝肾阴虚,水不涵木,筋脉失于濡养。

时有抽搐,手足震颤——阴虚阳亢,肝风内动。

虚烦疲惫,面色潮红,手足心热,形体消瘦,大便干结——肝肾之阴亏虚,阴虚内生虚热。

舌绛少津,苔光剥,脉细弦数——阴津亏虚,虚风内动之象。

治法:育阴潜阳。

方药:大定风珠加减。

方解:鸡子黄、阿胶、白芍、生地黄、麦冬滋阴补肾,以滋水涵木、柔肝熄风;龟板、鳖甲滋阴潜阳;西洋参益气养阴;五味子、牡蛎平肝而收敛;当归、络石藤养血通络以舒解手足拘挛。

加减:若阴虚火旺、邪热未清者,可加用黄连阿胶汤;若夹痰热而见泛吐痰涎、胸闷气粗、舌苔黄腻,可加胆南星、石菖蒲、郁金、黄连、竹茹;见强直性瘫痪者,加地龙、僵蚕、乌梢蛇;低热不退,加青蒿、地骨皮清退虚热;肌肤甲错,加桃仁、当归活血祛瘀;面色萎黄,神疲乏力,加黄芪、太子参益气健脾扶正;抽搐重,加天麻、钩藤、全蝎熄风镇惊。

(4)痰蒙清窍。

证候:神识不清,或如痴呆,语言不利,或见舌謇失语,吞咽困难,口角流涎,喉间痰鸣,舌质胖嫩,舌苔厚腻,脉象濡滑。

辨证:痰蒙清窍证系流行性乙型脑炎恢复期、后遗症期的证候之一。其因系流行性乙型脑炎邪盛期内生痰浊、痰蕴未解、痰留不去,痰浊内阻蒙闭心窍所致。本证以语言障碍,神识不清为辨证要点。

神识不清,痴呆,失语——邪盛期内生痰浊滞留,或脾肾虚弱而生痰,痰浊内停,蒙闭心窍。

喉中痰鸣,口角流涎,舌謇,吞咽困难——痰浊内盛,痰随气升,阻于舌根。

舌质胖嫩,舌苔厚腻,脉象濡滑——痰浊内阻之象。

治法:豁痰开窍。

方药:涤痰汤加减。

方解:半夏、陈皮、茯苓、胆南星、天竺黄化痰利气、涤痰开窍;枳实豁痰宽胸;石菖蒲、郁金、远志开窍醒神。

加减:肢体抽搐,加地龙、全蝎通络散结;神昏不醒者,可合用苏合香丸;吞咽困难,喉间痰鸣者,可用礞石粉 2 份、月石粉 1 份、玄明粉 1 份,混匀,每服 1～3 g,1 日 3 次,以泄浊化痰。

(5)痰火内扰。

证候:号叫哭吵,狂躁不宁,手足躁动,或虚烦不眠,神识不清,咽喉干燥,口渴欲饮,舌质红绛,舌苔黄腻,脉数有力。

辨证:痰火内扰证系流行性乙型脑炎恢复期、后遗症期的证候之一。其因系流行性乙型脑炎邪盛期,内生之痰火蕴结未解、痰留不去,痰火内扰心肝。本证以精神狂躁,手足躁动,舌绛苔黄为辨证要点。

号叫哭吵,狂躁不宁,手足躁动,或虚烦不眠,神识不清——余邪深伏,化火灼津炼液,痰火内扰,心神不明。

咽喉干燥,口渴欲饮——痰火内扰,灼伤真阳。

舌质红绛,舌苔黄腻,脉数有力——痰火内炽之象。

治法:涤痰泻火。

方药:龙胆泻肝汤合竹沥达痰丸加减。

方解:龙胆草、黄芩、栀子泻火清心宁神;竹沥、天竺黄、胆南星、青礞石清化痰热,涤痰降气;当归、生地黄、白芍、甘草养心安神。

加减:狂躁不宁者,加用牛黄清心丸清心化痰、镇惊安神;躁扰不眠者,加灵磁石、远志、沉香安神定志。

(6)气虚血瘀。

证候:肢体瘫痪不用,僵硬强直,或肌肉痿软无力,或震颤抖动,面色萎黄,神疲倦怠,容易出汗,舌质淡紫、苔薄,脉细无力。

辨证:气虚血瘀证系流行性乙型脑炎恢复期、后遗症期的证候之一。其因系热病后气血受损、气虚血滞、窍络闭阻、筋脉失养所致。本证以肢体瘫痪不用、肌肉痿软为辨证要点。

肢体瘫痪不用,僵硬强直,或肌肉痿软无力,或震颤抖动——暑温耗气伤津,气血受损,气虚血瘀,筋脉肌肉失养。

面色萎黄,神疲倦怠,容易出汗——热病后气血受损,卫表失固。

舌质淡紫、苔薄,脉细无力——热病后气血受损。

治法:益气养阴,活血通络。

方药:补阳还五汤加减。

方解:黄芪、党参大补其气;当归尾、赤芍、川芎、桃仁、红花活血祛瘀;桂枝、桑枝、地龙疏通经络。

加减:若肢体强直者,加白芍、乌梢蛇、生地黄滋阴养血,搜风通络;肢体震颤者,加阿胶、鳖甲、钩藤、全蝎养血熄风;肌肉萎缩,皮肤不温者,加炮附子、鸡血藤温通经络;若气虚较重者,可加人参、茯苓、五加皮补气生肌。

(7)风邪留络。

证候:肢体强直瘫痪,或震颤拘挛,关节僵硬,或有角弓反张,或有癫痫发作,面色萎黄,形瘦神怯,舌苔薄白,脉细弦。

辨证:风邪留络证系流行性乙型脑炎余邪未尽,风窜络脉,留注经络,气血痹阻所致,为络中之风、虚中夹实之证。本证以肢体强直、活动不利,或有癫痫发作为辨证要点。

肢体强直瘫痪,或震颤拘挛,关节僵硬——风窜络脉,留注经络,气血痹阻。

角弓反张,或有癫痫发作——余邪未清,风邪与伏痰相搏,闭塞经络,扰动肝风。

治法:搜风通络,养血舒筋。

方药:止痉散加味。

方解:乌梢蛇、全蝎、蜈蚣、僵蚕、地龙搜风通络,熄风止痉;当归、白芍、生地黄滋阴柔筋;红花、鸡血藤活血通络。

加减:角弓反张者,加葛根、钩藤舒筋活络;癫痫发作者,加羚羊角粉、胆南星、天麻、钩藤熄风定痫;兼虚风内动者,可合用大定风珠滋阴熄风。

(四)其他疗法

1.中药成药

(1)安宫牛黄丸:每服 1~3 g,1 日 2~3 次。用于流行性乙型脑炎极期热毒炽盛者。

(2)紫雪丹:每服周岁小儿 0.3 g,1~3 岁 0.3~0.5 g,3~6 岁 0.5~1 g,7~12 岁 1.5~3 g,1 日 2 次。用于流行性乙型脑炎极期抽搐频繁者。

(3)至宝丹:每服 1~3 g,1 日 2 次。用于流行性乙型脑炎极期昏迷较重者。

(4)苏合香丸:每服 1/3~1/2 丸,1 日 2 次。用于流行性乙型脑炎痰浊蒙窍,神昏不醒者。

(5)清开灵注射液:每次 5~10 mL,加入 10% 葡萄糖注射液 100~250 mL 中静脉滴注,1 日 1 次。用于急性期各证。

(6)醒脑静注射液:每次 2~6 mL,加入 10% 葡萄糖注射液 100~250 mL 中静脉滴注,1日1～2次。用于急性期高热、烦躁、神昏、抽搐者。

(7)参附注射液:每次10～20 mL,加入10％葡萄糖注射液100～250 mL中静脉滴注,1日1次。用于阳气暴脱的厥脱证。

2.推拿疗法

(1)急性期高热抽搐:掐天庭,掐人中,掐老龙,掐端正,掐二人上马,掐精宁,掐威灵,捣小天心,拿曲池,拿肩井,拿委中,拿昆仑。每日1～2次,连续1～2日。以清热镇惊,平肝熄风。

(2)急性期神志昏迷:清心经,清肺经,清肝经,推上三关,退六腑,清天河水,按天突,推天柱,推脊,按丰隆。以清热豁痰,清心开窍。

(3)恢复期面瘫:先以双手掌摩其前额、眼周、颊部,两侧同时进行,后以患侧为主;继以双手中指分别揉按两侧风池、头维、太阳穴;又以右拇指依次按揉患侧印堂、鱼腰、阳白、太阳、四白、下关、颊车、地仓、迎香等穴,至明显的酸胀得气感;再用拇、食指捏拿眼外角、口角3次。沿以上线路在面部反复施术2～3遍;最后双手推抹头部两侧,拿风池,捏提肩井,按揉双风池、合谷,点按背部风门、膈俞,结束治疗。每日1次,7～10日1个疗程。以益气和血,祛风通络。

(4)恢复期肢体瘫痪:先由大椎开始,沿脊柱向下,用滚法反复操作5遍;后按揉肝俞、膈俞、胆俞、脾俞、肾俞至得气;再用擦法由上而下,至强烈热感;后由肩部开始,滚肩部、按揉上肢内外侧,点肩井、天宗、曲池、手三里、合谷;下肢用滚法由臀部向下行到膝上,点按环跳、风门、阳陵泉、昆仑穴;最后依次摇动肩、肘、腕关节,捻指并加以拔伸,摇髋、膝、踝关节。每日1次,7～10日1个疗程。以舒筋通络,行气活血,促进肢体功能恢复。

后遗症期对于关节强直、肢体瘫痪者,揉、推、运、拿瘫痪肢体相关经穴和部位,每次20～30分钟,手法要有节奏、柔和、缓慢,可以缓解痉挛、增强局部血液循环、防止肌肉萎缩、恢复功能。对于意识不清者,可清心经、清肝经、推上三关、退下六腑、大清天河水、按天突等;对于语言謇涩者,可拿风池、拿哑门;对于吞咽困难者,可按天突、拿风池、拿风府,每日1次。

3.针灸疗法

(1)体针:急性期主穴取:百会、风府、风池、大陵、后溪、涌泉、气海。用泻法,据证情可留针20分钟至2小时不等。高热加曲池、大椎、委中,委中以三棱针点刺出血,余穴用凉泻法,留针20分钟;昏迷加十宣、印堂,均刺血,气海以艾条雀啄灸,直至神志清醒;抽搐加水沟、身柱、合谷、太冲,用泻法,持续运针至搐止,并留针2～4小时以防复发;呼吸衰竭可深刺会阴、涌泉两穴,并大幅度捻转提插,持续运针15～20分钟;循环衰竭以艾条灸百会、气海两穴,使局部皮肤灸起小泡,内关穴取平补平泻法,持续运针15～20分钟;尿潴留加关元、曲骨、三阴交,其中关元可透曲骨穴,反复施以泻法,亦可应用震颤法,取三阴交穴,平补平泻法,须针至有尿感后出针。治疗间隔视病情而定,轻者每日 2～3 次,重者 6 小时 1 次。原则上在第 1 次针刺体温下降后,再施第 2 次针灸治疗。

恢复期、后遗症期对于痰蒙清窍狂躁不宁者,取水沟、大椎、风府、内关、神门、丰隆;智力障碍、痴呆者,取心俞、肝俞、神门、丰隆、百会、风池、内关;吞咽困难者,取天突、廉泉、合谷、内庭;语言障碍者,取哑门、廉泉、风池、风府、下关、涌泉、照海;尿闭者,取中极、阴陵泉;二便失禁者,取关元、太溪;肢体震颤者,取大椎、手三里、间使、合谷、阳陵泉、悬钟;上肢瘫痪者,取曲池、肩髃、外关、大椎、合谷;下肢瘫痪者,取环跳、风市、足三里、委中、丘墟、昆仑、绝骨、阳陵泉。针用平补平泻,强刺激不留针,1 日 1 次。

(2)头针:对于后遗症期患儿可配合头针,调节经气、通经活络,瘫痪者取顶颞前斜线、顶旁 1 线、顶旁 2 线,语言障碍者取颞前线、顶颞前斜线下 2/5,肢体不自主运动者取枕下旁线、顶颞后斜线。1 日 1 次,每次 20～30 分钟。

(五)西医疗法

1.对症治疗

(1)止痉:应以祛除病因为主。止痉药物常以慢作用的抗惊厥药物为基础定时用药,如苯巴比妥钠每次 5～8 mg/kg,肌内注射,6～8 小时 1 次;发作时用速效止痉剂,如地西泮每次 0.1～0.5 mg/kg,肌内注射或静脉缓慢滴注;水合氯醛每次 50 mg/kg,保留灌肠。其他药物如复方氯丙嗪、阿米妥钠等,但均需注意其呼吸抑制作用。醒脑静注射液 2～4 mL,肌内注射或静脉注射,每日 2～3 次,有镇静及促苏醒作用。

(2)降低颅内压:可用冰帽持续降温,早期快速应用脱水剂抢救治疗,可选用 20% 的甘露醇每次 0.5～1 g/kg 静脉注射或静脉滴注,每 6～8 小时 1 次;利尿剂如呋塞米(速尿)每次 0.5～1 mg/kg静脉注射,可与甘露醇交替使用。可应用糖皮质激素如地塞米松0.5 mg/(kg·d),或氢化可的松 2～8 mg/(kg·d),静脉注射,疗程 3～5 天,对改善脑水肿、减轻中毒症状和降温有一定作用。

(3)纠正呼吸衰竭:持续给氧,保持呼吸道通畅,及时清除口、鼻腔分泌物。痰液黏稠者,可选用糜蛋白酶、庆大霉素雾化吸入,必要时做气管切开以利吸痰。在积极治疗脑水肿和颅内高压的同时,应用呼吸中枢兴奋剂,如洛贝林每次 0.15～0.3 mg/kg,可拉明每次 5～12.5 mg/kg,肌内注射或静脉滴注,每 15～30 分钟 1 次,必要时每 4～6 小时重复 1 次。也可用氢溴酸东莨菪碱 0.02～0.03 mg/kg,加入等量葡萄糖液中静脉注射,每 15～30 分钟 1 次,待病情好转后间隔时间延长,逐渐停药,或应用酚妥拉明静脉注射,以改善微循环和减轻脑血流障碍。病情不能纠正时,行气管插管,使用呼吸机。

2.抗病毒治疗

目前仍缺乏有效抗病毒药物,可试用利巴韦林 10～15 mg/(kg·d),静脉滴注,用 3～8 日;干扰素及干扰素诱导剂可抑制病毒繁殖,其临床实用价值有待进一步观察。

3.改善脑营养代谢

应用能量合剂、胞磷胆碱、脑活素、纤维蛋白降解产物(FDP)、氨酪酸等,均可促进脑代谢、改善脑功能,作为辅助治疗。高压氧治疗有利于脑功能的恢复。

六、预防与调护

(一)预防

(1)搞好环境卫生,做好防蚊、灭蚊工作,消灭孑孓。流行区内应管理好家禽、家畜。

(2)控制传染源,做好疫情报告,对患者应早期发现,及时治疗,早期隔离(一般需隔离至体温正常)。

(3)做乙型脑炎灭活疫苗的预防接种。

(二)调护

(1)患儿居室应保持凉爽通风,室温宜保持在 30 ℃以下,病室保持安静,配备抢救药品及氧气、吸痰器等。

(2)流行性乙型脑炎急性期病情变化迅速,重症在第 1 周内的死亡率最高,应密切观察患儿的体温、呼吸、脉搏、血压、面色及瞳孔大小、神识变化等,发现问题及时对症处理。

(3)注意患儿五官和皮肤的清洁,可用生理盐水或 1∶5 000 呋喃西林液清洁眼、鼻、口腔等。

(4)昏迷患儿需经常翻身,拍背,更换体位,及时清除痰液及呼吸道分泌物,防止呼吸道梗阻及褥疮发生。高热者设法物理降温,如温水擦浴、酒精擦浴、冷敷等。抽风者,用纱布包裹压舌板放在上下牙齿之间,以免咬伤舌头。

(5)急性期宜流质饮食,供给充分的水分,可给予绿豆汤、西瓜汁等清凉饮料,昏迷者做鼻饲。恢复期应从半流质饮食逐渐恢复至正常饮食,注意逐渐增加营养。

(6)恢复期及后遗症期,除积极配合针灸推拿治疗外,还要早期进行被动性功能锻炼,促进患儿肢体运动功能恢复。

七、结语

中医"小儿暑温"包括现代医学之流行性乙型脑炎。小儿暑温在发病上因时邪毒烈,又因小儿肌肤薄弱、脏腑娇嫩而易发,起病急骤,传变迅速。在病机上更易伤津耗气,易陷厥阴,正气伤损较重,可有不易康复的后遗症。在证候上更少有单一典型证候,且以伤津耗气、易陷厥阴证候为多;在治疗上更需要采取准确及时的综合措施。在护理上必须及时细致地观察病情,执行医嘱,隔离及保护易感儿。在预防中,灭蚊对预防本病的发生是十分重要的;同时对易感儿应进行流行性乙型脑炎灭活疫苗接种。

暑温邪毒经皮毛或鼻口而入,客犯阳明气分而发病,并可迅速充斥鸱张,气津伤耗,心肝火盛,气机逆升,气血津液痰浊上壅。由于邪气性质(或兼邪)、邪客部位的不同,以及传变迅速的特点,形成了邪犯卫气、邪炽气营及邪入营血三大证候。由于邪气峻烈、性喜归心、邪正消长盛衰,因而有外感热病的全部过程。本病辨证时要紧紧抓住邪正消长盛衰这一基本病机,以祛邪、扶正为基本治则,领会小儿暑温的病机发展规律与分期、证型之间的关系,重视先证而治,分阶段采取相应的综合措施治疗。

近年来,中医药在流行性乙型脑炎临床治疗及疗效机制等方面的研究均取得了长足的进展,显示了中医、中西医结合治疗本病的优势,大大降低了死亡率和后遗症发生率。今后,在本病发病率已显著降低的情况下,如何发挥中医药在本病治疗中的优势,配合西药对症处理,进一步提高本病患儿的康复水平,还需要继续深入研究。

第十章

病毒性脑炎

病毒性脑炎是由多种病毒引起的脑实质受损的中枢神经系统感染性疾病,其年发病率为(5～10)/10万,主要发生在低龄和高龄人群,在节肢动物传媒病毒分布区此病发病率高于其他区域。病毒性脑炎的分类至今尚未统一。按发病情况和病程分为急性、亚急性、慢性;按病理特点分为包涵体性、出血性、坏死性、脱髓鞘性;有按病变位置分为大脑炎、小脑炎、间脑炎、脑干炎、脑脊髓炎、脑膜脑炎;根据流行情况分为散发性及流行性(如乙型脑炎)。

本病的种类繁多,因篇幅有限,仅重点介绍散发性病毒性脑炎中常见的几种类型:单纯疱疹病毒性脑炎、巨细胞病毒性脑炎、柯萨奇病毒性脑炎及腺病毒脑炎等,其中单纯疱疹病毒性脑炎临床上最为常见。散发性病毒性脑炎20世纪60年代以来发病缓慢上升,据国内局部地区报道年发病率为(3.6～4.83)/10万,农村发病率略比城市高。

总之,病毒性脑炎为临床常见病,其中某些类型仍有较高的病死率和致残率,如单纯疱疹病毒性脑炎国外报道病死率为19%～50%。除肠道病毒性脑炎外,其他类型可遗留语言、运动、意识、智能方面的障碍及癫痫等后遗症。

病毒性脑炎属于中医学"温病""癫狂""痫证""痉证""痿证"等病证范畴。

一、中医病因、病机研究

中医学认为病毒性脑炎的发病原因是人体正气自虚,时令温热、湿热毒邪乘虚侵袭所致。温热疫邪易侵袭肺卫,外邪随之入里,进入气分,故其病因为暑、温、热、毒等外邪致病,其病机不外风、痰、湿、热的相互转化及卫气营血的传变。

(一)邪犯肺卫

温热病毒初袭卫表,表卫郁遏,经腧不利,可见发热,恶寒,颈项强直;温热毒邪为阳邪,善上行,头在上为阳位,故温热之邪上行易袭头位,头之清阳被扰,故随之可见头痛、头晕;邪热犯及肺胃或湿滞三焦则见口渴,恶心,呕吐,食欲不振,腹痛,腹泻等。

(二)气营两燔

温热病毒虽先犯肺卫,但易速传阳明,病初即可呈现卫、气同病,或温热毒邪炽盛直接侵入气分,里热炽盛,故高热,头痛,项强;热炽中焦则口渴,恶心,呕吐;热扰心神则烦躁,嗜睡或昏迷。

(三)邪陷血分

温热毒邪初起即热象偏盛,易化火、化燥伤阴且传变迅速,表证短暂,旋即入里,并易窜入血分。热陷营血,邪热炽盛入于营血,营阴被灼,故壮热,入夜尤甚,口干渴。热盛邪陷心包则神昏谵语,烦躁;邪热久羁,耗伤真阴,引动肝风则惊厥,抽搐,全身强直,角弓反张。

(四)痰热蒙窍

热灼津液成痰,痰热蒙蔽心窍,则见神昏谵语,舌强难言;热邪炽盛则高热,口渴;痰涎壅盛,热扰胸中,则胸脘满闷,喉间痰鸣,痰黏难咳;痰热内阻,胃气上逆则呕吐,呃逆。

(五)阴虚风动

若邪热炽盛,津液耗伤,热极生风,则出现高热、惊厥、抽搐。该病后期热邪耗伤气血津液,气阴两亏,心神失养,则可见口干,神倦乏力,心悸,自汗等。

本病的病机转化过程主要为风、痰、湿、热的相互转化,而热与湿是生风生痰的原始病因。疾病的后期邪恋正虚,耗津伤阴,病及肝肾。本病的病位在脑、髓、心、肝、心包,可涉及脾肾,病性多为实证、热证,亦可见虚实夹杂证。

二、治疗

西医目前对大多数病毒性脑炎缺乏特效治疗,迄今缺乏特效的抗病毒药物(除单纯疱疹病毒性脑炎外),主要措施是支持疗法及对症处理。根据不同的病因和起病方式,决定中医的辨证治疗。若感受温热邪毒,以起病急、发热和神昏痉厥等为主者,按温病卫气营血辨证论治;若感受湿热邪毒,则热势低,易化湿生痰,以精神或神经症状为主,按杂病辨证治疗。

(一)辨证治疗

总的治则以清气凉营、平肝熄风和涤痰开窍法为主。急性期以祛邪为要,宜化痰开窍,清热平肝;后期注重甘寒养阴,配以活血通络等法治疗;恢复期则以扶正为主,宜养阴益气活血。

1.急性期治疗

(1)温热毒邪,侵袭卫气:辛则厚朴15 g以化湿邪;嗜睡身倦者,加石菖蒲15 g、郁金12 g以化浊开窍。

(2)气营两燔:清气凉营,醒脑开窍;方剂:清瘟败毒饮加减,送服紫雪丹。

加减法:头痛剧烈者,加菊花15 g、僵蚕10 g、刺蒺藜15 g、龙胆草15 g以清肝降火;若呕吐,乃胃中痰气上逆所致,加旋覆花10 g、枳壳15 g、竹茹15 g、法半夏10 g、炙枇杷叶15 g以化痰行气降逆;便秘便干,舌红绛,苔干黄而燥者,为津枯火炽,宜加麦门冬15 g、生大黄6 g以滋水行舟。

(3)热盛动风:清肝熄风;方剂:羚角钩藤汤加减。

加减法:痰涎壅盛者加瓜蒌仁15 g、石菖蒲10 g、郁金10 g、枳实15 g、胆南星10 g以理气化痰;呕吐较甚者,加紫苏梗15 g、藿香梗15 g、法半夏10 g以降气止呕;大便秘结者,加生大黄6 g后下以通腑泄热;如神倦脉虚,舌绛苔少,并见头晕目眩,手足抽搐者,多因虚风内扰所致,治宜滋阴熄风,可以大定风珠汤加减:白芍15 g、阿胶15 g、醋制龟甲25 g、生地黄15 g、生牡蛎30 g、五味子12 g、麦门冬15 g、甘草9 g。

(4)痰气郁结:理气化痰;方剂:温胆汤加减。

加减法:痰涎壅遏,从口中溢出者,加白豆蔻15 g、瓜蒌仁10 g、紫苏子15 g、郁李仁15 g以健脾化痰;厌食,口流涎者,加佩兰15 g、荷叶30 g、神曲15 g、山楂15 g以理气消食;大便溏垢不爽,多黏涎者,加槟榔15 g、广木香10 g、黄连6 g以调气清热。

(5)痰湿蒙窍:豁痰开窍。方剂:涤痰汤加减,或并服苏合香丸。

加减法:痰涎阻塞气道,证见发热,呼吸急促,咳嗽,可加用鱼腥草15 g、桔梗10 g、苦杏仁10 g、浙贝母12 g等以宣肺化痰清热;发热较甚者,加青蒿12 g、黄芩15 g以清内热;随病程迁延,可致正气渐虚,症见昏沉,倦怠,痰多,二便失禁,脉沉无力,加生晒参15 g、白术15 g、茯苓20 g以益气健脾化痰。

2.恢复期治疗

(1)气虚痰阻:益气健脾,祛痰通络;方剂:六君子汤合菖蒲郁金汤加减。

加减法:大便稀溏者,加山药15 g、扁豆15 g以健脾渗湿;痰浊较甚者,加竹沥水15 g、白附子9 g、白芥子10 g以涤痰开窍;如舌强不能言,足废不能用,腰膝无力,则宜滋肾阴,补肾阳,用地黄饮子加减:熟地黄15 g、巴戟天12 g、山茱萸15 g、石斛15 g、肉苁蓉15 g、制附片10 g、肉桂10 g、茯苓15 g、石菖蒲15 g、郁金15 g、远志12 g、黄精20 g。

(2)热伤阴血:滋阴增液;方剂:加减复脉汤合黄连阿胶汤加减。

加减法:如肾阴亏耗较重,症见腰膝酸软、耳鸣耳眩者,可加菟丝子15 g、女贞子15 g以滋养肾阴;失眠多梦者,加酸枣仁30 g、牡蛎30 g以宁心安神;五心烦热者,加牡丹皮15 g、白薇15 g以清虚热;失语者,加木蝴蝶15 g以清咽开音。

(3)痰瘀阻络:涤痰开窍,活血通络;方剂:涤痰汤合三甲散加减。

加减法:若头痛者,加细辛 6 g、葛根 15 g、白芷 10 g,以祛风舒筋;呕吐者,加吴茱萸 10 g、紫苏叶 12 g、黄连 6 g、竹茹 12 g、炙枇杷叶 15 g 以化痰止呕;肢体瘫痪者加续断 15 g、桑寄生 15 g、牛膝 15 g 以补肾壮腰膝;智力减退者加黑芝麻 30 g、益智仁 15 g、黄精 30 g 以补肾益智;二便失禁者加炒山药 30 g、山茱萸 15 g、桑螵蛸 15 g 以健脾收摄。

(二)其他治疗

1.中成药

(1)牛黄清心丸:清热解毒、开窍安神,适用于气营两燔见高热、烦躁、嗜睡者,口服,每次 1 粒,每日 2 次,3～7 天为 1 个疗程。

(2)安宫牛黄丸:清热开窍、豁痰解毒,适用于热邪内陷心包,痰热壅闭心窍,见高热神昏谵语者,口服,每次 1 粒,每日 1 次,3 天为 1 个疗程。

(3)六神丸:清热止痛、祛邪解毒,适用于卫气同病及气营两燔之证,口服,每次 10 粒,每日 3 次,7 天为 1 个疗程。

(4)苏合香丸:温中行气、开窍醒脑,适用于痰湿蒙窍证见低热昏迷、舌苔白腻者,口服,每次 1 粒,小儿减半,每日 2～3 次,7 天为 1 个疗程。

(5)安脑丸:清热解毒、醒脑安神,适用于热盛动风证见高热、神昏、抽搐痉厥、烦躁谵语者。口服,每次 1～2 丸,每日 2 次,6 天为 1 个疗程。

(6)小儿回春丹:开窍定惊、清热化痰,适用于小儿热盛动风证见高热、惊厥、抽搐不止者。口服,每次 0.9～1.5 g,每日 2～3 次,化服,5 天为 1 个疗程。

(7)抗病毒口服液:清热解毒,适用于邪犯卫气证。口服,每次 10 mL,每日 3 次,5 天为 1 个疗程。

(8)清开灵注射液:清热解毒、化痰通络、醒神开窍,适用于气营两燔、热盛动风证。每次 20～40 mL 加入 5%～10% 葡萄糖注射液 250 mL 中,静脉滴注,每日 1 次,3～5 天为 1 个疗程。

(9)醒脑静注射液:开窍醒脑、凉血行气、活血化瘀、清热解毒,适用于气营两燔,痰湿蒙窍证。每次 20～40 mL 加入 5%～10% 葡萄糖注射液 250 mL 中,静脉滴注,每日 1 次,5 天为 1 个疗程。

2.体针

(1)气营两燔。取穴:曲池、二间、内庭、胃俞、足三里、气海、厉兑、商阳。

(2)热盛动风。取穴:曲池、大椎、行间、少府、阳陵泉、丰隆、人中、十二井、十宣。

(3)痰瘀阻络。取穴:太溪、三阴交、太冲、外关透内关、曲池、膈俞、大椎、大包、丰隆。

3.耳针疗法

(1)适应证:各种炎症性病症如对急性结膜炎、中耳炎、牙周炎、咽喉炎、扁桃体炎、腮腺炎、气管炎、肠炎、盆腔炎、风湿性关节炎、面神经炎、末梢神经炎等,有一定的消炎止痛功效。

(2)取穴:取心、皮质下、肾、肝、神门、肾上腺、内分泌、肺。每次选4～6个穴。

4.刺络

(1)适应证:火热炽盛证(具有散血清热泻火之效)。

(2)取穴:取百会、印堂、大椎、关冲、尺泽诸穴。

5.皮肤针

(1)适应证:外感暑邪(可清解暑热)。

(2)取穴:取项背及脊柱两侧1.5～3寸处、第1～10椎间。

6.梅花针

梅花针适应证为病毒性脑炎后遗症期见头痛、癫痫者。

(1)头痛取穴:后颈、胸部、头部(在颈椎两侧、颞部、耳垂下、耳前、颈窝可发现结节、条索及压痛)、风池、太阳、大小鱼际处、大椎、胸椎5～10两侧、腰部(发现条索、压痛处)。

(2)癫痫取穴:发作时,重刺后颈、骶部,可在指尖放血,配用大椎、中脘、期门、足心阳性物(即患肢有结节物、条索状物、泡状软性物和障碍阻力处)。未发作时调治,取脊柱两侧、头部、颈下部、足心阳性物处、内关、行间。以后颈部、骶部为重点。

第十一章

细菌性脑膜炎

细菌性脑膜炎（bacterial meningitis，BM）是致病菌由呼吸道侵入人体，由鼻咽部侵入血循环，最后局限于蛛网膜以及蛛网膜下腔和脑室中脑脊液的感染。临床以发热、头痛、颈项强直及精神状态改变为主要症状。全球每年约发生 120 万例细菌性脑膜炎病例，西方国家每年的发病率是（2～5）/100 万人，发展中国家的发病率为发达国家的 10 倍。本病是一种神经科常见的急危重症，是十大最常见的感染性死因之一，全世界每年约有 135 000 例死亡是由脑膜炎引起，未治疗疾病的死亡率接近100%，幸存者中 30%～50% 会有神经系统后遗症，而且即使采取了最佳治疗措施，失败率仍很高，必须立即采取措施以确定特定病因并开始有效的治疗。

细菌性脑膜炎常见致病菌是脑膜炎奈瑟菌、肺炎链球菌、葡萄球菌属等。近年来，大肠埃希菌、阴沟肠杆菌、鲍曼不动杆菌等产超广谱 β-内酰胺酶（ESBLs）细菌所致脑膜炎呈增多趋势。A 群链球菌脑膜炎低于 1%，但因其耐药率高，病死率可达10%～30%。革兰阳性球菌所致中枢神经系统感染常与脑脊液引流、分流装置有关，最常见的病原菌为凝固酶阴性葡萄球菌，其次是金黄色葡萄球菌、肠球菌等。

因细菌性脑膜炎临床表现为发热、头痛、意识障碍、抽搐、神经系统局灶定位体征等，属于中医学的"温病""头痛""痫病""癫狂""痫证""痉病"等范畴。

一、中医病因、病机研究

目前大多数中医学者，尤其是在岭南地区学者，将以发热为主要表现的本类疾病归属于"温病"的"风温""冬温""湿温""暑温""暑湿""温疫"等范畴，并以温病理论进行辨证论治。病因为人体正气自虚，时令温热、湿热毒邪乘虚侵袭所致。温热疫邪易侵袭肺卫，外邪随之入里，进入气分，故其病因为暑、温、热、毒等外邪致病，其病机不外风、痰、湿、热的相互转化及卫气营血的传变。

(一)卫气同病，邪犯肺卫

温热病毒初袭卫表，表卫郁遏，经腧不利，可见发热、恶寒、颈项强直、肢体酸痛、口微渴。

(二)气营两燔

温热病毒虽先犯肺卫，但易速传阳明，病初即可呈现卫、气同病，或温热毒邪炽盛直接侵入气分，里热炽盛，故高热，头痛，项强；热炽中焦则口渴，恶心，呕吐；热扰心神则烦躁，嗜睡或昏迷。

(三)热陷营血

热陷营血，邪热炽盛入于营血，营阴被灼，故壮热，入夜尤甚，口干渴。热盛邪陷心包则神昏谵语，烦躁；邪热久羁，耗伤真阴，引动肝风则惊厥，抽搐，全身强直，角弓反张。

(四)痰热蒙窍

热灼津液成痰，痰热蒙蔽心窍，则见神昏谵语，舌强难言；热邪炽盛则高热，口渴；痰涎壅盛，热扰胸中，则胸脘满闷，喉间痰鸣，痰黏难咳；痰热内阻，胃气上逆则呕吐，呃逆。

(五)气阴两虚

热势已退，或留低热，或夜热早凉，神倦气弱，肌肉酸痛，甚则肢体筋脉拘急不展，心烦易怒，口感易汗，纳食少思，瘀斑消退，尿黄便干，舌质红绛少津，或光剥无苔，脉细数。

(六)内闭外脱

起病急暴，高热，神昏，惊厥，皮下瘀斑紫黯，迅速融合成片，突然大汗淋漓，面色苍白，四肢厥冷，唇甲发绀，呼吸不匀，血压下降，或初起神志尚清，旋即神迷而昏，烦扰躁动无力，舌质淡黯，舌苔灰黑而滑，脉伏而数，或散乱无根，或脉微欲绝。

本病主要注重辨证思路，详审病因，立足病机，运用中医卫气营血传变规律，把住气分关防传杜变。本病四季散发，病位以心脑为主，与肝、脾、肾关系密切，因此，在卫气营血辨证基础上应结合病因辨证和脏腑辨证的方法。

二、治疗

细菌性脑膜炎是神经科急症，必须立即采取措施以确定特定病因并开始有效的治疗。西医治疗最重要的问题是避免延迟治疗和选择抗生素的用药方案。经验性治疗应在行腰椎穿刺后立即开始抗生素治疗(必要时可联合地塞米松辅助治疗)。如果在腰椎穿刺前要进行头部 CT 扫描，则应在血培养采血后立即开始抗生素治疗。在获得患者的脑脊液后或当腰椎穿刺被推迟时，也必须立即经验性选择抗生素，抗生素治疗需要根据患者的年龄和潜在的共病情况针对最可能的致病菌,选择足量高效容易透过血-脑屏障的抗生素。中西医结合治疗可优势互补,中医按卫气营血辨证治疗以及新型中药制剂如醒脑静注射液、清开灵注射液、生脉注射液、参附注射液等对于抢救危重症有一定的疗效。化脓性脑膜炎恢复期及后遗症期的治疗是中医药的优势,恢复期由于抗生素需用较长时间,西药各种不良反应常在此期出现,当以中医为主,配合针灸等治疗措施,提高机体自身免疫力,减轻西药不良反应甚或减少抗生素的用量。

细菌性脑膜炎、病毒性脑炎是常见中枢神经系统感染性疾病,临床上常表现出相似的症状,可将其共同归属于中医学的"温病""头痛""痫病""痉病"等范畴。

第十二章

偏 头 痛

一、概说

偏头痛是一种临床常见的慢性神经血管性疾患，年患病率为 5％～10％。偏头痛可发生于任何年龄，首次发病多见于青春期，40 岁前后达到高峰。偏头痛对生活质量的影响很大，患者发生缺血性卒中、不稳定型心绞痛和短暂性脑缺血发作的概率均高于无偏头痛者。

二、病因病机

遗传、饮食、内分泌以及精神因素等均与偏头痛的发病有密切关系。①遗传因素：研究证实，偏头痛有明显遗传倾向，超过半数的病例（约 60％）可查到遗传因素，但遗传方式尚未确认。从家庭成员的分布上看与隐性遗传不同，属于常染色体显性遗传有不完全性的外显率，但也有学者认为是隐性遗传伴不完全性的外显率。②内分泌因素：偏头痛多见于青春期女性，在月经期发作频繁，妊娠时发作停止，分娩后可再发，而在更年期后逐渐减轻或消失，口服避孕药可诱发偏头痛。③饮食因素：经常食用奶酪、巧克力、刺激性食物或抽烟、喝酒的人易患偏头痛。④其他因素：情绪紧张、精神创伤、忧虑、焦虑、饥饿、失眠、外界环境差及气候变化亦可诱发偏头痛。

偏头痛的发病机制目前主要有几种公认的学说，如神经源学说、血管源学说、神经递质学说等。

三、临床表现

(一)发作的临床表现

偏头痛发作可分为前驱期、先兆期、头痛期和恢复期，但并非所有患者或所有发作均具有上述 4 期。同一患者可有不同类型的偏头痛发作。

1.前驱期

头痛发作前,患者可有激惹、疲乏、活动少、食欲改变、反复哈欠及颈部发硬等不适症状,但常被患者忽略,应仔细询问。

2.先兆期

先兆是指头痛发作之前出现的可逆的局灶性脑功能异常症状,可为视觉性、感觉性或语言性。视觉先兆最常见,典型的表现为闪光性暗点,如注视点附近出现"之"字形闪光,并逐渐向周边扩展,随后出现"锯齿形"暗点。有些患者可能仅有暗点,而无闪光。其次是感觉先兆,表现为以面部和上肢为主的针刺感、麻木感或蚁行感。先兆也可表现为言语障碍,但不常发生。先兆通常持续 5～30 分钟,不超过 60 分钟。

3.头痛期

约 60％的头痛发作以单侧为主,可左右交替发生,约 40％为双侧头痛。头痛多位于颞部,也可位于前额、枕部或枕下部。偏头痛的头痛有一定的特征,程度多为中至重度,性质多样但以搏动性最具特点。头痛常影响患者的生活和工作,行走、登楼、咳嗽或打喷嚏等简单活动均可加重头痛,故患者多喜卧床休息。偏头痛发作时,常伴有食欲下降,约 2/3 的患者伴有恶心,重者呕吐。头痛发作时尚可伴有感知觉增强,表现为对光线、声音和气味敏感,喜欢黑暗、安静的环境。其他较为少见的表现有头晕、直立性低血压、易怒、言语表达困难、记忆力下降、注意力不集中等。部分患者在发作期会出现由正常的非致痛性刺激所产生的疼痛。

4.恢复期

头痛在持续 4～72 小时的发作后可自行缓解,但患者还可有疲乏、筋疲力尽、易怒、不安、注意力不集中、头皮触痛、欣快、抑郁或其他不适。

(二)偏头痛的分型

2004 年,国际头痛协会推出了第 2 版《头痛疾病的国际分类》,对偏头痛做了如下分型:无先兆偏头痛、有先兆偏头痛、伴典型先兆的偏头痛性头痛、伴典型先兆的非偏头痛性头痛、典型先兆不伴头痛、家族性偏瘫性偏头痛、散发性偏瘫性偏头痛、基底型偏头痛、常为偏头痛前驱的儿童周期性综合征、周期性呕吐、腹型偏头痛、儿童良性发作性眩晕、视网膜性偏头痛、偏头痛并发症(慢性偏头痛、偏头痛持续状态、无梗死的持续先兆、偏头痛性脑梗死、偏头痛诱发的痫样发作)、很可能的偏头痛(很可能的无先兆偏头痛、很可能的有先兆偏头痛、很可能的慢性偏头痛)。

四、中医类证鉴别及辨证治疗

(一)类证鉴别

1.头痛与眩晕

两者可单独出现,也可同时互见。但临床表现不同,前者以头痛为临床主要症状,有外感和内伤之分,可见于各种内科杂病之中;后者主要表现于头晕眼花,可伴有头痛、耳鸣、心悸、烦躁、胸闷、气短、汗出,甚至晕倒,以内伤病症为主。就辨证而言,头痛以实证居多,而眩晕以虚证多见。头痛、眩晕可相互兼夹,临床应分清主次,不难鉴别。

2.头痛与类中风

类中风多见于 45 岁以上人群,常表现为反复发作的眩晕,头痛可突然发作,也可是类中风的先兆之一,多为风痰壅盛所致,同时伴有语言謇涩、偏瘫。头痛可以是类中风的一个症状,不是主要症状。

3.外感头痛和内伤头痛

两者都是以头痛为主症,但其病因病机和伴随症状各异。外感头痛,一般都起病急,病势剧,疼痛的性质多为掣痛、跳痛、胀痛、灼痛,且伴有外感症状,多属于实证。内伤头痛,一般起病较缓,痛势较轻,疼痛的性质多为昏痛、空痛、隐痛,反复发作,多属于虚证或虚实兼夹之证。

(二)辨证论治要点

1.辨虚实

偏头痛大多由脏腑功能失调所致,一般起病比较缓慢,病程也比较长,痛势较轻,遇劳加剧,多为虚证,或本虚标实证,或因外感发病,急性发作,痛势较剧,呈持续性,多属实证。

2.辨性质

痛势剧烈,或遇热或情绪激动时头痛加重者为肝火头痛;跳痛或痛而头颤,伴眩晕者为肝阳上亢;头脑空痛,伴耳鸣、腰膝酸软者为肾虚头痛;痛势绵绵,伴心悸、面色无华者,多为血虚头痛;头部有外伤史,刺痛,部位固定,或久痛不愈者,多为瘀血头痛;头痛伴有头部沉重、恶心、呕吐痰涎者,多为痰浊头痛。

3.辨久暂

暂病之头痛,多因外邪所致,痛势较剧,表现为掣痛、跳痛、灼痛、胀痛、重痛、痛无休止;久病之头痛,多因内伤所致,痛势较缓,表现为隐痛、空痛、昏痛、痛势悠悠,遇劳加剧,时发时止。

(三)辨证论治

1.风寒外袭型

头痛起病较急,其痛剧烈,多为掣痛,连及项背,恶风寒,遇风或寒加剧,口不渴,苔薄白,脉多浮紧。

治法:疏风散寒,宣通经络。

方药:川芎茶调散。

若头巅顶疼痛者,加吴茱萸、藁本;项背疼痛者,加葛根;畏寒甚者,加麻黄、桂枝;

寒郁而化热者,加生地黄、赤芍药。

2.风热上扰型

头痛而胀,甚则头痛如裂如劈,发热或恶风,口渴欲饮,面红目赤,便秘溲黄,舌红苔黄,脉浮数。

治法:疏散风热,清利头目。

方药:芎芷石膏汤。

若热盛伤津,症见舌红少津,可加知母、石斛、天花粉清热生津;伴头目眩晕者,加菊花、天麻;若大便秘结,口鼻生疮,腑气不通者,可合用黄连上清丸,苦寒降火,通腑泄热。

3.风湿外感型

头痛如裹,天阴转甚,肢体困重,神疲纳呆,胸脘痞闷,小便不利,大便或溏,舌淡苔白腻,脉濡滑。

治法:祛风胜湿,通络利窍。

方药:羌活胜湿汤。

若湿浊中阻,症见胸闷纳呆、便溏,可加苍术、厚朴、陈皮、枳壳等燥湿宽中;若恶心、呕吐者,可加生姜、半夏、藿香等芳香化浊,降逆止呕;若见身热汗出不扬,胸闷口渴者,为暑湿所致,宜清暑化湿,用黄连香薷饮加藿香、佩兰等。

4.肝气郁结型

偏头痛呈胀痛,伴眩晕、心烦失眠、两胁窜痛,每因情绪激动、恼怒而诱发,口苦,舌淡红苔白,脉弦。

治法:疏肝理气,解郁止痛。

方药:柴胡疏肝散。

5.肝阳上亢型

头胀痛,眩晕,心烦易怒,胁肋疼痛,夜眠不宁,面红目赤,口苦,舌淡红苔薄黄,脉沉弦有力。

治法:平肝潜阳,熄风止痛。

方药:天麻钩藤饮。

若见肝肾阴虚而头痛朝轻暮重,或遇劳而剧,脉弦细,舌红苔薄少津者,酌加生地黄、何首乌、女贞子、枸杞子、墨旱莲滋养肝肾;伴心悸、失眠者,加丹参、柏子仁、磁石养心安神;伴有肝火上炎,见头痛剧烈、口苦面赤、便秘者,加郁金、龙胆草、夏枯草、决明子。

6.肾精不足型

头空而痛,每兼眩晕耳鸣,腰膝酸软,神疲乏力,遗精带下,少寐,舌红少苔,脉沉细无力。

治法:补肾培元,养阴生精。

方药:大补元煎。

若肾阳不足者,可用右归丸,温补肾阳,填精补血。若兼见外感寒邪者,可投麻黄附子细辛汤治之。若失眠、梦多者,加伏神、酸枣仁;遗精、带下者,加菟丝子、金樱子、芡实;健忘者,加远志。

7.气血两虚型

头痛而晕,心悸不宁,遇劳则重,自汗,气短,神疲乏力,少气懒言,寐差梦多,面色苍白,舌淡苔薄白,脉沉细而弱。

治法:健脾益肾,气血双补。

方药:八珍汤。

若伴虚烦、耳鸣、头晕者,加何首乌、枸杞子、黄精滋补先天以养后天;寐差者,加酸枣仁、柏子仁养心安神;畏风怕冷者,加防风、细辛;纳呆者,加鸡内金、麦芽、山楂。

8.痰浊中阻型

头重而痛,昏蒙如裹,胸脘满闷,呕恶痰涎,全身困重,或伴眩晕,舌胖大有齿痕,苔白腻,脉沉弦或沉滑。

治法:健脾化痰,降逆止痛。

方药:半夏白术天麻汤。

若痰郁化热者可加竹茹、枳实、黄芩清热燥湿;水湿明显者,加桂枝、泽泻;恶心、呕吐明显者,加黄连、竹茹;兼风痰者,加白附子、僵蚕;兼有瘀血者,加川芎、当归。

9.瘀血阻络型

头痛经久不愈,其痛如刺,固定不移,或有头部外伤史者,舌质黯红,或紫,伴有瘀斑、瘀点,苔薄白,脉沉细或细涩。

治法:活血行气,通络止痛。

方药:通窍活血汤。

头痛剧烈者,加入全蝎、蜈蚣等虫类药搜逐风邪,活络止痛;气血不足者,加黄芪、当归;血不足者,加阿胶、制何首乌;伴头晕、健忘、失眠者,加何首乌、石菖蒲、远志、酸枣仁。

10.阳虚寒凝型

头痛反复发作,疼痛剧烈,遇寒加剧,遇热减轻,恶风喜暖喜按,四肢清冷,小便清长,大便溏薄,舌淡,苔薄白,脉沉迟。

治法:温阳散寒,祛风止痛。

方药:麻黄附子细辛汤。

若伴恶风怕冷者,加桂枝、白芷;大便溏薄者,加补骨脂、肉豆蔻、益智仁;肾阳虚明显者,加鹿茸、淫羊藿。

(四)虫类药的临床应用

偏头痛往往病情缠绵难愈,病久入络。叶天士认为"大凡经主气,络主血,久病血瘀",即所谓"久病多瘀"。虫类药为血肉有情之品,行走通窜,不仅擅长化瘀通络止痛,而且多具搜风通络、解痉熄风之功,直趋高巅之位,正符合偏头痛病程较长,反复发作,久病入络,久病多瘀之特点,所以偏头痛非虫类药不能疏络剔邪。虫类药用于消散脑窍的痰浊、瘀血是治疗偏头痛的选药组方的特点。头痛痼疾,若要速效,绝非平淡之品所能胜任,必须在活血化瘀之品中加入搜风通络之品,加强解痉镇痛和活血化瘀之力。再者,偏头痛病程较长,缠绵难愈,入络成瘀,非虫类药不能疏络剔邪。临床实践显示,虫类药不仅能改善症状,而且能减少复发,不良反应小。

全蝎:味辛性平,有熄风解痉、活血逐瘀、通络止痛的功效,常配补气药以促血行;全蝎所含的蝎毒素能减缓甚至逆转患者的神经元退行变性,保护和修复神经细胞;所含卵磷脂可清除血管壁上胆固醇沉积,降低血液黏度,改善血氧供应,活化和再生脑细胞,从而恢复和改善大脑的功能;也具有显著的镇痛作用。

蜈蚣:性味辛温,祛风止痉、攻毒散结、通络止痛;蜈蚣镇痛作用确切,是一种理想的镇痛药,对神经痛、躯体痛、内脏痛、癌肿疼痛等有较好的疗效;对多种急、慢性疼痛均有较强抑制作用,具有较好的修复受损神经的功效,且无成瘾性。

僵蚕:味咸辛,性平,熄风止痉、活血通络、化痰散结;僵蚕所含的活性成分具抑菌、抗惊厥、抗凝作用,能改善脑血流、调节血浆 5-羟色胺浓度和改善血液高凝状态。

地龙:味咸性寒,具清热定惊、活血化瘀、通络止痛、平喘利尿功效;具有解热镇痛、抗栓溶栓、抗肿瘤、平喘止咳、降压等作用;蚯蚓素可溶血栓,调节脑血流,达到镇痛作用。

土鳖虫:性寒味咸,散血瘀、消坚结、解凝活血、接骨续筋、消肿止痛;具有中枢抑制、松弛平滑肌、抑制血栓形成、溶栓等作用。

蝉蜕:味甘性寒,熄风通络、消疹止痒、利水消肿、止痉解毒;蝉蜕所含活性成分具有镇静、镇痛、抗惊厥等作用。

五、其他疗法

(一)针刺疗法

1.毫针刺法

治则:通络止痛。

针法:平补平泻。

处方:阿是穴、风池、太冲、天容。

随症配穴:风邪外袭加风府、列缺、合谷;肝阳上亢加太冲、阳陵泉;肾精不足加肾俞、太溪、水泉;痰浊中阻加头维、丰隆、内关;肝风上扰加行间、阳陵泉;气血两虚加中脘、足三里。

操作:阿是穴局部斜刺,强刺激手法。风池穴刺法:患者端坐,头倾低歪向健侧,取患侧穴,以 28 号 1.5 寸毫针,针尖平耳垂水平向对侧眼窝方向直刺,左手以酒精面球夹持针体,右手持针柄,双手协同慢慢刺入穴位深处,当刺至 2 寸左右深处时,如针尖触有橡皮样物(黄韧带),再轻轻刺入 2~3 分,术者觉得针下有落空感,此时患者突然一颤动,并同时出现触电样感觉传至前额一侧,此时头痛往往立即消失,应马上退针。太冲穴针法:嘱患者仰卧闭目,以 28 号针刺入太冲 1~1.2 寸,针尖宜指向足心,提插捻转 1 分钟,针感以强烈为佳。快速进针天容穴 1 寸左右,行平补平泻法,留针。留针期间可通以电针,连续波,强度以患者适宜为度。除风池穴外,余穴均留针 15~30 分钟。每日 1 次。

2.刺血疗法

以三棱针点刺太阳、印堂,刺破静脉,血止拔罐 2~3 分钟。隔日 1 次,适用于瘀血头痛。

3.穴位埋线

取穴:太阳、头维、印堂、风池、阿是穴、合谷、足三里。操作:每次选用 2~3 穴,以普通静脉注射用的 8 号或 9 号针头作套管,1.5 寸毫针做针芯。将 0.2 cm 长的 4/0 号肠线浸泡消毒并送入针尖孔内。施术时,医者左手绷紧穴区周围皮肤,右手持针头,迅速刺入。至一定深度后,轻轻捻转提插待有酸胀之感,即注入肠线,用小块消毒纱布贴敷针孔。7~10 日治疗 1 次。

4.耳针

主穴:额、太阳、枕、神门;配穴:颈、心、肝、耳尖、轮 6。操作:以主穴为主,酌加配穴,每次选 4~5 穴。急性发作期选 2~3 穴,以三棱针放血。余穴用毫针刺后接通电针仪,采用疏密波,电刺激 15~20 分钟。隔日 1 次。

5.耳穴刺血

取穴:耳背上 1/3 近耳根部显露的血管。操作:多取患侧,患者取坐位,术者以拇、食指在待刺之耳局部轻揉片刻,使之充血,血管显露,寻找最佳刺血部位;常规消毒,用三棱针迅速刺破血管并放血 5 mL 左右,或任血自流。出血不畅,宜轻加挤压;出血不止,用消毒纱布按压止血。10 日治疗 1 次。本法主要用于治疗血管性偏头痛。

6.穴位激光照射

主穴:阿是穴、太阳、印堂、攒竹、率谷、后溪;配穴:上星、头维、百会、哑门、风池、外关、足三里、列缺、涌泉。操作:以主穴为主,酌加配穴,每次取 5~6 穴。用氦氖激光治疗仪照射,波长 632.8 nm,光斑直径 5 mm,光纤末端输出功率≥5 mW,功率密度 25.48 mW/cm^2,每穴 3 分钟。每日 1 次,10 次为 1 个疗程。

7.穴位注射

取穴:阿是穴、风池。操作:以 5 号齿科针头吸取维生素 B_{12},刺入穴位至有酸胀后,快速注入。每日或隔日 1 次,每次仅用 1 穴,交替使用。

(二)推拿疗法

1.基本手法

患者坐位,一指禅推法从印堂向前额阳白、发际、头维至太阳,反复5遍。再配合推拿印堂、太阳 3 分钟,摸两侧头部胆经 5 遍。拿百会至风池,约 3 分钟。用一指禅推两侧膀胱经 5 分钟,配合按风池、风府、天柱穴。再行拿法在该部自上而下按摩 5 遍。

2.辨证加减

(1)风寒头痛者,用擦推拿背部 3 分钟,按揉肺俞、风门,拿肩井,擦背部膀胱经,以透热为度。

(2)风热头痛,按、揉、拿风门、大椎、肺俞各 1 分钟;拿肩井 1 分钟,按揉曲池、合谷,以酸胀为度。

(3)肝阳头痛,按揉太冲、行间,以酸胀为度,擦涌泉以透热为度。

(4)肾虚头痛,摩腹 8 分钟,配合按揉中脘、气海、关元,横擦肾俞、命门及腰骶部,以透热为度。

(三)外治法

1.塞鼻法

用川芎 10 g,白芷 10 g,细辛 3 g,共研细粉,贮瓶备用。头痛时可用湿棉球蘸药粉,塞入头痛一侧的鼻孔或两侧鼻孔交替使用。

2.搐鼻法

白芷 30 g,冰片 0.6 g。上药共研为末,每用少许药末吸入鼻孔内,每日 3 次。

第十三章

脑底异常血管网病

一、概说

脑底异常血管网病又称 Moyamoya 病,多以 Willis 环双侧主要分支血管(包括大脑后动脉)发生慢性进行性狭窄,继发侧支异常血管网形成,形似烟雾。Moyamoya 病最早于 1955 年在日本发现并报道,因"Moyamoya"在日语中有"烟雾"之意,故本病临床也简称为烟雾病。

二、病因、病机

脑底异常血管网病目前还没有发现其确切的病因。常见于先天性血管畸形、或母子或同胞中具有类似疾病史患者,或合并其他先天性疾病或多种后天性炎症,外伤等引起。我国学者报道半数病例与钩端螺旋体感染有关。

组织病理学表现为血管内膜纤维增厚,层积的变性弹性纤维和平滑肌细胞缓慢长期增生致使血管腔狭窄,为形成异常血管网提供病理基础。在闭塞病变远端低灌注区域,伴随着缺氧和低灌注,一些血管源性介质在体内高表达,在形成脆弱病态易出血侧支血管的过程中,这些蛋白起着重要诱导作用,它们是血管内皮生长因子(VEGF)、成纤维细胞生长因子(bFGF)、肝细胞生长因子(HGF)、转化生长因子 β1(TGF-β1)、粒细胞集落刺激因子(G-CSF),以及前列腺素 E_2,白细胞介素-1β,细胞性维 A 酸结合蛋白 I 等。在其脑脊液中能监测出可溶性内皮黏附分子,提示中枢神经系统的慢性炎症征象。在有脑底异常血管网病家族史的患者中,部分患者能发现与该病有关联的基因,诸如 *3p24,2p26,6q25,8q23,12p12*,以及 *17q25* 等,但是这些血管源性介质和基因在本病的发作机制上仍未得到明确的阐述。

三、临床表现

本病多见于儿童和青年,约半数 10 岁前发病,常见临床表现为 TIA、脑卒中(又称中风)、头痛、癫痫发作和智能减退等,可分为缺血性和出血性两组。不同年龄发病其临床表现有所区别,缺血性和出血性可相互转换。在亚洲,小儿倾向于表现脑缺血性临床表现,而成人倾向于脑出血性的临床表现。而在北美,小儿和成人患者更倾向于脑缺血性发作,出血少见。出血的预后总体较缺血的差,在脑出血患者中,出血以基底节、丘脑出血多见,脑室出血和蛛网膜下腔出血亦可见。脑底异常血管网病影响患者的认知功能,尤其是在智力、记忆、执行功能、生活质量等方面,其对小儿的影响程度更大。

四、中医类证鉴别及辨证治疗

中医学虽无"烟雾病"的名称,但根据其临床表现和发病特点,本病当归属于中医学的"中风""眩晕""薄厥""瘛疭"等范畴。《临证指南医案·中风》华岫云按载:"肝为风脏。因精血衰耗,水不涵木,木少滋荣,故肝阳偏亢,内风时起……或风阳上僭,痰火阻窍,神识不清……若肢体拘挛,半身不遂,口眼㖞斜,舌强言謇,二便不爽。此本体先虚,风阳夹痰火壅塞,以致营卫脉络失和。"《素问·生气通天论》云:"阳气者,大怒则形气厥,而血菀于上,使人薄厥。"说明本病的发生与饮食、精神刺激、劳累等因素有密切关系。根据《素问·调经论》气血并逆之说,结合《素问·玉机真脏论》所云:"春脉如弦……其气来实而强,此谓太过……太过则令人善忘(怒),忽忽眩冒而巅疾也。"提示病变既有先天禀赋不足的因素,也与后天失养有关,致使阴不制阳,风阳内动,痰瘀壅塞,清窍闭阻。窍闭神昏、气机逆乱,后期则因气滞血瘀,筋肉关节失于濡养,故废萎不用。

(一)类证鉴别

1.与中风鉴别

烟雾病与中风都是由脑血管畸形、出血或缺血所致疾患,但前者多发生于儿童和青年人,且多呈缓慢性、进行性、双侧性改变;后者多发于中老年人,起病急骤,病情复杂,发病前多有头痛眩晕、肢体麻木等先兆症状,发病多呈一侧性。

2.与瘛疭鉴别

瘛疭多为急性热病或某些慢性病的急性发作,症见手足屈伸牵引,常伴发热、神昏、两目上视、手足颤动;烟雾病病位在脑,除手足抽搐症状外,兼有头痛眩晕、语言不利、肢体运动不灵活等。

(二)辨证论治要点

1.辨病情轻重

烟雾病的早期多为风痰阻于脑络,表现为间断性头痛眩晕、肌肤麻木、语言不利;中期则由于风痰不祛,影响气血的运行,气血运行缓慢,逐渐出现痰瘀等有形之邪内停,脑失所养,见意识朦胧、嗜睡等;后期则因久病耗伤气血、损及肝肾,脑窍闭塞,出现肢体瘫痪、活动不利、言语謇涩,甚至昏迷。

2.辨证候特征

内风、痰浊、血瘀、气血不足、阴虚阳亢是烟雾病的基本证候,临床所见证候是这些基本证候的组合,而且随着病程的发展,其组合与演变规律具有动态时空性,明确其特征有助于临床准确辨证。内风证候表现为肢体麻木、抽搐,头目眩晕,颈项强急;痰浊证候表现为口多黏涎,表情淡漠,反应迟钝,头昏沉,舌体胖苔腻,脉滑;血瘀证候表现为头痛,肢体疼痛,口唇面色紫黯,舌黯有瘀斑或瘀点,舌背络脉瘀张青紫;气血不足证候表现为神疲乏力,肢体萎软,心悸汗出等;阴虚阳亢证候表现为心烦不寐,手足心热,盗汗,面部烘热,两目干涩、口燥咽干等。

(三)辨证论治

1.风痰内蓄,脑窍阻滞型

头部胀痛,伴有头昏,语言不利,肢体活动不灵,发作性抽搐,舌红,苔薄,脉细滑。

治则:祛风化痰,疏通脑窍。

方药:解语丹。

若头昏胀明显者,加桑叶、钩藤;若风邪甚,见肢体抽搐者,加水蛭、僵蚕;肌肉挛急者,加白芍药、葛根、木瓜;痰邪明显者,加浙贝母、天竺黄、白芥子;气虚明显者,加黄芪、生地黄。

2.肝阳上亢,痰瘀互结型

发作性头晕,四肢无力,胸闷,恶心,四肢抖动,失语,视物模糊,大便偏干,舌淡红,苔薄腻,脉弦滑。

治则:平肝潜阳熄风,涤痰化瘀通络。

方药:天麻钩藤饮合通窍活血汤。

若伴有肝肾阴虚者,加女贞子、墨旱莲、枸杞子;肝血不足者,加何首乌、丹参;痰浊明显者,加浙贝母、半夏、白芥子;瘀血明显者,加姜黄、牛膝、红花、龟甲。

3.肝肾不足,虚风内生型

头晕、胸闷、恶心、四肢抖动、失语,手无法握笔,足不能举步,多跌仆在地。发作时间也逐渐延长,四肢倦怠。平素口干口苦,大便干结,数日一行。舌偏红,苔薄且花剥,脉弦中带滑。

治法:滋水涵木,镇肝熄风。

方药:镇肝熄风汤。

若肝肾不足明显者,加熟地黄、山茱萸、黄精,滋补肝肾;兼有血虚者,加当归、何首乌、丹参,补益气血;伴有抽搐者,加天麻、僵蚕、全蝎。

4.气虚血瘀,体络痹塞型

肢体麻木瘫痪,或伴口眼㖞斜,语言謇涩,手足蠕动,或抽搐,舌苔薄白,脉细或弦细。

治法:补益气血,化瘀通络。

方药:补阳还五汤加味。

若伴肢体拘挛疼痛,加穿山甲、水蛭、桑枝,加强活血祛瘀、通络止痛作用;伴语言不利者,加石菖蒲、远志、僵蚕,化痰通窍;下肢麻木瘫痪为主者,加川牛膝、续断、桑寄生;病程迁延不愈者,加蜈蚣、水蛭、全蝎研末冲服或装入胶囊。

五、其他疗法

(一)针灸治疗

治则:醒脑开窍、清心化痰。

毫针刺法:针刺泻法。

处方:督脉及阳明经穴位。

主穴:水沟、十宣、风池、合谷、太冲、大陵、丰隆、百会。

随症配穴:言语不清者,加廉泉;肢体活动不利者,加患肢手三里、合谷、大陵、阳陵泉、丰隆、太冲、昆仑;头痛者,加风池、翳风。

操作:水沟、十宣行快针,针后不闭针孔;百会用梅花针叩刺;三穴与风池共起启闭开窍作用;合谷、太冲合用,开四关、醒脑清热;大陵、丰隆共用,可清心化痰。每日针 2 次,每次留针 30 分钟。

(二)中药雾化吸入

药用冰片、石菖蒲、郁金、川芎等提取物每次用量 20 mL。雾化装置选用亚都YC-Y800 型雾化器,开至最大量或患者感觉适宜量,通过雾化导管连接 1 次性吸氧管置于患者右鼻孔处 30 分钟。同时将 1 次吸氧管连接气装置低流量吸氧 30 分钟。每日 1 次,10 次为 1 个疗程。

第十四章

脑血管性痴呆

一、概述

凡与脑血管因素有关的痴呆就称为脑血管性痴呆。痴呆实际上泛指大脑功能特别是与智能有关的功能全面衰退,而且要衰退到一定程度的综合征。是引起老年性痴呆(阿尔茨海默病)的第 2 病因。主要临床表现为脑血管病后患者出现记忆力、定向力、计算力理解力等智能减退,可伴有语言能力下降、情感及性格改变等影响了患者的生活和社会活动。痴呆若进一步发展,患者生活不能自理将加重家庭和社会的负担。据相关资料表明,脑中风后并发脑血管性痴呆的发生率在 20%~40%,随着人口日益老龄化和脑血管疾病发病率的上升,痴呆患者人数呈上升趋势。

随着世界人口老龄化,发病随年龄增长而增多,老年性及血管性痴的患病率显著升高,且国家之间有很大差异。国内对脑血管性痴呆调查,北京对 60 岁以上 8470 人普查时,发现痴呆 111 名。欧美文献报道脑血管性痴呆占 0.43%。北京调查资料显示,60 岁以上痴呆患病率为 39%,脑血管性痴呆占 2.64%。根据上海地区的调查,脑血管性痴呆在 55 岁以上为 0.74%,65 岁以上为 1.26%。年龄每增加 5 岁,痴呆的患病率增加 0.74 倍。

本病相当于中医学"呆病""愚痴""文痴""痴呆""善忘""郁证"等病证。

二、病因、病理

(一)西医的病因、病理

1.病因

(1)脑梗死:脑梗死是引起脑血管性痴呆的主要原因,尤其是多发性皮质或皮质下梗死。双侧梗死、位于重要位置的小梗死(如丘脑梗死)等容易发生脑血管性痴呆。因此,痴呆的发生与梗死的容积和部位都有密切的关系,而多发性小梗塞灶对痴呆的发生有重要作用,小梗塞灶越多,出现痴呆的机会越多,这一观点已为大家所接受。

(2)脑血流:脑动脉硬化导致脑血流下降是引起脑血管性痴呆的重要因素。造成脑血流下降的原因,一是由于脑动脉狭窄或闭塞导致脑组织灌流量的降低,二是由于脑组织功能的兴奋性降低,这均会导致脑代谢率降低和脑血流下降。脑血流降低是引起脑血管性痴呆的重要因素,而且与痴呆的严重程度密切相关。

2.病理

(1)局灶性改变:可见不同的梗死灶,大、中型面积的梗死多在大脑皮层,多系主动脉分支梗死所致,严重的可见大脑半球白质梗死;小面积梗塞多见于基底节及脑室周围,多系高血压性血管疾病引起多发的小梗死,有些小梗死灶 CT 检查不易发现。显微镜检查可见额叶及白质中心有大小不等的梗死小软化灶,软化灶周围有胶质细胞增生,形成小囊或瘢痕。神经细胞变性及胶质细胞增生以血管周围最为明显。

(2)弥散性改变:大脑出现广泛性萎缩,脑室扩大,以及弥散性血管性白质广泛病变。有时可见小型陈旧性高血压性脑出血灶。

(二)中医的病因、病机

1.病因

痴呆为神志病,其病位在脑,脑为元神之府,神机、记性皆出于脑脑病则神机失用,记忆匮乏。血管性痴呆病位在脑,与肝、心、脾、肾虚衰有着密切关系。年高正气亏虚、脑海空虚或损伤、七情所伤、情志失调是本病的重要病因。

2.病机

(1)脑海亏虚:老年之人,或素体不足,肾气渐衰;或中风病后,阴精亏耗,不能上充脑髓,髓海空虚,元神失聪。

(2)痰蒙清窍:素体气虚痰盛,久病之后痰浊未清,脾气虚弱,运化失司,易致痰浊内蕴,阻于脑络,蒙闭清窍;久或化热上扰,神明失之清灵。

(3)瘀血阻络:久病、大病之后,情志失调,肝气失疏,气机呆滞,则血行不畅,致脑络瘀滞;或体虚气弱,气不运血,亦可出现脑络瘀滞而神明失聪。

(4)情志所伤:恼怒伤肝,肝失疏泄,久则肝郁化火,肝火、肝阳上扰清空。久思积虑,耗伤心脾,心阴、心血暗耗,脾虚气血生化无源,致脑失所养;或脾虚运化失司,痰湿内生,清窍受蒙。惊恐伤肾,肾虚精亏,脑失所养,皆可导致神明失用神情失常,发生痴呆。

三、临床诊断

(一)辨病

1.症状

(1)早期症状:早期多无明显表现,而多为躯体的不适感,常见的症状有头痛眩晕、肢体麻木、睡眠障碍和耳鸣。另外,患者还常有食欲不振、胃肠功能紊乱、心悸等主症,患者还易出现疲乏、注意力不集中情绪低落、易怒、易悲哀、控制力减弱等情感脆弱及轻度抑郁状态。

(2)局灶性神经系统症状:较为突出的症状为假性延髓性麻痹、语音障碍、吞咽困难、中枢性面瘫、不同程度的偏瘫、失语、失用、失认、癫痫发作及尿失禁等。

(3)智能与情感障碍症状:痴呆虽然患者早期出现记忆障碍,但患者在相当长时期内自知力存在,知道自己记忆力下降,易忘事情,为防止遗忘而准备好备忘录。有的患者会为此产生焦虑和抑郁情绪。虽然患者出现记忆力下降,智力下降,但日常生活的自理能力、理解力判断力及待人接物及处理事情的礼仪习惯能较长时间保持良好状态,人格保持也较好。随着病情的加重,严重的躯体并发症,急剧的环境变化,强烈的精神创伤,特别是在发生急性脑血管病的情况下,患者的痴呆会呈阶梯样加重,到晚期也表现为全面性的痴呆。

2.体征

根据脑梗死部位的不同,而有相应的局灶性体征,如有偏瘫、失语、眼球震颤、共济失调、肌张力增高、腱反射亢进病理征阳性、假性延髓性麻痹等。

3.辅助检查

(1)神经心理学检查:诊断痴呆时要进行患者精神状态的全面检查,检查内容应包括觉醒状态(意识水平)、心境和情感行为举止和仪表语言功能视空间功能(如临摹)、有关皮质的功能定向、手指和身体部位的辨认、手的连续动作、记忆功能(即刻记忆或短时记忆、远记忆)、认识功能(计算力、谚语的解释、相似性与不同性等)、思想内容。痴呆患者智能下降时往往伴有情感障碍,人格变化,行为异常,日常生活能力下降等,所以在评定痴呆症状时要把握住全貌。

(2)影像学检查:CT 或 MRI 检查无脑血管疾病发现,则基本上否定脑血管性痴呆的诊断,并成为老年性痴呆和脑血管性痴呆鉴别的有力依据。诊断脑血管性痴呆的依据,脑影像学检查显示的局部解剖结构的损害及严重度至少达到一定的标准。

(3)血液生化检查:血脂、血糖、血液流变学检查,了解有无高脂血症、糖尿病和血液黏度增高。

(4)脑电图检查:有报道血管性痴呆患者脑电图有局灶性异常,包括慢波活动发生率高。

(5)血流动力学检查:血液黏度可增高。

(6)心电图检查:可有心肌缺血性改变。

(二)鉴别诊断

1.老年性痴呆

老年性痴呆起病缓慢、隐匿,进行性而非阶梯性恶化,高血压病史不突出,神经系统阳性体征一般不明显,一开始就有记忆、智能、人格的障碍,自知力丧失也较早,头颅 CT 或 MRI 主要发现有不同程度的脑萎缩,无明显梗死灶。

2.硬膜下血肿

病情进展比血管性痴呆快,非阶梯式发展,而有外伤史,还有明显颅内高压症状,头颅 CT 扫描在硬膜下可见高密度低密度或等密度新月形血肿影,以资鉴别。

3.正常颅压脑积水

正常颅压脑积水也有痴呆症状,逐渐加重,但病情发展比血管性痴呆快,头颅 CT 或 MRI 不是发现梗死灶,而是脑积水。

(三)辨证

1.髓海不足

头晕耳鸣,智能下降,神情呆滞愚笨,记忆力减退,判断能力降低,定向力障碍,半身不遂,步履艰难,言语謇涩,齿枯发焦,舌瘦质淡红,脉沉细弱,两尺无力。

2.肝肾亏损

头晕目眩,耳鸣耳聋,腰膝酸软,颧红盗汗,双耳重听,平素沉默寡言,肌肤不荣,面色憔悴,两目无神,神情呆钝,形体消瘦,肌肤甲错,关节屈伸不利,舌红少苔,脉弦细数。

3.心脾两虚

表情呆滞,神思恍惚,魂梦颠倒,心悸易惊,言不达意,或沉默不语,出门不知所归失认失算,疲倦无力,舌质淡,苔薄白,脉沉无力,或伴有口淡乏味,饮食减少,脘腹胀痛,神疲懒言。

4.心肝火旺

神情紧张,多言乱语,喋喋不休,声高气粗,头晕头痛,目赤心烦,咽干舌燥,性急易怒,躁动不安,大便干结,小便短赤,舌红苔黄,脉弦滑数。

5.痰浊阻窍

表情呆钝,智力衰退,或哭笑无常,喃喃自语,或呆若木鸡,倦怠思卧,伴不思饮食,脘腹胀痛,口多涎沫,头重如裹,舌质淡,苔白厚腻,脉濡滑。

6.肝郁气滞

神情淡漠,反应迟钝,记忆力差,注意力不集中,做事马虎,情绪不稳定,易激惹,胸胁胀满,善太息,舌质淡红,苔薄白或白腻,脉弦或弦滑。

7.瘀血阻络

表情呆滞,反应迟钝,善忘,语言不利,甚则失语,易惊恐或思维异常,行为怪异,或见意识模糊,舌质黯红,舌下脉络紫滞。脉细涩或沉细涩,或伴有肢体麻木,半身不遂,心悸怔忡,健忘多梦,局部刺痛,肌肤甲错,双目、面色晦黯等。

（四）辨证要点

中风痴呆的主要病因、病机为年老体衰，七情内伤，肝肾心脾功能失调，气血不足，肾精衰枯，瘀浊内生，气滞血瘀。病理实质为本虚标实，临床以虚实夹杂证多见。以精气亏虚为本，风、火、痰、瘀为标。终致脑络瘀塞，髓海失养，神机失用。

四、临床治疗

（一）针刺疗法

1.毫针疗法

毫针一疗法如下。

（1）主穴：百会、神庭、风池、脑户、神门、大钟。

（2）配穴：取足三里、三阴交、通里、太冲、太汉。

（3）加减应用：血脂高加内关；烦躁吵闹加大陵；流涎加地仓；语音障碍或乔咽困难加上廉泉；下肢无力加阳陵泉；偏瘫加合谷、曲池、环跳等。

（4）操作：平补平泻，每日或隔日 1 次，15 次为 1 个疗程。适用于治疗脑血管性痴呆。

毫针二疗法如下。

（1）主穴：第 1 组穴取大椎、安眠、足三里；第 2 组穴取哑门、安眠、内关。

（2）配穴：肾俞、副哑门（第 3、4 颈椎棘突旁开 0.5 寸）。

（3）操作：平补平泻法，每日 1 次，两组交替使用，10 天为 1 个疗程，休息 3～4 天后重复治疗，共 7 个疗程。适用于治疗脑血管性痴呆。

毫针三疗法如下。

（1）主穴：风池、风府、百会大杼、肾俞、间使神门、足三里、三阴交、太冲。

（2）配穴：气血两虚加气海膈俞。

（3）操作：平补平泻，每日或隔日 1 次，15 次为 1 个疗程。适用于治疗脑血管性痴呆。

2.穴位注射疗法

穴位注射一疗法如下。

（1）主穴：肾俞。

（2）配穴：足三里、三阴交。

（3）药物：醋谷胺 2 mL、复方当归注射液 4 mL。

（4）方法：穴位常规消毒后，用 5 mL 注射器，6 号针头，抽取上药混合液，分别刺入上述穴位。

针刺主穴用补法，退进针缓慢，得气后快速小幅度提插 3 次，再快速注入药液，每穴 1.5 mL，再快速出针。配穴用泻法，即进针快速，进针后即缓慢注入药液，每穴

1.5 mL,再徐徐出针。隔日 1 次,10 次为 1 个疗程,休息 3 天再行第 2 疗程。适用于治疗脑血管性痴呆。

穴位注射二疗法如下。

(1)取穴:百会、风池。

(2)药物:胞磷胆碱。

(3)方法:患者端坐体位,穴位常规消毒。取 5 mL 针管接 5 号针头,吸取 3 mL 药液,分别刺入各穴,进针后轻微提插,局部有针感后,回抽针栓无回血,再注入药液,每穴注入 1 mL。隔日 1 次,10 次为 1 个疗程。适用于治疗脑血管性痴呆。

3.电针疗法

电针一疗法如下。

(1)主穴:①百会、风池、太溪;②四神聪、水沟、神门。

(2)配穴:肝肾阴虚加太冲、三阴交;痰浊阻窍加丰隆、内关;心肝火盛加太冲,内关;气滞血瘀加膈俞、血海。

(3)方法:两组穴交替使用。百会、四神聪、太溪用捻转补法,其他穴平补平泻。针刺得气 15 分钟后。主穴接 G6805 电针仪,用连续波,频率 2～4 赫兹,强度以局部肌肉抽动及患者感舒适耐受为度。留针 30 分钟每日 1 次,针 6 次停 1 天。内服以当归芍药散为主。适用于治疗阿尔茨海默病与脑血管性痴呆。

电针二疗法如下。

(1)主穴:四神聪、风池、内关。

(2)配穴:髓海不足取绝骨、风府;肝肾亏虚取肝俞、肾俞、足三里;脾肾两亏取足三里、太溪心肝火盛取太冲、行间、侠溪、神门;痰浊阻窍取丰隆、中脘、足三里;气滞血瘀取血海、开四关;半身不遂取肩髃、曲池、合谷、外关、环跳、阳陵泉、足三里;口眼㖞斜取地仓、颊车、合谷、阳白、承泣。

(3)方法:用 1.5 寸不锈钢毫针,进针后手法刺激得气。主穴用 G6805 电针仪施以连续波,频率为 2～4 次/秒,刺激量以耐受度,留针 30 分钟。适用于治疗血管性痴呆。

4.耳针疗法

耳针一疗法如下。

(1)取穴:神门、皮质下、肾、脑点、交感、心、枕。

(2)方法:针刺选用 0.5 寸毫针,每次选用 2～3 个穴(双侧取穴),每日 1 次,20 次为 1 个疗程。

可将王不留行籽用胶布固定在相应穴位上,每日按压数次。适用于治疗脑血管性痴心妄想痴呆。

耳针二疗法如下。

(1)取穴:皮质下、心、肾、枕、脑、神门。

(2)方法:每次选用3~4穴,留针30分钟,可与体针同时进行。适用于治疗脑血管性痴呆。

(二)气功疗法

本病可以采用太极纳气功法治疗,以恢复机体功能。本法多用站式,在室外选一清明安静之地,调息致匀,静守片刻。两足平行分开与肩同宽,双膝微屈,膝盖对脚尖,臀部下坐。百合、会阴、涌泉三点意对一线,含胸拔背,下颌微收,舌抵上腭,两眼垂闭。双手从体侧轻轻上抬,至肩高时,翻掌掌心朝上,手掌略高于头。要求以中指的运动来调节劳宫的开合,中指向上绷紧劳宫穴,吸气,闭息凝神,意想天地之精华从劳宫穴融融贯入体内,充实机体。呼则中指放松劳宫穴,两手慢慢从胸前下沉至两侧复原如初;同时张口,徐徐吐浊,以解除内浊之气。静守片刻,然后起身行浴面、叩齿、咽津、鸣天鼓、摩腹等收功。

(三)饮食疗法

1.猪肾枸杞粥

猪肾1个,枸杞25 g,大米100 g,姜丝3 g,葱末5 g,精盐2 g,味精3 g,熟猪油10 g,料酒10 mL。将猪肾洗净,剖开,剔去筋膜,入沸水锅内焯一下,捞出,沥干水分,切成小块;大米淘洗干净,备用。锅内加水适量,放入枸杞子、猪肾块、大米、姜丝、葱末、精盐、料酒共煮粥后调入味精、熟猪油即成。每日1次,连服7~10天。适用于治疗脑血管性痴呆。

2.猪骨粥

猪骨300 g,大米100 g,姜丝3 g,葱末5 g,精盐1 g,味精2 g。将猪骨洗净,敲碎;大米淘洗干净,备用。锅内加水话量,放入猪骨、大米、姜丝、葱末、精盐同者粥,熟后调入味精即成。每日1次,长期食用。适用于治疗脑血管性痴呆。

3.龙眼茶

龙眼肉5~10枚,隔水蒸熟后,沸水冲泡代茶饮。功能益智安神,用于神经衰弱、惊悸、健忘、失眠等症。无病常饮,能延年益寿。防治脑血管性痴呆。

4.养命酒

乌药30 g,益智仁24 g,人参24 g,加酒500 mL,封存49天后饮用,每次适量,每日2~3次。功效增进食欲、消除疲劳强身安神。防治脑血管性痴呆。

5.健脑酒

远志熟地黄、菟丝子、五味子各18,石菖蒲、川芎各12 g,地骨皮24 g,加入白酒600 mL浸泡,7天后过滤取汁,平时密闭。每次10 mL,每日2次。用于健忘、失眠、心悸、头痛耳鸣、腰膝酸软等。功效健脑益智、聪耳明目、安神定志。适用于治疗脑血管性痴呆。

6.杞子炖羊脑

枸杞子 50 g,羊脑 1 具,食盐、葱、姜、料酒、味精各适量。将枸杞子、羊脑洗净放入容器,加水适量,放入辅料,隔水炖熟。食用时加入味精少许即成。本品具有补脑安神、强肝益肾的功效。适用于治疗脑血管性痴呆。

7.木耳芝麻茶

黑木耳 60 g,黑芝麻 15 g。将炒锅置中火上烧热,然后放入黑木耳 30 g 不断翻炒,黑木耳颜色变深后出锅待用。锅再烧热,下黑芝麻炒香后,掺入清水 1 000 mL,同时下入生、熟黑木耳,用中火烧约 30 分钟,然后用纱布过滤,装入器皿内即成。每次可饮用 100 mL。本品具有滋补肝肾、益智强壮的作用。适用于治疗脑血管性痴呆。

8.雀儿粥

麻雀 5 只,粳米 60 g,葱白 3 茎。将麻雀去毛及内脏,洗净后用酒炒,然后与粳米一同煮粥,食前加入调味品。本品具有补肝肾、益精血、助阳气的功效。适用于治疗脑血管性痴呆。

9.益精养神灵芝汤

灵芝 30 g,活母鸡 1 只(约重 2 000 g)。母鸡放血,去毛,剖洗干净。灵芝洗净,切成薄片,装入鸡腹内。再将鸡放入砂锅内,加入黄酒、葱、姜、精盐、胡椒粉等调料各适量,浸渍 1 小时后加水适量,大火烧沸后改小火煨炖,直至鸡肉酥烂。当汤佐餐,饮汤食肉。具有补益肝肾、益精健脑、养神益智的功效,适用于肝肾不足、髓海空虚型脑血管性痴呆。

10.豆麦莲子汤

浮小麦 30 g,莲子 7 个,黑豆 30 g,黑枣 7 个,冰糖适量。先煮黑豆、小麦,取汁去渣,用汁再煮莲子、黑枣至熟,加入冰糖少许。每日 1 次,连续服用 1～3 个月。具有滋补肝肾、健脑益智的功效,适用于肝肾不足、髓海空虚型脑血管性痴呆。

11.何首乌鲤鱼汤

何首乌 10 g,活鲤鱼 1 条约重 250 g,味精、花椒粉各适量。何首乌加水 2 杯,用小火煮 1 小时,待煮成半量时,用布滤过,留汁备用。鲤鱼去胆囊,洗净,不去鳞,保留鱼卵及内脏,切下头,将头切成两半,鱼身切 4 段。锅内加水适量,煮开,放入鲤鱼,用弱火煮 2 小时,这时鱼鳞骨都软了,将何首乌汁全部加入,稍煮后离火,加入花椒、味精、精盐即成。佐餐食用。具有滋补肝肾、益脑健脾的功效,适用于肝肾不足、髓海空虚型脑血管性痴呆。

12.核桃益智山药汤

核桃肉 15 g,益智仁 15 g,山药 20 g。将以上 3 味同入锅中,加水适量,用中火煎煮 30 分钟,去渣取汁即成。上、下午分食。具有滋补肝肾,健脑益智的功效,适用于肝肾不足、髓海空虚型脑血管性痴呆。

13.桂圆肉大枣汤

龙眼 10 个,大枣 12 枚。将龙眼去壳,与洗净的大枣同入锅中,加水适量,大火煮沸,改小火炖 30 分钟即成。上、下午分食。具有补气养血的功效,适用于气血两虚型脑血管性痴呆。

14.绞股蓝大枣汤

绞股蓝 20 g,大枣 12 枚。将绞股蓝、大枣洗净,同放锅中,加水适量,小火煮至大枣熟烂即成。上下午分服。具有双补气血、健脑益智的功效,适用于气血两虚型脑血管性痴呆。

15.灵芝银耳羹

灵芝 10 g,银耳 12 g,芝麻粉 15 g。银耳用温水发泡后置锅内,加水适量,放入洗净的灵芝,小火炖 2～3 小时至银耳汤稠,捞出灵芝,调入芝麻粉汁,即可服用。上下午分食。具有滋补肝肾、安神益阴、健脑益智的功效,适用于肝肾不足、髓海空虚型脑血管性痴呆。

16.杞地鳖鱼羹

鳖鱼 1 只(300～500 g),枸杞子、怀牛膝各 30 g,熟地黄、女贞子各 15 g。将鳖鱼杀死,在腹部呈十字形剖开,去内脏,洗净,放入砂锅内,加入其他药物并水适量,用大火烧开,然后改变小火熬成烂糊即成。上下午分食。具有滋补肝肾、补髓健脑的功效,适用于肝肾不足、髓海空虚型脑血管性痴呆。

五、调摄与护理

(1)对中风后智能障碍的治疗除通过药物和康复治疗外,积极进行情志疗法及心理疏导等调摄护理,调动患者的积极情绪使脏腑气机条达、气血通畅、阴阳平衡,有助于疾病的治疗和康复。

(2)建立良好的医患关系是心理情志疗法的基础。对症疏导,有的放矢,根据患者性格特点、心理、精神障碍的不同,分别予以解释、开导、劝慰,消除患者抑郁紧张、恐惧心理,解除患者心理压力。还可用精神转移法,如听音乐及鼓励患者从事感兴趣的游戏活动,引导患者谈论既往经历等,分散对疾病的注意力。

(3)同时对患者进行智力活动锻炼及日常生活能力训练,通过简单的运算学习、拼图练习听记新闻及日常生活能力练习,重建患者计算定向、记忆等能力。

(4)智力训练包括记忆力、计算力定向力、思维判断力等,尽量采用娱乐的形式进行,以引起患者的重视,如用扑克牌进行趣味数字运算,玩智力拼图,有意识地收看感兴趣的当日新闻。

(5)创造良好的休养环境。整洁、安静、舒适的休养环境可以使患者的心情愉快,身体舒适,睡眠充足,食欲增加。经常通风换气,保持病室内空气新鲜,去除秽气,又可使患者神清气爽、情绪倍增，从心理上得到相对满足，增强其生命的活力，从而促进疾病的好转。

六、结语

在我国，随着人们生活水平的不断提高，脑血管病发病率逐渐增加，脑血管性痴呆患者日益增多，中西医工作者进行了大量的基础和临床研究工作，取得了一定的成绩，特别是中医中药对本病的治疗，显示出了良好的开发和应用前景，但仍然存在着何应用现代先进的科学技术进一步阐明中药治疗本病的作用机制，以及如何早期预防、早期诊断等方面的问题。这也是今后研究的一个重点问题。然而针灸、耳针、电针、推拿、刮痧、饮食等疗法，对脑血管性痴呆的治疗与恢复有很大的帮助。

第十五章

眩　晕

　　眩晕是以头晕、眼花为主症的一类病证。眩即眼花或眼前黑蒙；晕即头晕，感觉到自身或外界景物旋转，两者常同时并见，故统称为"眩晕"。其轻者闭目可止，重者如坐舟船，旋转不定，不能站立，或伴有恶心、呕吐、汗出、面色苍白等症状，严重者可突然仆倒。眩晕为临床常见的病证之一，多见于中老年人，亦可发于青年人。本病可反复发作，妨碍正常工作及生活，严重者可发展为中风或厥证、脱证，甚至危及生命。

　　引起眩晕的病因通常可分为外感、内伤两大方面。本章主要讨论风邪上扰、少阳邪郁、肝阳上亢、痰浊上蒙、气血亏虚、肝肾阴虚、瘀血内阻等所致眩晕。治疗以疏散外风、和解少阳、平肝熄风、燥湿化痰、补益气血、滋养肝肾、化瘀通络为法。中医药在预防和治疗眩晕方面有着悠久的历史，积累了丰富经验，有其独特的优势，中医通过辨证论治根据不同证型设立不同治法方药，并且结合针灸、推拿、药物熏洗、气功和康复训练等方法进行系统全面的治疗。临床上用中医药防治眩晕，对控制眩晕的发生、发展有较好的疗效。

　　眩晕为临床常见的症状，临床上将眩晕分为前庭系统性眩晕（亦称真性眩晕、系统性眩晕）及非前庭系统性眩晕（亦称头晕、非系统性眩晕）。前者由前庭神经系统病变（包括末梢器、前庭神经及其中枢）所引起，为真性眩晕，表现为运动幻觉的眩晕，例如感觉旋转、摇晃、移动感。后者通常也可由心血管疾病，全身中毒性、代谢性疾病，眼病，贫血等疾患所引起，为假性眩晕，表现为头重脚轻、眼花等诉说，但并无外境或自身旋转的运动感觉，即头昏。真性眩晕与假性眩晕可有相同的致病原因。本章就真性眩晕与假性眩晕进行综合论述。上述疾病临床表现以眩晕为主要症状者，均可参照本章进行辨证论治。

一、中医诊断标准

参照 1995 年国家中医药管理局发布的《中华人民共和国中医药行业标准·中医病证诊断疗效标准·中医内科病证诊断疗效标准》诊断。

(1)头晕目眩,视物旋转,轻则闭目即止,重者如坐舟船,甚则仆倒。

(2)可伴恶心、呕吐、眼球震颤、耳鸣、耳聋、汗出、面色苍白等。

(3)慢性起病,逐渐加重,或急性起病,或反复发作。

(4)测血压,查血红蛋白、红细胞计数及心电图,电测听,脑干诱发电位,眼球震颤图及颈椎 X 线摄片,经颅多普勒等有助明确诊断。有条件做 CT、MRI 等进一步检查。

(5)应注意肿瘤、严重血液病等除外。

二、鉴别诊断

本病应与中风、厥病、痫病和头痛相鉴别。

(一)中风

中风是以猝然昏仆,不省人事,伴有口眼㖞斜,语言謇涩,半身不遂为主症的一种疾病;或不经昏仆仅以㖞僻不遂为特征。中风昏仆与眩晕之甚者相似,但眩晕之昏仆无昏迷㖞僻不遂等症,与中风迥然不同。但中年以上患者,肝阳上亢之眩晕,极易化为肝风而演变为中风。

(二)厥病

厥病以突然昏倒,不省人事或伴有四肢逆冷为主,患者一般在短时间内逐渐苏醒,醒后无偏瘫、失语、口眼㖞斜等后遗症,但亦有一厥不复而死亡者。眩晕发作严重者,有眩晕欲仆或晕旋仆倒等现象,与厥病十分相似,但无昏仆、不省人事的表现,病者始终神志清醒,与厥病有异。

(三)痫病

痫病以突然仆倒,昏不知人,口吐涎沫,两目上视,四肢抽搐或口中如作猪、羊叫声,移时苏醒,醒后一如常人为特点,与眩晕之甚者亦很相似,且发作前常有眩晕、乏力、胸闷等先兆症状,故应与眩晕进行鉴别。而眩晕之重者,虽有仆倒,但无抽搐、两目上视。

(四)头痛

在主症方面,眩晕和头痛可单独出现,亦可同时互见。头痛以头部疼痛为主,临床上可表现为掣痛,灼痛,重痛,胀痛,跳痛,刺疼;或隐痛,空痛,痛势悠悠、缠绵难愈。眩晕则以头晕目眩,视物旋转为主,临床上并可伴有项强、恶心、呕吐、眼球震颤、耳鸣耳聋、汗出、面色苍白等。临床上二者可相兼发作,但表现主次不同。在病因方面,头痛可由外感与内伤两方面致病,眩晕则以内伤致病为主。在辨证方面,头痛偏于实证者为多,眩晕则以虚证为主。

三、证候诊断

参照 1995 年国家中医药管理局发布的《中华人民共和国中医药行业标准·中医病证诊断疗效标准·中医内科病证诊断疗效标准》诊断。

(一)风邪上扰证

主症:眩晕,头身痛,发热恶寒(或恶风),鼻塞流涕。

次症:或伴恶寒重发热轻,鼻流清涕,苔薄白,脉浮紧;或伴发热重,微恶风,咽喉红肿,口渴,汗出,溲赤,苔薄黄,脉浮数;或兼见咽干口渴,干咳少痰,苔薄,脉浮;或伴身重、头如裹,胸脘闷满,苔薄腻,脉濡。

(二)少阳邪郁证

主症:眩晕,口苦咽干,心烦喜呕。

次症:兼寒热往来,胸胁苦满,默默不欲饮食,苔薄,脉弦。

(三)肝阳上亢证

主症:眩晕,头胀痛,易怒。

次症:面红,目赤,口苦,少寐多梦,舌质红苔黄,脉弦。

(四)痰浊中阻证

主症:头晕,头重如裹,胸闷。

次症:恶心而时吐痰涎,少食而多思睡,舌胖苔浊腻或厚腻而润,脉滑或弦滑,或脉濡缓。

(五)气血亏虚证

主症:头晕目眩,劳累则甚,气短声低,神疲懒言,面色㿠白,唇甲苍白。

次症:心悸少寐,纳少体倦,舌淡胖嫩,且边有齿印,苔少或薄,脉细或虚弱。

(六)肾精不足证

主症:头晕而空,精神萎靡,失眠,多梦,健忘,腰膝酸软,齿摇,耳鸣。

次症:遗精滑泄,发枯脱落,颧红,咽干,形瘦,舌嫩红,苔少或光剥,脉细数。

(七)瘀血内阻证

主症:眩晕时作,反复不愈,头痛,唇甲紫黯。

次症:伴有善忘、夜寐不安、心悸、精神不振及肌肤甲错,舌边及舌面有瘀点、瘀斑等,脉弦涩或细涩。

四、病因

(一)原发病因

1.外感风邪

风性轻扬,升发向上,且为六淫之首,常夹寒、热、燥或湿邪,易犯巅顶,上扰清窍,导致眩晕。

2.情志所伤

忧郁过度,肝失条达;或恼怒伤肝,肝阳上亢,化火上逆;或气郁化火生痰;或火伤肾阴,阴虚阳亢;或素体阳盛,心肝火旺,复遇怫郁而阳亢化风,均可上扰清窍,而致眩晕;亦有忧思伤脾,气血乏源,日久清窍失养,随之眩晕发作。

3.饮食所伤

饥饱失宜,过食生冷,损伤中气,气血生化乏源,遂致清窍失养而眩晕;或由过食肥甘、辛辣炙煿之品,嗜酒无度,损伤脾胃,脾运失健,聚湿生痰,上蒙清窍,亦致眩晕。

4.劳倦过度

长期久坐伏案,气血运行不畅,清窍失养;或房室不节,淫欲过度,损伤肾精,精气不足,髓海空虚;或劳倦伤脾,清气不升,清浊升降失常,皆可引起眩晕。

5.年老气衰

年迈体弱,肾精亏虚,髓海不足,无以充盈于脑;或体弱多病,损伤肾精肾气;或脾气不充,气血化生乏源,均可致清窍失养,脑髓空虚,而发为眩晕。

(二)继发病因

1.失血、外伤

吐血、崩漏、便血或产后出血过多等,均可引起气血亏虚。气虚则清阳不升,血虚则肝失所养而虚风内动,气虚血脱,脑髓失养,皆可导致眩晕,或跌仆坠损,头颅外伤,瘀血停留,阻滞经脉,致使气血不能上荣头目,亦可发为眩晕。

2.不寐

多为心肾不交之证,肾阴不足,肾水不能上济,心火偏亢,水火失济,虚实兼夹,阴虚脑髓失充,火旺上扰清窍;或痰热郁滞,扰动心神;或气机郁滞化火,上扰清窍。以上引起不寐者,皆可引发眩晕。

3.癫痫

癫痫频频发作,久则肝肾阴虚,气血不足,脑髓失充,清窍失养亦发眩晕。

不论何种原因引起的眩晕,皆可因外感六淫、内伤七情、饮食不节、劳倦过度、大病之后而诱发或加重眩晕发作。

五、病机

(一)发病

由外感风邪、情志所伤、跌仆坠损、失血引起之眩晕,一般呈现急性发作;由老年气虚、久病失血、不寐、癫痫所致之眩晕,多为缓慢性发生,但可呈阵发性加剧。

(二)病位

本病病位在脑,但与肝、脾、肾密切相关,其中又以肝为主。

(三)病性

本病以虚证居多,以气血亏虚、肝肾不足为本,致使清窍失养,脑髓失充,而发眩晕;实证以风、火、痰、瘀为标,外风侵袭,客于肌表,或兼夹寒、热、燥、湿之邪,循经上扰巅顶,邪遏清窍;肝阳风炎,上扰巅顶;痰浊阻遏,升降失调,痰火气逆,上犯清窍;瘀血内阻,络道不通,气血运行不畅,脑失所养,亦可发为眩晕。临床常见虚实标本夹杂。

(四)病势

发作期及发病初期以风、火、痰、瘀标实证表现为主,病久或缓解期,则虚证逐渐显露,由肝及脾,进而及肾,终致肝、脾、肾三脏俱虚。若年老体弱,不能御邪,或病后失治误治,则外邪可由表入里,由外及内,损伤脏腑,加重眩晕病情。

(五)病机转化

眩晕在发病过程中,各种病因、病机之间可以相互影响,相互转化,形成虚实夹杂,或外邪侵袭,邪郁不解,入里化热,引动肝风;或阴损及阳、阴阳两虚;或肝风痰火上蒙清窍,阻滞经络,而形成中风;或突发气机逆乱,清窍暂闭或失养,而引起晕厥。本病一般表现为本虚标实,在早期及发作期标实证候突出,如风邪上扰、肝阳上亢、痰浊中阻、瘀血内停等;病证后期或缓解期,本虚证候表现突出,如气血不足、脑髓不充、肾精亏损等。

六、分证论治

(一)辨证要点

1.辨相关脏腑

眩晕病在清窍,因内伤而致病者多与肝、脾、肾三脏功能失调密切相关,因外感而致病者多与肌表、肺卫有关。肝阳上亢之眩晕兼见头胀痛、面色潮红、急躁易怒、口苦脉弦等症状。脾胃虚弱,气血不足之眩晕,兼有纳呆、乏力、面色㿠白等症状。脾失健运,痰湿中阻之眩晕,兼见纳呆呕恶、头痛、苔腻诸症。肾精不足之眩晕,多兼有腰酸腿软、耳鸣如蝉等症。风邪外袭,客于肌表,上扰清窍之眩晕,根据夹邪之不同,属风寒者,可伴头痛,恶寒发热,鼻塞流涕,舌苔薄白,脉浮;属风热者,伴咽喉红痛,口干口渴,苔薄黄,脉浮数;属风燥者,兼见咽干口燥,干咳少痰,苔薄少津,脉浮细;属风湿者,伴肢体困倦,头重如裹,胸脘闷满,苔薄腻,脉濡。

2.辨虚实

凡病程较长,反复发作,遇劳即发,伴两目干涩,腰膝酸软,或面色㿠白,神疲乏力,脉细或弱者,多属虚证,由精血不足或气血亏虚所致。凡病程短,或突然发作,眩晕重,视物旋转,伴头痛,面赤,呕恶痰涎,形体壮实者,多属实证。其中,肝阳风火所致者,眩晕,面赤,烦躁,口苦,肢麻震颤,甚则昏仆,脉弦有力;痰湿所致者,头重昏蒙,胸闷呕恶,苔腻脉滑;瘀血所致者,头昏头痛,痛点固定,唇舌紫黯,舌有瘀斑。凡有明显的外感病史,急性起病,伴见恶寒发热,鼻塞流涕,或咽喉红肿,或干咳少痰,或头身如裹,脉浮等表证者,属外感眩晕,多属实证。

3.辨标本缓急

眩晕多本虚标实。肝肾阴虚,气血不足为病之本,风、火、痰、瘀,为病之标。肝肾之阴亏虚,阴不敛阳,亢而上扰清窍,及气血不足,不能荣脑益髓,皆可致眩晕发生。风、火、痰、瘀,各有其特点,如风性主动,火性炎上,痰性黏滞,瘀性留着等,都需加以辨识。其中尤以肝风肝火最急,风生火动,两阳相搏,上干清窍,症见眩晕、面赤、口苦,重者昏仆,脉弦数有力,舌红苔黄。因外邪致病者亦可见急性起病,多为实证,风邪外袭,扰乱清空,在出现头目眩晕的同时兼有表证之象,若失治误治,可使表邪入里而引起变证。所以应分清标本缓急,避免造成严重后果。

4.辨外感和内伤

外感引发的眩晕病因多由风邪上扰引起,多为新病,起病急,其症状可见眩晕,头痛,恶寒发热,鼻塞流涕,苔薄白,脉浮等肺卫表证,其中临床症状以恶寒发热,鼻塞流涕,头项强痛,肢体酸痛,舌苔薄白,脉浮紧为主要表现者多属风寒;以鼻塞流浊涕,咽疼,口干欲饮,头疼,苔薄黄,脉浮数为主要表现者多属风热;以干咳少痰,鼻干鼻燥,舌尖红,苔薄黄少津,脉细数为主要表现者多属风燥;以头重如裹,骨节困重,胸脘痞闷,呕恶纳呆,口黏腻,舌苔白腻,脉濡为主要表现者多属风湿。也可见于少阳邪郁而引发的眩晕,其临床症状多以口苦咽干,心烦喜呕,兼寒热往来,胸胁苦满,默默不欲饮食,苔薄,脉弦为主要表现。内伤眩晕则多为久病,病程长,若伴有头胀痛,易怒,面部潮红,目赤,少寐多梦,舌质红苔黄,脉弦,则见于肝阳上亢型眩晕;若伴有头重如裹,胸闷,舌胖苔浊腻或厚腻而润,脉滑或弦滑,或脉濡缓,则见于痰浊型眩晕;若气短声低,神疲懒言,面色㿠白,唇甲苍白则多见于气血亏虚型眩晕;若见腰膝酸软,齿摇,耳鸣则多见于肾精亏虚型眩晕;若伴有头痛,唇甲紫黯,舌边及舌面有瘀点、瘀斑则见于瘀血内阻型眩晕等等,在辨证过程中要仔细的详加辨证分清外感内伤,以明确病因病机,指导用药,提高疗效。

5.辨病与辨证相结合

眩晕以头晕、眼花、视物旋转为主证,从中医学角度认识该病证,其临床表现与其他中医病证差异较大,常不难鉴别。临证时,结合病因、病机,常将其分为风邪上扰、少阳邪郁、肝阳上亢、痰浊中阻、气血亏虚、肾精不足、瘀血内阻 7 型,各证型之间辨证要点清晰明了,易对其进行正确的论治。

引起眩晕的病因通常可分为外感、内伤两大方面。本章主要讨论风邪上扰、少阳邪郁、肝阳上亢、痰浊上蒙、气血亏虚、肝肾阴虚、瘀血内阻等所致眩晕。治疗以疏散外风、和解少阳、平肝熄风、燥湿化痰、补益气血、滋养肝肾、化瘀通络为法。

(二)分证论治

1.风邪上扰

症舌脉:眩晕,头身痛,发热恶寒(或恶风),鼻塞流涕,苔薄,或伴恶寒重发热轻,鼻流清涕,苔薄白,脉浮紧;或伴发热重,微恶风,鼻流浊涕,咽喉红肿,口渴,汗出,溲赤,苔薄黄,脉浮数;或兼见咽干口渴,干咳少痰,苔薄,脉浮细;或伴身重头如裹,胸脘闷满,苔薄腻,脉濡。

病机分析:风为阳邪易袭阳位,风邪外袭,客于肌表,循经上扰巅顶,邪遏清窍,故作眩晕。风邪亦为百病之长,因风致病者,常可兼杂风、寒、燥、湿邪气伤人。风寒束表,则有头身痛,卫阳被郁,则出现恶寒重发热轻;风寒袭肺,肺气不利,则鼻流清涕;苔薄白,脉浮紧均为风寒袭表之象。风热侵袭,则见发热重,微恶风,汗出,鼻流浊涕,咽喉红肿,溲赤;热盛伤津则口干口渴;苔薄黄,脉浮数亦为风热在表之象。风燥袭肺,肺失宣降,则见干咳少痰;燥盛则干,则咽干口燥;苔薄少津,脉浮细亦为风燥外袭之象。风湿袭表,则肢体困倦,头重如裹,风湿内阻,中焦气机不利,则胸脘闷满;苔薄腻,脉濡亦为风湿之象。

治法:风寒表证治以疏风散寒、辛温解表;风热表证治以疏风清热、辛凉解表;风燥眩晕治以轻宣解表,凉润燥热;风湿眩晕,治以疏风祛湿。

(1)方药运用如下。

常用方:①风寒表证用川芎茶调散(《太平惠民和剂局方》)加减。②川芎、荆芥、薄荷后下、羌活、细辛、白芷、防风、生甘草。③风热表证用银翘散(《温病条辨》)加减。④金银花、连翘、淡豆豉、牛蒡子、荆芥、薄荷后下、淡竹叶、钩藤、白蒺藜、生甘草。⑤风燥表证用桑杏汤(《温病条辨》)加减。⑥冬桑叶、苦杏仁、沙参、贝母、淡豆豉、栀子、麦冬、玄参。⑦风湿眩晕用羌活胜湿汤(《内外伤辨惑论》)加减。⑧羌活、独活、川芎、藁本、防风、蔓荆子、车前子、炙甘草。

加减:风寒夹湿,伴头痛如裹者,加苍术,藁本,半夏,陈皮以祛风散寒,燥湿健脾;风热夹湿,头昏沉,胸闷口渴者,加藿香,佩兰,黄连以清热化湿;外邪束表,致颈项强酸痛者,加葛根,升麻,芍药以解表缓急止痛;若湿阻中焦,症见纳呆、呕恶者,加白术,半夏,扁豆,香薷以健脾和胃调中。

常用中成药如下。①双黄连口服液:口服,每次 20 mL,每日 3 次。功用为辛凉解表,清热解毒。可用于治疗因外感风热而引起的头晕,头痛,发热,咳嗽,咽痛等症。②羚羊感冒口服液:口服,每次 10 mL,每日 3 次。功用为清热解表。可用于治疗因伤风而引起的头晕,发热,咳嗽,咽喉肿痛等症。③柴胡口服液:口服,每次 10～20 mL,每日 3 次。功用为解表退热。可用于治疗因风热而引起的头晕,头痛,发热,面赤,口干等症。

(2)针灸治疗如下。

治法:以祛除外风为主,风寒表证佐以散寒;风热表证佐以清热;风燥眩晕佐以润燥;风湿眩晕,佐以散湿。

主穴:外关、合谷、风府、大椎。毫针刺,用泻法或平补平泻法,留针 20 分钟,每日 1 次。

方义:外关为手少阳三焦经之络穴,亦为八脉交会穴,通于阳维脉,能通利三焦,疏散外邪。合谷为人身四总穴之一,亦为手阳明大肠经原穴,可清热解毒,疏利阳明,宣肺利窍,透邪于外。风府疏散外风,通关利窍。大椎为六阳之会,可清热解表,疏风散邪。以上四穴配伍,共奏疏风散邪,解表退热之功效。邪去则眩晕可自止,外感表证得解。

配穴:①风寒表证配风门、大椎祛风散寒,疏风解表。②风热表证配大椎、曲池以清热解表。③风燥证配肺俞、曲池以调理肺气,除血燥之热。④风湿证配阴陵泉、丰隆以除湿。

临证参考:外感风邪眩晕,其病在表,故以祛风解表为主,当分清风寒、风热、风燥、风湿之不同。此外,在内伤眩晕的基础上,也可因复受外邪而使眩晕发作,如外感表证明显,即可按上述证候辨证论治,待外感之邪驱除,再以内伤眩晕论治。如外感甚轻,则在内伤眩晕的方药基础上,加入疏散之品,同时应避免用滋补黏腻留邪之品。

2.少阳邪郁

症舌脉:眩晕,口苦咽干,心烦喜呕,或兼寒热往来,胸胁苦满,默默不欲饮食,苔薄,脉弦。

病机分析:表邪不解,郁于少阳,胆火循经上扰清窍,故时时作眩;胆热扰心则心烦,上炎则口苦,灼津则咽干;正邪分争于半表半里,则见寒热往来;少阳经脉布于两胁,邪郁少阳,经气不利,故胸胁苦满;少阳胆气失于疏泄,郁而化热,邪热扰胃,胃失和降,胃气上逆则吐不欲食;脉弦亦为少阳胆经之病脉。

治法:和解少阳,疏风清利。

(1)方药运用如下。

常用方:①小柴胡汤(《伤寒论》)加减。②柴胡、黄芩、姜半夏、党参、旋覆花、代赭石先煎、生姜、大枣、生甘草。

加减：若营卫不和，见发热者，去党参，加桂枝以取微汗而解肌；若素有肺寒留饮，见咳嗽者，去党参，生姜，大枣，加紫菀，干姜，炙款冬花以温肺止咳；若痰热壅肺，见痰多者，加瓜蒌，贝母以清热化痰。

常用中成药如下。①柴胡口服液：口服，每次 10～20 mL，每日 3 次。功用为解表退热。可用于治疗少阳邪郁引起的口苦咽干，寒热往来等症。②清肝利胆口服液：口服，每次 10～20 mL，每日 3 次。功用为清利肝胆。可用于治疗少阳邪郁引起的胸胁苦满，纳少，脉弦等症。

(2)针灸治疗如下。

治法：和解少阳，疏风清利。

选穴：丘墟、悬钟、行间。毫针刺，用泻法或平补平泻法，留针 20 分钟，每日 1 次。

配穴：若邪郁入里致热盛者，配十宣、曲池。

方义：本病由表邪不解，郁于少阳所致，五脏六腑之有疾者，皆取其原，故取胆经原穴丘墟；悬钟为八会穴髓之会，能补益精髓；行间为肝经荥穴，能疏肝清热熄风通络。三穴相配，共达和解少阳，疏风清利之功。

临证参考：本证为邪在半表半里，法当疏风解表，迎而夺之，勿令传里，使邪退而眩晕止。少阳胆火耗伤津液，出现口干而渴，舌质少津，可加天花粉、石斛、玄参、芦根等以润燥生津。

3.肝阳上亢证

症舌脉：眩晕、头胀痛、易怒、面部潮红、目赤、口苦、少寐多梦、舌质红苔黄、脉弦。

病机分析：情志郁薄，郁而化火，火极生风，风阳上扰或肝肾阴虚，阴不敛阳，肝阳上亢，上冒清空，故眩晕、耳鸣、头痛且胀，脉见弦象；劳则伤肾，怒则伤肝，致使肝阳更盛，则头晕、耳鸣、头痛加剧；肝阳升发太过，故急躁易怒；肝火扰动心神，故失眠多梦；若肝火偏盛，循经上炎，则兼见面红、目赤、口苦、脉弦且数；火热灼津，故便秘尿赤，舌红苔黄；若属肝肾阴亏，水不涵木，肝阳上亢者，则兼见腰膝酸软，健忘遗精，舌红少苔，脉弦细数。若肝阳亢极化风，则可出现眩晕欲仆，泛泛欲呕，头痛如掣，肢麻震颤，语言不利，步履不正等风动之象。此乃中风之先兆，宜加防范。

治法：平肝潜阳，清火熄风。

(1)方药运用如下。

常用方：①天麻钩藤饮（《中医内科杂病证治新义》）加减。②天麻、钩藤后下、石决明先煎、川牛膝、益母草、黄芩、栀子、杜仲、桑寄生、夜交藤、茯神。

加减：肝火偏盛，烦躁易怒、面红、口苦、目赤、咽痛明显者，加龙胆草，牡丹皮、夏枯草以清肝泄热，或改用龙胆泻肝汤加石决明、钩藤等以清肝泻火；兼腑热便秘者，可加大黄，芒硝以通腑泄热；若肝肾阴虚较甚，目涩耳鸣，腰酸膝软，舌红少苔，脉弦细数者,可酌加枸杞子、首乌、生地、麦冬、玄参、生白芍以滋补肝肾之阴;若肝阳亢极化风,症见眩晕欲仆、头痛如掣、手足麻木或震颤者,可用羚羊角粉吞服,牡蛎、赭石入煎以镇肝熄风,或用羚羊角汤加减,以防中风变证。

常用中成药如下。①全天麻胶囊:口服,每次 2~6 粒,每日 3 次。功用为平肝,熄风,止痉。可用于治疗因肝阳上亢而引起的头痛,眩晕。②天麻钩藤颗粒:口服,每次 10 g,每日 3 次。功用为平肝熄风,清热安神。可用于肝阳上亢所引起的头痛,眩晕,耳鸣眼花,震颤失眠等症。③脑立清胶囊:口服,每次 3 粒,每日 2 次。功用为平肝潜阳,醒脑安神。可用于肝阳上亢引起的头晕,目眩,耳鸣口苦,心烦难寐等症。

(2)针灸治疗如下。

治法:平肝潜阳,滋水涵木。

选穴:风池、肝俞、太溪、肾俞、行间、侠溪。毫针刺,太溪、肾俞用平补平泻法,余穴用泻法,留针 20 分钟,每日 1 次。

配穴:①阳亢化火生风而见头疼、目赤者,配太冲、行间。②肝肾阴亏致腰膝酸软者,配肾俞、太溪、腰眼。

方义:肝胆两经,同为风木所寄,取风池祛风解表、通利官窍、清利头目。荥主身热,取肝胆两经荥穴侠溪、行间,能清泄肝胆上亢之阳,可治疗因肝阳上亢引起的头晕、目赤等症。肝俞为肝背俞穴,能平肝潜阳,清利头目。太溪乃肾经的输穴,也是本经的原穴,有补肾益阴,通利三焦之功。肾俞为肾背俞穴,可滋补肾阴,益智聪耳。肝俞、太溪、肾俞三穴配伍能滋水涵木,乃治本之法。以上诸穴相配可奏平肝潜阳,滋水涵木之功,标本兼治。

临证参考:本证以标实为主,常可同时出现肾阴虚或肝肾阴虚的本虚证表现。在临证时,宜加强滋养肝肾,平肝潜阳之药,如牡蛎、龟甲、鳖甲、首乌、生地等;若肝肾阴亏严重,应参考按肾精不足证加减治之。若肝阳暴张,亢极化热生风,出现眩晕明显、头痛如掣,肢麻震颤之症,乃为中风先兆,应予以高度重视,需及时处理,以避免发为中风之证。

4.痰浊中阻

症舌脉:头晕不爽,头重如裹,胸闷,恶心而时吐痰涎,少食而多思睡,舌胖苔浊腻或厚腻而润,脉滑或弦滑,或脉濡缓。

病机分析:痰浊中阻,气机阻滞,清阳不升,浊阴不降,痰湿上蒙清窍,故眩晕,头重如裹;痰为湿聚,湿性重浊,阻遏清阳,故倦怠头重如蒙;痰浊中阻,气机不利,故胸闷恶心;胃失和降,胃气上逆,故时吐痰涎;脾阳为痰浊阻遏而不振,故少食多寐;舌胖、苔浊腻或白厚而润,脉滑、或弦滑、或兼结代,均为痰浊内蕴之征。若为阳虚不化水,寒饮内停,上逆凌心,则兼见心下逆满,心悸怔忡;若痰浊久郁化火,痰火上扰则头目胀痛,口苦;痰火扰心,故心烦而悸;痰火劫津,故尿赤;苔黄腻,脉弦滑而数,均为痰火内蕴之象。若痰浊夹肝阳上扰,则兼头痛耳鸣,面赤易怒,胁痛,脉弦滑。

治法:燥湿祛痰,健脾和胃。

(1)方药运用如下。

常用药:①半夏白术天麻汤(《古今医鉴》)加减。②制半夏、白术、天麻、茯苓、生姜、大枣、橘红。

加减:若痰郁化火,壅滞中焦,胃降失和,症见眩晕较甚,呕吐口苦频作者,可加代赭石、旋覆花、胆南星、竹茹、生姜之类以除痰降逆止呕;若水湿潴留,舌苔厚腻者,可合五苓散,使小便得利,湿从下去;若脾虚湿困,见脘闷不食者,加白蔻仁、砂仁化湿醒脾;若气郁不通阻于头窍,见耳鸣重听者,加葱白、郁金、石菖蒲、远志肉以通阳开窍;若痰郁化火,头痛头胀,心烦口苦,渴不欲饮,舌红苔黄腻,脉弦滑者,宜用黄连温胆汤清化痰热。

常用中成药如下。①眩晕宁颗粒:开水冲服,每次 8 g,每日 3～4 次。功用为健脾利湿,益肝补肾。可用于痰湿中阻而引起的头昏、头晕。②半夏天麻丸:口服,每次 6 g,每日 2～3 次。功用为健脾祛湿,化痰熄风。可用于治疗因痰湿中阻而引起的眩晕,头重如裹,胸闷,恶心,呕吐痰涎等症。③二陈丸:口服,每次 9～15 g,每日 2 次。功用为燥湿化痰,理气和胃。可用于治疗因痰浊中阻而引起的头昏,咳嗽痰多,胸脘胀闷,恶心、呕吐等症。

(2)针灸治疗如下。

治法:运脾和中,除湿涤痰。

选穴:头维、内关、中脘、丰隆、阴陵泉。毫针刺,用泻法或平补平泻法,留针 20 分钟,每日 1 次。

配穴:脾失健运致腹胀纳差者,可配脾俞、天枢。

方义:本病病机关键在于痰湿中阻,取穴当以健脾化痰去湿为主。头维为足阳明、足少阳之交会穴,有清利头目之功,可治疗因脾胃运化失司,痰湿中阻而引起的头晕,目眩等症。内关为手厥阴心包经络穴,八脉交会穴,通阴维脉,可宽胸止呕。中脘属胃经之募穴,同时又是八会中的腑之会穴,手太阳小肠、手少阳三焦、足阳明胃及任脉数经的交会穴,为治疗脾胃疾患的要穴,常与足阳明胃经合穴足三里相配,以增健脾胃,调气血之功。足三里为胃经合穴,胃下合穴,"合治内腑",可调理脾胃。丰隆乃胃经的络穴,别走足太阴脾,有化湿降逆,祛痰之功效。阴陵泉为脾经合穴,利湿降浊,配伍丰隆可增去湿化痰之效。以上诸穴配伍,可达运脾和中,除湿涤痰之功效。

临证参考:本证虽以标实为主证,但临证尚须探求病之根源,若为脾虚生痰者,则应用六君子汤加黄芪、竹茹、胆南星、白芥子等;若为寒饮内停,可用苓桂术甘汤加干姜、附子、白芥子等以温化寒饮;若为痰郁化火,宜用温胆汤加黄连、黄芩、天竺黄等以化痰泄热,或合礞石滚痰丸以降火逐痰;若愤怒郁勃,痰火肝风交炽者,用二陈汤合当归芦荟丸,并可随证酌加天麻、钩藤、石决明等熄风之品。

5.气血亏虚

症舌脉:头晕目眩,劳累则甚,气短声低,神疲懒言,面色㿠白,唇甲苍白,发色不泽,心悸少寐,纳少体倦,舌淡胖嫩,且边有齿印,苔少或薄,脉细或虚弱。

病机分析:气虚则清阳不展,血虚则脑失所养,故头晕目眩,劳则气耗,故活动劳累后眩晕加剧,或劳累即发;心主血脉,其华在面,血虚失濡,则面色苍白少华或萎黄,唇甲不华,发色不泽;气虚则神疲懒言;脾胃虚弱,运化失司,则饮食减少;脾肺气虚,故气短声低;营血不足,血不养心,心神失养,故心悸失眠;舌色淡、质胖嫩、边有齿印、苔少或厚,脉细或虚大,均是气虚血少之象。若偏于脾虚气陷,则兼见食后腹胀,大便稀溏;若脾阳虚衰,气血生化不足,则兼见畏寒肢冷,唇甲淡白。

治法:补益气血,健运脾胃。

(1)方药运用如下。

常用方:①十全大补汤(《太平惠民和剂局方》)加减。②人参(或党参)、黄芪、当归、炒白术、茯苓、川芎、熟地黄、生白芍、肉桂、枸杞子、怀牛膝、炙甘草。

加减:若气虚自汗,易于感冒者,当重用黄芪,加防风、浮小麦益气固表敛汗;若中气不足,清阳不升,兼见气短乏力,纳少神疲,便溏下坠,脉象无力者,可合用补中益气汤以健运脾胃,升阳举陷;若气虚湿盛,伴有泄泻或便溏者,重用茯苓、白术,加薏苡仁、泽泻、炒扁豆、炒当归以健脾化湿;若血虚较甚,面色㿠白,唇舌色淡者,可加阿胶、紫河车粉(冲服)以益气养血;若血虚心神失养,见心悸怔忡,少寐健忘者,可加柏子仁、合欢皮、夜交藤以养心安神;若阳虚失温,见形寒肢冷,腹中隐痛,脉沉者,可酌加桂枝、干姜以温中助阳;若脾阳虚衰,中焦运化无权,兼见畏寒肢冷、唇甲淡白者,则在上方中去地黄、枸杞子、牛膝,加干姜、熟附片等以温运中阳。

常用中成药如下。①黄芪注射液:30 mL加入0.9%氯化钠注射液250 mL中,静脉滴注,每日1次。10~14天为1个疗程。黄芪,性温味甘,归肺、脾经。其功用为补中益气,益卫固表、利水消肿、托毒排脓、敛疮生肌。可治疗因气血亏虚引起的头晕目眩,气虚乏力。②参芪胶囊:口服,每次5粒,每日3次。功用为补气养血,健脾益肾。可用于治疗因气血亏虚而引起的头晕,倦怠乏力,消瘦等症。③补中益气丸:口服,每次8~10丸,每日3次。功用为补中益气,升阳举陷。可用于治疗因气血亏虚而引起的头晕,体倦乏力,食少等症。

(2)针灸治疗如下。

治法:调理脾胃,补益气血。

选穴:足三里、脾俞、胃俞、膈俞、血海、三阴交、气海、百会。毫针刺,用补法,针后可加灸,每日1次。

配穴:气虚失摄致气短、自汗者,配膻中、复溜。

方义:本证由于气血不足,脑脉失养引起。选取脾胃之背俞穴脾俞、胃俞,以奏健脾益气之功。血海属脾经,专有调和气血,活血调经之效。膈俞系全身之血会,有益气活血,通经活络之功。三阴交为肝脾肾三经交会穴,可健脾胃,调气血,通经络,益肝肾。足三里可调理脾胃,为保健要穴,同配脾俞、胃俞、膈俞、血海、三阴交,以资气血化生之源。气海能培补元气,调和气血,具强壮作用。百会位于巅之正中,别名三阳五络,属督脉,可振复阳气,升提气血,充溢髓海。以上诸穴相伍,共奏调理脾胃,补益气血之功。脑髓得养,则眩晕自除。

临证参考:本证以健脾益气生血为主要治疗方法,如遇心脾两虚所致心悸、少寐、健忘证候明显者,则可选用归脾汤以补益心脾,养血安神;气血亏虚以血虚为甚者,往往有失血病史,可用当归补血汤加味。本方以黄芪 30 g(5 份),当归 6 g(1 份),在大补元气基础上,促进血液生成,并可在方中加黄精、山药、枸杞子、鸡血藤等;若有出血倾向者,则应找出出血部位与原因,进行辨证论治。

6.肾精不足

症舌脉:头晕而空,精神萎靡,失眠,多梦,健忘,腰膝酸软,齿摇,耳鸣,或有遗精滑泄,发枯脱落。偏于阴虚者,五心烦热,颧红,咽干,形瘦,舌嫩红,苔少或光剥,脉细数;偏于阳虚者,四肢不温,形寒怯冷,舌质淡,脉沉细无力。

病机分析:肾精不足,无以生髓,脑髓失充,故眩晕,精神萎靡;肾精不足,心肾不交,故少寐、多梦、健忘;肾主骨,腰为肾之府,齿为骨之余,精虚骨骼失养,故腰膝酸软,牙齿动摇;肾虚封藏固摄失职,故遗精滑泄;肾开窍于耳,肾精虚少,故时时耳鸣;肾其华在发,肾精亏虚,故发易脱落;肾精不足,阴不维阳,虚热内生,故颧红,咽干,形瘦,五心烦热,舌嫩红、苔少或光剥,脉细数;精虚无以化气,肾气不足,日久真阳亦衰,则见面色㿠白或黧黑,形寒肢冷,舌淡嫩,苔白或根部有浊苔,脉弱尺甚。

治法:补肾填精,充养脑髓。

(1)方药运用如下。

常用方:①河车大造丸(《活人心统》)加减。②紫河车、龟甲先煎、黄柏、杜仲、怀牛膝、天冬、生地黄、麦冬、党参、茯苓。

加减:若肝肾精亏,症见目花、耳鸣、腰酸、眩晕持久者,可加入山萸肉,菟丝子,枸杞子,鹿角胶,女贞子等以填精补髓;若肾失封藏固摄,遗精滑泄者,可选加莲须,芡实,桑螵蛸,潼蒺藜,覆盆子等以固肾涩精;若阴虚火旺,症见五心烦热,潮热颧红,舌红少苔,脉细数者,可加鳖甲,知母,黄柏,牡丹皮,地骨皮以滋阴清热;若心肾不交,症见失眠,多梦,健忘者,加阿胶,鸡子黄,酸枣仁,柏子仁等交通心肾,养心安神;若阴损及阳,肾阳虚明显,症见四肢不温,形寒怕冷,精神萎靡,舌淡脉沉者,或给予右归丸,或酌配巴戟天,淫羊藿,肉桂温补肾阳,填精补髓;若因阳虚水泛,症见下肢水肿,尿少者,可加桂枝,茯苓,泽泻等温肾利水消肿;若脾肾阳虚,兼见便溏,腹胀少食者,可加白术,茯苓以健脾止泻。若阴不敛阳,亢而上扰,眩晕较甚者,可加龙骨,牡蛎,珍珠母等以潜浮阳。另附子,肉桂辛温刚燥,不宜久服,常服宜改用巴戟肉,淫羊藿,肉苁蓉等温润之品,助阳而不伤阴。

常用中成药如下。①肾阴虚者可选用左归丸:口服,每次 8 粒,每日 3 次。功用为滋阴补肾,填精益髓。可用于治疗肾阴虚引起的头晕目眩,腰酸腿软,遗精滑泄,自汗盗汗,口燥舌干,舌红少苔,脉细等症。大补阴丸:口服,每次 6 g,每日 2～3 次。功用为滋阴降火。可用于治疗肾阴虚引起的头晕目眩,潮热盗汗,咳嗽咯血,耳鸣遗精等症。②肾阳虚者可选用:右归丸:口服,每次 8 粒,每日 3 次。功用为温补肾阳,填精止遗。可用于治疗肾阳虚引起的头晕,腰膝酸冷,精神不振,怯寒畏冷,阳痿遗精,大便溏薄,尿频而清。沙苑子颗粒:开水冲服,每次 1 袋,每日 2 次。功用为温补肝肾,固精,缩尿,明目。可用于治疗肾阳虚引起的头晕,腰痛,遗精早泄,带下等症。

(2)针灸治疗如下。

治法:补肾益精,培元固本。

选穴:百会、悬钟、肝俞、太冲、肾俞、太溪、神门。毫针刺,用补法,留针 30 分钟,可灸,每日 1 次。

配穴:①肾阴虚见五心烦热者,配内关、三阴交。②肾阳虚见四肢不温者,配复溜、命门。

方义:本方的要点在于滋补肝肾,益精填髓。百会属督脉,可升提气血,充溢髓海,脑髓得养而眩晕自止。悬钟为八会穴髓之会,能补益精髓。肝俞、肾俞分别为肝肾之背俞穴,有滋补肝肾之作用。太冲为肝经之输穴、原穴,配伍肝俞以滋阴潜阳。太溪为肾经的输穴,也为本经的原穴,有补肾益阴,通利三焦之功,与肾俞配伍属于俞原相配,能补肾益精,培元固本。神门为心经输穴、原穴,可宁心安神。以上诸穴配伍可达补肾益精,培元固本之功效。

临证参考:肾精不足之眩晕,临床主要表现为肾阴虚,也可见肾阳虚,或肾阴肾阳俱虚。偏于肾阴虚者宜补肾滋阴清热,可用左归丸加知母,黄柏,丹参;偏于阳虚者,宜补肾助阳,可用右归丸加减;肾精不足眩晕者,待病情改善后,可选用六味地黄丸或还精煎,以图治本。阴阳俱虚者,可考虑阴阳双补。

7.瘀血内阻

症舌脉:眩晕时作,反复不愈,头痛,唇甲紫黯,舌边及舌面有瘀点、瘀斑;伴有善忘、夜寐不安、心悸、精神不振及肌肤甲错等;脉弦涩或细涩。

病机分析:瘀血阻络,络脉不通,气血不得正常流布,脑失所养,故眩晕时作;瘀血不去,新血不生,阻遏脉道,脉不舍神,心神失养,故可兼见健忘、失眠心悸、精神不振;头痛,面唇紫黯,舌有紫斑瘀点,脉弦涩或细涩,均为瘀血内阻之征。

治法:祛瘀生新,活血通络。

（1）方药运用如下。

常用方：①血府逐瘀汤（《医林改错》）加减。②当归、生地黄、桃仁、红花、赤芍、水蛭、北柴胡、桔梗、川牛膝、枳壳、川芎、甘草。

加减：若气虚身倦无力、少气自汗者，宜加黄芪，且应重用（30 g 以上）以补气行血；若阳虚失于温煦，症见畏寒肢冷者，可加附子，桂枝以温经活血；若虚热内生，骨蒸潮热，肌肤甲错者，可加牡丹皮，黄柏，知母，玄参，重用干地黄，去桔梗、枳壳耗津之药，以达清热养阴、祛瘀生新的目的。

常用中成药如下。①苦碟子注射液：40 mL 加入 0.9％氯化钠注射液 250 mL 中，静脉滴注，每日 1 次，14 天为 1 个疗程。可用于治疗瘀血阻络所致的眩晕，头痛。②血府逐瘀口服液：口服，每次 10 mL，每日 3 次。功用为活血祛瘀，行气止痛。可用于治疗瘀血阻络所致头晕，头痛，失眠多梦，心悸等症。

（2）针灸治疗如下。

治法：祛瘀生新，活血通络。

选穴：合谷、三阴交、血海。毫针刺，用平补平泻法，留针 20 分钟，每日 1 次。

配穴：瘀阻脑络，经脉瘀滞，致眉棱骨痛者配攒竹，偏头痛者，配太阳、率谷，后头痛者，配天柱、玉枕，头顶痛者，配四神聪。

方义：本证型病因是由瘀血阻滞，经脉不通所致，选穴根据"以痛为输"和"血实者决之"的治疗原则。取阿是穴泻之，以活血祛瘀，通络止痛。取大肠经之原穴合谷，能行气通络，祛瘀止痛。血海可调和气血，活血化瘀。三阴交为肝脾肾三经交会穴，能调理气血，行气通络，配伍合谷、血海共奏行气活血之功。气行则血行，血行则瘀血自除，"通则不痛"，而使眩晕得解，头痛得消。

临证参考：如因跌仆坠损，瘀血阻滞经脉所致者，可加用落得打，自然铜，苏木，血竭等活血化瘀疗伤之品；如因血瘀停滞胸中，迷闭心窍，致恍惚眩晕者，可配合石菖蒲，远志，琥珀，丹参等化瘀通窍；产后血瘀血晕者，可用清魂散或失笑散加减。瘀血内阻，络道不通，瘀血不去，新血不生，脑失所养，宜化瘀血，通脉络。此外，由于气行则血行，故也须配以疏理气机药物。临证时，亦可选用通窍活血汤加减治疗，方选赤芍，川芎，桃仁，红花，麝香等药物，诸药合用，共奏活血化瘀、通窍止痛之功效。

七、其他中医疗法

（一）单验方

（1）五月艾生用 45 g，黑豆 30 g，煲鸡蛋服食；或川芎 10 g，鸡蛋 1 个，煲水服食；或桑椹子 15 g，黑豆 12 g，水煎服。治血虚眩晕。

（2）羊头 1 个（包括羊脑），黄芪 15 g，水煮服食；或胡桃肉 3 个，鲜荷蒂 1 枚捣烂，水煎服；或桑寄生 120 g，水煎服。治肾精不足眩晕。

（3）生地黄 30 g，钩藤 30 g，益母草 60 g，小蓟 30 g，白茅根 30 g，夏枯草 60 g，山

楂 30 g,红花 9 g,地龙 30 g,草决明 30 g,浓煎成 160 mL,每次服 40 mL,每日服 2 次。治瘀血眩晕。

(4)独活炖鸡蛋:独活 30 g,鸡蛋 6 只,加适量水一起炖煮。待蛋熟后磕碎(敲碎)蛋皮(不剥下)再煮 15 分钟,使独活药液渗入蛋内。去汤与药渣,单吃鸡蛋。每日 1 次,每次吃两个鸡蛋,3 天为 1 个疗程,连续服用 2~3 个月。治疗外风所致的眩晕。

(5)一味大黄散。大黄一味,酒炒 3 遍,研末,茶调。每次服 3~9 g,每日 2 次。治疗痰火眩晕。

(6)苦丁茶 10 g,泡水代茶饮。每日 1 次。治疗肝阳上亢所致的眩晕。

(7)鸭蛋一个,赤豆 20 粒。搅匀蒸熟。早晨空腹服,每日 1 次,连用 7 天。治疗各型内伤眩晕。

(8)鸡蛋 6 个,独活 30 g,仙鹤草 50~70 g。文火煎煮 2 小时以上(首次),服鸡蛋 1 个/次,日服食 2 个。654-2 片 10 mg/次,口服,每日 3 次。3 天为 1 个疗程。治疗各型内伤眩晕。

(9)白果炖桂圆:白果 3 枚,桂圆 7 只。去壳,洗净,共入砂锅,放入适量清水,共炖 20 分钟。每日早晨空腹 1 剂,连服多日。治疗外风所致的眩晕。

(10)黑芝麻、核桃肉、桑椹子各等量。将上三味捣烂混合,用蜂蜜调匀。每次服 2 汤匙,每日 3 次,空腹服下。治疗肝肾阴虚所致的眩晕。

(二)推拿治疗

推拿疗法是中医学中的重要组成部分,是医者运用各种手法作用于人体体表或作某些特定的肢体活动来防治疾病和恢复功能的治疗方法,具有疏通经络,调和气血,扶正祛邪,滑利关节,促进康复的作用。被动的肌肉按摩和关节牵张活动都可以通过牵张反射不断地向高级中枢输入促通信号,实现功能重组或再塑,从而抑制低级中枢控制的异常活动,实现高级中枢控制的独立运动。

1.风邪上扰

治则:疏散外风。

取穴:以三焦经、督脉为主,取百会、外关、风池、肩井、大椎、合谷、太阳。

手法:一指禅推法、拿法、擦法、点按法、揉法。

操作方法:患者坐位,用一指禅推百会、外关、风池、肩井、大椎、合谷、太阳,双手拿肩井,点按风池、百会。

随证加减:如兼风寒则点按风门、大椎;如兼风热则点按曲池;如兼风燥则点按肺俞;如兼风湿则点按丰隆。

2.少阳邪郁

治则:和解少阳。

取穴:以肝胆两经为主,取丘墟、悬钟、行间、章门、期门、曲池、足三里。

手法:一指禅推法、摩法、按揉法。

操作:患者仰卧位,用一指禅推丘墟、悬钟、行间、章门、期门、曲池、足三里。双手用摩法施于患者胁肋部,按揉丘墟、悬钟、行间。

随证加减:肝气郁结配太冲;肝胆湿热配支沟。

3.肝阳上亢

治则:平肝潜阳。

取穴:以足厥阴肝经及其俞募穴为主,取百会、期门、章门、太冲、行间、肝俞、胆俞。

手法:一指禅推法、抹法、扫散法等。

操作方法:患者仰卧位,医者以一指禅推百会 300 次,推面额,揉太阳,抹面部,扫散角孙,按揉期门、章门、太冲、行间;改俯卧位,直擦两侧膀胱经,推肝俞、胆俞。

随证加减:如偏于火盛者兼见目赤口苦,加阳陵泉、光明以泻肝胆之火。如偏于风盛者,证见眩晕急剧,泛恶欲吐,加风池、内关、承山以泻火熄风;兼肾精亏虚者证见腰酸膝软,加肾俞、命门、腰阳关以补肾强腰。

4.痰湿中阻

治则:燥湿化痰,健脾和胃。

取穴:以足太阴脾经和足阳明胃经及其俞募穴为主,取中脘、丰隆、膻中、脾俞、胃俞。

手法:一指禅推法、按揉法、摩法、抹法。

操作方法:患者仰卧位,以一指禅推中脘,摩腹,按顺时针方向操作,按揉膻中,推丰隆,面额,揉太阳,扫散角孙;改俯卧位,直擦脊柱两侧的足太阳膀胱经,推脾俞、胃俞。

随证加减:如兼胸闷者加横擦胸部,按揉肺俞以宣肺化痰;脘闷食少者加天枢、足三里以增强运化功能。

5.气血亏虚

治则:补益气血,健运脾胃。

取穴:以足太阴脾经和足阳明胃经及其俞募穴为主,取气海、血海、脾俞、胃俞、膻中、膈俞、三阴交、足三里。

手法:一指禅推法、按揉法、摩法、抹法。

操作方法:患者仰卧位,以一指禅推法推气海、关元、血海、足三里、三阴交、膻中,逆时针方向摩腹,然后抹眉弓,扫散角孙;改俯卧位,按揉脾俞、胃俞、膈俞。

随证加减:食少者加一指禅推中脘和摩腹以健脾胃助运化;兼心悸失眠者加心俞、神庭以养心安神。气虚甚劳累即发,神疲懒言者加关元、肾俞以补益元气。

6.肾精不足

治则:补肾填精。

取穴:以足少阴肾经及其俞募穴为主,取肾俞、关元、气海、三阴交、神庭、太溪。

手法:一指禅推法、按揉法、擦法、抹法。

操作方法:患者仰卧位,一指禅推气海、关元、三阴交、太溪,按揉神庭,揉太阳,分抹面部;改俯卧位,直擦督脉和两侧的足太阳经,按揉肾俞。

随证加减:偏于阴虚者加肝俞以滋补肝阴;偏于阳虚者加命门、涌泉、腰阳关以补肾壮阳。

7.瘀血内阻

治则:祛瘀化痰,活血通络。

取穴:以局部取穴为主,取风府、哑门、风池、天井、合谷、阿是穴。

手法:一指禅推法、按揉法、拿法。

操作方法:患者坐位,以一指禅推风府、哑门、风池、阿是穴,并按揉之;三指拿风池,双手拿肩井、肩背,按揉合谷,拔伸颈项。

随证加减:如因外伤所致,触到棘突偏歪者加旋转复位法;如兼肩背酸痛、手指麻木者加肩髃、肩贞、曲池,拿上肢手三阳经。

眩晕发作时应卧床休息,采取适合的体位,少移动。施用手法时也要少转动头部,以防加重眩晕。另外,洗面、揉头皮、浴跟、擦鼻、梳头、鼓耳、抚枕后、举手、搓腰眼、擦腹、练眼、搓脚心和涌泉等,可疏导气血,改善眩晕症状。

(三)药浴治疗

水温保持在 35～36 ℃,按比例每升水加入 0.5～1 g 松脂粉,松脂粉气味芳香有提神清脑作用,患者浸坐在浴盆中,水面齐胸部,每 1～2 天 1 次,每次浸泡 30～45 分钟。

(四)中药外敷法

1.适应证

痰浊中阻型眩晕。症见眩晕而见头重,胸闷恶心,食少多寐,苔白腻,脉濡滑。

用药:胆南星、明矾、川芎、郁金各 12 g,白芥子 30 g,生姜汁适量。

用法:将前 5 味药共研成细末,贮瓶密封备用。用时取药末适量,加入生姜汁调和成膏状,敷于患者脐孔上,盖以纱布,胶布固定。每日换药 1 次,10 次为 1 个疗程。

2.适应证

肝阳上亢型眩晕。症见眩晕头胀,面色红赤,烦躁易怒,失眠多梦,舌质红,苔薄黄,脉弦。

用药:白芷、川芎、吴茱萸各等量。

用法:将以上诸药混合共研成细末,装瓶备用。用时取药末适量以温水调成糊状,敷于患者肚脐上,用纱布覆盖,胶布固定。每 2 天换药 1 次,病愈方可停药。

(五)小针刀疗法

适应证:寰枢关节紊乱引起颈性眩晕。

操作方法:①体位:患者俯卧位,令其下颌与床头边缘齐平,胸部垫枕,使头部尽量下垂。②定点:在枢椎棘突、寰椎后结节、寰椎横突及枕骨下项线处寻硬结条索状物压痛处。③步骤:常规备皮及皮肤消毒后,于定点处行针刀松解术,在枢椎棘突进刀时,刀口线与身体纵轴平行,针刀体与项部垂直刺入,达棘突上缘后调转刀口线90°,切开棘间韧带 2～3 刀;寰椎后结节及横突处进针刀时,刀口线与身体纵轴平行,针刀体与项部皮肤表面垂直刺入,达颈椎横突骨背面后调转刀口线 90°,切开横突间韧带 2～3 刀;在硬结条索状物进针刀时,刀口线与颈部纵轴平行,针刀垂直刺入硬结或条索状物处,在刀下有硬厚感,患者酸胀感明显时切 1～3 刀,刀下有松动感时出针刀。术后切口以无菌敷料覆盖固定,压迫止血。

(六)穴位注射法

适应证:颈性眩晕。

选穴:风池、大柱、风府。以上诸穴均取双侧。

药物:当归注射液,复方丹参注射液,血塞通注射液,5％利多卡因,维生素 B_{12} 注射液。

操作方法:患者坐位于床边,双侧手臂置于床上,对上述穴位行常规消毒后,选用10 mL 一次性无菌注射器抽取 5％利多卡因 1 mL,当归注射液 2 mL,复方丹参液2 mL,血塞通注射液 2 mL,维生素 B_{12} 注射液 1 mL,采用快速无痛进针法,回抽无血后,缓慢推入药液,每穴注入 1 mL 左右。每 3 天治疗 1 次,5 次为 1 个疗程。1 个疗程后统计疗效。

(七)香气疗法

宜用香枕法,如丁仙枕、王氏长寿枕、菊花枕等。亦可用当归,羌活,藁本,制川乌,川芎,赤芍,红花,地龙,血竭,石菖蒲,灯心草,细辛,桂枝,丹参,防风,莱菔子,威灵仙,乳香,没药,冰片各适量,装入枕芯内,睡时枕之,每日用枕时间不少于 6 小时,连用 3～6 日。

八、急证处理

(一)一般处理

(1)尽管引起眩晕的病因不同,但在眩晕发作的急性期均应以抗晕动、缓解恶心、呕吐等治疗为主。同时采取各种手段尽快明确病因,开展针对病因的治疗。

(2)安静卧床,避免声光刺激,尽量减少体位变化以免引起眩晕加重。

(3)消除患者的紧张、焦虑、恐惧心理,可给予患者吸氧,并根据情况适当使用镇静药物,使患者精神和肌肉松弛,同时达到对前庭兴奋的抑制。常用药有地西泮,口服,每次 2.5~5 mg,每日 3 次,对呕吐严重的患者可肌内注射 10 mg,严重慢性肺部阻塞性疾病、青光眼及重症肌无力患者禁用。

(4)抗晕动治疗:多为抗组胺类药物。常用药有地芬尼多,口服,每次 25 mg,每日 3 次,该药具有阻断前庭终末的刺激和轻度抗胆碱能作用,眩晕停止后应停药;茶苯海明,口服,每次 50 mg,每日 3 次。该药的中枢抑制和抗胆碱能作用较强,有口干、嗜睡等不良反应;异丙嗪(非那根),口服,每次 25 mg,每日 2 次,该药主要不良反应与吩噻嗪类药物类似。

(5)微循环改善剂:改善内耳和脑的微循环,用于中枢及周围性眩晕,对眩晕、耳鸣等症状的缓解有效。常用药有阿托品 0.5~0.8 mg,皮下肌内注射;5%碳酸氢钠注射液 100~200 mL,静脉滴注;倍他司汀,口服,每次 4 mg,每日 3 次。

(6)观察患者面色、瞳孔、呼吸、脉搏、心律、血压、体温的变化,根据情况变化做相应处理。

(二)中医处理

关于本病急性发作时的处理,推荐方法如下。

清开灵注射液:20~40 mL 加入 5%葡萄糖注射液或 0.9%氯化钠注射液 500 mL 中,静脉滴注,每日 1 次。功用为清热解毒,化痰通络,醒神开窍。适用于热邪上扰所致的眩晕,或神昏,神志不清者。

复方丹参注射液:10~20 mL 加入 5%~10%葡萄糖注射液 500 mL 中,静脉滴注,每日 1~2 次。功用为祛瘀止痛,活血通经,清心除烦。适用于有瘀血阻窍所致眩晕发作者。

苏合香丸:口服,每次 1 粒,每日 1~2 次,温开水送服。功用为温通开窍,理气解郁,散寒化浊,辟秽醒神。适用于痰湿或痰浊郁阻所致眩晕发作,或神识昏蒙,四肢不温者。

生脉饮:口服,每次 10 mL,每日 3 次。功用为益气养阴生津。适用于气阴两亏所致眩晕者。

眩晕宁冲剂:口服,每次 8 g,每日 3 次。功用为健脾利湿、益肝补肾。适用于气血亏虚,肝阳上亢所致眩晕者。

牛黄降压丸:口服,每次 1~2 丸,每日 2 次。功用为清心化痰,镇静降压。适用于肝阳上亢,风火上扰清窍所致眩晕者。

针刺:晕厥取水沟、涌泉、十宣,强刺激捻转。肝阳上亢可针刺风池、肝俞、肾俞、行间、侠溪;恶心、呕吐者加内关、足三里;针刺后取泻法,并留针 30 分钟。呕吐较重,痰涎较多针刺丰隆、中脘、内关,以平补平泻法为主。血压高者可刺曲池放血。

(三)西医处理

引发眩晕疾病的常见处理如下。

1.梅尼埃病

除进行一般处理外,还可给予以下处理。

(1)血管扩张药物可选用倍他司汀、碳酸氢钠、氟桂利嗪、盐酸罂粟碱等。

(2)降低血黏稠度药物可选用川芎嗪注射液、丹参注射液等。

(3)其他可选用低分子右旋糖酐、三磷酸腺苷、类固醇激素等。

2.前庭神经元炎

前庭神经元炎主要针对眩晕症状进行治疗,可应用前庭抑制药物以减轻其症状。若考虑发病与病毒感染有关可选用抗病毒药物。阿昔洛韦(无环鸟苷)适用于疱疹病毒(特别是单纯疱疹病毒)感染,余处理同梅尼埃病。

3.脑血管疾病

脑血管疾病引起的眩晕发病原因不一,多见于椎-基底动脉系统缺血性病变和前庭小脑系统的出血性病变等,以前者更常见。椎-基底动脉供血不足的原因是多方面的,多数学者认为其与患者的血管状态、血液成分和灌注压密切相关,眩晕发作的程度与受累部位、血流量减少的程度、侧支循环情况、个体耐受能力均有关,有关椎-基底动脉系统缺血性病变引起的眩晕的处理如下。

(1)原发病的治疗:包括高血压病、糖尿病、高脂血症、心源性疾病的处理。

(2)对超早期脑梗死可根据患者具体情况采用溶栓治疗,临床常用的溶栓药物包括组织型纤溶酶原激活剂(tissue type plasmionogen activator,rt-PA)和尿激酶(uro-kinase,UK)等。对进展性中风可采用抗凝治疗,临床常用的药物有肝素、低分子肝素及华法林等。监测凝血酶原时间为正常值的 1.5 倍或国际标准化比值为 2.0~3.0,否则不能给予华法林治疗。

(3)其他如钙离子拮抗剂,抗血小板聚集药物,脑组织代谢改善药物,抗纤溶药物等也可选用。

4.小脑出血的处理

对一经明确为小脑出血的患者应立即让其安静、平卧,减少不必要的搬动,防止继续出血。密切观察患者生命体征变化,保持呼吸道通畅。保守治疗同脑出血。一般认为,凡出血量在 10 mL 以上或血肿直径>3 cm 者可考虑手术治疗。由此引起的眩晕症状可参考梅尼埃病做针对性处理。

九、变证治疗

眩晕之病理性质为本虚标实。临证时,总以本虚为主,亦可有虚有实,虚实之间可相互夹杂或转化。其基本病理变化以肝肾阴虚,气血亏虚为本。眩晕日久,使肝肾亏虚愈甚,复因失治误治,或因劳累、情志、饮食等,致使内风旋起,或清窍郁闭,或阴阳离决,而致中风、厥病、脱证之变证发生。

(一)中风

"眩晕者,中风之渐也",在治疗眩晕的过程中,预防中风的发生不容忽视。大凡出现突然眩晕、呕吐、站立不稳,或突然头痛加剧或头痛伴发呕吐,视物不清,肢体麻木,或原因不明的身体不适,口角流涎,口齿不清或伸舌偏斜、单侧肢体麻木等症状,可考虑中风的发生。必要时,在中医认识诊治疾病的基础上,结合现代医学查体及必要的辅助检查,进行确诊。

(二)厥病

厥病是由于阴阳失调,气机逆乱,清窍暂闭或失养所引起的以突然昏倒,不省人事,四肢逆冷为主要临床表现的一种病症。轻者可在病后短时间内苏醒,醒后无偏瘫、失语、口眼㖞斜等后遗症;重者则晕厥时间较长,甚至一厥不复而危及生命。

1.气机郁滞

临床表现:多因情志异常、精神刺激而发,突然昏仆,不省人事,口噤拳握,呼吸气粗,或四肢厥冷,舌苔薄白,脉沉弦或沉伏。

病机分析:由于情志过极,致肝气不疏,气机逆乱,上壅心胸,阻闭清窍,则突然昏倒,不省人事;肝主筋,气逆致气血不能荣筋,则口噤不开,两拳握固;气机闭塞,肺气不宣,则呼吸气粗;气机逆乱,阳气被郁不达四末,则四肢厥冷;气机逆乱而未化火者苔薄白,若已化火,亦可见舌红苔黄;脉沉弦或沉伏为气逆不顺之征。

治法:顺气,开郁,开窍。

方药:通关散(《丹溪心法附余》)合五磨饮子(《医方集解》)加减。

本证患者常因情绪刺激而致疾病反复发作,平素可服逍遥散、越鞠丸、柴胡疏肝散之类,理气解郁,调和肝脾。若发病突然,口噤不开,急救药品难以服用,可先用手指掐水沟、合谷以开郁解噤,继而灌服药物。

2.气虚不固

临床表现:患者平素身体虚弱,多由劳累、惊恐或饥饿受寒而诱发,发时眩晕昏仆,面色苍白,汗出肢冷,气息低微。舌质淡,脉象沉微。

病机分析:元气素虚,劳则气耗,骤遇惊恐,惊则气乱,悲则气衰,恐则气下,以致中气下陷,清阳不升,或因饥饿劳倦,一时气机不相顺接,则眩晕昏仆,面色苍白;肺主气,司呼吸,气虚气陷,则呼吸微弱;卫外不周,气虚不摄津则有汗出,气虚阳气不运则肢冷;舌质淡,脉沉弱皆为气虚之征。

治法:补气,回阳,醒神。

方药:先灌服参附汤(《重订严氏济生方》),应急亦可灌服温糖水或热茶,亦可静点生脉注射液。待苏醒后,再以四味回阳饮加减内服。

本证实乃气陷欲脱之证,务以救急为先,缓以图本。平素脾虚气亏者,易发本证,宜常服人参养荣汤或香砂六君子汤以健脾益气,调和脾胃。

3.气血上逆

临床表现:多因暴怒之时突然发病昏倒,不省人事,牙关紧闭,面赤唇紫,舌红,脉多沉弦。

病机分析:由于暴怒肝气上逆,血随气升,气血并走于上,壅塞清窍,而见突然昏仆,不省人事;肝气暴涨,筋肉强直,则牙关紧闭;气血上冲头面,则面赤唇紫;舌黯红,脉弦而有力为气血上壅,肝气有余之象。

治法:活血顺气。

方药:通瘀煎(《景岳全书》)加减。

急救可用醋或童便火焠,取烟熏鼻,亦可灌服童便(取男性儿童中段尿),待患者苏醒后,继服通瘀煎。本证患者多为阴虚阳亢之体,平常宜服用杞菊地黄丸等以清肝滋肾。

4.痰瘀阻窍

临床表现:突然昏倒,喉中痰鸣有声,或呕吐涎沫,呼吸气粗,苔白腻,脉沉滑。

病机分析:平素多湿多痰,复因恼怒气逆,痰随气升,上闭清窍,而突然眩仆;痰气上逆则呕吐涎沫;痰气搏击于喉,故喉间痰鸣;痰气壅滞胸中,则胸膈满闷,呼吸气粗;舌苔白腻,脉滑均为痰浊内阻之象。

治法:行气豁痰。

方药:导痰汤(《济生方》)加减。

痰在膈上者,应急用盐汤探吐;属热痰者,可用白金丸研细调莱菔汁灌服;属寒痰者,可用巴矾丸研细末调水灌服。

(三)脱证(元气衰败)

脱证多见于病证的危重阶段,眩晕病证转化为脱证,预示疾病预后较差。

临床表现:突然昏仆,不省人事,肢体瘫软,面色苍白,或面赤如妆,目合口开,鼻鼾,息微,手撒肢冷,汗多,重则周身湿冷,二便自遗,舌质黯紫,舌体萎缩,舌苔白腻。脉沉细微欲绝或浮大无根。

病机分析:元气衰微,阴阳离决,则出现目合、口开、鼻鼾、手撒、遗尿等危症;面色苍白,舌痿,脉细弱,为阴血大虚,元阳虚脱之象;四肢逆冷,汗出淋漓,面赤如妆,脉浮大无根或沉细欲绝,为阴竭于下而孤阳上越,有暴脱之危,预后不良。

治法:回阳救阴,益气固脱。

方药:参附汤(《重订严氏济生方》)合生脉饮(《内外伤辨惑论》)加减。参附汤回阳固脱,治疗阳气暴脱,见昏仆,汗多不止,四肢冰冷等阴阳离决之象;生脉饮偏于益气敛阴,用于阴津虚衰之证。

脱证经救治之后,反出现闭象者,症情仍可逐渐加重。此时宜适当开闭,需慎用芳香辛散之剂,以防再次出现脱象之危重证候。对于脱证的治疗应处处注意顾护正气。

十、疗效评定标准

参照 2002 年国家食品药品监督管理局发布的《中药新药临床研究指导原则(试行)》的疗效标准。

痊愈:眩晕等症状消失。

显效:眩晕等症状明显减轻,头微有昏沉或头晕目眩轻微但不伴有自身及视景物的旋转、晃动感,可正常生活及工作。

有效:头昏或眩晕减轻,仅伴有轻微的自身或景物的旋转、晃动感,虽能坚持工作,但生活和工作受到影响。

无效:头昏沉及眩晕等症状无改善或加重。

十一、护理与调摄

病室保持安静舒适,护理动作要轻柔,尽量少搬动患者。注意观察血压,脉搏,呼吸的变化。如有眩晕发作则记录时间、性质、持续时间、诱发因素等。有呕吐症状时可暂时禁食,中药汤剂要少量并多次分服,服后按合谷穴 1～2 分钟,待症状缓解后进食。

下面介绍分型护理。

(一)风邪上扰

(1)保持室内空气流通,勿使患者直接当风,室内温度与湿度适宜,不可过于干燥。注意多休息,多饮开水。高热者不宜用水袋冷敷,以防遏邪。

(2)饮食以清淡为主,宜多食新鲜水果,忌食油腻、辛辣、燥热之品。忌吸烟、饮酒。水煎药宜于轻煎,不可过煮,趁热温服,服后避风覆被取汗,或食热稀饭、米汤以助药力。用药宜微汗为度,不可大汗,同时注意观察汗出后体温、脉搏的变化。汗出后尤应避风保暖,以防复发感染。

(3)慎避风邪,勿受凉。加强身体锻炼,增强正气卫外能力,可以根据不同的年龄和体质情况,进行各种体育活动,如广播操、太极拳、八段锦、跑步等。

(二)少阳邪郁

(1)保持病室安静,避免噪声、强光及不必要的搬动。加强心理调护,指导家属多给予患者关心体贴,注意患者情绪变化,消除各种不良精神刺激,以保持患者心境平和。保证充足睡眠,多饮水,经常参加户外活动。

(2)注意观察患者血压、脉搏、呼吸等变化。发病期间嘱患者尽量少做或不做旋转、弯腰等动作,以免诱发或加重病情。

(3)饮食宜清淡,富含营养,易消化,禁烟、酒、咖啡及浓茶,忌辛辣刺激、油腻甜黏之品。恶心、呕吐严重者可暂禁食,呕吐后及时给予漱口,保持口腔清洁。

（三）肝阳上亢

(1)加强心理护理,可采取安慰、诱导等方法以消除忧虑、恐惧心理及急躁情绪,使患者保持心境平和,避免各种不良精神刺激;保证室内环境安静、舒适,避免强光及噪声;平素起居有规律,闭目养神,适当活动,动静结合,以利于机体气机调和。

(2)严密观察病情变化,定时测量血压,加强巡视,若见眩晕急剧、欲呕、唇舌发麻、肢体麻木、口眼㖞斜、语言不利等阳动化风之兆,应立即报告医师进行处理。本型易合并有大便秘结,可用番泻叶5～10 g或大黄5～10 g泡水啜饮通便。

(3)中药要温凉服,饮食以清淡为主,宜多食蔬菜瓜果,勿暴饮暴食,忌食肥甘厚味、动物内脏等动风之品,忌辛辣刺激之品。可用麦冬,莲子心,菊花煎水服以清热除烦。

（四）气血亏虚

(1)病室要整洁、温暖,光线适宜,避免噪声及对流风。注意休息,保证良好睡眠,起卧动作宜缓慢;宜保持静卧,减少对患者不必要的翻动,以免过劳耗伤气血。

(2)注意天气寒暖变化,加强保暖,预防感冒发生;限制探访人次,防止院内感染;适当进行体育锻炼,增强机体抵抗力。对于失血患者,应积极分析观察出血原因、部位,采取标本兼治的积极措施。

(3)加强饮食调理,宜进食清淡易消化、富有营养之品,宜食蛋类、鱼、瘦肉、猪肝等血肉有情之品,忌食生冷。

（五）痰浊中阻

(1)保持居室温暖干燥,阳光充足,通风良好。注意患者情绪变化,保持愉快心理状态。宜卧床休息,减少活动。

(2)伴恶心、呕吐,可轻拍患者后背,吐后用温淡盐水漱口,若同时服有中药,则中药汤剂应浓煎,少量频服、温服,服前可饮少量生姜汁或针刺内关、足三里;伴胸闷严重,可给予低流量吸氧。

(3)饮食以清淡易消化的半流质食物为宜,宜增加蔬菜瓜果的摄入,可进食西瓜、冬瓜、薏苡仁、赤小豆、竹笋等清热利湿之品,或进食怀山药、莲子、党参、薏米粥等健脾益胃之品。忌生冷辛辣、荤腥油腻之品,忌烟酒。

（六）肾精不足

(1)生活起居有规律,注意休息,勿劳累,节房事,加强锻炼。

(2)中药汤剂宜空腹温服以使药力直达下焦病所,饮食宜清淡,忌进食生冷、辛燥、肥腻之品。宜食补肾强筋益气之品,偏阳虚者给予当归,生姜,杜仲炖狗肉或羊肉;偏阴虚者给予龟、鳖炖核桃肉,枸杞子,龙眼肉等。五心烦热者,可选用菊花,甘草,麦冬泡水代茶饮。

(七)瘀血内阻

(1)卧床休息,减少脑力劳动,避免冷风吹头部。

(2)注意情绪变化,加强精神调养,及时消除患者顾虑和紧张情绪。

(3)治疗期间,严禁吸烟与饮酒。饮食上注意可多使用一些补气理气食物,气行则血行,如人参、橘皮、茴香、黄芪等药物。

(4)待疾病基本恢复后,可进行适当体育锻炼,可选择太极拳、八段锦、游泳、慢长跑等,以增强体质。

十二、预后与转归

眩晕病因有外感和内伤之分,外感眩晕多由感受风邪引起,起病较急,并可伴有恶寒、发热、头痛等症状。引起外感眩晕诸邪常可兼夹为患,如风湿兼寒、风湿兼热等。由于病邪在表,积极治疗后可痊愈,若失治、误治,表证不解,耗伤正气,则可转变为内伤眩晕。内伤眩晕由于病程较长,又多为本虚标实,故可见到虚实之间的相互转化,如实证的痰浊中阻、瘀血内停或阴阳失调之肝阳上亢可转化为虚证的气血亏虚、肾精不足;反之虚证的气血亏虚、肾精不足也可转化为实证的痰浊中阻、瘀血内停。此外,在虚证与实证相互转化过程中,又可出现虚实夹杂的证候。除虚证和实证间的相互转化之外,就虚证和实证各证型之间就可出现相互间的转化和兼夹。如气血亏虚,不能化生肾精,则可以转化为肾精不足,或气血不足兼精不足;反之肾精不足,不能化生气血,则可转化为气血亏虚或兼见气血亏虚。阴阳失调之肝阳偏亢,日久阴分更伤,而变为肝肾阴虚之虚证,或进一步阴损及阳而成阴阳两虚之证。实证中的痰浊中阻,由于痰郁化火,煽动肝阳,则可转化为肝阳上亢或兼肝阳上亢,由于痰浊内蕴,阻遏气血运行,日久可致痰瘀互结等等。因此,临床上只有认识眩晕的各种转化关系和兼夹证候,以发展和变化的视角分析具体的临床证型,才能确立正确的治疗方法,恰当地遣方用药,收到较理想的治疗效果。

一般来说,眩晕的预后与病情轻重有关。若病情较轻,治疗护理得当,则预后多属良好;反之,若病久不愈,发作频繁,发作时间长,症状重笃,则难于获得根治。尤其是肝阳上亢者,阳愈亢而阴愈亏,阴亏则更不能涵木潜阳,阳化风动,血随气逆,夹痰夹火,横窜经隧,蒙蔽清窍,即成中风危证,预后不良。故朱丹溪有"中风,眩晕之渐也"之说。少数内伤眩晕患者,还可因肝血、肾精耗竭,耳目失其荣养,而发为耳聋或失明之病证。

第十六章

皮质下动脉硬化性脑病

皮质下动脉硬化性脑病(subcortical arteriosclerotic encephalopathy,SAE)又称宾斯旺格病(Binswanger disease,BD)。1894年由Otto Binswanger首先报道8例,临床表现为进行性的智力减退,伴有偏瘫等神经局灶性缺失症状,尸检中发现颅内动脉高度粥样硬化、侧脑室明显增大、大脑白质明显萎缩,而大脑皮质萎缩相对较轻。为有别于当时广泛流行的梅毒引起的麻痹性痴呆,故命名为慢性进行性皮质下脑炎。此后,根据Alzheimer和Nissl等研究发现其病理的共同特征为较长的脑深部血管的动脉粥样硬化所致的大脑白质弥漫性脱髓鞘病变。1898年Alzheimer又称这种病为Binswanger病(SD)。Olseswi又称做皮质下动脉硬化性脑病(SAE)。临床特点为伴有高血压的中老年人进行性智力减退和痴呆;病理特点为大脑白质脱髓鞘而弓状纤维不受累,以及明显的脑白质萎缩和动脉粥样硬化。Rosenbger(1979)、Babikian(1987)、Fisher(1989)等先后报道生前颅脑CT扫描发现双侧白质低密度灶,尸检符合本病的病理特征,由此确定了影像学结合临床对本病生前诊断的可能,并随着影像技术的临床广泛应用,对本病的临床检出率明显提高。

根据SAE的临床症状,在中医学中属于不同病证的范畴。以呆傻愚笨、性情改变为主要临床表现者,属于"痴呆"的范畴;如以双下肢无力、行走困难为主者,相当于"痿病";记忆力下降为主者相当于"健忘";语言障碍伴有肢体无力或瘫痪者,相当于"暗痱";以头晕为主者相当于"眩晕";以视力障碍为主者相当于"视瞻昏渺"等。

一、病因病机

(一)脾肾亏虚

肾为先天之本,内寓元阴元阳,主藏精而生髓,上通于脑;脑为元神之府,又为髓海。脑与人的思维、记忆密切相关。年老肾亏,精气自半;或劳倦伤肾,损伤肾精,脑海不充,髓减脑消,神明失用,即可出现学习、记忆功能障碍等。脾为后天之本,气血生化之源,藏意,主思,与神明息息相关。《灵枢·五癃津液别》云:"五谷之津液,和合而为膏者,内渗入于骨空,补益脑髓。"年老肾亏,元阳虚衰,釜底无薪,脾失温煦;或饮食不节,损伤脾胃,使脾失健运,气血生化无源,脑失所养,则髓减脑消,神明失用,发为痴呆。如《灵枢·海论》所说:"髓海不足,则脑转耳鸣,胫酸眩冒,目无所见,懈怠安卧。"脾肾两脏相互为用,化生精微气血源源不断以充养脑神之用,故脾肾亏虚是老年痴呆、健忘等病的根本原因。

(二)痰浊蒙窍

痰浊是津液代谢障碍形成的病理产物,主要因肺、脾、肾等脏腑气化功能失常,津液停滞,聚而成痰;脾主运化,肾为水脏,肾的蒸腾气化是水液代谢的原动力,脾肾亏虚,阳气失用,极易酿痰生湿;或因情志不舒,肝郁克脾;或思虑伤脾,或饮食不节,脾胃受损,运化失司,痰湿内阻;上蒙清窍,神明失用,发为痴呆。人到老年,五脏功能逐渐衰退,宣降运化、蒸腾化气的代谢过程减慢,津液停滞,聚而成痰,痰浊上犯,蒙蔽清阳,则可见"痰迷心窍"之眩晕、呆钝、健忘等。

(三)瘀血内阻

血在脉中,如环无端,循环不休,内调五脏六腑,外养四肢百骸,维持人的正常生理活动。《素问·脉要精微论》云:"头者,精明之府。"脑于高位,内有精髓,其性纯正无邪,须赖气血不断滋养,才能主神志。若年老体衰,气虚血少,气虚血瘀;或久病入络,瘀血内阻;或情志不舒,肝郁气滞,气血不畅,血行瘀滞,导致瘀血生成,闭阻脑络,脑失所养,髓减脑消,神明失用,呆钝遂发。本病以脾肾亏虚为本,痰浊、瘀血阻滞脑络为标,证属本虚标实,虚实夹杂。

二、中医治疗

(一)辨证论治

1.脾肾亏虚证

证候:痴呆,健忘,腰膝酸软,肌肉萎缩,食少纳呆,多口涎,气短懒言,四肢不温,腹痛泄泻,舌淡胖,脉沉细弱。

治法:补肾填精,健脾益气。

方药:地黄饮子加减。

熟附子(先煎2小时)15 g,熟地黄15 g,山茱萸15 g,补骨脂12 g,淫羊藿12 g,菟丝子12 g,丹参30 g,川芎10 g,制地龙粉(冲服)2.5 g,蜈蚣粉(冲服)2.5 g,红参片(另炖)10 g,白术12 g,生磁石30 g,炙甘草6 g,茯苓15 g,石菖蒲10 g,远志10 g。

方解:方中熟地黄、补骨脂、淫羊藿、菟丝子补益肾精;红参、白术、茯苓、炙甘草健脾益气；川芎、地龙、蜈蚣活血化瘀，通行气血；石菖蒲、远志化痰开窍醒脑；生磁石潜镇收涩，以安魂魄、敛精气；山茱萸补肾涩精，张锡纯在《医学衷中参西录》中说，"山茱萸肉味酸性温，大能收敛元气，振作精神，固涩滑脱。因得木气最厚，收涩之中兼具条畅之性。故又通利九窍，流通血脉。"熟附子大辛、大热，驱寒毒，破阴凝，温肾水以益火之源，扶虚惫之元阳，除痰湿瘀血之阴盛；以炙甘草统之，调和诸药。全方共奏补肾填精、健脾益气之功。

加减：气血亏虚者，加黄芪、当归，补气养血；健忘明显者，加益智仁，补肾益智。

2.痰浊蒙窍证

证候：表情呆钝，智力衰退，或哭笑无常，喃喃自语，或终日无语，呆若木鸡，不思饮食，脘腹胀痛，痞满不适，口多涎沫，头重如裹，舌质淡，苔白腻，脉滑。

治法：健脾化浊，豁痰开窍。

方药：洗心汤加减。

人参 30 g，茯神 30 g，半夏 15 g，陈皮 9 g，神曲 9 g，甘草 3 g，熟附子（先煎）3 g，菖蒲 3 g，生枣仁 30 g。

方解：方中半夏、陈皮理气化痰；石菖蒲豁痰开窍；生枣仁、茯神宁心安神；少量熟附子以温通阳气；神曲以消食健胃；然而痰浊之生，必与正气不足有关，故更用人参以补气，甘草以助之，并和诸药。全方化痰与扶正之品并用，共奏健脾化浊、豁痰开窍之功。

加减：气虚无力者，加黄芪、白术，健脾益气；血瘀者，加当归、丹参、川芎，活血化瘀；大便秘结者，加肉苁蓉、火麻仁，润肠通便。

3.瘀血内阻证

证候：表情迟钝，言语不利，善忘，易惊恐，或思维异常，行为古怪，肌肤甲错，口干不欲饮，双目暗晦，舌质黯或有瘀点、瘀斑，脉细涩。

治法：活血化瘀，开窍醒脑。

方药：通窍活血汤加减。

赤芍药 3 g，川芎 3 g，桃仁（研泥）9 g，红枣（去核）7 个，红花 9 g，老葱（切碎）3 根，生姜（切碎）9 g，麝香（绢包）0.15 g，石菖蒲 12 g，郁金 10 g。

方解：方中麝香味辛性温，芳香开窍醒脑，并活血散结通络，功专开窍通闭，解毒活血；与葱、姜配伍更能通络开窍，通利气血运行的道路；石菖蒲、郁金开窍醒脑；桃仁、红花、赤芍药、川芎活血化瘀；老葱、生姜散达升腾，从而使赤芍药、川芎、桃仁、红花更能发挥其活血通络的作用；大枣安中养神。全方共奏活血化瘀、开窍醒脑之功。

加减：久病气血不足者，加党参、黄芪、熟地黄、当归，补益气血；瘀血日久不去，新血不生，血虚明显者，可加当归、鸡血藤、三七，养血活血；瘀血日久，郁而化热，症见头痛、呕恶、舌红苔黄等，加丹参、牡丹皮、夏枯草、竹茹等，清热凉血、清肝和胃。

（二）中成药

1.附子理中丸

附子理中丸适用于 SAE 脾肾亏虚证,每次 9 g,每日 3 次,口服。

2.复方丹参片

复方丹参片适用于 SAE 瘀血内阻证,每次 3 片,每日 3 次,口服。

3.复方丹参滴丸

复方丹参滴丸适用于 SAE 瘀血内阻证,每次 5～10 粒,每日 3 次,口服或舌下含服。

（三）针刺疗法

1.主穴

主穴为百会、四神聪、关元、气海、神门、太冲。

2.配穴

根据患者的具体表现,适当选穴,每次取穴须根据辨证,不宜过多,可轮流交替使用。智力低下者,取血海、神庭、风池、风府、脑户、内关、外关、尺泽、委中等;语言謇涩者,取上廉泉、大椎、神门等;偏瘫者,可根据部位选穴,如面部取上星、印堂、下关、地仓等,上肢取肩髃、曲池、手三里等,下肢取环跳、阳陵泉、三阴交、足三里等;假性延髓麻痹者,取廉泉、金津、玉液、极泉、通里等;震颤麻痹综合征者,取风池、大杼、四白等。

三、西医治疗

多数学者认为 SAE 与血压有关;还有观察认为,合理的降压治疗较未合理降压治疗的患者发生 SAE 的时间有显著性差异。本病的治疗原则是控制高血压、预防脑动脉硬化及脑卒中发作,治疗痴呆。

临床观察 SAE 患者多合并有高血压,经合理的降压治疗能延缓病情的进展。降压药物很多,根据患者的具体情况,正确选择药物,规范系统地治疗使血压降至正常范围,或达理想水平;抗血小板聚集药物是改善脑血液循环,预防和治疗腔隙性脑梗死的有效方法。

四、中西医结合治疗思路

目前本病尚属难治病,单纯西医或单纯中医治疗效果都不理想,中西医结合治疗要比单一治疗效果要好。

中医对该病的辨证诊断是通过对患者临床表现的分析得来的,临床表现不仅受体质的影响,还有天时、地理环境、生活习惯的差异,具体到某一个患者,临床表现常是比较复杂的。因此,上述辨证论治方案仅是举例言其常,实际应用时,应知常达变,灵活应用。

除药物治疗外,针刺治疗如王春霞报道用原络通经针法治疗皮质下动脉硬化性脑病,在药物治疗的基础上,施行针刺治疗。穴取百会、大椎、膻中、关元、神门、太溪、飞扬、太白、丰隆、风池、本神、曲池、太冲。治疗组总有效率为85%,对照组为55%,两组疗效比较有非常显著性差异(P<0.01),治疗组疗效明显高于对照组。

在药物针灸治疗的同时,针对认知功能斑片状损害的特点,给予增强注意力、增加记忆力、改善计算力的训练,可取得明显效果。具体训练方法如每日定时参加算术、语言、书法或绘画的练习,经常进行智力测验的问题练习,参加制作手工艺品或木工、缝纫等,并组织患者收听音乐、读报纸、看电视、演奏乐器、玩扑克、下棋、钓鱼等活动,可延缓患者痴呆的进程,改善临床症状。

本病存在一个明显的渐进发展的病程特点,所以对于本病的干预,中医"治未病"思想显得尤为重要,应该用中医整体观辨证论治,结合西医对本病危险因素等的研究,探索本病中医方面的早期症状,找出易患本病的高危人群,采用中西医结合方法予以早期干预。在中医防治的手段方面,不仅注重药物,而且也要重视情志、饮食、针灸、按摩、气功、导引、功能训练等多种疗法参与,可取得较好疗效。

第十七章

脑 积 水

　　脑积水即中医的脑水,是因血脉瘀滞引起津液代谢障碍,导致津液停滞,积于脑中的疾病。小儿多见头颅增大、囟门扩大、紧张饱满、颅缝开裂逾期不合、呕吐、抽搐、语言及运动障碍,智力低下;成人多见间断性头痛、头胀、头沉、头晕、耳鸣耳堵、视力下降、四肢无力、眼球转睛失灵、呕吐、知觉和运动及精神异常。

　　本病多见于 6 个月至 7 岁小儿,大多不宜养育,预后不良,但部分轻证患者如能及时发现并治疗,常可逐渐缓解或渐愈。

一、病因病机

(一)病因

1.先天因素

　　多因父精母血亏损,以致先天禀赋不足,肾气亏损,脑髓不足,头颅开解而致解颅。

2.后天因素

　　由于外感时邪,热毒壅滞,上攻于脑,或后天失养、失调,脾虚水泛,或水不涵木,肝阳上亢,风水上泛,或瘀血阻络,压迫脑髓,阻塞脑窍,终致囟宽颅裂而致解颅。

　　现代研究认为,解颅的病因主要是脑脊液循环障碍,而导致脑脊液循环障碍的主要原因有先天畸形、新生儿缺氧和产伤所致的颅内出血,以及脑膜炎续发的粘连、脑瘤等。

(二)病机

1.肾气亏损

　　肾主骨生髓,通于脑,脑为髓之海,若小儿禀受父母精血亏损,先天肾气不足,不能生髓养骨,故髓脑不充,头颅失养,以致逾期囟门不合,颅缝开裂,头颅增大。

2.肾虚肝亢

肾为水脏,水火相济则阴阳平衡。病后肾虚,水不胜火,火性上炎,火热蒸腾,其髓则热,髓热则颅解,或因肾虚水不涵木,木亢则生风,风水上泛,故囟门应合不合或合而复又开解,逐渐膨大而成解颅。

3.脾虚水泛

小儿先天不足,后天失养,真阳不足,火不暖土,脾阳气虚,不能运化水湿,水湿不化,日久成饮成痰,水湿痰浊乘虚上泛于脑,停聚脑络致头颅解开。

4.热毒壅滞

外感时邪,热毒壅滞,炼液成痰,痰热之邪,上攻于脑,闭塞脑窍而为本病。

5.瘀血阻络

胎禀不足,后天失养,病后失调,以致气虚精亏,血行涩滞,阻塞脑窍,或邪毒外侵,上攻于脑,毒热壅遏,阻塞脑络,血瘀不行,脑窍不通,水液停聚而致本病。

二、诊断及鉴别诊断

(一)诊断要点

按国家中医药管理局颁布的《中医病证诊断疗效标准》中解颅的诊断依据:①头颅呈普遍均匀性增大,且增长速度较快,骨缝分离,前囟明显饱满而扩大,头皮青筋暴露。颅部叩诊呈破壶音,头重、颈肌不能支持而下垂,两目下视,可有烦躁、嗜睡、食欲不振,甚至呕吐、惊厥。②CT检查提示脑实质菲薄,脑组织面积减少,脑室增宽扩大;头颅X线片可见骨板变薄,颅缝分离,蝶鞍增宽;眼底检查可见视神经萎缩或视乳头水肿。

(二)鉴别诊断

(1)慢性硬脑膜下血肿(请西医鉴别)。

(2)佝偻病:头多为方颅,无颅缝分离和脑室扩大。

(3)头大畸形:头颅大,增长快,有很明显的智力不足,无眼球下转现象,脑室造影正常。

三、辨证论治

(一)证候辨别

1.辨肾虚、脾虚

肾虚者,头颅增大,面青,颅缝开解,神情呆钝,目无神采,面色淡白;脾虚者,面淡黄,发稀成绺,头缝裂开不合,头皮光急,食少便溏,神情呆滞。

2.辨热毒血瘀

热毒壅滞者,颅缝闭而复开,两目下垂,发热烦躁,溲赤便秘;瘀血阻络者,头颅胀大,颅缝开解,神志呆滞,青筋暴露,唇舌发紫。

(二)治疗原则

治疗原则以补肾利水、益髓健脑为主,并根据风邪、水湿、痰浊、瘀血的不同而分别运用健脾利水、化痰降气、平肝息风、清热解毒、活血化瘀等法,同时配合外敷药物、针灸等综合措施以提高疗效。由于本病为疑难症,故需长时间治疗,一般 2～6 个月见成效。

(三)分证论治

解颅的症状多以面色㿠白,白睛多而无精彩,肢体消瘦,头缝裂开,头皮光急,智力低下,精神呆滞,属虚证为主。治疗时应补肾生髓,然而亦有不少本虚标实之证,临证时应据证审因,进行施治。

1.肾气亏损

症状:小儿囟门逾期不合反逐渐加宽开解,头颅明显增大,颅缝开裂,头皮光急,面色淡白,青筋暴露,眼楞小,目珠下垂,白多黑少,头大颈细,头倾不立,身体瘦弱,发育落后,神志呆钝,食少便溏,舌淡苔少,重者可见斜视、呕吐、惊厥。

症状分析:正常儿颅骨缝多在 6 个月内骨化,前囟在 1～1.5 岁闭合,后囟在生后或生后 2～4 个月闭合。若先天不足,肾气亏损,髓脑不充,故囟门裂开逐渐加宽,头颅增大明显,颈细不立,头颅开裂;血络受阻,气血循环不利,故头皮光急,青筋暴露怒张;气血不足,故身体瘦弱,发育落后;髓脑不实,则神气不健,或神志呆钝;肾之精气不能上注于目,故眼珠下垂,白睛多,目无神采。

治则:补肾益髓,保后天之本。

处方:(主)补肾 8 分钟,揉二马 5 分钟,揉小天心 6 分钟,揉膊阳池 2 分钟,拿列缺 5～7 次,揉肾顶 3 分钟。

(配)补脾 5 分钟,清板门 5 分钟,逆运内八卦 3 分钟,清四横纹 2 分钟,清天河水 2 分钟。

方义:补肾、揉二马,其中揉二马有补肾的作用(有人说:"二马为八味地黄丸,补肾为六味地黄丸"),又能大补元阳,故二者同用加强补肾的作用,可补肾益脑、滋阴潜阳,以防肝阳上亢加重病情,为本病的主穴。揉小天心可畅通经络,解郁通滞,清热利尿;揉膊阳池、拿列缺能降逆,引上焦积水下行,减低颅内压力,改善颅骨缝开解而止头痛;揉肾顶有收敛元气,调节水液代谢,减低颅缝开裂的作用;人以脾土为本,要调中保本,故用补脾、清板门、逆运内八卦、清四横纹加强脾胃功能,促进消化吸收,改善气血循环,有利于恢复机体,且补脾能调节水代谢,利湿、补血和血而保后天生机;清天河水能清心利尿,散湿。

2.肾虚肝亢

症状:颅缝解开,前囟宽大,头额青筋暴露,目珠下垂,白睛特别显露而无神采,头颅明显增大,头皮光亮,筋惕肉𥆧,青筋暴露怒张甚则瘛疭,烦躁不安,手足心热,口干舌红。

症状分析:肾阴虚火旺即髓热,髓热则颅缝解开,故见囟门变大,骨缝开而不合;肾精不足,不能上注于目,故见落日眼,白珠多而无神采;肾虚肝亢,肝亢则生风,风水上泛,故头颅明显增大,头皮光亮,筋惕肉𥆧,青筋怒张;阴虚火旺,则烦躁不安,手足心热,口干舌红,亦属肝亢阴虚之象。

治则:滋肾养阴,平肝息风。

处方:补肾8分钟,揉二马5分钟,平肝8分钟,揉小天心5分钟,分阴阳2分钟,揉肾顶2分钟,补脾5分钟,清板门3分钟,大清天河水3分钟。

方义:补肾、揉二马,其中揉二马有补肾的作用(有人说:"二马为八味地黄丸,补肾为六味地黄丸"),又能大补元阳,故二者同用加强补肾的作用,可补肾益脑、滋阴潜阳,以防肝阳上亢加重病情;平肝、大清天河水可平肝阳上亢,因颅内压高、骨缝加大,泻之使颅内压降低,骨缝缩小,头皮光亮、落日眼、青筋暴露好转;肝亢则肝风动,筋惕肉𥆧时或惊叫抽搐,即用镇静穴,揉小天心、分阴阳可缓解其症,安神镇静;补脾、清板门以保中焦;揉肾顶收敛元气,调节水液代谢,减低颅缝开裂。

3.脾虚水泛

症状:面色㿠白,白睛多而目无神采,头缝裂开不合,精神倦怠、纳呆、便溏、腹胀腹满,头皮光急,肢体消瘦,食欲不振,大便稀溏,小便不利,质淡苔白,心烦不安,手足心热。

症状分析:真阳有亏,火不生土,则脾虚不能运湿,上泛清窍,故头缝裂开,头皮光亮胀急;脾虚弱,精气不足,则面色㿠白,眼无神采,白多黑少,神情呆滞;脾虚失其健运,而肢体消瘦,食欲不振,大便稀溏,小便不利。

治则:补脾利水。

处方:补脾10分钟,推上三关3分钟,清板门5分钟,揉外劳3分钟,补肾5分钟,揉二马3分钟,揉肾顶2分钟,揉膊阳池2分钟,拿列缺3～5次,逆运内八卦3分钟,清四横纹2分钟,清天河水2分钟。

方义:补脾、清板门、推上三关、揉外劳可调节脾胃,增强脾胃本身的功能,助脾健运利水湿,使脑积水逐渐减轻,改变颅内压力,减轻症状,改变机体的一般情况;补肾、揉二马可滋肾阴助肾阳,调节体液代谢,改善解颅症状,同时补肾阳助脾阳,改善形体消瘦、少食懒语、四肢欠温;揉肾顶收敛元气,调节水液代谢,减低颅缝开裂;揉膊阳池、拿列缺能降逆,引上焦积水下行,减低颅内压力,改善颅骨缝开解而止头痛;逆运内八卦、清四横纹加强脾胃功能,促进消化吸收,改善气血循环,有利于恢复机体;清天河水能清心利尿,散湿。

4.热毒壅滞

症状:骨缝合而复裂,按之浮软,头皮光急,青筋暴露怒张,两目下垂,头痛口干,身热气促,烦躁哭闹,面赤唇红,小便短赤,大便干结。

症状分析:外感时邪,火热之气壅遏上攻于脑,故骨缝合而又复开,按之浮软;气血流通不畅,脑络阻塞不通,故头皮光急,青筋怒张,压力大精气不能上营,两眼下垂;里热炽盛,故身热头痛,口干面赤,气粗唇红;热移于膀胱,故小便短赤;传导失司,故大便干结。

治则:清热通络。

处方:(主)揉小天心 6 分钟,补肾 7 分钟,清板门 5 分钟,大清天河水 3 分钟(或水底捞明月 1 分钟),退六腑 2 分钟,清肺 3 分钟,清大肠 3 分钟,揉膊阳池 3 分钟,拿列缺 3～5 次,揉肾顶 3 分钟,揉肾纹 2 分钟,补脾 3 分钟。

(配)逆运内八卦 3 分钟,清四横纹 2 分钟。

方义:揉小天心可通窍散瘀结,畅通经络,和血化瘀,又能镇静、镇惊,清热利尿;补肾能补肾生髓,益脑益神,滋阴清热;再加清板门、退六腑、大清天河水(或水底捞明月)、清大肠、清肺可清肺胃、大肠之热,清营凉血,退体温,润肠通便;揉肾纹可引余热外行;揉肾顶收敛元气,调节水液代谢,减低颅缝开裂;揉膊阳池、拿列缺能降逆,引上焦积水下行,减低颅内压力,改善颅骨缝开解而止头痛;补脾、逆运内八卦、清四横纹加强脾胃功能,促进消化吸收,改善气血循环,有利于恢复机体。

5.瘀血阻络

症状:头颅膨大,骨缝开解不合,青筋暴露,神情呆滞或聋哑失语,智力低下,四肢瘫痪,唇舌发紫或舌面瘀斑,CT 或磁共振扫描可见某部梗阻。

症状分析:瘀血阻于脑络,压迫脑髓致脑窍不通,故脑膨大,青筋暴露,神情呆滞,唇舌紫,为辨证的依据;瘀血痰浊交夹互结,堵塞脑窍,脑窍失用,则见聋哑失语,四肢瘫痪。

治则:化瘀通窍,行气和血。

处方:(主)揉小天心 10 分钟,补脾 5 分钟,推上三关 3 分钟,逆运内八卦 3 分钟,清四横纹 3 分钟,退六腑 3 分钟,掐揉精宁、威灵各 3～5 次,清天河水 2 分钟。

(配)补肾 5 分钟,揉二马 3 分钟,揉膊阳池 2 分钟,揉肾顶 3 分钟。。

方义:揉小天心可通窍散瘀结,畅通经络,和血化瘀,又能镇静、镇惊,清热利尿;补脾、推上三关加强气血循环,补血活血,开瘀散结,补虚扶弱;逆运内八卦、清四横纹加补脾,可行气导滞,调中助消化吸收,保后天之本;退六腑可清营凉血,退热除烦,散瘀结;掐揉精宁、威灵治四肢瘫,掐揉精宁又消积破积;补肾、揉二马可补肾生髓,益脑助神,补元阳,治智力低下、耳聋耳鸣;清天河水、揉小天心可清热利尿,化湿散湿,减轻或消脑积水;揉膊阳池可引上焦热下行,降低颅内压,止头痛、头胀;揉肾顶可收敛元阳,使头围缩小。

解颅治疗过程中症状加减:有外感,面带滞色的,加解表术组;咳嗽,上穴加清肺、揉小横纹;呕吐,上穴加下推天柱骨;腹泻,上穴加揉外劳、清大肠;烦躁不安,哭闹不眠的,用镇静术组。此证治疗不易,应多种方法,尤其要中西医结合治疗,以提高疗效。

四、预防护理

(一)预防

(1)积极宣传优生优育。

(2)分娩时尽可能避免颅内出血,新生儿窒息。

(3)预防感染,应及时治疗新生儿肺炎、败血症、化脓性脑膜炎、高热惊厥等病。

(4)加强围生期保健。

(二)护理

(1)要保护头部,以免受伤。

(2)注意观察头围及病情变化,及时记录。

(3)这种病治疗不易,轻症也要半年以上有所改变,故家属要有心理准备。

第十八章

痫 病

痫病是一种由多种病因引起以反复发作性、短暂性、刻板性为特征的慢性脑神经异常疾病，又有"痫证""癫痫""羊痫风"之称。其临床特征多为发作时精神恍惚，甚则仆倒，昏不知人，口吐涎沫，两目上视，四肢抽搐，口中怪叫，移时苏醒，醒后如常人；或口、眼、手等局部抽搐而无突然昏倒，或幻视，或呕吐、多汗，或言语障碍，或无意识的动作等。其轻者发作次数少，间隔时间长，瞬间即过，间歇期如常人；重者病情重，发作次数多，间隔时间短，持续时间长，间歇期常有精神不振，思维迟钝。多由脑部外伤、外感风热毒邪、先天禀赋异常、七情所伤、饮食失节等引发，或患其他病之后，造成脏腑失调，痰浊阻滞，气机逆乱，风阳内动所致。其中痰浊内阻，脏气不平，阴阳偏胜，神机受累，元神失控是病机关键所在。发作时开窍以治其标，控制其发作；休作时祛邪补虚以治其本。临床多以开窍定痫、调气豁痰、平肝息风、清肝泻火、补益心脾、滋养肝肾、通络镇惊、宁心安神等法治之。

痫病属中医脑病范畴，其临床表现与西医所称的癫痫是一致的，包括一组疾病和综合征，其均以脑神经元过度放电导致的反复、发作性和短暂性的中枢神经系统功能失常为特征。根据其病因不同，可分为原发性和继发性两大类。前者是指目前病因不明的癫痫，亦称特发性癫痫；后者是指由多种脑部病损及代谢异常所致者，或称症状性癫痫。

流行病学资料显示，一般人群的癫痫年发病率为 23/10 万左右，患病率为 3.5‰～4.8‰，其中用药物不能控制的顽固性癫痫约占 20%。我国有 455 万～630 万的癫痫患者，每年新发病的癫痫患者为 30 余万。死亡率我国为 2.42/10 万～7.82/10 万。癫痫是可治性疾病，大多数患者预后较好。但不同类型的癫痫预后差异较大。近年来长期追踪结果显示，67%～75%的患者可完全控制发作，其中约半数患者治疗一段时间后可停药。研究发现,早期、合理的治疗有助于改善预后和预防难治性癫痫的发生。

一、病证诊断

(一)诊断标准

1.中医诊断标准

参照1995年国家中医药管理局发布的《中华人民共和国中医药行业标准·中医病证诊断疗效标准·中医内科病证诊断疗效标准》诊断。

(1)全面性发作时突然昏倒,项背强直,四肢抽搐;或仅两目瞪视,呼之不应,或头部下垂,肢体无力。

(2)部分性发作时可见多种形式,如口、眼、手等局部抽搐而无突然昏倒,或幻视,或呕吐、多汗,或言语障碍,或无意识的动作等。

(3)起病急骤,醒后如常人,反复发作。

(4)多有家族史,每因惊恐、劳累、情志过极等诱发。

(5)发作前常有眩晕、胸闷等先兆。

(6)脑电图检查有阳性表现,有条件做CT、磁共振检查。

(7)应注意与中风、厥证、痉病等鉴别。

2.西医诊断标准

参照1981年国际抗癫痫联盟(ILAE)提出的"癫痫发作分类方案"(症状分类)。

(1)部分性发作。①单纯部分性发作(无意识障碍)。部分运动性发作:表现为非扩展型(局限型)、扩展型、偏转性发作、姿势性发作或发音性发作等。部分感觉性发作:可表现为体觉性发作、视觉性发作、听觉性发作、嗅觉性发作、味觉性发作或眩晕性发作。后三者可作为复杂部分性发作或全面性强直-阵挛发作的先兆。自主神经发作:如烦渴、欲排尿感、出汗、面部及全身皮肤发红、呕吐、腹痛等,临床症状以胃肠道症状居多,很少单独出现;发作年龄以青少年为主。精神性发作:可表现为发作性语言障碍、发作性记忆障碍、发作性认知障碍、发作性情感障碍、发作性错觉或为发作性结构性幻觉,精神症状虽可单独发作,但它常为复杂部分性发作的先兆,有时为继发的全面性强直-阵挛发作的先兆。②复杂部分性发作(伴有意识障碍,但无意识丧失):仅有意识障碍;或表现为意识障碍与自动症;或表现为意识障碍与运动症状。其EEG在觉醒时仅30%呈发作放电,因此用普通EEG加上特殊电极,如鼻咽电极、蝶骨电极,必要时加用贝美格诱发,可提高该发作的阳性率。EEG表现为一侧或两侧颞区慢波,夹有棘波或尖波。③部分发作发展至继发全面性发作:单纯部分性发作发展至全面性发作;复杂部分性发作发展至全面性发作;单纯部分性发作发展至复杂部分性发作和全面性发作。

（2）全面性发作。①强直-阵挛性发作（generalized tonic-clonic seizure，GTCS）：简称大发作，是最常见的发作类型之一，以意识丧失和全身对称性抽搐为特征。发作可分3期。强直期：患者突然意识丧失，常伴一声大叫而摔倒，全身骨骼肌强直性收缩，颈部及躯干自前屈转为角弓反张，上肢上举后旋转为内收前旋，下肢自屈曲转变为强烈伸直及足内翻；呼吸肌强直收缩导致呼吸暂停，面色由苍白或充血转为青紫，眼球上翻；持续10～30秒后肢端出现细微震颤，待震颤幅度增大并延至全身，即进入阵挛期。阵挛期：在强直期后，表现为全身反复、连续、短促的猛烈屈曲性痉挛，每一次均可伴有叫声，舌常被咬伤；阵挛持续约30秒，然后次数逐渐减少而停止发作；最后一次强烈阵挛后，抽搐突然终止，所有肌肉松弛。在以上两期中可见心率加快，血压升高，汗液、唾液和支气管分泌物增多，瞳孔扩大等自主神经征象；呼吸暂时中断，皮肤自苍白转为发绀，瞳孔散大、对光反射及深、浅反射消失，病理反射阳性。痉挛后期：阵挛期以后尚有短暂的强直痉挛，造成牙关紧闭和大小便失禁；呼吸首先恢复，心率、血压、瞳孔等恢复正常，肌张力松弛，意识逐渐苏醒，自发作开始至意识恢复历时5～10分钟；清醒后常感到头昏、头痛、全身酸痛和疲乏无力，对抽搐全无记忆；不少患者发作后进入昏睡，个别患者在完全清醒前有自动症或暴怒、惊恐等情感反应。强直期EEG为逐渐增强的弥漫性10 Hz/秒波；阵挛期为逐渐变慢的弥漫性慢波，附有间歇发作的成群棘波；痉挛后期呈低平记录。②失神发作。典型失神（小发作）：表现意识短暂中断，患者停止当时的活动，呼之不应，两眼瞪视不动，状如"愣神"，3～15秒，无先兆和局部症状；可伴有简单的自动性动作，一般不会跌倒，手中持物可能坠落，事后对发作全无记忆，每日可发作数次至数百次；发作EEG呈双侧对称3 Hz/秒棘-慢波或多棘-慢波，发作间期也可有同样的或较短的阵发活动，背景波形正常。主要见于儿童失神性癫痫。非典型失神：意识障碍发生及休止较典型者缓慢，肌张力改变则较明显；EEG示较慢而不规则的棘慢波或尖慢波，背景活动异常。③强直性发作：多见于儿童及少年期，睡眠中发作较多，表现为全身肌肉强烈的强直性肌痉挛，使头、眼和肢体固定在特殊位置，伴有颜面青紫、呼吸暂停和瞳孔散大；躯干强直性发作可造成角弓反张，伴短暂意识丧失，一般不跌倒，持续30秒至1分钟以上，发作后立即清醒；常伴自主神经症状；EEG可见低电位10 Hz/秒波，振幅逐渐增高。④阵挛性发作：仅见于婴幼儿，表现全身重复性阵挛性抽搐伴意识丧失，而无强直表现；EEG可见快活动、慢波及不规则棘慢波。⑤肌阵挛发作：多为遗传性疾病，呈突然短暂的快速的某一肌肉或肌群收缩，表现颜面或肢体肌肉突然的短暂跳动，可单个出现，亦可有规律的反复发生；发作时间短，间隔时间长，一般不伴有意识障碍，清晨觉醒或刚入睡时发作较频繁；EEG显示多棘慢波、棘慢波或尖慢波。⑥失张力性发作：部分或全身肌肉张力突然降低，造成颈垂、张口、肢体下垂或躯干失张力而跌倒，持续1～3秒，可有短暂意识丧失或不明显的意识障碍，发作后立即清醒和站起；

EEG 示多棘-慢波或低电位快活动。

(3)癫痫持续状:或称癫痫状态,是癫痫连续发作之间意识尚未完全恢复又频繁再发,或癫痫发作持续 30 分钟以上不自行停止。任何类型的癫痫均可出现癫痫状态,通常是指全面性强直-阵挛发作持续状态,表现为强直-阵挛发作反复发生,意识障碍(昏迷)伴高热、代谢性酸中毒、低血糖、休克、电解质紊乱(低血钾、低血钙等)和血红蛋白尿等,可发生脑、心、肝、肺等多脏器功能衰竭,自主神经和生命体征改变。

临床上根据典型的发作类型以及至少 2 次以上的发作可初步确定为癫痫,再结合脑电图即可确诊。脑电图对癫痫诊断有特异性,也是癫痫分类的依据。发作间期为痫样放电,可有尖波、尖慢波、棘波、棘慢波、多棘慢波等;发作期为痫性放电,在临床发作的同时具有癫痫波型的改变。

(二)鉴别诊断

1.厥病

厥病除见突然仆倒、昏不知人外,还伴有面色苍白,四肢厥冷,冷汗出,而无口吐涎沫,两目上视,四肢抽搐和病作怪叫之见症,且厥病脑电图检查多无阳性发现,而痫病有特征性改变。

2.中风

典型发作的痫病与中风病均有突然仆倒,昏不知人,但痫病有反复发作史,发时口吐涎沫,两目上视,或作怪叫,移时可醒,醒后无后遗症,而中风病则常有口眼㖞斜,语言不利,半身不遂等症,昏迷持续时间长,清醒后常有㖞僻不遂等后遗症。

3.痉病

痫病与痉病都具有时发时止,四肢抽搐等症状,但痫病仅见于发作之时,兼有口吐涎沫,病作怪叫,醒后如常人,且呈阵发性,有间歇期。而痉病多见于持续发作,伴有角弓反张,项背强急,但无惊叫,经治疗后方可恢复,恢复后仍有原发疾病存在。必要时行脑电图、脑脊液等辅助检查以资鉴别。

(三)证候诊断

1.痰火扰神证

猝然仆倒,不省人事,四肢强痉拘挛,口中有声,口吐白沫,烦躁不安,气高息粗,痰鸣辘辘,口臭便干,舌质红或暗红,苔黄腻,脉弦滑。

2.痰郁扰神证

发时多为口面自动症(咂嘴、舔唇、咀嚼、吞咽或进食样动作等)、点头及肢体运动等,或者出现情感症状,以精神抑郁为主要特征,或表现为痴呆,认知障碍,头痛、头晕,气上冲胸感,恶心、胸闷、心慌,舌质红,苔薄白或腻,脉弦。

3.血虚风动证

血虚风动证或猝然仆倒,或面部烘热,或两目瞪视,或局限性抽搐,或四肢抽搐无力,手足蠕动,二便自遗,舌质淡,少苔,脉细弱。

4.风痰闭窍证

发则猝然昏仆,目睛上视,口吐白沫,手足抽搐,喉中痰鸣,舌质淡红,脉滑,苔白腻。

5.瘀阻脑络证

发则猝然昏仆,瘈疭抽搐,或单以口角、眼角、肢体抽搐,颜面口唇青紫,舌质紫暗或有瘀点,脉弦或涩。

6.心脾两虚证

久发不愈,猝然昏仆,或仅头部下垂,四肢无力,伴面色苍白,口吐白沫,四肢抽搐无力,口噤目闭,二便自遗,舌质淡,苔白,脉弱。

7.肝肾阴虚证

发则猝然昏仆,或失神发作,或语謇,四肢逆冷,肢搐瘈疭,手足蠕动,健忘失眠,腰膝酸软,舌质红绛,少苔或无苔,脉弦细数。

二、病因病机

(一)病因

中医认为本病的发生,多数是因为先天因素、情志不遂、饮食失节、劳累过度、温热病后热毒所伤以及脑部外伤、中风等因素,导致心、肝、脾、肾等脏腑功能失调,气机逆乱,触动积痰,痰浊上扰,闭塞心窍,壅塞经络而发为痫病。

1.先天因素

古代医家早已认识到癫痫与先天因素有关,所谓"病从胎气而得之"。系母体怀孕后,受惊恐或饮食失调,食味偏嗜,或误服不当之药,或近亲结婚,或七情郁结,使母体精气耗伤,胎元受损而致痫。

2.七情所伤

主要责之于惊恐郁怒。五志过极,"恐则气下""惊则气乱",由于突受惊恐,愤郁恼思,脏腑气机逆乱,肝肾亏损,肝阳上亢、化火生风,风火交炽,引动痰气,蒙塞清窍,扰及神明而致惊痫。若因五志化火,火邪一方面炼津成痰,另一方面触动内伏痰浊,使痰随火升,阻蔽心包,可使痫发,即无火不动痰之谓。

3.饮食失节

平素脾胃积热生痰,加之饮食失宜,过食肥甘厚味,脾胃损伤,失于健运,聚湿生痰,蕴伏于内,一遇劳累过度或生活起居失于调摄,遂致气机逆乱,触动积痰,痰阻经络,闭塞清窍,而致痰痫,或因饮食不洁,误食带虫食物,或过食病畜之肉,导致虫卵内阻,循经阻于脑窍而发虫痫。

4.外感风热毒邪

素体虚弱,腠理疏松,外受风热毒邪,风淫肝经,热极生风,风火痰热结聚,上冲清窍而发风痫、热痫。

5.久病、中风、他病日久

痫病久治不愈或中风、他病日久,导致脾胃虚弱,气血耗伤,伤及肝肾,筋脉失控,或脑髓受累,髓海失充,而并发痫病。

6.脑部外伤

因为胎胞外伤或就产时头颅受伤,或由高坠下跌仆撞击,均能导致颅脑受伤,损伤脉络,血溢脉外,瘀血内停,脑络闭阻,神志逆乱,昏不知人;络脉不和,肢体抽搐而发痫病。

(二)病机

1.发病

发病具有突然性、反复发作性、重复性和刻板性,发作间歇期无不适,事后对发作过程无记忆,发作前可有先兆。

2.病位

本病病位在脑,与心、肝、脾、肾关系密切。

3.病性

五脏虚损为本,风、痰、火、郁、瘀为标,其发作期以邪实为主,缓解期(或休止期)以五脏虚损为主。本病在初期虽可见到实证,后期因其反复发作,一般以虚实夹杂证多见。痫病有阳痫、阴痫之别。

4.病势

痫病初发,正气尚盛,痰虽结而不深,气机逆乱尚易调顺,所以发作持续的时间一般较短,其间歇期亦较长。若久发不愈,本虚而标实,正气渐伤,痰结较深,气机闭阻,不易调顺,则发作持续的时间必然较长,甚则持续不已而间歇期也逐渐缩短。其总的发病趋势是由实转虚,虚实夹杂,日久不愈,病机复杂,以成痼疾。

5.病机转化

本病的病机转化取决于正气的盛衰及痰邪深浅。凡发病初期,正气尚足,邪中较浅,多属正盛邪实之实证;日久损伤正气,痰浊、瘀血等邪实沉痼,必致脏腑愈虚,正气更衰,形成虚实夹杂证。如肝风痰浊证,日久不愈,可致肝郁化火,痰郁化热而成肝火痰热证;亦可影响气血正常运行而致瘀血内阻等,此即实证之间可互相转化或兼夹。肝风痰浊日久亦可木旺克脾土,致脾虚水湿失运或致脾虚痰盛证;肝火痰热证日久不解,火热灼伤肝肾之阴,致肝肾阴虚证等,此即实证转虚证。脾虚痰盛证日久,气血生化乏源,则可致心血不足证;心血不足日久,精血同源,则伤及肝肾之阴精,而成肝肾阴虚证等,此即虚证之间亦可互相转化。凡脾、心、肝、肾功能失调,气血运行失畅,则可致痰浊、瘀血等邪实因素,此即因虚致实而成虚实夹杂证,使病机越发复杂,病情越发加重。

6.证类病机

痰火扰神证:素体痰湿过盛,嗜酒肥甘,痰热内生,加之大惊卒恐,郁怒伤肝,肝郁化火,心肝火旺,痰火扰乱心神,猝发仆倒,不省人事;痰火流窜四肢经络,则四肢强痉拘挛;痰热过盛,壅遏气机,则见气高息粗,痰鸣辘辘,口中有声,口吐白沫之证。

痰郁扰神证:素有脾胃虚弱,运化无力,精微不布,痰浊内聚,复因惊恐恼怒而肝气郁结,气机逆乱,痰随气逆,痰气郁上扰清窍,而发精神抑郁,头痛、头晕;痰阻脑窍神明失司则痴呆、认知障碍,并出现自动症、点头等;痰气郁结胸中则恶心、胸闷、心慌。

血虚风动证:痫病日久,气血耗伤或其他脏腑疾病日久,伤及气血,或思虑过度,心血暗耗,肝藏血,主筋,肝为罢极之本,体阴而用阳。血虚则肝经失养,而发四肢抽搐、手足颤动,或局限性抽搐;血虚风动,肝风夹痰上蒙清窍则猝然仆倒,二便自遗。

风痰闭窍证:饮食失宜,脾胃受伤,或嗜酒膏粱厚味,痰浊内蕴;若因惊恐恼怒而发、郁怒伤肝,惊恐伤肾,气机失调,肝阳化风,肝风夹痰浊闭阻脑窍及五官诸窍,则猝然昏仆,目睛上视,口吐白沫,手足抽搐,喉中痰鸣。

瘀阻脑络证:跌仆撞击,或难产,导致颅脑受伤,瘀血内停,阻于脑络;脑失气血充养,虚风遂生,瘀血夹痰上冲于头则猝然昏仆,颜面口唇青紫,瘛疭抽搐,或口角、眼角、肢体抽搐。

心脾两虚证:素体心虚胆怯之人,忧思郁怒日久,伤及心脾,脾虚失于健运,气血亏虚,痰湿内生,痰蒙心神,则猝然昏仆,口噤目闭,二便自遗。全身肌肉失于濡养,则头部下垂,四肢无力。心血亏耗,加之痰湿蒙蔽心窍,则面色苍白,口吐白沫。

肝肾阴虚证:素体禀赋不足,或久病耗伤或房劳所伤,肝肾亏虚。肾阴亏虚,肝阳上亢,阳亢化风,风与痰火相合,上扰脑神,则猝然昏仆,或失神发病。风痰阻于四肢,四肢失于气血濡养,则手足蠕动,肢搐瘛疭,四肢逆冷。肾虚则腰膝酸软,肝阴亏虚,心肝火旺,则语謇,健忘失眠。

三、临床治疗

(一)分证论治

1.辨证思路

(1)详细了解病史:包括胎产史、家族史、高热惊厥史、脑炎、脑膜炎史、头部外伤史、食生蟹史、疫水接触史、中风病史及发病的年龄、病程等,通过详细了解病史,可对诊断病因及性质提供一定的依据。

(2)辨先兆症状:痫病发作之前,多有先兆症状,或在发作之前可呈现情绪改变,如易怒,或嗜睡,或表现抑郁,呈现莫名的恐惧;或饮食倍增;或头痛欲静卧,或出现一时眩晕;或突然腹痛,并有上冲感,呈阵发性;或突然筋脉拳急,多在下腹部;或胸有压迫感,或诉心悸;或意识朦胧状态,或表现出怪异心情。

（3）辨发作：一般说发作时间短、间歇期长者病情轻，反之，则病情重；发病急，程度重，昏仆叫号、抽掣吐涎者多实，发病相对较缓，程度较轻，反呈口眼相引，呆木无知，不能持物者多虚；主症突出，兼症不明显者多实，主症较微，脏腑虚损较明显者多虚。

（4）辨别标本虚实：五脏虚损为本，风、痰、火、郁、瘀为标，其发作期或初病以邪实为主，缓解期（或休止期）或久病不愈多虚，久病多虚实夹杂。

（5）辨气机逆乱：气机逆乱在本病病机方面有重要意义。临床上，应辨是清气不升，还是浊气不降，或是肝气郁结，以定升清、降浊、理气之法。清气不升多属虚，常有气短乏力、脉弱无力等表现；浊气不降多属实，常有脘腹胀满、二便不爽、脉滑有力等表现；肝郁不舒者常有情志抑郁、急躁易怒、口苦脉弦等表现。

（6）治疗原则：治疗当急则开窍以治其标，控制发作；缓则祛邪补虚以治其本。多以调气豁痰、平肝息风、清肝泻火、补益心脾、滋养肝肾、通络镇惊、宁心安神等法治之。本病病久入络，多反复发作，缠绵难愈，酌情加用活血搜风剔络药物。

2.分证论治

（1）痰火扰神。

症舌脉：猝然仆倒，不省人事，四肢强痉拘挛，口中有声，口吐白沫，烦躁不安，气高息粗，痰鸣辘辘。痫止后仍烦躁不安，失眠，口臭便干，或咳痰黏稠，舌质红或暗红，苔黄腻，脉弦滑。

病机分析：痰邪久郁化火，或火邪煎熬津液酿成痰热，痰火阻闭心窍，扰乱神明，而猝然仆倒，不省人事；痰火壅遏气机则气高息粗；热扰心神则烦躁不安，失眠；火热伤津则口干便秘；痰鸣辘辘，舌红苔黄腻、脉弦滑等为痰火之象。

治法：清热泻火，化痰开窍。

1）方药运用如下。

常用方：龙胆泻肝汤（《太平惠民和剂局方》）合涤痰汤（《济生方》）加减。龙胆草、黄芩、栀子、泽泻、柴胡、当归、生地黄、橘红、半夏、胆南星、枳实、茯苓、竹茹、石菖蒲。

加减：抽搐明显者加钩藤，羚羊角粉 0.3 g 冲服以息风止痉；便秘、腹胀痛可合大承气汤或凉膈散加减以泻下腑积；火热伤津而口干口渴者加麦冬、沙参以益胃生津；痰黏稠甚者可加天竺黄、竹沥水清热化痰。

2）常用中成药如下。

清开灵注射液：20 mL 加入 0.9％氯化钠或 5％葡萄糖注射液 250 mL 中，静脉滴注，每日 1～2 次，10～14 天为 1 个疗程。清热解毒，活血化瘀，醒脑开窍。用于痫病发作期风火扰神证。

醒脑静注射液：20 mL 加入 0.9％氯化钠或 5％葡萄糖注射液 250 mL 中，静脉滴注，每日 1～2 次，10～14 天为 1 个疗程，或醒神止痉，清热凉血，行气活血，解毒止痛。

用于痫病发作期风火扰神证。

礞石滚痰丸:每次 6~12 g,每日 1 次。降火逐痰。用于实热顽痰,发为癫狂惊悸,或咳喘痰稠,大便秘结。孕妇忌服。

3)针灸治疗如下。

取穴以任、督两脉和足阳明胃经、足厥阴肝经穴为主。

治法:清肝泻火,豁痰开窍。

主穴:长强、鸠尾、阳陵泉、筋缩、丰隆、行间、足三里、通里。

配穴:发作时加水沟、颊车、素髎、神门、涌泉、内关,强刺激不留针。夜间发作加照海,白昼发作加申脉。

操作:毫针刺,针用泻法,每日 1 次,每次留针 30 分钟,10 次为 1 个疗程。

临证参考:本证往往由邪滞体内,久郁化热,或火热炽盛所引发,故治以清郁热,泻肝火。清郁热尚可酌加牡丹皮、赤芍、柴胡、大黄等,泻肝火尚可予黛蛤散,邪闭神昏重者可灌服安宫牛黄丸。

(2)痰郁扰神。

症舌脉:发作时多为口面自动症(咂嘴、舔唇、咀嚼、吞咽或进食样动作)、点头及肢体运动等,或者出现情感症状,以精神抑郁为主要特征,或表现为痴呆、认知障碍、头痛、头晕,气上冲胸感,恶心、胸闷、心慌等。舌质红,苔薄白或腻,脉弦。

病机分析:素有脾胃虚弱,运化无力,精微不布,痰浊内聚,复因惊恐恼怒而肝气郁结,气机逆乱,痰随气逆,痰气郁上扰清窍,而发精神抑郁,头痛、头晕;痰阻脑窍神明失司则痴呆、认知障碍,并出现自动症、点头等;痰气郁结胸中则恶心、胸闷、心慌。舌质红,苔薄白或腻,脉弦均为肝郁气滞,风痰上扰之象。

治法:疏肝理气,化痰息风开窍。

1)方药运用如下。

常用方:柴贝止痫汤(刘金民自拟方)加减。柴胡、浙贝母、牡蛎、天麻、石菖蒲、地龙、半夏。

加减:头晕明显者选加菊花、石决明、赭石、怀牛膝镇肝息风;烦躁不安,失眠肝胆火盛加羚羊角、龙胆草、栀子清肝泻火息风;胸脘满滞、纳呆、疲倦者加白术、山药、茯苓、佛手健脾理气;恶心可加半夏、旋覆花降气止逆;痰多加半夏、胆南星化痰。

2)针灸治疗如下。

治法:疏肝理气,化痰息风止痉。

取穴:百会、水沟、太冲、丰隆、膻中。

操作:毫针刺,针用泻法,每日 1 次或隔日 1 次,10 次为 1 个疗程。

临证参考:本证临床上属于西医难治性癫痫多见,特别是颞叶癫痫多见,多表现为复杂部分性发作。临证当辨郁、风、痰孰重孰轻,可用定痫丸、柴胡加桂枝龙骨牡蛎汤随证加减,方能取得满意的疗效。痫病因长期发作形成虚实夹杂证,可辨证久服中成药六味地黄丸、补肾益脑片、逍遥散。

(3)血虚风动。

症舌脉:猝然仆倒,或面部烘热,或两目瞪视,或局限性抽搐,或四肢抽搐无力,手足蠕动,二便自遗,舌质淡,少苔,脉细弱。

病机分析:本证总由血虚而虚风内动,或因痫病日久及他病缠绵伤及气血;血虚则筋脉失于濡养而发抽搐或蠕动,或局限性抽搐;肝风夹痰上蒙清窍则仆倒,二便自遗。舌淡苔白,脉细弱均为血虚之象。

治法:养血安神,平肝息风。

1)方药运用如下。

常用方:四物汤(《太平惠民和剂局方》)加减。当归、白芍、熟地、川芎、酸枣仁、夜交藤、菊花、莲子心。

加减:若抽搐甚可加全蝎、僵蚕;急躁易怒加夏枯草、炒栀子;心悸气短加太子参、五味子。

2)常用中成药如下。

当归补血胶囊:每次 5 粒,每日 2 次。用于身体虚弱,气血两亏者。

当归补血口服液:每次 10 mL,每日 3 次。用于身体虚弱,气血两亏者。

八珍丸(蜜丸、颗粒):水蜜丸,每次 6 g,每日 2 次;大蜜丸,每次 1 丸,每日 2 次;颗粒剂:开水冲服,每次 1 袋,每日 2 次。补气益血。用于气血两虚,面色萎黄,食欲不振,四肢乏力,月经过多。

3)针灸治疗如下。

治法:健脾养血,化痰息风。

取穴:以任脉穴、背俞穴为主。

主穴:脾俞、气海、膈俞、血海、通里、阳陵泉、筋缩。

配穴:虚烦不眠者,加三阴交、神门。心悸气短者,加内关、膻中。

操作:毫针刺,针用补法,并可加灸,每日 1 次,每次留针 30 分钟,10 次为 1 个疗程。

临证参考:本证多见后天脾胃失于调养,化源不足,故治疗上应重视健脾益气以生血,平时常服益气养血健脾之品,如八珍丸、归脾丸等。

(4)风痰闭窍。

症舌脉:发则猝然昏仆,目睛上视,口吐白沫,手足抽搐,喉中痰鸣或口吐涎沫,移时苏醒如常人,病发前多有头晕、头痛、胸闷乏力,痰多,欠伸等先兆症状,舌质淡红,苔白腻,脉滑。

病机分析:素有痰浊内蕴,深伏于脑,复因惊恐恼怒,肝气郁结,肝阳暴张,阳亢化风,气机逆乱,痰随气逆,风阳夹痰浊闭阻脑窍,而猝然昏仆;头晕头痛、胸闷欠伸多为风痰上逆,气机不畅;风痰窜扰筋脉则目睛上视、手足抽搐;风痰上壅则喉中痰鸣,口吐涎沫。苔白腻脉滑为风痰闭阻之象。

治法:涤痰息风,开窍定痫。

1)方药运用如下。

常用方:定痫丸(《医学心悟》)加减。天麻、僵蚕、全蝎、远志、竹茹、川贝母、石决明先煎、石菖蒲、珍珠母先煎、胆南星、姜半夏、钩藤后下。

加减:若痰黏不利加白芥子、莱菔子以祛痰下气;痰涎清稀加细辛、干姜以温化痰涎;腹胀加青皮、陈皮、枳壳以理气除胀。

2)常用中成药癫痫宁片:口服,成人每次 4～6 片,每日 2～3 次,视病情而定,小儿酌减。镇静安神。用于风痰上扰癫痫。重症患者需配合西药。

3)针灸治疗如下。

取穴以任、督二脉及足少阳胆经、足厥阴肝经穴为主。

治法:开窍化痰息风。

主穴:长强、鸠尾、阳陵泉、筋缩、本神、风池、太冲、丰隆、足三里、内关。

配穴:眩晕加合谷、百会。

操作:毫针刺,针用泻法,每日 1 次,每次留针 30 分钟,10 次为 1 个疗程。

临证参考:基本方中全蝎、僵蚕等虫类搜剔药可研粉吞服,但因其有一定的毒性,宜从小量开始,逐渐增量,切不可骤用重剂。若抽搐甚者,可加钩藤、蜈蚣等息风止痉;平素食少纳呆,加神曲、麦芽、鸡内金等化食和胃;胸闷呕恶者可加桔梗、厚朴、旋覆花理气止呕。

(5)瘀阻脑络。

症舌脉:发则猝然昏仆,瘛疭抽搐,或单以口角、眼角、肢体抽搐,颜面口唇青紫,缓解期兼见头部或胸胁刺痛,肢体麻木,精神恍惚,舌质紫暗或瘀点、瘀斑,脉弦或涩。

病机分析:跌仆撞击,或产伤,导致脑内受伤,瘀血内停,阻于脑脉,脑络闭塞,脑神失养所致。脑失气血充养,而虚风内生,瘀血夹痰上冲于头则猝然昏仆,瘀血内阻,血行不畅,筋脉失养,则瘛疭抽搐,肢体麻木;瘀阻血脉,不通则痛,故见头部或胸胁刺痛;唇舌紫黯、脉涩为瘀血内阻之象。

治法:活血化瘀,息风通络。

1)方药运用如下。

常用方:通窍活血汤(《医林改错》)加减。麝香、赤芍、川芎、桃仁、红花、石决明、牡蛎、全蝎、僵蚕、地龙。

加减:痰多者加清半夏、竹茹以化痰散结;舌苔白腻加胆南星、石菖蒲以化痰通络;神疲乏力加黄芪、太子参以益气养神;头晕加天麻、菊花;大便干结者加大黄;气阴两虚者加太子参、麦冬以补气养阴。

2)常用中成药如下。

丹参注射液：40 mL 入 0.9％氯化钠 250～500 mL 中,静脉滴注,每日 1 次。活血化瘀,通络止痛。适用于胸痹,肝郁等病,以及冠心病,心绞痛,慢性迁延性肝炎,神经官能症等。亦可用于痫病瘀阻脑络型。

益脉康片：每次 2 片,每日 3 次。活血化瘀。有改善脑血循环,增加脑血流量,改善微循环的作用。

血府逐瘀胶囊：每次 1～2 丸,每日 2 次。活血祛瘀,行气止痛。用于瘀血内阻,头痛或胸痛,内热瞀闷,失眠多梦,心悸怔忡,急躁善怒。忌食辛冷。孕妇忌服。

血塞通软胶囊：每次 100 mg,每日 3 次。活血祛瘀,通脉活络。用于脑络瘀阻,中风偏瘫,心脉瘀阻,胸痹心痛等证。

3)针灸治疗如下。

取穴以督脉穴为主。

治法：活血化瘀,开窍息风。

主穴：水沟、上星、太阳、风池、阳陵泉、筋缩、血海、膈俞、内关。

配穴：头痛者,在局部以梅花针叩刺微出血。

操作：毫针刺,针用泻法,或点刺出血,每日 1 次,每次留针 30 分钟,10 次为 1 个疗程。

临证参考：本证由外伤或久病所致,若遇劳累、情绪波动及气候变化等常易诱发。故患者应避免过度劳累及精神紧张等,遇气候突变宜在家静养。

(6)心脾两虚。

症舌脉：久发不愈,猝然昏仆,或仅头部下垂,四肢无力,伴面色无华,口吐白沫,四肢抽搐无力,口噤目闭,二便自遗。平素可见神疲乏力,眩晕时作,食欲不佳,大便溏薄。舌质淡,苔白,脉弱。

病机分析：平素心虚胆怯之人,忧思郁怒不解,劳伤心脾,脾虚失运,气血亏虚,精微不布,湿痰内生,则猝然昏仆,口噤目闭,二便自遗。脾虚气血不足故神疲乏力,面色不华;清阳之气不升故眩晕时作;脾失健运则便溏纳差。舌淡脉弱为气血两虚之象。

治法：补益气血,健脾养心。

1)方药运用如下。

常用方：归脾汤(《济生方》)加减。人参、龙眼肉、黄芪、白术、当归、茯苓、酸枣仁、远志、陈皮、姜半夏、熟地黄、五味子、炙甘草。

加减：呕吐痰涎加胆南星、姜竹茹、瓜蒌、石菖蒲和胃化痰;便溏加炒扁豆、炮姜温中固涩;头晕健忘者加制首乌、益智仁以滋阴养血;血瘀者加丹参、桃仁、红花以活血化瘀;夜游加生龙骨、生牡蛎、珍珠母以重镇安神。

2)常用中成药如下。

归脾合剂(口服液、丸剂):口服液,每次 10～20 mL,每日 3 次。丸剂,每次 9 g,每日 3 次。益气健脾,养血安神。用于心脾两虚,气短心悸,失眠多梦,头昏头晕,肢倦乏力,食欲不振,崩漏便血。

人参归脾丸:每次 1 丸,每日 2 次。益气补血,健脾养心。用于心脾两虚,气血不足所致心悸、怔忡、失眠,健忘,食少体倦,面色萎黄等症。

人参养荣丸:每次 1 丸,每日 1～2 次。温补气血。用于心脾不足,气血两亏,形瘦神疲,食少便溏,病后虚弱。

3)针灸治疗如下。

取穴以足太阴脾经、足阳明胃经穴为主。

治法:健脾养心,益气补血。

主穴:三阴交、中脘、足三里、心俞、脾俞、内关、阳陵泉、通里。

配穴:发作持续昏迷不醒者,可针补涌泉,灸气海、关元。

操作:毫针刺,针用补法,并可加灸,每日 1 次,每次留针 30 分钟,10 次为 1 个疗程。

临证参考:本证常由后天之本失于调养所致,故平时应重视健脾益气生血,可常服八珍汤、归脾汤等方药。补气健脾,可杜绝生痰之源,故本证患者平时宜常服六君子汤、参苓白术散等方药以调理,并注意药物、饮食、劳逸等结合调治。

(7)肝肾阴虚。

症舌脉:发则猝然昏仆,或失神发作,或语謇,四肢逆冷,肢搐瘛疭,手足蠕动,健忘失眠,腰膝酸软。舌质红绛,少苔无苔,脉弦细数。

病机分析:多因痫病反复发作日久不愈,气血先虚,继则肝肾俱亏,肾精不足,肝血亏虚;或肝火亢盛,耗伤肝肾阴液,以致周身失于濡养,阴虚阳亢,化风夹痰,上扰脑神,而猝然昏仆,或失神发作,并见心神失养之健忘、失眠之症。舌红绛少苔、无苔,脉弦细数均为肝肾阴虚之象。

治法:滋养肝肾,息风安神。

1)方药运用如下。

常用方:大定风珠(《温病条辨》)加减。鸡子黄、阿胶、白芍、甘草、五味子、生地黄、麦冬、火麻仁、龟甲、鳖甲、牡蛎、枸杞子。

加减:心中烦热者加竹叶、栀子、灯心草以清心除烦;手足心热明显者加地骨皮、白薇以清虚热;痰热者加天竺黄、竹茹以清热化痰;腰膝酸软者加杜仲、川断、桑寄生以补肝肾、强筋骨;大便干燥者加肉苁蓉、火麻仁以润肠通便。

2)常用中成药如下。

左归丸:每次 9 g,每日 2 次。滋阴补肾。用于真阴不足,腰酸膝软,盗汗遗精,神疲口燥。

六味地黄丸(蜜丸、浓缩丸、冲剂、口服液):水蜜丸,每次 6 g,每日 2 次;大蜜丸,每次 1 丸,每日 2 次;浓缩丸,每次 8 粒,每日 2 次;冲剂,开水冲服,每次 5 g,每日 2 次;口服液,每次 10 mL,每日 2 次。小儿酌减或遵医嘱。滋阴补肾。用于肾阴亏损,头晕耳鸣,腰膝酸软,骨蒸潮热,盗汗遗精,消渴。

3)针灸治疗如下。

取穴以足少阴肾经、足厥阴肝经穴为主。

治法:滋补肝肾,潜阳安神。

主穴:肝俞、肾俞、三阴交、太溪、通里、鸠尾、阳陵泉、筋缩。

配穴:神疲面白、久而不复者,为阴精气血俱虚之象,加气海、足三里、百会。

操作:毫针刺,针用补法,每日 1 次,每次留针 30 分钟,10 次为 1 个疗程。

临证参考:本证患者常因反复发作,久病伤肾,故须处处顾护肾脏之精血,不可过用刚燥之品,并需因势利导,以柔克刚。若形瘦体羸,神疲面㿠,久而不复,为阴精气血俱虚,当大补精血,宜常服河车大造丸。

(二)按主症辨证论治

痫病的主要特征为发作时精神恍惚,或猝然昏仆,四肢抽搐,口吐涎沫,或口中怪叫,两目上视,移时苏醒,醒后如常人。

1.昏仆

临床表现:猝然昏仆,不省人事,伴有四肢抽搐等,是痫病的危重证候,也是常见主症之一。

辨证要点:当分清阳痫、阴痫。阳痫:病发前多有眩晕,头痛而胀,胸闷乏力,喜伸欠等先兆症状,或无明显症状,旋即仆倒,不省人事,面色潮红、紫红,继之转为青紫或苍白,口唇青紫,牙关紧闭,两目上视,项背强直,四肢抽搐,口吐涎沫,或喉中痰鸣,或发怪叫,甚则二便自遗。移时苏醒,除感疲乏、头痛外,一如常人,舌质红,苔多白腻或黄腻,脉弦滑或弦数。阴痫:发痫时面色晦暗青灰而黄,手足清冷,双眼半开半合,昏聩,僵卧、拘急或抽搐时作,口吐涎沫,一般不发声或声音微小。醒后周身疲乏,或如常人,舌质淡,苔白腻,脉多沉细或沉迟。

治法:急以开窍醒神,阳痫继以泻热涤痰息风;阴痫继以温化痰涎。

1)方药运用如下。

阳痫:黄连解毒汤(《外台秘要》)合定痫丸(《医学心悟》)加减。

黄连、黄芩、黄柏、栀子、天麻、全蝎、僵蚕、竹沥、贝母、胆南星、半夏、橘皮、麦冬、丹参、茯神、朱砂、琥珀、石菖蒲、远志。

阴痫:五生饮(《证治准绳》)合二陈汤(《太平惠民和剂局方》)加减。

生南星、生半夏、白附子、川乌、黑豆、茯苓、橘红、甘草。

加减:痰热者加天竺黄、竹茹以清热化痰;火热伤津出现口干欲饮,舌红少苔者,宜加南沙参养阴生津;便秘不通者,加生大黄通腑泻热。眩晕、目斜风动者,加龙骨、牡蛎、磁石、珍珠母重镇息风。

2)常用中成药如下。

清开灵注射液:40 mL 加入 0.9% 氯化钠注射液或 5% 葡萄糖注射液 250 mL 中,静脉滴注,每日 1 次,10～14 天为 1 个疗程。清热解毒,活血化瘀,醒脑开窍。用于痫病发作期有昏仆表现者。

醒脑静注射液:20 mL 加入 0.9% 氯化钠注射液或 5% 葡萄糖注射液 250 mL 中,静脉滴注,每日 1 次,10～14 天为 1 个疗程。醒神止痉,清热凉血,行气活血,解毒止痛。用于痫病发作期有昏仆表现者。

参附注射液:100 mL 加入 0.9% 氯化钠注射液 250～500 mL 中,静脉滴注,每日 1 次,10～14 天为 1 个疗程。补气生津,止渴固脱。用于各种原因所致的气虚、津亏,表现为眩晕、晕厥、自汗、心悸、口渴、脉微等厥证、虚证。

安宫牛黄丸:每次 1 丸,每日 1 次;小儿 3 岁以内每次 1/4 丸,4～6 岁每次 1/2 丸,或遵医嘱。清热解毒,镇惊开窍。用于高热惊厥,神昏谵语。孕妇慎用。

紫雪散:每次 1.5～3 g,每日 2 次;周岁小儿每次 0.3 g,5 岁以内小儿每增一岁,递增 0.3 g,每日 1 次;5 岁以上小儿酌情服用。清热解毒,止痉开窍。用于高热烦躁,神昏谵语,惊风抽搐。孕妇禁用。

局方至宝散:每次 2 g,每日 1 次;小儿 3 岁以内每次 0.5 g,4～6 岁每次 1 g;或遵医嘱。清热解毒,开窍定惊。用于热病,痰热内闭,高热惊厥,神昏谵语。孕妇忌服。

苏合香丸:每次 1 丸,每日 1～2 次。芳香开窍,行气止痛。用于中风、中暑,痰厥昏迷,心胃气痛,亦应用于阴痫急性发作期有神志障碍者。

3)针灸治疗如下。

治法:开窍醒神,豁痰息风。

取穴:水沟、十宣、百会、四神聪、风池、内关、合谷、太冲。

痰盛加天突、丰隆;牙关紧闭加颊车、承浆;肢体抽搐加后溪、筋缩。

临证参考:此症为痫病之危重证候,控制发作及开窍醒神是当务之急,临证当辨清阴痫、阳痫,对症用药,方可达到醒神止痫的效果。

2.抽搐

(1)风痫如下。

临床表现:抽搐可以有多种形式,有的口眼相引,脸面肌肉抽动;有的点头痉挛、四肢抽动;有的全身抽搐或半身抽动。多伴有头晕目眩,肢体麻木,心烦易怒,多动不安。舌赤,舌苔白或黄,脉浮偏旺或指纹青显。

治法:疏风清热,平肝止痉。

1)方药运用如下。

常用方:镇肝熄风汤(《医学衷中参西录》)加减。

怀牛膝、赭石、龙骨、牡蛎、龟甲、白芍、天冬、玄参、茵陈、川楝子、麦芽、甘草。

加减:眩晕甚者加天麻、菊花;痰多者加清半夏、竹茹以清热化痰;心烦者加栀子、竹叶清心除烦。

2)常用中成药医痫丸:每次 3 g,每日 2～3 次,小儿酌减。祛风化痰,定痫止搐。用于诸痫时发,二目上窜,口吐涎沫,抽搐昏迷。本品含剧毒药,不宜多服久服;孕妇禁用。

3)针灸治疗如下。

治法:息风止痉。

取穴:神庭、百会、四神聪、会宗、脊中、涌泉、天井。

操作:毫针刺,针用泻法,每日 1 次,每次留针 30 分钟,10 次为 1 个疗程。

临证参考:抽搐为痫病的常见主症之一,发作时不可强行限制抽搐,以防意外伤害。本证表现风症较为突出,故应以平肝息风止痉为主。

(2)瘀痫如下。

临床表现:抽搐的形式比较固定,或口眼相引,脸面肌肉偏向一侧抽动,或一侧肢体抽动,或全身抽搐。另可见以麻木、疼痛为主要表现者,如剧烈头痛,腹痛或肢痛,伴有身体瘀点、瘀斑。脉涩,舌质黯或有瘀点,舌苔或白或黄。

治法:活血化瘀,通络止痫。

1)方药运用如下。

常用方:通窍活血汤(《医林改错》)加减。赤芍、桃仁、麝香、川芎、当归、红花、丹参、鸡血藤、乳香、没药、全蝎、地龙。

加减:头痛加细辛;瘀血甚加水蛭、三七;气虚加党参、黄芪;血虚加丹参、紫河车。

2)常用中成药如下。

丹参注射液:40 mL 加入 0.9％氯化钠 250～500 mL 中,静脉滴注,每日 1 次。活血化瘀,通络止痛。适用于胸痹、肝郁等病,以及冠心病、心绞痛、慢性迁延性肝炎、神经官能症等。亦用于痫病瘀痫型。

血府逐瘀胶囊(口服液):每次 1～2 丸,每日 2 次。活血祛瘀,行气止痛。用于瘀血内阻,头痛或胸痛,内热瞀闷,失眠多梦,心悸怔忡,急躁善怒。孕妇忌服。忌食辛冷。

3)针灸治疗如下。

治法:开窍醒神,活血化瘀。

取穴:百会、四神聪、风府、风池、腰俞、间使。

操作:均用平补平泻法,留针半小时,间歇行针 3～4 次。每周针 3 次。百会向后平刺,四神聪分别向前顶、后顶方向透刺;风府、风池、间使直刺 1 寸,腰俞向上刺入骶管裂孔中 2 寸。10 次为 1 个疗程。

临证参考:本型病程较长,常伴有正气不足之征,故除汤剂外,还可配制为散剂、丸剂以便于长期服用。

(3)虚痫如下。

临床表现:发作时抽搐无力,或仅头部下垂,两眼发愣,少气懒言,神倦体乏,面色不华,形体消瘦,表情淡漠,反应低下,或脘腹胀满,便溏多涎,步履蹒跚,或面色晦暗,头晕目眩,腰膝酸软,耳鸣、失眠。舌质淡,苔白,脉细弱。

治法:脾虚:益气健脾;肾虚:益气填精,生髓健脑。

1)方药运用如下。

常用方如下。

脾虚:参苓白术散(《太平惠民和剂局方》)加减。

党参、茯苓、白术、陈皮、山药、白扁豆、莲子肉、桔梗、砂仁、薏苡仁、甘草。

肾虚:左归丸(《景岳全书》)加减。

熟地、龟甲、鹿角胶、紫河车、山药、山茱萸、枸杞子、菟丝子、牛膝、法半夏、陈皮、石菖蒲、远志、琥珀。

加减:气血虚甚者加黄芪、当归益气养血;肝阴不足,肝阳上亢者加石决明、龙骨、牡蛎平肝潜阳;失眠多梦者可加夜交藤、珍珠母。

2)常用中成药如下。

人参养荣丸:每次 1 丸,每日 1～2 次。温补气血。用于心脾不足,气血两亏,形瘦神疲,食少便溏,病后虚弱。

补肾益脑片:每次 4～6 片,每日 2 次。补肾益气,养血生精。用于气血两亏,肾精亏虚,心悸气短,失眠健忘,腰酸腿软,耳鸣耳聋。感冒发热者忌用。

3)针灸治疗如下。

治法:益气健脾,补肾填精。

取穴:脾虚:中脘、足三里、天枢、脾俞、胃俞。肾虚:百会、四神聪、复溜、肾俞、心俞、关元、气海。

抽搐频繁者加太冲、合谷、阳陵泉。

操作:毫针刺,运用补法,每日 1 次,每次留针 30 分钟,10 次为 1 个疗程。

临证参考:本证当益气健脾,补肾填精生髓为主,如有心脾两虚,心悸、多梦、健忘则可选用归脾汤补益心脾,养血安神。以血虚为主者,可加用当归补血汤。

(三)其他中医疗法

1.单方验方

(1)惊痫汤:丹参 30 g,赤芍 12 g,红花 4.5 g,夜交藤 30 g,酸枣仁 15 g,珍珠母30 g。水煎服。治疗瘀血阻滞,心神不宁之惊痫。

(2)全蝎治疗癫痫:取全蝎1条(不去头足),用干净瓦片焙干,研成细末;另取鲜韭菜250 g,洗净。将两者混合,用力搓揉至泥状,挤取汁液。再把红糖250 g投入汁液中,置锅中与米饭同蒸,熟后取出,空腹1次服用。1月发作不足1次者每周服药1次,或每月服药2～3次;1月发作2～3次者每周服药2～3次,一般服药4～5周。癫痫发作次数减少后,为巩固疗效,连续服药4～5个疗程。

(3)以炉贮炭火,时时泼醋,熏其鼻即"熏鼻法",对病发不省人事者适宜,以开窍醒神。

2.穴位敷贴疗法

以白胡椒3 g,月石1 g,麝香0.01 g,共研细末,贴敷神阙穴。发作期,3天换1次;发作控制后,7天换1次,巩固3个月。

3.穴位注射法

取大椎、陶道、脾俞、肺俞、三阴交、足三里、丰隆、孔最,每次取3穴,督脉与背俞穴各1穴,另1穴依病情而定,每穴得气后注入当归液4 mL,15天为1个疗程,间隔5天,最少4个疗程。

4.埋线法

取督脉穴风府、大椎、癫痫为主穴;腰际、陶道、筋缩、命门为配穴,选用0～2号羊肠线1.5～3 cm,埋入以上穴位,1个月埋线1次。

5.推拿疗法

指压患者头部、颈部、肩部、胸椎、腰椎两侧及腹部,大小腿血脉经络,有防治功效。

6.头针

刺激胸腔区、运动区、晕听区、制癫区、舞蹈震颤控制区,留针15～20分钟,每隔5分钟捻转1次。

(四)急证处理

1.中医治疗

急症的处理主要是针对痫病发作时而言,控制发作为其首要目的,以开窍复苏与息风定痫为重点。

(1)开窍复苏。①通关开窍:以通关散少许,吹入鼻内,取喷嚏而开窍。此散用于昏仆抽搐之实证者。脱证者禁用,孕妇慎用。②取嚏开窍:若无通关散,可用棉签、羽毛、消毒导管等,徐徐插入患者鼻孔内,令其取嚏复苏。③针刺开窍:取水沟、风池、内关、照海等穴,强刺激以复苏。

(2)息风解痉。①医痫丸:每次6 g,化后吞服或鼻饲。祛风化痰,定痫止搐。用于诸痫时发,二目上窜,口吐涎沫,抽搐昏迷。此丸对痫病昏仆抽搐者有效。②紫雪散:每次1丸,化后鼻饲或冲服。清热解毒,止痉开窍。用于热病,高热烦躁,神昏谵语,惊风抽搐,斑疹,尿赤便秘。

2.西医治疗

一经确定为癫痫持续状态,应尽快控制发作,尤其是全身强直-阵挛性发作持续状态、儿童偏侧癫痫持续状态应迅速终止发作,治疗越早越好。持续时间越长,致残及病死率越高。应立即选用奏效快、作用强、不良反应小的药物静脉给药。通常首选安定(地西泮)静脉注射。亦可开始用起效快的短效药物,同时并用起效慢而长效的药物。首剂药要足量,力争在最短期内控制发作。反复多次使用一种或多种小剂量药物,不但不易迅速控制发作,还会造成药物积蓄中毒。

安定:儿童 0.2～0.5 mg/kg,最大剂量不超过 10 mg,1～2 mg/min 缓慢静脉注射;成人首剂 10～20 mg,注射速度 2～5 mg/min,如癫痫持续或复发,可于 15 分钟重复静脉注射,或用安定 100～200 mg 加入 5％葡萄糖溶液(或 0.9％氯化钠注射液) 500 mL,于 12 小时内缓慢静脉滴注。应用安定应注意:①本药肌内注射吸收不恒定,故不宜肌内注射。②有呼吸抑制作用,特别与苯巴比妥或水合氯醛联用时。③快速静脉滴注有降压作用。④能促进呼吸道分泌物增多。因此应用安定时一定应密切观察呼吸、心率、血压,注意翻身和吸痰等。

还可选用劳拉西泮、苯妥英钠、苯巴比妥、丙戊酸钠、水合氯醛等药物控制癫痫持续状态。

(五)变证治疗

痫病发作,常见多种变证,对此类患者应积极救治处理。

1.昏仆跌伤

痫发昏仆者,常有跌伤,故应详察跌伤部位,记录脉息的强弱与节律,观察意识和活动有无异常。凡出现头部或孔窍出血、神识昏蒙、呕吐痉挛、运动障碍等症者,应与相关科室协同救治,必要时行头颅 CT 检查。

2.痰阻气道

痫病发作,痰涎壅塞,反入气道,气道不通,致气息异常,唇指发绀,此为痰阻气道的证候,应使患者仰卧头偏向一侧,吸出痰涎以保持气道通畅,必要时气管插管,呼吸机辅助呼吸。

3.并发厥脱

痫发日久不得解,或因跌伤,或因大吐大汗之后,常可见厥脱之变证。此时当以益气固脱、回阳救逆为原则,选用独参汤、参附汤、生脉散等,口服或鼻饲,以防其变。亦可用参附注射液 100 mL 加入 0.9％氯化钠注射液 250～500 mL 中,静脉滴注;或生脉注射液 100 mL 加入 0.9％氯化钠注射液 250～500 mL 中,静脉滴注。

(六)疗效评定标准

参照 1992 年国家中医药管理局脑病急症协作组制定的《癫痫诊断与疗效评定

（试行标准）》。

采用计分法，着眼于意识障碍及其持续时间，强直、抽搐的程度及持续时间，脑电图的变化，同时结合发作频率的变化判断疗效。

1.计分方法

（1）意识状态：神识恍惚或迷蒙者（嗜睡）计2分；神识昏蒙（浅昏迷）者计4分；神昏（中度昏迷）者计6分；昏聩（重度昏迷）者计8分。

（2）意识障碍持续时间：每次发作持续小于0.5小时者计1分；每次发作持续0.5～1.0（含0.5）小时者计2分；持续1.0～3.0（含1.0）小时者计3分；持续3.0～6.0（含3.0）小时者计4分；持续6.0（含6.0）小时以上者计5分。

（3）强直持续时间：小于1分钟计1分；1～5分钟（含1分钟）者达2分；5～10分钟（含5分钟）计3分；10分钟（含10分钟）以上计4分。

（4）抽搐（阵挛）持续时间：1～3分钟（含1分钟）者计1分；3～10分钟（含3分钟）者计2分；10～30分钟（含10分钟）者计3分；30分钟（含30分钟）以上者计4分。

（5）脑电图计分：轻度异常计1分，中度异常计2分；重度异常计3分。

癫痫计分＝意识状态计分＋意识障碍持续时间计分＋抽搐时间计分＋强直时间计分＋脑电图计分。

2.疗效评定

疗效百分数＝（治疗前癫痫计分－治疗后癫痫计分）/治疗前癫痫计分×100%

（1）基本控制：疗效百分数≥90%，或癫痫不再发作。

（2）显效：疗效百分数≥70%，而＜90%，或发作频率减少75%。

（3）有效：疗效百分数≥40%，而＜70%，或发作频率减少50%。

（4）效差：疗效百分数≥20%，而＜40%，或发作频率减少在25%～50%。

（5）无效：疗效百分数＜20%，或发作频率减少＜25%。

（七）护理与调摄

痫病的预后，取决于正确的辨证施护。同时，生活调理在痫病的治疗中占有重要地位。

1.发作期护理

痫病发作时，应特别注意神志的改变，抽搐的频度，脉息的快慢和节律，舌之润燥，瞳孔之大小变化，有无发绀、呕吐，二便是否失禁等情况，详加记录。结合中医的寒热虚实，病势的顺逆，为及时正确的急救和护理，提供可靠的临床资料。痫病患者突然出现神志不清，抽搐吐涎时，护理人员应立即将其置于安全舒适之处，解开其衣领，将头偏向一侧，去掉假牙，放置物垫，以免舌部咬伤，及时清理口鼻腔内涎沫，保持气道通畅以防窒息。不要强行限制发作，如在肢体抽搐时不能将肢体用力按压或屈曲，避免意外伤害。对昏仆抽搐的患者，同时加用床档，以免翻坠下床跌伤和碰伤。

保持病房安静,光线柔和适宜,避免声、光刺激。

2.间歇期的心理护理与调摄

痫病患者因反复发作而心理负担沉重,情绪低落,对治疗失去信心,因而护理人员应用"正言开导治疗"法,做好患者的心理护理。首先做耐心细致问诊,找出发病的症结所在,帮助患者寻找发病诱因及发病规律,其次用适当的方式方法解释开导,解除患者心理上的负担,使患者正确认识疾病,克服诱因,从容对待病情,树立战胜疾病的信心。痫病在早晨及清晨发病率高,因此清晨应将患者早点唤醒,护理人员加强巡回或专人守护,并用"移心法"将其注意力转移到其他事情上,创造坦然、开朗的心境。各种治疗、护理操作尽量做到轻、稳、准,减少其痛苦,消除胆怯心理,避免各种不良精神刺激,保持患者轻松愉快的情绪。

控制诱因是防止发作的重要措施,生活调摄当避免劳欲过度,尤其保持心情舒畅,饮食适宜,不但是预防的需要,而且也是治疗和防止复发不可缺少的环节。患者宜保持精神愉快,起居有常,劳逸适度。饮食宜清淡有节,忌食辛辣刺激及油腻肥甘之品,以清淡易消化食物为宜,注意合理的饮食结构,以控制并减少痫病的发生。可常服山药、苡米、赤豆、绿豆、小米煮粥。戒烟酒,适当限制食盐的摄入。注意排痰及口腔卫生。保证充足的睡眠,保持大便通畅。

本病患者不宜从事高空、驾驶及水上工作,亦应注意远离火源、水源,避免脑外伤;外出时以二人同行为宜,以防意外。

(八)预后与转归

痫病的转归与预后取决于患者的体质强弱、正气盛衰与感邪轻重。本病证有反复发作的特点,病程一般较长,少则一两年,甚则终身难愈。体质较好、正气尚足的患者,如治疗恰当,痫发后再予以调理,可控制发作,但难以根治;体质较弱,正气不足,痰浊沉痼者,往往迁延日久,缠绵难愈,预后较差。若反复频繁发作,少数年幼患者智力发育受到影响,出现智力减退,甚至成为痴呆,或因昏仆跌伤造成长期后遗症,或因发作期痰涎壅盛、痰阻气道,易造成痰阻窒息等危证,或变生厥脱变证而危及生命,必须及时进行抢救。

痫病初发或病程在半年以内者,尤应重视休止期的治疗和精神、饮食的调理。如能防止痫病的频繁发作,一般预后较好;如调治不当或经常遇到情志不遂、饮食不节等诱因的触动,可致频繁发作,则病情由轻转重。

四、古训今释

(一)病名溯源

有关痫病的记述,早在长沙马王堆三号汉墓出土的帛书《五十二病方》中已有"婴儿病痫"的记载,但其病名的详细载述应始于《黄帝内经》。该书中根据病变部位、证候特点和性质取名有"胎病""巅疾""癫疾""痫瘈""痫厥""癫狂""痫眩"等。秦汉以前痫病还尚未独立成一个病,多将痫病与癫狂、惊风、痴呆、眩晕等病证相混淆。

隋唐时期,与痫病相关的病名愈加繁杂。隋代巢元方《诸病源候论·小儿杂病诸候·痫候》中依痫病成因不同分别取名为"风痫""惊痫""食痫";《诸病源候论·风病诸候·五癫病候》以病因结合发作特点命名为"五癫",即阳癫、阴癫、风癫、湿癫、马癫;但宋代严用和《济生方·癫痫论治》所载"五癫",则指马癫、羊癫、鸡癫、猪癫和牛癫而言,也称"五畜癫",加犬癫又称"六畜痫"。"癫痫"则首见于唐代孙思邈《备急千金要方·风癫》中。明代鲁伯嗣《婴童百问·惊痫》中有心痫、肝痫、脾痫、肾痫、肺痫五痫,又叫"五脏痫",此外,隋唐时期还有"狂厥""惊狂"等诸多有关痫病病名的记载,但值得提及的是,自从唐代孙思邈首次提出了"癫痫"名称之后,多数医家都以癫痫称谓,从而也使得宋金元时期痫病的病名由博反约。

明清两代,其病名多被称为"癫""痫""癫痫",且各持有不同的看法。如明代王肯堂《证治准绳·杂病·神志门》癫狂痫总论曰:"癫者,或狂或愚……痫病,发则昏不知人……"明确了癫与痫的表现不同;明代张介宾《景岳全书·杂证谟·癫狂痴呆》却认为"癫即痫也……诸家于癫证之外,又立痫证,诚属牵强,无足凭也"。直到清末,关于痫病的命名才逐步趋向一致,即"痫""癫痫"系指"痫证",俗称"羊痫风"或"羊癫风""羊羔风"。

(二)医论撮要

1.病因学说

(1)先天因素:古代医家认为先天因素是痫病发作常见病因,以儿童患者为多见。在胎产前,母受惊恐,导致气机逆上,精气下虚,腹胎失养而发病。如《素问·奇病论》曰:"人生而有病巅疾者……病名为胎病,此得之在母腹中。时其母有所大惊,气上而不下,精气并居,故令子发为巅疾也。"元代曾世荣《活幼心书·痫证》曰:"胎痫者,因未产前腹中被惊,或母食酸咸过多,或为七情所汩,致伤胎气,儿生百日内有者是也。"可见痫病发生与先天因素关系密切。

(2)六淫侵袭:古代医家亦认识到外感六淫,特别是风邪内入也是痫病发生的致病因素之一。如隋代巢元方《诸病源候论·小儿杂病诸候·风痫候》云:"风痫者……风邪所中;或衣厚汗出,腠理开,风因而入。"强调了风邪是痫病之因。对于风邪致痫《普济方·婴孩一切痫门·风痫》中进一步解释为:"风之为病……皆由腠理疏弱,营卫虚怯,经络不顺,关窍闭塞……是谓风痫之至也。"清代陈士铎《石室秘录》提出了寒邪可致痫病。明代龚信纂《古今医鉴·五痫》说:"夫痫者……或为六淫之邪所干。"说明六淫之邪皆能导致痫病发生。

(3)七情失调:历代医家对精神情志因素致痫相当重视,认为精神情志因素常常造成气机逆乱,进而伤及脏腑而发痫病。其中惊恐所伤,更易发病,故《素问·举痛论》指出"恐则气下","惊则气乱"。《黄帝内经》以后,持此论者颇多,如隋代巢元方《诸病源候论·小儿杂病诸候·惊痫候》曰:"惊痫者,起于惊怖大啼,精神伤动,气脉不定,因惊而发作成痫也。"明代龚信纂《古今医鉴·五痫》中也认为"夫痫者……或因七情之气郁结……或因受大惊恐,神气不守,或自幼受惊,感触而成。"明代龚廷贤《寿世保元·痫证》则更概括明确地指出:"盖痫疾之原,得之于惊,或在母腹之时,或在有生之后,必因惊恐而致疾。"此外,在宋代陈无择《三因极一病证方论》和清代李用粹《证治汇补》等古医籍中皆有相关记载。

(4)饮食、劳作失宜:饮食不节,过食辛辣,恣食肥甘厚味;或食中受惊,食积不运;或脾胃积热,壅塞中焦,以致食宿为痰,积痰内伏,生热动风而生痫病;或劳作过度,生活起居失于调摄,遂致气机逆乱而生痫病。隋代巢元方《诸病源候论·小儿杂病诸候·痫候》说:"食痫者,因乳哺不节所成。"有关饮食失宜为致痫病因在明代李梴《医学入门·痫》、清代叶天士《临证指南医案·癫痫》中均有论述。唐代孙思邈《备急千金要方·卷第十四·风癫》中曰:"风癫……因以房室过度,醉饮饱满行事,令心气逼迫,短气脉悸得之。"指出劳作过度,房事不节也可发生痫病。

2.病机学说

(1)脏腑经络失调:《黄帝内经》时代,已认识到脏腑经络功能失调在痫病病理中的作用,如《素问·大奇论》曰:"心脉满大,痫瘛筋挛,肝脉小急,痫瘛筋挛","二阴急为痫厥"。《灵枢·邪气藏腑病形》又曰:"肺脉急甚为癫疾""脾脉急甚为瘛疭""肾脉急甚为骨痿癫疾"。唐宋以后,医家在临床实践基础上,进一步认识到脏腑经络失调是发生痫病的病理基础,其中尤其强调以心、肝、脾、肾的失调为主。唐代孙思邈《备急千金要方·卷第五·少小婴孺》明确指出:"少小所以有痫病及痉病者,皆由脏气不平故也。"宋代陈无择《三因极一病证方论·癫痫叙述》也强调说:"夫癫痫病……但脏不平,诸经皆闭,随其脏气,证候殊分。"宋代严用和,以五畜痫著说,从五畜应五脏的角度论证了痫病的发病机制,他在《济生方·痫病论证》中曰:"夫癫痫病者,……一曰马痫,作马嘶鸣,应乎心;二曰羊痫,作羊叫声,应乎脾;三曰鸡痫,作鸡叫声,应乎胃;四曰猪痫,作猪叫声,应乎肾;五曰牛痫,作牛吼声,应乎肺。此五痫应乎五畜,五畜应乎五脏者也。"严氏认为,临床上凡以五畜各自的叫声为发病特点的痫病,皆因相应的脏腑为邪气所干而致自身功能失调引起,同时严氏在篇中又概括地说:"原其所因,皆由惊动,脏气不平,郁而生涎,闭塞诸经,故有是证",由此言明脏气失调致痫的病理。由于临床病证的表现各异,所以医家对脏腑经络失调病理的认识也各有侧重。明·龚廷贤《寿世保元·痫证》云:"盖痫疾之原,得之于惊……盖恐则气下,惊则气乱,恐气归肾,惊气归心,并于心肾,则肝脾独虚,肝虚则生风,脾虚则痰蓄,极而通,其发也暴,故令风痰上涌,而痫作矣。"龚氏则倡明惊恐并于心肾,肝脾独虚的病理;清代张璐《张氏医通·神志门·痫》也认为"痫证之发,由肾中龙火上升,而肝家雷火相从挟助也。"强调肝肾亏虚,相火旺动的病理。清代沈金鳌《杂病源流犀烛·诸痫源流》中云:"诸痫,肾经病也……诸痫为患,可识其皆由于肾矣……诸痫之源,虽根于肾,而诸痫之发,实应五脏。"此又主张肾为痫病之根源。而清代林珮琴《类证治裁·痫症论治》概而言之曰:"痫症,肝胆心肾病,而旁及阴阳维跷督诸经俱动也。"

(2)痰浊壅塞:对于痰浊壅塞致痫的机制,至隋唐宋金元时期,已有所认识,认为痰是导致痫病的主要病机之一,正如元代朱震亨《丹溪心法·痫》中所说:"痫证有五……非无痰涎壅塞,迷闷孔窍"。时至明清,则更为医家所重视,如清代程国彭《医学心悟·癫狂病》认为痫病都是"痰涎聚于经络也";明代龚信纂《古今医鉴·五痫》言痫病"皆是痰迷心窍"。至于明代楼英《医学纲目·癫痫》所载的"痰在膈间则眩微不仆,痰溢膈上,则眩甚仆倒于地,而不知人",则更把症状表现与痰浊壅塞部位联系起来加以解释,充实了痰浊致痫的病机内容。

至于痰的形成,明代龚廷贤《寿世保元·痫证》认为"脾虚则生痰",而明代李梴《医学入门·痫》也指出"盖伤饮食积,为痰火上迷心窍",可见饮食失节,脾虚不运,聚湿而为痰,或脾胃积热酿炼成痰。痫病之痰还可由于七情失调,气郁化火,火邪炼液成痰;肝肾阴亏,水不涵木,阳亢化风,灼液为痰;或由外感及内热炽盛,火动生风,煎熬津液,结而成痰;明代徐彦纯《玉机微义》也说:"风癫之发者,皆由热甚而风燥为其兼化,涎溢胸膈,燥烁而由瘈疭,昏冒僵仆也。"另外,清代陈士铎《石室秘录·卷四》还认为"气虚痰多",故明代张介宾《景岳全书·杂证谟·痰饮》曰:"痰之为病,必有所以致之者,如因风因火而生痰者……因虚因实而生痰者。"从上见知痰生多途,虚实有别,痫病之痰每多夹火夹风而为患,形成风痰交炽,痰火炽盛的病变,在病理过程中,大多数医家认为痫病初起常由风痰上窜痰热迷塞心窍所成,以实证居多,久病不愈,正气渐虚,多为痰湿阻扰神明所致。

(3)瘀血阻窍:中医将瘀血具体用于痫病的病理阐述时间较晚,详见于明清以后。如明代鲁伯嗣《婴童百问·惊痫》中指出"血滞心窍,邪气在心,积惊成痫。"清代周学海《读医随笔·证治类》也认识到"癫痫之病,其伤在血,寒、热、燥、湿之邪,杂然凝滞于血脉,血脉通心,故发必昏闷,而又有抽掣叫呼者,皆心肝气为血困之象,即所谓天地之疾风是也。"

3.病证表现

历代有关痫病的症状论述颇为繁多,由于本病的表现形式多样复杂,历代对其认识也不一致,但对其发作时的症状表现论述较为详细,同时已认识到某些患者在发作前常有先兆症状,发作后有后遗症状。

(1)先兆症状:中医学在很早以前已经认识到某些痫病患者在发作前多表现有先兆症状,如《灵枢·癫狂》曰:"癫疾始生,先不乐,头重痛……";隋代巢元方《诸病源候论·小儿杂病诸候·欲发痫候》更明确地提出:"夫小儿未发痫,欲发之候,或温壮连滞,或摇头弄舌,或睡里惊掣,数啮齿,如此是欲发痫之证也。"以后,诸医家对此多有载述,特别是唐代孙思邈《备急千金要方·惊痫》中搜列了欲发痫之症状 20 条,其曰:"手白肉鱼际脉黑者,是痫候……弄舌摇头,是痫候"。可见,其对病证先兆表现论述颇详,同时还在篇中示人痫病,"必先有候",要注意早期发现而防治。

(2)发作症状:对于痫病发作时的临床表现,古代医家已做了较为详细的论述,虽然不如西医根据症状表现而将癫痫的发作形式分为全面性发作、部分性发作、癫痫持续状态等,但亦可找到类似各种形式的叙述,其中主要以对强直阵挛发作的论述为主。

在秦汉时即载述了有关症状,如《灵枢·癫狂》提出:"癫疾始作,先反僵……",又曰:"而引口啼呼,喘悸者"。至隋代,对其临床特点做了较为细致的描述。隋代巢元方《诸病源候论·妇人杂病诸候·癫狂候》曰:"癫者,卒发仆地,吐涎沫,口喎目急,手足缭戾,无所觉知,良久乃苏。"《诸病源候论·小儿杂病诸候·痫候》曰:"其发之状,或口眼相引,而目睛上摇,或手足掣纵,或脊背强直,或颈项反折,或屈指如数。"明清后,众医家对其发病特点和症状的描述更为详细,如明代王肯堂《证治准绳·杂病·神志门》癫狂痫总论指出:"痫病仆时,口中作声,将醒时吐涎沫,醒后又复发,有连日发者,有一日三五发者";还提到:"痫病发则昏不知人,眩仆倒地,不省高下,甚而瘛疭抽掣,目上视,或口眼喎斜,或口作六畜之声。"

(3)发作后遗症状:对痫病发作后遗症状古人也多有描述。《灵枢·癫狂》曰:"癫疾始作先反僵,因而脊痛";又曰:"癫疾……已而烦心",已看到痫发作后常有背脊疼痛、心烦等不适感。隋代巢元方《诸病源候论·小儿杂病诸候·发痫瘥后六七岁不能语候》又指出风痫发作后出现"其声不发,故不能言",并认为是"其痫发虽止,风冷之气犹滞心之络脉,使心气不和"所致。可见,诸医家对其发作后遗症状的观察也是比较详细的。

4.证候分类

(1)按病因不同分类:根据痫病发生原因,诸医家常分为风痫、惊痫、食痫、痰痫、饮痫等。如隋代巢元方《诸病源候论·小儿杂病诸候·痫候》云:"诸方说痫,名证不同,大体其发之源,皆因三种……风痫、惊痫、食痫是也";明代方贤《奇效良方·五痫》中在此三痫基础上又增饮痫、痰痫两类。

(2)按发作时叫声及动态表现分类:唐代孙思邈《备急千金要方·惊痫》提出"马痫之为病,张口摇头,马鸣,欲反折……牛痫之为病,目正直视,腹胀……羊痫之为病,喜扬目吐舌……猪痫之为病,喜吐沫……犬痫之为病,手屈拳挛……鸡痫之为病,摇头反折,喜惊自摇……上六畜痫证候。"以后医家以分为马、牛、鸡、猪、羊五畜痫为多。

(3)按与五脏关系分类:古代医家认识到痫病证候表现的不同,为相应的脏腑被邪气所干使其功能失调引起,因之而分心痫、肝痫、脾痫、肺痫、肾痫,合为五脏痫。如明代鲁伯嗣《婴童百问·惊痫》曰："痫曰五痫,病关五脏……曰心痫……肝痫……肾痫……肺痫……脾痫。此五脏之证然也。"这种分类方法在宋代严用和《济生方·癫痫论治》、明代李梴《医学入门·痫》等医著中多有记载。

(4)按临床发作特点分类:痫病分为阳痫、阴痫。早在隋代就有记载,其主要是依据痫病临床发作特点而分类的,如隋代巢元方《诸病源候论·小儿杂病诸候·风痫候》曰:"病先身热,瘛疭惊啼叫唤,而后发痫,脉浮者,为阳痫……病先身冷,不惊瘛,不啼唤,乃成病。发时脉沉者,为阴痫。"

5.治则治法

(1)治则。①审查病证、辨证论治:痫病在不同的病程阶段,不同的患者会发生不同的病理变化,因此历代中医对本病的治疗主张随证而治,以辨证论治为基本治则,正如《灵枢·癫狂》云:"治癫疾者常与之居,察其所当取之处,病至视之,有过者泻之";明代王肯堂《证治准绳·杂病·神志门》也指出痫病:"所因不同,治疗亦异。如惊者安神丸以平之,痰者三圣散以吐之,火者清神汤以凉之",强调治痫应当遵循辨证论治的原则。②辨阳痫、阴痫论治:清代李用粹《证治汇补·胸膈门·痫病》指出"阳痫痰热客于心胃,闻惊而作,若痰热甚者,虽不闻惊,亦作也。宜用寒凉。阴痫亦本于痰热,因用寒凉太过,损伤脾胃,变而成阴,法当燥湿温补祛痰。"在明代鲁伯嗣《婴童百问·惊痫》中也有相关记载,综概其要,认为阳痫多为初发,治以息风涤痰泻火为主;痫病病久,多属阴痫,以调补脏腑气血为主。③辨虚证、实证论治:医家认为痫病不外虚实两端,实者宜攻,虚者宜补。如清代《临证指南医案·癫狂痫》指出"至于主治……以辨虚实……痫之实者,用五痫丸以攻风,控涎丸以劫痰,龙荟丸以泻火;虚者当补助气血,调摄阴阳,养营汤、河车丸之类主之。"④治分标本,随证用药:一般而言,在发作之时,以治标为当务之急,控制其发作,可据证选用豁痰顺气、息风镇痉、泻火定惊等法;间歇期、病情缓者当以治本为法,视脏腑阴阳之偏倚及病证之兼夹而调理之。如明代张介宾《景岳全书·杂证谟·癫狂痴呆》也概括地指出"癫病多由痰气……故治此者,当察痰察气,因其甚者而先之;至若火之有无,又当审其脉证而兼为之治也。"而清代张璐在《张氏医通·神志门·痫》中明确提出:"痫证……古人虽分五痫,治法要以补肾为本,豁痰为标,随经见证用药",其再次强调了治痫须分标本的原则。

(2)治法:中医对痫病的治疗历代论述不一,治法颇多。秦汉时期关于痫病的治法就有所记载,并常体现于所治方药之中;进入宋、金、元时代,治疗方法日新月异,形成了寒热并举、虚实兼顾和诸法并用的治疗状况;明清时代,随着中医理论进一步发展,渐臻完善,痫病的治法不仅多,而且针对性强,效果好。然历代对痫病治法虽然各异,但多重于豁痰、清心、安神、镇肝等法。①涌吐痰涎,诱邪外出:痫病由邪实壅于膈上而成者,当以涌吐之法,诱邪从高而越。如元代张从正《儒门事亲·发惊潮搐》中治疗痫病"发惊潮搐,涎如拽锯,不省人事,目瞪喘急,将欲死者",指出"可用吐涎及吐之药"。然而吐法实为治标之策,吐后痰出势缓,还当根据病情调治之,故元代朱震亨在《丹溪心法·痫》治法中提出"有痰者,必用吐药,吐后用东垣安神丸。大法宜吐,吐后用平肝之剂";明代张介宾《景岳全书·杂证谟·癫狂痴呆》也云:"痰逆气滞之甚者必用吐法,吐后随证调理之。"此外,痫病邪实者,古代医也有采用汗法、下法进行治疗的。如元代张从正《儒门事亲·痫》中还指出:"夫痫病不至于目瞪如愚者,用三圣散投之。更用火盆一个,于暖室中,令汗、下、吐三法俱行。"②豁痰顺气,平肝息风:明代龚信在《古今医鉴·五痫》中提出"治之不须分五,俱宜豁痰顺气,清火平肝";清代程国彭《医学心悟·癫狂痫》也认为痫病"虽有五脏之殊,而为痰涎则一",所以主张豁痰开窍,平肝息风,故用"定痫丸主之"。③清热化痰,宁心安神:明代李梴《医学入门·痫》云:"痫本痰热挟惊,宜寒药清心降火化痰为主",文中对于化痰之法又具体指出"化痰必先顺气,顺气必先调中,顽痰胶固,非辛温热药为佐,何以开导?"即强调化痰必先顺气调中,对顽痰胶固者,又当以温药开导方可获取良效。元代朱震亨在《丹溪心法·痫》中也早已主张消痰清热治痫,其曰:"用黄连、南星……寻火寻痰……有热者,以凉药清其心;有痰者,必用吐药",如此痰去热除,痫病自止。④调理脏腑,补益气血:清代李用粹《证治汇补·胸膈门·痫病》认为阴痫"因用寒凉太过,损伤脾胃"而成,故认为治阴痫应补益脾胃,燥湿温补祛痰。《临证指南医案·癫痫》指出,凡痫病"虚者当补助气血,调摄阴阳。"⑤活血化瘀,通行气血:明代鲁伯嗣《婴童百问·惊痫》云:"血滞心窍,邪气在心,积惊成痫,通行心惊,调和心血,顺气豁痰,又其要也",已将活血化瘀法用于治痫之中。清代王清任在《医林改错·癫狂痫总论》中认为痫为气滞血瘀,也主张以活血化瘀为法。从此活血化瘀法治痫渐被后世医家所重视。

6.方剂方药

从《内经》始至明清治疗痫病的方剂,大略计有70余首,其中可分为以下七类(仅列出代表方剂)。

(1)涌吐痰涎、逐邪外出类。

三圣散《儒门事亲》:防风90 g,瓜蒂90 g,藜芦7.5～30 g。

上药3味,各为粗末。每服约15 g,以韭汁300 mL,先用200 mL,煎三五沸,去韭汁,次入100 mL,煎至3沸,却将原煎韭汁,同熬二沸,去滓澄清,放温,徐徐服之。不必尽剂,以吐为度。治浊痰壅塞胸中,上逆时发。

为提高古代方剂实用性,作者逐一将古代剂量换算成现代剂量。

(2)豁痰开窍、息风定惊类。①定痫丸(《医学心悟》):明天麻、川贝母各30 g,胆南星15 g,半夏30 g,陈皮21 g,茯苓30 g,茯神30 g,丹参、麦冬各60 g,石菖蒲15 g,远志21 g,全蝎、僵蚕、琥珀各15 g,辰砂9 g。上药15味,用竹沥100 mL、姜汁20 mL,再用甘草120 g熬膏,和药为丸,如弹子大,辰砂为衣。每服6～9 g,照五痫分引下：犬痫，杏仁 5 枚煎汤化下；羊痫，薄荷 1 g，煎汤化下；马痫，麦冬 6 g，煎汤化下；牛痫，大枣 2 枚煎汤化下；猪痫，黑料豆 9 g，煎汤化下，每日 2～3 次。治五痫。②清心滚痰丸(《寿世保元》)：大黄 120 g，黄芩 120 g，青礞石 15 g，沉香 7.5 g，牙皂 15 g，犀角 6 g，麝香 1.5 g，朱砂 15 g 为衣。上为细末水丸，每服四五十丸，滚水送下。治诸风癫痫。

(3)镇惊安神、清热化痰类。①清热镇惊汤(《医宗金鉴》)：柴胡、薄荷、麦冬去心、栀子、黄连、龙胆草、茯神、钩藤、生甘草、木通，引加灯心草、竹叶，调朱砂末服。②大镇心丹(《三因极一病证方论》)：辰砂、龙齿各等份。为末猪心血为丸如芡实大。每服 1 丸，用麦冬叶、绿豆、灯心、生姜、白蜜，水煮豆熟为度。临卧咽下，小儿磨化半丸。治一百二十种癫痫，惊狂谵妄颠倒，昏不知人，喷吐涎沫。

(4)健脾益胃、理气散滞类。①六君子汤(《世医得效方》)：人参、炙甘草、茯苓、白术、陈皮、半夏各等份。上药 6 味，锉散。每服 9 g，用水 150 mL，煎至 100 mL，不拘时服。治痫证脾胃虚弱有痰者。②白金丸(《寿世保元》)：白矾 60 g，郁金 210 g。上 2 味为末，米糊为丸。每服 50 丸，温水送下。治忧郁痰壅痫病。

(5)活血化瘀、通行气血类。通窍活血汤(《医林改错》)：赤芍 3 g，川芎 3 g，桃仁 9 g，红枣 7 枚，红花 9 g，老葱 3 根，鲜姜 9 g，麝香 0.15 g。上药 8 味，用黄酒 250 mL，将前 7 味煎至 150 mL，去滓将麝香入酒内，再煎 2 沸，临卧服。治痫有瘀滞者。

(6)清热泻火、通腑泻实类。①龙荟丸(《脉因证治》)：柴胡、甘草、青皮、黄连、大黄、当归、木香、草龙胆、芦荟、川芎。上药 10 味，制为丸剂，每服 3～6 g，温开水送下。治痫有肝火旺盛。②大承气汤(《伤寒论》)：大黄、厚朴、枳实、芒硝各 15 g。上药 4 味，用水 1 000 mL，先煎厚朴、枳实，取 500 mL，去滓，纳大黄，更煮取 200 mL，去滓，纳芒硝，再上微火煎一二沸，分 2 次温服。治痫病发狂等属里实热证者。

(7)滋养肝肾、益气养血类。大补元煎(《景岳全书》)：山茱萸、炙甘草各 3 g，炒山药、杜仲、当归、枸杞子各 6 g，人参 6～60 g，熟地黄 9～90 g。水煎服，治痫证日久肝肾亏虚，气血大亏者。

古代医家选取植物药、动物药、矿物药等药材，采用汤剂、丸剂、散剂、丹剂等不同剂型，针对发作期、缓解期不同的证候采取相应的方药，为后世治疗痫病提供了丰富的参考资料和临床经验。

7.预后及护理

(1)从脉象上判预后：脉象反映着脏腑阴阳气血的盛衰，古医家常由脉象、脉势之情况去判定痫病预后的好坏。《素问·通评虚实论》曰："帝曰：癫疾何如？岐伯曰：脉搏、大、滑，久自已，脉小、坚、急，死不治……虚则可治，实则死"。脉搏大者，是气盛于外，正气有力抗邪，故预后好，小坚急者，气泄于下，故预后不良；又实者，易兴奋，故痫病也易发作频数而重，虚者，趋于抑制，故其发作次数必少而轻。隋代巢元方《诸病源候论·小儿杂病诸候·风痫候》也载："脉浮者,为阳痫……犹易治";"脉沉者,为阴痫……极者难治",其脉浮者,气血畅流,抗病尚足,而脉沉者,则气血亦虚,抗病力弱,故前者易治而后者难治。另外书中还见载有:"小儿风痫三部脉紧急,其痫可治""惊痫心气不定,下之内虚,则甚难治"。

(2)以发作之情况判预后:医家认为痫病发作频繁而严重者,一般多预后不良,发作少而轻者,预后较好。《灵枢·癫狂》云:"癫疾者,疾发如狂者,死不治"。明代王肯堂《证治准绳·杂病·神志门》曰:"若发频而志愚者,仅至四十阴气衰半而已。"《证治汇补》指出:"病后发痫者不治,神脱目瞪如愚者亦不治,发时遗尿者死"。

(3)关于痫病的护理,古代医家强调在其发作时的护理。如隋代巢元方《诸病源候论·小儿杂病诸候·风痫候》中云:"凡诸痫正发,手足掣缩,慎勿捉持之,捉则令曲突不随也。"这无疑给我们在护理工作方面做出了宝贵的指示,当痫病发作抽搐时,如果强行按制,往往可以发生关节脱臼等并发症。

五、现代研究

(一)病证名称与定义

1991年11月北京中医学院脑病研究室草拟的方案及1992年7月国家中医药管理局全国脑病急症协作组讨论制定的《痫证诊断与疗效评定标准》中规定"统一病名为'痫证',相当于西医诊断的原发性癫痫中强直阵挛发作。"文中还具体制定了其病名诊断标准。而高等医药院校教材中医专业使用的《中医内科学》称为"痫病",系指脏腑受伤,神机受累,元神失控所致,以突然意识丧失,发则仆倒,不省人事,两目上视,口吐涎沫,四肢抽搐,或口中怪叫,移时苏醒,一如常人为主要临床表现的一种发作性疾病,又有"痫证""癫痫""羊痫风"之称。这无疑对其病名的规范化起到了重要作用,从此对本病的认识也较为统一。但是中医所定义的范畴只是西医癫痫范畴中的一部分,即癫痫大发作的表现,关于一些其他类型的发作情况描述较少,今后有待进一步完善。

(二)病因病机研究

1.当代医家认识撷粹

现代医家对痫病病因的认识不外先天因素,七情失调,饮食不节,劳逸过度,跌打损伤,感受外邪,久病失养或失误,及虫入体内等,可概括为痰、火、惊、气、瘀和虚等几个方面。

郑耀庭认为癫痫病因为痰、火、惊、气、血及先天因素所致。痰浊蒙蔽心窍;火邪能炼液成痰,并能触动内伏痰浊,痰随火升,阻蔽心包;惊恐可扰乱气机;先天不足,肝肾阴血亏虚,肝气逆乱,神不守舍,以上诸因,均可导致癫痫,而痰为要因。赵建军认为,痰与癫痫的关系密切,故有无痰不作痫之说,初病实证,多由痰热迷塞心窍所成,久病虚证多由痰湿扰乱神明而致;湿痰则由脾失健运聚湿生痰。积痰内伏是癫痫发病的主要原因。痰的产生则责之于肝脾。肝主疏泄,性喜条达,忧思郁闷,恼怒等情志刺激,使肝失条达,气机不畅,肝气乘脾,肝脾不和,健运失调,使生化失司,不能化精而化饮化痰。熊辅信认为该病的病因是先天因素、后天因素,如七情失调、脑外伤、劳累过度或其他疾病等诸多因素引起。该病的发生与中医的肝脏关系甚为密切,还涉及脾、心两脏。杨雪瑛等认为本病的形成与先天禀赋、情志失调、饮食所伤、劳逸起居,脑部外伤或其他疾病有关。概括了癫痫的病理因素为积痰、肝风、郁火、气乱、血瘀五个方面。其中积痰内伏,阻于经络,壅塞脑腑,扰于神明是癫痫病的主要因素。而上述因素又相互兼杂,互因互果。至于小儿癫痫,熊杰等认为,大多由先天因素(胎中受惊、元阴不足)七情失调、脑外伤、饮食不节或患他病之后,使脏腑失调,痰浊阻滞,气机逆乱,风阳内动所致。此外,因虫致痫多由饮食不洁,或误食带虫物品,或过食病畜之肉,同时,若患有感染寄生虫病史者,如脑囊虫、脑包虫、脑肺吸虫病等均可引发痫病,其中尤以脑囊虫致痫者最为多见。

西医认为癫痫发作都有其具体病因,可能是脑局部的病变或脑弥散性的病变,某些全身性代谢、中毒病变也可成为癫痫的病因。本病可由遗传因素和获得性因素引起。

(1)遗传因素:30％的慢性癫痫为遗传性原发性癫痫。在这类患者的脑部无可以解释症状的结构变化或代谢异常,可能是由于遗传了一种低的抽搐阈度,或某些遗传特性构成了某些特异性原发性癫痫的基础,或是脑的遗传性疾病中产生癫痫发作的结构性障碍等。

(2)获得性因素:可以是多种脑部病损或代谢障碍,主要包括以下几个方面。①感染:特别是中枢神经系统感染,如乙型病毒脑炎、单疱病毒脑炎、结核与真菌性脑膜炎、脑囊虫病等,此外,全身感染继发的脑病及其后遗症也常是癫痫发作的原因。②脑外伤:特别是由滞产、急产或动用产钳所致的产伤,致癫痫的机会很大。学龄前及学龄儿童,以及成人的脑外伤,包括脑挫裂伤、硬膜下(外)出血、蛛网膜下腔出血及脑实质出血,都可在外伤当时或若干年以后出现癫痫发作。③颅内肿瘤:主要是幕上肿瘤,如额、顶、颞等区的肿瘤致癫痫的可能性较大。在肿瘤分类上以胶质瘤发病较多。④先天畸形:如小头畸形、先天性脑积水等。⑤脑血管病:包括囊状动脉瘤、自发性蛛网膜下腔出血、各种原因的脑出血、脑梗死以及静脉窦血栓等。⑥中枢神经系统变性及脱髓鞘病:如各型白质脑病、胶原血管病、结节性硬化、多发性硬化、多发性神经纤维瘤等。⑦药物:有些药物过量、中毒、突然撤药及药物依赖等均可导致癫痫发作。⑧全身性代谢障碍、中毒、缺氧等:如窒息、一氧化碳中毒、低血糖、低血钙、心律不齐、尿毒症、酮中毒等。在考虑癫痫的病因时,应联系发时的年龄。如产后24小时左右的发作,应首先考虑产伤、窒息;出生后1周出现的发作,则要考虑低钙的可能;

婴幼儿期多考虑各种感染;学龄前及学龄期儿童则应多考虑脑外伤,也要考虑某些先天畸形或遗传代谢病;从青中年起,需特别警惕脑瘤;老年前期及老年期随着脑血管病发病增多,合并癫痫的机会也相应增多。除年龄特点外,地区特点也应考虑,如华北地区及东北地区,脑囊虫病的检查应作为癫痫病因的常规。某些与外界隔离偏僻的山区,近亲结婚者多,因而先天畸形作为病因应给予足够的重视。

2.病机学说

近代中医论痫病病机主要包括"阴阳失调、经络病变、脏腑失调,以及风、火、气、痰、瘀、虚错综复杂的关系"。李舜卿认为癫痫发作主要为风痰气逆所致。加之久病心肾之气亏虚,脾气不足,正虚邪结,心脑受伤,使神明元气失养,痰瘀内伏,则闭阻清窍,肝风夹痰上扰,阳升风动以致愈发愈虚,愈虚愈发,导致迁延难愈。心、脑、肝、肾虚损是痫病的内在因素,而痰火风瘀诸邪扰乱神明是发病的外在诱因。熊辅信认为该病发病机制不外是"气、风、痰、瘀"四个方面,而肝脏的升发太过或不及,阳生无制,火炎风动,痰浊瘀阻,导致脏腑功能失调,气血逆乱,阴阳失衡,蒙闭清窍,神明失守是本病发生的关键。卢中蕙也认为癫痫发病不外乎痰火风惊四端,临床上无论是肝郁气滞血瘀,或是脾胃虚弱,化源不足,血脉空虚,运行滞缓而瘀血内积,或阴虚火盛致津伤血燥而瘀血内结,或内寒充斥,寒凝血瘀,或脉络外伤瘀血内停等,都有"瘀"的存在,因此在痫病的发病过程中,无论是哪种类型,瘀血的因素总是存在的。洪庆祥提出肝肾阴虚为本,风痰、血瘀为标是此类癫痫最主要的病理机制;同时认为,癫痫的发生与人体免疫、情绪存在密切关系,情绪波动或免疫力下降,可引起大脑癫痫样放电或临床发作。

总之,现代医家对癫痫发病机制的研究较为深入,主要包括"痰、瘀、虚、惊、风"致痫及气滞血瘀致痫、痰瘀互结致痫等等,为临床治疗癫痫提供了可靠的理论依据。

(三)证候学与辨证规律研究

1.症状学研究

(1)发病的突然性:本病的临床表现以起病急骤而突然为特点。虽然部分病例于发病前数小时或数天,先有精神紧张,烦躁不安等先兆,或临发病时,也可觉眩晕头痛,肢体麻木,筋惕肉跳,胸闷欠伸之感,但为时甚短,旋即仆倒抽搐,口吐涎沫,声若畜叫。因此,本病发作的突然性,较为普通。

(2)发作的反复性:痫病发作虽突然,但病情恢复也较快,常反复发作,其间歇长短因病情轻重而不同,严重者有1日数10次以上发作的,也有数日一发者,比较轻的患者有逾月或半年以上一发者。

(3)发作的刻板性:对每个患者而言,每次发作的表现几乎一致。临床发作的个性指不同类型癫痫所具有的特征。

(4)证候的多样性:本病发作,虽然有较典型的证候,但因患者体质的差异,阴阳的偏胜偏衰,其临床证候的表现,亦有较大的差别。

痫病的症状表现复杂多样,大体可概括为 4 点:①可有先兆,典型发作表现为突然跌倒,昏不知人,双目上视,口中怪叫,全身抽搐,呼吸中断,面色苍白或青紫,口吐涎沫,汗多,移时苏醒,醒后对发作情况无从记忆,有头痛、全身酸痛、疲乏无力等表现;②发作性短暂的失神,突然停止活动,两目上视,呼之不应,持物落下,或出现短促的震颤;③口角、眼睑或手指(趾)的局部抽搐,或短暂失语,或口、舌、指有阵发性麻木感、触电感,或眼前闪光,幻觉、视物变形,或有旧事如新感和环境失真感等;④无意识的机械动作,如吸吮、咀嚼、舐唇、搓手、抚面、解扣、脱衣、游走、奔跑、无目的的乘车,独语。发作过后毫无记忆。

随着对痫病认识的提高,中医对特殊类型痫病的临床表现也有了足够的认识,如:腹痛性癫痫是以发作性腹痛为主,无躯体抽搐;头痛型癫痫、呃逆样癫痫、肢痛癫痫,除具有相应的临床表现特征,一般皆具有突然性和反复发作的特点及异常的脑电图改变等。这些将有助于提高对特殊类型癫痫的诊断水平,有利于正确判断疾病的转归和指导临床用药。

2.辨证规律研究

痫病的证候表现和组合形式尽管十分复杂,但多可以痰、风、热、瘀、惊、虚 6 种证候概之。而临床各医家又侧重有别。柯文彬将癫痫归纳分为风痫、痰痫、热痫、惊痫、郁痫、瘀痫、食痫、虚痫(肝脾肾之分)、先天型(先天性大脑发育不全及遗传性)。于坤辨证为胎痫、风痫、惊痫、热痫、瘀痫、痰痫、食痫、狂痫、虫痫、虚痫 10 种证型。王天虎等治疗小儿癫痫,根据其不同症状,分为惊、风、痰、瘀血 4 型。魏敬彬等将痫病分为胎痫、风痫、痰痫、惊痫、食痫、瘀痫。许文洲依据经方从肝脾失调、气机不畅,肾阳不足、痰饮上犯,脾气不健、饮结于中,肝胆郁热、痰火上扰 4 型治疗癫痫。于东歌将癫痫分为痰火内盛、肝肾亏虚、心脾两虚 3 型。刘元喜治疗外伤性癫痫分为 4 型,气郁痰阻型、肝火痰热型、痰瘀阻络型、血虚清窍失养型。王晶辉临床根据不同的病机将癫痫分为 7 类:惊恐型癫痫、气郁痰盛型癫痫、热盛扰心型癫痫、气血虚弱型癫痫、食痫型癫痫、脑病后遗症癫痫、脑外伤性癫痫。

1992 年 7 月由国家中医药管理局全国脑病急症协作组讨论制定的痫病中医辨证诊断标准,把痫病分为风火上炎、风动痰阻、瘀血内停、心脾两虚、肾元不足 5 个证型;而现行的中华人民共和国中医药行业标准将痫病分为风痰闭阻、痰火扰神、瘀阻脑络、心脾两虚、血虚风动、肝肾阴虚 6 个证类。以上两个辨证诊断标准相互参照,概括了痫病的主要病机、证类和证候组合。

然而,就当今而言,痫病证候诊断缺乏定量化标准,证候的深入研究还缺乏统一的客观基础,尚需深入探讨痫病证候的发生、组合及演变规律,探讨其证候的辨证规律,为临床更准确的辨证论治提供依据。

(四)治则治法研究

1.治则

对痫病的治疗原则,一般主张在发作期,当急则开窍治其标,控制其发作。宜以豁痰息风,开窍定痫为法,选用药效快而作用强的方药,采用不同的给药途径,尽快解除患者昏厥和抽搐的危急症状。当其发作得到控制,病情转入缓解阶段,则祛邪补虚以治其本。多以调气豁痰、平肝息风、清肝泻火、补益心脾、滋养肝肾、通络镇惊、宁心安神等法治之,以防止本病复发,同时注意调理生活,除去发作之诱因。治疗本病,还须针对不同的证型,分别采取相应治法。实证以祛邪为主,虚者以补虚为先,虚实相兼者以攻补兼施方法。

2.治法

由于对痫病病机认识的不同,其治疗方法也各有不同,随着对本病认识日趋深入,治法也日益增多。其中较为一致的认识有以下几点。

(1)息风化痰法:气机逆乱,触动积痰,痰随风动或肝火灼津成痰,风阳痰浊蒙蔽心窍,流窜经络,则痫病作矣。故而清热涤痰、息风镇痉、开窍定痫为治疗痫病的关键。

(2)育阴潜阳法:肝之升发太过与不及,均可致阳升风动和虚风内动。风动痰升,闭塞清窍发而为痫,故治肝是治痫的关键所在。肝为刚脏,对其宜"因势利导,以柔制刚"。以育阴潜阳法治疗痫病,使窒滞之机得畅,横恣之势得柔。

(3)通下泻实法:既有通便之功,又有调畅气机之用,可导浊下行,使逆气得降,以宣通清窍。令邪有出路,痰化瘀去,以杜病源。因本病多为痰作祟,故多选通便兼有化痰降浊之药,如巴豆、黑丑、杏仁、瓜蒌仁、大黄等。

(4)化瘀通络法:癫痫大多是时发时止,反复发作,病久多虚多瘀,导致瘀血阻络。活血化瘀药物可以改善脑血流循环,促使瘢痕消失,黏连缓解,使皮层运动区停滞性病理兴奋灶逐渐消除。

(5)调理脾胃法:根据五脏关系中"脾为枢轴影响四旁"的作用,从调节脾胃入手,恢复气机转枢功能,以达治痫目的。

(6)辛开启闭法:本病乃多种致病因素造成元神蒙闭及多脏腑经络气血郁闭而发,其"闭"为本质,不论闭清窍,闭元神,闭脏腑,闭气血,闭经络均可发病。从而提出以荜茇为主药的辛开启闭为治疗大法,息风止痉、豁痰醒神为辅的治疗原则。

(7)扶正祛邪法:癫痫的病机从总体上说,多属于本虚标实,虚实错杂,既有标实之证,又有多脏俱虚,气血阴阳皆不足之象。故祛邪不忘固本,用补虚法治疗痫病属于治本之图。历代医家多主张发作期以治标为先,祛除风、痰、火、瘀等实邪,间歇期以治本为主,重在扶正。肝虚者养其血,肾虚者补其精,脾气虚者助其运,心气不足者安其神。

(8)辛热开破法:主要是针对痫痰难化这一特点而制定的治法。癫痫之痰,具有深遏潜伏、胶固难化、随风气而聚散之特征,非一般祛痰与化痰药物所能涤除,辛热开破法则采用大辛大热的川乌、半夏、南星、白附子等具有振奋阳气、推动气化作用的药物,以开气机之闭塞,破痰邪之积聚,捣沉痼之胶结,从而促使顽痰消散。

(五)辨证用药研究

1.复方加减辨证治疗

辨证论治是中医治病的特色,对痫病患者根据不同证类给予相应治疗,是临床治疗常法。王晶辉临床根据不同的病机将癫痫分为七类:惊恐型癫痫;气郁痰盛型癫痫;热盛扰心型癫痫;气血虚弱型癫痫;食痫型癫痫;脑病后遗症癫痫;脑外伤型癫痫。对于惊恐型癫痫实行"镇惊安神、宁心定志"的治疗原则,在用药方面,较常用的有大青膏、镇惊丸、钩藤饮。对痰盛型癫痫病采用"舒肝解郁、豁痰开窍"的治疗原则,在方剂运用上,采用"加味白金丸"效果更好。对热盛型癫痫病应"清心泻火、止痫息风",常用"清热息风散"。对于气血虚弱型癫痫病,采用"补气养血、安神定志",方剂为"补气宁心散"。食痫采用"健脾消食、涤痰止痫"的原则,常用方药是健脾止痫散。对脑病后遗症引起的癫痫应清热解痉、豁痰开窍,常用方剂为定痫丸。对脑外伤造成大脑损伤引起的癫痫应采用活血化瘀、安神止痫,常用方剂为活血化瘀止痫散。魏敬彬等将痫病分为胎痫、风痫、痰痫、惊痫、食痫、瘀痫,分别以琥珀镇惊散、化风丹、加味涤痰汤、镇惊散、清热和胃丸、通窍活血汤等加减治疗,效果满意。柯文彬将癫痫归纳分为风痫、痰痫、热痫、惊痫、郁痫、瘀痫、食痫、虚痫、先天型。风痫治宜平肝息风止痉,代表方为镇肝熄风汤等方加减;痰痫治宜涤痰降逆、开窍定痫,代表方为滚痰丸、五痫丸等方加减;热痫治宜清肝泻火、涤痰息风、开窍,代表方为龙胆泻肝汤等方加减;惊痫治宜镇惊安神、豁痰定痫,代表方为磁朱丸、镇惊丸等方加减。郁痫治宜疏肝解郁,泻火化痰开窍,代表方为柴胡疏肝散等方加减;瘀痫治宜活血通络,止痉定痫,代表方为补阳还五汤等方加减;食痫治宜消导化积、降逆化痰,代表方为保和丸等方加减;虚痫治宜滋养肝肾、息风止抽,代表方为左归丸等方加减;先天型治宜补肾益气,镇肝止抽,代表方为滋补肝丸、左归丸等方加减。

2.单方随证加减

辨病、辨证施治是中医学的优势,选用一个有效基本方,随症加减施治,是近年来中医治疗痫病的一个特点。徐智以涤痰通关饮(地龙15 g,白芷8 g,桔梗、甘草、浙贝、僵蚕各6 g)为基本方,抽搐频繁者加全蝎、蜈蚣各6 g,以息风止痉,痰涎壅盛者加白金丸(郁金、明矾)祛痰解郁,纳呆腹胀者加神曲、莱菔子各8 g,以消食导滞。治愈19例,好转2例,有效1例,无效1例,总有效率97.83%,明显高于西药组(P<0.05)。王天虎等治疗62例小儿癫痫,根据其不同症状,分为惊、风、痰、瘀血四型,以自拟基础方(天麻、川贝、胆星、半夏、陈皮、竹沥、茯苓、丹参、麦冬、菖蒲、远志、全蝎、僵蚕、琥

珀、辰砂)为主方,随证加减。①惊痫:治宜镇静安神,温胆养心。方药:基础方去丹参、川贝、半夏,加酸枣仁、枳壳;②风痫:治宜息风定痫,开窍宁神,柔肝疏络。方药:基础方去丹参、麦冬,加羚羊角、菊花;③痰痫:治宜祛痰利气,清痰开窍,健脾通腑。方药:基础方去茯苓、全蝎,加木香、竹茹;④瘀血痫:治宜活血化瘀,通窍定痫。方药:基础方去川贝、半夏,加川芎、当归、红花。治疗结果:62 例均治疗 2 个疗程,显效 29 例,有效 29 例,无效 4 例,总有效率为 93.6%。常冬梅等用人参、羚羊角、柴胡、郁金、钩藤、天竺黄、半夏、茯苓、白术、白芍、当归、天麻、胆南星、菖蒲、丹参为基础方,惊痫加琥珀、全蝎、朱砂;食痫加枳壳、焦三仙、川楝子;痰痫加半夏;风痫增量钩藤加天麻、僵蚕,治疗 62 例。结果:临床治愈 48 例,显效 10 例、有效 3 例、无效 1 例,总有效率 98.38%。

3.临床用药经验选粹

陆长清认为风为百病之由,痰为百病之根,虚为百病之终。癫痫的发病机制亦不例外,因此癫痫的治疗应重在豁痰、息风和补虚。运用导滞豁痰法治疗食痫,能明显减少或控制痫病发作,药用厚朴、茯苓、鸡内金、焦楂、麦芽、僵蚕、天竺黄、半夏、神曲、陈皮、蝉蜕,方中厚朴辛苦温,行气宽中消胀为主药;辅以鸡内金、焦楂、麦芽、神曲消食化滞;茯苓、陈皮健脾和中为佐;天竺黄、僵蚕、蝉蜕化痰息风为使。诸药配合共奏消积导滞、豁痰息风之功。并强调在治疗过程中一是重视肝经药物的应用,可使药物直达病所,而充分发挥作用;二是重视动物、矿物类药物的应用,取其重镇潜阳、祛风解痉之功效,如石决明、磁石、龙骨、牡蛎、鳖甲、龟甲、全蝎、僵蚕、琥珀、朱砂等;三是在各种类型的痫病中佐以息风药,癫痫的发作无论症状轻重,往往诸型交错互见,不同程度伴有风动的临床表现,如常见的热极生风、血虚生风、痰浊生风等,因此息风药是治疗各种痫病必不可少的。常用药物除动物、矿物药外,尚有天麻、钩藤、白蒺藜、白芍等。总之,陆长清认为豁痰重在辨治生痰之因,息风则注重择其入肝经平肝风之动、矿物类药,补虚不离养血、健脾之法,验之临床,实为治痫诸法中之要义。本病往往缠绵难愈,虚损之证又难复,故治疗不要随便更弦易辙,须坚持服用中药控制不发作 1～2 年。

熊辅信对痫病治疗非常推崇从肝论治的理论,在治疗上紧紧抓住气、风、痰、瘀四个方面,尤以肝气郁结为主,其风、痰、瘀均为肝气郁结,失于疏泄条达发展过程的病理变化,因而治肝乃是痫病治疗的关键,从肝论治,治宜疏肝为主,兼治风、治痰、治瘀。选用柴胡桂枝龙骨牡蛎汤加味治疗,药物组成:柴胡、党参、黄芩、法半夏、桂枝、白芍、钩藤、龙骨、牡蛎、姜南星、丹参、葛根、石菖蒲、甘草。诸药合用具有疏肝理气、平肝息风、化痰开窍、活血通络、邪去正复的功效。

吴承玉精选药物,注重配伍。强调用药如用兵,临证务必明晰药物的升降沉浮和性味归经之理。根据病情需要,精选药物,注重药物之间的区别。"心主神明",癫痫辨证处方,常加用安神之品,如酸枣仁、远志、合欢皮、龙骨等。认为四者虽皆能安神定志,然机制各异,酸枣仁养血安神;远志豁痰安神;合欢皮解郁安神;龙骨镇静安神。由于癫痫的病位涉及脑,故常选用一些能透过血脑屏障的药物,如天麻、川芎、地龙等。补气药常选黄芪、黄精、白术等,补而不腻。癫痫发作,以息风为要务,虫类药多灵动性猛,能平息肝风、搜剔邪风,驱风定痫之功力比草木、金石之类更胜一筹。然而虫类药多有小毒,应用时应严格控制使用时间和剂量;认为小儿脏腑娇嫩,形体未充,尤当慎用。且常配用白芍、当归、地黄、天冬、麦冬等养阴柔肝之品。对久病体弱者,使用活血化瘀及理气药的同时,常配以养血益气之品。

谢海洲组方用药十分重视中药的配伍,常利用两味药的相互依赖、相互制约作用以增强疗效,并在长期的临床实践中形成了一些固定的药物配伍模式。其常用于治疗癫痫的药对约有十对,如琥珀配朱砂、牛黄配羚羊角、玳瑁配珍珠、石菖蒲配郁金、郁金配白矾、熊胆配狗宝、僵蚕配蝉蜕、僵蚕配地龙、僵蚕配全蝎、全蝎配蜈蚣。谢老认为琥珀与朱砂均有镇惊安神的作用,琥珀兼能祛心瘀,朱砂兼能降心火,二药相配镇惊安神的作用更强,多用于心火较旺的癫痫患者;石菖蒲配郁金:石菖蒲辛温,开窍豁痰,醒神健脑,郁金苦寒,行气祛瘀,清心解郁,菖蒲以祛痰开窍为主,郁金以行气祛瘀为要,二药伍用,一气一血,一温一寒,相互促进,豁痰行气,宣痹止痛,相得益彰,常用于风、火、痰、瘀共存的癫痫;郁金配白矾:郁金既入气分,又走血分,以行气解郁、凉血散瘀为要,白矾祛痰燥湿,郁金以开郁为主,白矾以化痰为要,二药伍用,抗癫痫功效益彰;僵蚕配地龙:二药均有清热息风通络止痉的作用,僵蚕偏于祛风化痰,药性升多降少,地龙平肝定惊,药性以降为主,两药一升一降,止痉效用明显加强;全蝎配蜈蚣:二者均入肝经,为息风止痉圣品,相须为用,其力更彰。

(六)预防

中医学历来非常重视对疾病的预防,有"未病先防,既病防变"的防治原则。痫病是一种具有遗传倾向的疾病,应禁止近亲婚配,有痫病家族史的患者避免互相婚配,普遍推广婚前检查以及进行产前诊断,做到防患于未然,会大大减少遗传性癫痫的发生。孕妇期应避免惊吓,对于生产过程中有困难的应及早剖宫产,避免缺氧窒息、产伤引起癫痫。早期预防及治疗颅内感染、脑外伤及脑血管病等疾病可以减少继发性癫痫的发生。

控制诱因是预防发作的重要措施。首先应积极寻找诱发因素,并尽量避免,防止诱发本病的发作,要坚持正规、长期、合理用药,同时,生活作息有规律,保证睡眠充足,避免劳欲过度;保持心情舒畅,心态平和,勿忧郁暴怒,避免精神紧张;饮食适宜,饥饱有度,不吃刺激性食物,戒烟酒;参加适宜的工作和社交活动,不宜驾车、骑车及高空水上作业;适度锻炼身体,增强抵抗力等,这些不但是预防的需要,而且也是治疗和防止复发不可缺少的环节。

（七）康复研究

痫病的病程较长，在康复过程中，强调长期、正规、合理用药的必要性，患者应按医嘱坚持长期正确用药，切忌服药控制发作后自行停药，间断不规则服药不利于癫痫控制，易导致癫痫持续状态发生。患者发作控制后，一般应坚持服药半年以上，病程长者，服药时间宜更长，以巩固疗效。病情稳定者可适当参加体育锻炼，长期坚持太极拳、太极剑、气功等，有益于身体健康，正气恢复。避免情志不遂，常宜怡情悦志。饮食宜清淡而富有营养为宜。

痫病患者因长期、反复发作变得消沉、抑郁、缺乏耐心，应对其进行癫痫相关健康知识的宣教，指导患者解除心理上的负担，克服自卑心理，认识自身能力和价值，增强治疗信心。通过对患者实施同步的、有计划的、有针对性的健康教育，提高癫痫患者的自我保护意识，控制发作次数，减少并发症，使患者的生活质量得到提高，对康复起到很好的促进作用。

（八）实验研究新进展

1.实验性癫痫模型研究

多年来人们对癫痫的基础研究主要依靠动物模型，癫痫的点燃模型是癫痫研究中常用的局灶性癫痫动物模型。点燃是指以阈下电信号或者化学信号反复的、间歇性刺激动物，使其惊厥阈值不断下降、异常脑电发放及行为反应进行性增强，直至出现爆发性同步异常放电，诱导全身性惊厥发作。这一现象的存在较为普遍，大鼠、小鼠、青蛙、兔子、猫、狗、猴子和狒狒等均可引起点燃。脑内很多部位都可以引起点燃，其中杏仁核是最易点燃的结构。

点燃模型目前被公认是一种理想的癫痫动物模型，具有诱导致痫和自发性发作优点的致痫模型，其致痫性增高具有永久的保留能力，较好的模拟了人类癫痫的进行性发展和长期反复的自限性发作形式。目前，主要的癫痫模型有化学点燃、脑内点燃、光或电点燃、脑组织片点燃等模型。后三种致痫方法对动物及实验设备要求高。脑内点燃或脑组织片点燃不宜进行脑生化研究。化学点燃致癫痫模型因不损伤脑组织，实验设备要求简单，结果稳定，已被广泛应用于抗癫痫药物敏感性和耐药性实验以及癫痫的基础研究，特别适用于神经生物化学和形态结构方面的研究。化学药物点燃主要是应用青霉素、氨甲酰胆碱、可卡因、利多卡因、戊四氮（PTZ）、海人酸（KA）、N-甲基天门冬氨酸和印防己毒素（PTX）等点燃。近几年又发现毛果芸香碱（CL）、马桑内酯、贝美格也能很好的诱发癫痫发作。研究急性或全面性发作癫痫模型及筛选抗癫痫药物时，以戊四氮和贝美格致痫模型较好。用马桑内酯肌内注射造成癫痫模型，可模拟人类长期反复全身强直-阵挛癫痫发作。毛果芸香碱模型既能很好的模仿人类颞叶癫痫发作，而且神经病理变化也与人类颞叶癫痫极为相似，用抗癫痫药物不能抑制其癫痫发作，是研究难治性癫痫的理想模型。

点燃作为一种癫痫的动物模型,具有自发性及急性诱发癫痫发作模型的优点,其癫痫行为规范,可控性和重复性好,易于判别与定量研究,从而为研究点燃的机制、理解人类的癫痫发病机制和研究药物有效性,以及寻找新的和更有效的药物提供了一个理想的动物模型。

2.中药药理作用实验研究

近年来通过大量的动物实验和临床研究已经证实了中药单药的抗痫作用,中药单药以其低毒副作用越来越显示出其优越性。中药单药及提取中药有效成分治疗癫痫,已成为近年治疗的新动向,实践证明中草药及提取有效成分也是探索治疗本病的有效途径。实验研究表明石菖蒲主要有效成分 α-细辛醚具有较强的抗电惊厥作用及中枢镇静作用,且对神经元具有明显的保护作用。研究认为柴胡总皂苷对中枢神经系统有明显的抑制作用,拮抗咖啡因和去氧麻黄碱的中枢兴奋作用,并可能因阻止脑内 γ-氨基丁酸(GABA)下降,抑制大脑皮层的异常放电,减少大脑中枢对外来刺激的敏感性,从而达到治疗癫痫的目的。柴胡皂苷有抑制 Na^+-K^+-ATP 酶活性的作用,可非竞争性地与 Na^+-K^+-ATP 酶结合而影响酶与 K^+ 的特异性结合,从而使钠泵失去作用,去极化过程受到抑制,不能形成峰电位,使发作性去极化漂移(PDS)无法完成,这样就无法产生癫痫放电,起到了治疗癫痫的作用。研究证实:全蝎蝎毒粗提液可明显降低海马神经元兴奋性的形成及抑制动物癫痫敏感性,同时可防止海马硬化的形成。莪术油可明显延长小鼠氨基脲惊厥的潜伏期,提示其可能通过影响脑干的神经功能使皮层兴奋性阈值提高,而达到对抗癫痫作用。瑞香狼毒4种提取物丙酮、石油醚、乙醚、乙醇对小鼠最大电休克发作实验、戊四氮惊厥实验和电刺激大鼠皮层惊厥阈值模型均具有较强的对抗作用。此外,天麻、牡蛎、贝母、川芎、丹参、牡丹皮、洋金花、青阳参、钩藤、桂枝、胡椒、宽叶缬草、灵芝、银杏叶等中药有效成分对癫痫模型均具有对抗作用。

第十九章

脑 性 瘫 痪

脑性瘫痪(cerebral palsy,CP)是指出生前到出生后 1 个月内,由各种原因引起的脑部非进行性脑损伤或发育缺陷所致的以运动功能障碍及姿势异常为特征的临床综合征,简称脑瘫。病理改变主要有两类:一是出血性损害,可见室管膜下出血或脑室内出血,多见于妊娠不足 32 周的未成熟儿;二是缺血性损害,如脑白质软化、皮质萎缩等,多见于窒息缺氧的婴儿。CP 的患病率各国统计为 0.74‰～5.9‰;我国部分地区调查的脑瘫发病率为 1.7‰～6.3‰。脑性瘫痪患儿中,男孩稍多于女孩,为1.4∶1,出生时体重低、早产儿、多胎生育儿患脑瘫的概率较大,40 岁以上妊娠者所产小儿患脑瘫的发病率较高。CP 是小儿最常见和最为严重的致残性疾病之一,长期以来一直被认为是"不治之症"。直到 20 世纪初,随着康复医学的普及和发展,早期发现、早期诊断、早期干预、综合治疗,使大多数脑瘫患儿能得到不同程度的康复。

根据脑瘫的临床症状与中医学相关病证的比较,将其归属于中医学"五迟""五软""五硬"等范畴;小儿发育障碍、成长不足等表现,可归于"胎弱""胎怯"范畴。

一、病因病机

脑瘫的中医病因病机分为先天因素和后天因素两个方面。先天禀赋不足与肾密切相关;后天失养与脾有关。本病病位在脑髓,发病与肝、脾、肾密切相关。病性多属虚证,或虚实夹杂。

(一)肾精亏虚

《灵枢·经脉》曰:"人始生,先成精,精成而脑髓生。"肾藏精,主骨生髓,为先天之本,作强之官;脑为髓海,只有肾精充足,才能保证脑髓的正常发育,才能智力正常及肢体活动自如。患儿出生前若因父母气血虚衰或母孕多病等,导致胎儿禀赋不足,肾精亏虚,精不生髓,髓减脑枯,则智力低下、肢体运动不利或瘫痪。

(二)肝肾阴虚

肾藏精,肝藏血,精血同源,精血相生。父母精血虚衰,胎儿先天禀赋不足,肾精亏虚,精不生血,则精亏血少,肝肾阴虚,脑及筋脉失养,则智力低下、四肢痿软无力,甚至瘫痪。

(三)脾气亏虚

脾为后天之本,气血生化之源,主四肢肌肉。婴幼儿因养育不当,饮食失调,脾气亏虚,气血乏源,脑及四肢肌肉失养,则出现智力低下、四肢痿软无力或瘫痪。

(四)痰湿内阻

素体痰盛,或脾虚生痰,痰湿内生;痰蒙清窍,或痰浊阻络,气血运行不畅,脑失所养,则智力低下、肢体运动不利或痿软无力。

(五)瘀阻脑络

出生时胎儿或婴儿,以及出生后新生儿颅脑损伤,或久病入络,加之先天元气不足,不能通达于血脉,则气虚血滞,必停留而瘀,瘀阻脑络,脑失所养,则智力低下、肢体活动不利或瘫痪。

二、诊断

(一)诊断要点

(1)出生后或婴儿期发病,病情稳定,非进行性。

(2)中枢性瘫痪,如单瘫、偏瘫、截瘫等。

(3)主动活动减少,反应迟钝,有的语言表达不明,口齿不清,智力低下。

(4)患儿发育及运动迟缓,与年龄不符,如独立行走较迟,易跌倒,部分因颈部支持力较弱而使头部不稳。

(5)反射异常,原始反射延迟消失,保护性反射减弱或不出现。如坐位时,向各方向推患儿,患儿不会用手支撑。

(6)肌张力异常及姿势异常。

(二)临床表现

1.肝肾不足

发育迟缓,五迟,神志不清,精神呆滞,面色无华,可伴有鸡胸、龟背,病久者肌肉萎缩不用,动作无力,舌淡,苔薄,指纹色淡。

2.脾气虚弱

形体消瘦,五软,智力低下,面色苍白无华,神疲乏力,肌肉萎缩,舌淡,脉沉细无力,指纹色淡。

3.瘀血阻络

神志呆滞,四肢及颈项腰背部肌肉僵硬,动作不协调,舌淡有瘀点,苔腻,脉滑。

(三)辅助检查

(1)神经系统检查出现异常反射。

(2)CT 脑部检查可发现脑实质萎缩,脑回变窄,脑沟增宽。

(3)脑电图检查以排除癫痫,对诊断有参考价值。

三、鉴别诊断

(一)智力低下

本病常有运动发育落后,动作不协调,不灵活,原始反射,调正反应和平衡反应异常,在婴儿早期易被误诊为脑性瘫痪,但其智力落后的症状较为突出,肌张力基本正常,无姿势异常。

(二)运动发育迟缓

有些小儿的运动发育稍比正常同龄儿落后,特别是早产儿,但无肌张力和姿势异常,无中枢运动障碍,无神经系统异常反射。运动发育落后的症状随小儿年龄增长和运动训练后,可在短期内使症状消失。

(三)先天性肌弛缓

患儿生后即有明显的肌张力低下,肌无力,深反射低下或消失。平时易发呼吸道感染,本病有时被误诊为张力低下型脑性瘫痪,但后者腱反射一般能引出。

(四)先天性马蹄内翻足

患儿出生时即有双足呈马蹄内翻畸形,但不伴肌痉挛等其他异常。

四、治疗原则

补肾填精,益髓健脑。

五、治疗

(一)辨证论治

1.肾精亏虚证

证候:筋软骨痿,智力低下,精神倦怠,四肢活动不能,舌淡苔薄白,脉沉细或细弱。

治法:补肾填精,健脑益智。

方药:左归丸加减。

熟地黄 10 g,山药 10 g,枸杞子 10 g,山茱萸 6 g,牛膝 6 g,菟丝子 6 g,鹿角胶(烊化)10 g,龟甲胶(烊化)10 g,益智仁 6 g。

方解:方中熟地黄滋肾填精益髓;山药补脾益阴,滋肾固精;山茱萸、枸杞子、菟丝子、牛膝益肝肾,强腰膝;龟、鹿二胶,为血肉有情之品,峻补精髓;益智仁补肾益智,温脾固精。诸药配伍,共奏补肾填精、健脑益智之功。

加减:兼有气虚者,加人参,益气;血亏者,加当归、阿胶,补血;腰膝酸软者,加紫河车、肉苁蓉,以加强补肾强腰之功。

2.肝肾阴虚证

证候:肢体痉挛性瘫痪,筋脉拘急,屈伸不利,急躁易怒,智力低下,语言不利,舌质红,苔薄白,脉弦或弦细。

治法:滋补肝肾,填精益脑。

方药:杞菊地黄丸加减。

熟地黄 15 g,怀山药 10 g,山茱萸 10 g,茯苓 10 g,泽泻 10 g,牡丹皮 10 g,杜仲 10 g,怀牛膝 10 g,桑寄生 10 g,鹿角胶(烊化)10 g,龟甲 10 g,续断 10 g,枸杞子 10 g,菊花 6 g。

方解:方中熟地黄滋肾阴,益精髓;山茱萸温肾益肝;怀山药滋肾补脾;牡丹皮泻肝火;茯苓渗脾湿;泽泻清泄肾浊;枸杞子、菊花补肾益精,养肝明目;杜仲、怀牛膝、桑寄生、续断补肝肾,强筋骨,通经络;龟甲、鹿角胶为血肉有情之品,可填精补髓。诸药配伍,共奏滋补肝肾、填精益脑之效。

加减:腰膝酸软者,加紫河车、肉苁蓉,以增强补肾壮腰之功;五心烦热、骨蒸盗汗者,加炙鳖甲、地骨皮,滋阴清热;疼痛明显、肢体屈伸不利者,加木瓜、乌梢蛇、鸡血藤,舒筋活络;伴癫痫发作者,可加生铁落、生龙骨、生牡蛎、全蝎,重镇潜降、息风止抽。

3.脾气亏虚证

证候:肢体瘫痪,精神倦怠,少气懒言,咀嚼无力,或口中流涎,舌常伸出,食少,腹胀,大便溏薄,舌淡,苔白,脉细弱或沉细。

治法:益气健脾,补肾健脑。

方药:补中益气汤加减。

黄芪 15 g,人参 10 g,白术 10 g,茯苓 10 g,甘草 6 g,柴胡 6 g,当归 6 g,升麻 3 g,陈皮 6 g,胡桃肉 10 g,黄精 10 g。

方解:方中黄芪大补中气,健脾;人参、白术、甘草、茯苓益气健脾;陈皮行气化滞,调节气机升降;当归养血;柴胡、升麻一个升少阳之气,一个升阳明胃气,共奏强健脾胃之功;胡桃肉、黄精补肾健脑。诸药配伍益气健脾、补肾健脑。

加减:不思饮食者,加焦三仙、鸡内金,消食和胃;口吐涎沫者,加半夏、砂仁、白豆蔻,化痰醒脾除湿;大便溏泄不止者,加肉豆蔻、补骨脂,温补脾肾、涩肠止泻。

4.痰湿内阻证

证候：肢体瘫痪，胸胁痞满，喉间痰鸣，不思饮食，嗜睡，时有呕恶，或伴抽搐，舌淡，苔白腻或厚腻，脉滑或沉滑。

治法：化痰除湿，息风醒脑。

方药：温胆汤合半夏白术天麻汤加减。

茯苓 10 g，半夏 6 g，陈皮 6 g，枳实 6 g，竹茹 6 g，橘红 10 g，天麻 10 g，白术 10 g，僵蚕 6 g，石菖蒲 10 g，胆南星 6 g。

方解：方中茯苓健脾渗湿；陈皮、胆南星、半夏、白术燥湿化痰，健脾和胃；枳实、竹茹、橘红行气消痰，降逆止呕；僵蚕、石菖蒲、天麻豁痰息风。诸药合用，共奏化痰除湿、息风醒脑之功。

加减：痰郁化热，心烦不宁者，加黄连、郁金、远志，清热化痰、解郁安神；伴发癫痫者，可加生铁落、生龙骨，生牡蛎、全蝎，重镇潜降、息风止痉。

5.瘀阻脑络证

证候：肢体瘫痪，智力减退，头发稀落，颜面头颅青筋暴露，时觉头疼，舌质紫黯或有瘀点，脉细涩或弦细而涩。

治法：活血化瘀，通窍醒脑。

方药：通窍活血汤加减。

桃仁 6 g，红花 10 g，赤芍药 6 g，川芎 3 g，鸡血藤 6 g，丹参 10 g，干姜 6 g，老葱（切碎）1 根，鲜姜（切碎）9 g，麝香（绢包）0.15 g。

方解：方中桃仁、红花、赤芍药、川芎活血化瘀；丹参、鸡血藤化瘀通络；干姜回阳通脉；葱、姜通阳；麝香开窍醒脑，活血止痛。诸药配伍，共奏活血化瘀、通窍醒脑之功。

加减：兼有痰瘀阻络者，加瓜蒌、白芥子、半夏、地龙，化痰降气通络；四肢不温者，加桂枝，温通经络；肢体麻木、挛急、疼痛者，加天麻、白芍药，息风缓急止痛；关节畸形、肌肉萎缩者，加全蝎、穿山甲、乌梢蛇，搜风通络。

（二）中成药

1.六味地黄丸

六味地黄丸适用于脑瘫肾精亏虚证，水蜜丸每次 6 g，每日 2 次，口服。

2.杞菊地黄丸

杞菊地黄丸适用于脑瘫肝肾阴虚证，每次 8 粒，每日 3 次，口服。

3.补中益气丸

补中益气丸适用于脑瘫脾气亏虚证，每次 8 粒，每日 3 次，口服。

4.活血通脉片

活血通脉片适用于脑瘫瘀阻脑络证，每次 3 片，每日 3 次，口服。

脑瘫患儿服用以上辨证论治"方药"及中成药时,用药剂量和用法需遵医嘱。

(三)针刺疗法

1.体针

体针主要取手足阳明经、督脉、太阳经及足少阴经穴位。

(1)主穴:①上肢瘫:肩髃、曲池、外关、合谷、后溪、八邪;②下肢瘫:环跳、委中、足三里、阳陵泉、髀关、伏兔、太冲;③颈部弛缓性瘫痪:天柱、大椎、身柱;④腰部弛缓性瘫痪:肾俞、腰阳关;⑤足内翻:绝骨、昆仑、丘墟;⑥足外翻:三阴交、太溪;⑦足下垂:解溪、商丘、丘墟;⑧遗尿:中极、关元;⑨伴有智力障碍:水沟、神庭、百会、四神聪;⑩语言不利:哑门、强间、金津、玉液、廉泉;⑪还可取华佗夹脊穴、背俞穴等。

(2)配穴:肾精亏虚证,加肾俞、志室、关元;肝肾阴虚证,加肝俞、肾俞、太溪、太冲;脾气亏虚证,加足三里、脾俞、气海;痰湿内阻证,加丰隆、阴陵泉、瘀阻脑络证,加血海、膈俞。此外,醒脑开窍针刺法也可较好改善脑瘫患儿的症状。

2.头针

(1)在头部大脑皮质的功能定位区进行针刺,或配以电针加强刺激。

(2)取穴:上肢瘫痪,取对侧顶颞前斜线中 2/5;下肢瘫痪,取对侧顶颞前斜线上 1/5 及顶旁线;面瘫、流涎及运动性失语,取对侧顶颞前斜线下 2/5,语言区;感觉障碍,取对侧顶颞后斜线;小脑病变、共济失调,取枕下旁线、平衡区、顶中线;听力障碍,取耳前三穴、晕听区;舞蹈样动作,取舞蹈区、震颤区等。

(四)推拿治疗及注意事项

推拿治疗总的原则是纠正异常姿势,促进各系统正常发育和功能恢复,减轻伤残程度。

1.治疗原则

开窍醒神,健脑益智,濡养筋脉,通络治瘫。

2.手法

点法、按法、揉法、运法、拿法、擦法、扫散法。

3.操作程序

(1)头部操作:点按百会、点按四神聪、推坎宫、揉风池、揉哑门、运太阳,扫散法擦头部两侧运动区 5 遍。

(2)四肢部操作:点按肩髃、肩髎、手三里、外关、合谷、伏兔、血海、委中、承山、足三里、三阴交、解溪等穴位,由上而下 3~5 遍。

(3)背部操作:推揉脊柱两侧肌肉,点按华佗夹脊穴 5~10 遍。

(4)最后拿揉四肢部,并配合四肢部的被动活动。

4.方义

按百会、按四神聪,健脑益智;按揉足三里、按揉三阴交、揉中脘,补脾益胃;揉外关调理三焦气机,以助中焦运化;阳明经为多气多血之脉,按揉阳明经穴位可通调经气,濡养筋骨。

5.辨证加减

(1)肝肾不足:加补肾经、按揉肝俞、揉肾俞,滋补肝肾,舒筋壮骨;横擦腰骶部、直擦督脉,温肾养肝。

(2)脾气虚弱:加揉中脘、揉脾俞、揉胃俞、补肾经、补脾经,补益脾胃,益气养血。

(3)瘀血阻络:加揉气海、揉膻中、揉关元以培补元气;重点按揉患侧肢体活血通络。

6.注意事项

(1)推拿是治疗小儿脑性瘫痪的主要疗法之一,通过调节经络达到康复目的。

(2)本病宜早发现,早治疗,年龄越小越易奏效。推拿主要适用于5岁以下的患儿。5岁以上的患儿可配合矫形手法同时进行。

(3)全面关怀,综合治疗,长期坚持。推拿疗效与病情的轻重,治疗的早迟及坚持与否有关。还可以配合其他疗法,标本兼治,有利于小儿智力和运动功能的康复。

第二十章 脑血管病适宜技术

一、拔罐疗法

拔罐疗法是一种温热的、机械的、溶血的刺激。虽然只是在局部或经络腧穴的穴位上刺激，但会引起局部和全身反应，从而调整机体的功能，具有调节阴阳、疏通经络、开达抑遏、宣通气血、活血散瘀、消肿止痛、除湿逐寒、扶正祛邪、强壮身体等作用。

（一）适应证与禁忌证

拔罐疗法并非对所有疾病均适宜，通过临床的不断归纳和总结，发现其对于某些病症疗效确实独特，而对另一些疾病则需配合其他疗法，同时，也有些疾病并不适宜用拔罐治疗。故临床医师应掌握拔罐疗法的适应证与禁忌证，以免贻误病情。

1.适应证

拔罐疗法的适应证较广泛，可用于治疗内、外、妇、儿、五官科的多种疾病的治疗。

2.禁忌证

（1）患者精神失常、精神病发作期或全身剧烈抽搐、癫痫发作时，不宜施用拔罐治疗。

（2）久病体弱致全身极度消瘦、皮肤失去弹性者，因吸拔不牢固，故不宜施用拔罐疗法。

（3）患有出血性疾病或出血后不易止住者，不宜施用拔罐疗法。

（4）患有恶性肿瘤者，不论合并有何种拔罐适应证，均不宜施行拔罐治疗，以免促进肿瘤播散和转移。

（5）患有心功能不全、肾衰竭、肝硬化腹水、全身水肿者，不宜施用拔罐治疗。

（6）孕妇下腹部、腰部、乳头部不能拔罐，以免流产。

（二）工具准备

1.常用工具的种类

角制罐、陶制罐、玻璃罐、竹罐、挤气拔罐、抽气拔罐等。

2.拔罐所需材料

燃料（酒精为最常用的燃料）、消毒用品、润滑剂（一般选用凡士林、液状石蜡、植物油等）。

3.针具

在需要使用针罐、刺血罐及抽气罐时，还需备有毫针、三棱针、梅花针、注射器等。

4.其他

应准备一些消毒纱布、胶布及烫伤药膏等，以备操作失误烫伤皮肤时急用。

（三）常用方法

常用的拔罐方法有火罐法、水罐法、药罐法、挤气罐法、抽气罐法、针罐法、走罐法、闪罐法等。

1.火罐法

火罐法是一种较为常用的拔罐法，即用点火燃烧的方法排除罐内空气，形成负压，使罐吸附于体表及穴位上。点火方式根据体位可有不同选择。常用的体位有四种：仰卧位、俯卧位、侧卧位、坐位。操作如下。

（1）投火法：用纸片、酒精棉球或火柴点燃后投入罐内，不待燃尽，迅速将罐扣在应拔部位上。此法只适用于侧卧位或坐位时，罐体横着拔，否则纸片、棉球或火星等落下，容易造成皮肤烫伤或烧伤。

（2）闪火法：用一根长约 10 cm 的木棒或竹棒、铁棒，一头缠绕上脱脂棉球成为小火把状，沾上酒精，或用镊子夹着酒精棉球或纸片，点燃后，在罐内旋转一下，迅速抽出棉球或纸片，同时立即将罐子扣在应拔部位上。此法一般无烧伤之弊端，适用于各种体位。

（3）贴棉法：将指甲大小的脱脂棉向四周拉成薄棉片，沾上酒精，贴于罐内中段或罐底处，一手持罐，一手持火柴，点燃酒精棉后，迅速将罐扣在应拔部位上。此法适用于侧面横拔体位。需注意棉块内酒精不能过多，以免酒精燃着后滴流到罐口，烫伤或烧伤皮肤。

（4）滴酒法：在罐体中段或罐底处滴 1～2 滴 95％的酒精，再将罐体横转几周，使酒精均匀地黏附在罐内壁，但应注意不能使酒精流至罐口，用火柴点燃后，迅速将罐扣在应拔部位上。注意酒精不能滴入过多，以免烫伤皮肤。此法适用于侧卧位或坐位横拔。

（5）架火法：取一个不易燃、不传热，直径 2～3 cm 的小片状物，如橘皮、萝卜皮、黄瓜片、土豆片或胶木瓶盖等，置于应拔部位，其上放一个酒精棉球，点燃后将火罐扣上。此法吸力较强,适用于重力吸拔刺激。适用于卧位。

2.水罐法

水罐法是指拔罐时配合用水的方法。根据用水的方式不同,水罐法可分为贮水罐法、水煮罐法和水蒸气罐法。贮水罐法多用抽气罐,水煮罐法和水蒸气罐法宜用竹罐。

(1)贮水罐法:在抽气罐内装入 1/3 的温水后,将罐紧压在应拔部位上,然后抽气排气使罐吸拔住。

(2)水煮罐法:一般选用竹罐,以沸水煮罐形成罐内负压。操作时先将竹罐放在沸水内煮 2～3 分钟(不应超过 5 分钟,否则太热易发生烫伤)。操作者用筷子或镊子将罐夹出,注意使罐口朝下,甩去水液并迅速用毛巾揩一下罐口,以吸干水分,立即将罐扣在应拔部位上。扣罐后,手持竹罐,按住皮肤约半分钟,使其吸牢。每次治疗不应超过 20 分钟,拔罐过紧或时间过长容易发生水疱。

(3)水蒸气罐法:是用水蒸气熏蒸罐具排出罐内气体的方法。先将壶水煮沸,使蒸气从壶嘴喷出,在壶嘴处套上橡皮管,令热气从橡皮管喷出,将喷气管口插入罐口内喷气 2～3 秒钟,随即取出,迅速将罐扣在应拔部位上。扣罐后,手持竹罐按住皮肤约半分钟,使其吸牢。

3.药罐法

药罐法是通过增加药物,利用药物的作用,增强疗效的方法。常用的有药煮罐法、药物蒸气罐法、贮药罐法、涂敷药法、药垫罐法等,多采用竹罐。

(1)药煮罐法:将选好的药物放入布袋中,以水煮沸一段时间,再将竹罐放入药液中煮 2～3 分钟,用筷子或镊子将罐夹出,使罐口朝下,甩去水液并迅速用毛巾揩一下罐口,以吸干水分,立即将罐扣在应拔部位上。扣罐后,手持竹罐按住皮肤约半分钟,使其吸牢。每次治疗不应超过 20 分钟。

(2)药物蒸气罐法:将药物装入布袋,放入壶中煮沸一段时间,待药物蒸气从壶嘴中喷出后,在壶嘴处套上橡皮管,令热气从橡皮管喷出,将喷气管口插入罐口内喷气 2～3 秒钟,随即取出,迅速将罐扣在应拔部位上。扣罐后,手持竹罐按住皮肤约半分钟,使其吸牢。

(3)贮药罐法:用玻璃罐或陶瓷罐装入 1/3 的药液,将纸片或小块酒精棉球放在瓶口处点燃,在火焰旺盛时投入罐内,并迅速将罐扣在应拔部位上。此法只适用于侧位吸拔。

(4)涂敷药罐法:是拔罐前后或拔罐时在应拔部位涂敷药乳、药酒、药膏等的拔罐方法。可选用各种材质的火罐。

(5)药垫罐法:是用药液、药酒或药油等与面粉混匀或在面粉中加入药粉,制成含药的、较薄的面饼坐垫,将药垫贴敷在应拔部位上,然后拔罐的方法。

4.挤气罐法

挤气罐法是通过挤压橡皮球排气,使罐内形成负压,吸附于体表部位的拔罐方法。

(1)组合罐法:用拇、食、中三指将罐顶橡皮球挤压扁后,将罐口紧扣在应拔部位上,然后松开橡皮球,罐即吸牢。

(2)组装罐法:一手将罐口紧扣在应拔部位上,另一手不断挤压排气球,达到所需负压时停止挤压。橡皮球尾部若安装有开关旋钮,排气前要打开旋钮,达到所需负压时再关闭旋钮。

(3)抽气罐法:是用抽气器具将罐内空气抽出,形成负压,使罐吸附于体表部位的拔罐方法。

(4)注射器抽气罐法:将去底的小药瓶底口扣在应拔部位上,用注射器从橡皮塞刺入,抽出瓶内空气,使瓶内形成负压,罐即吸牢。

(5)活塞式抽气罐法:将罐扣在应拔部位上,用真空枪或旋钮拉动罐顶活塞,使罐内形成负压,罐即吸牢。

5.针罐法

针罐法指在拔罐前后配合针刺疗法的拔罐方法。本法具有针刺和拔罐的双重治疗作用。

(1)出针罐法:针刺得气后,快速行针,然后出针,不按压针孔,立即在出针的穴位上拔罐,并吸出少许血液或组织液。

(2)留针罐法:针刺得气后,留针,在留针的穴位上拔罐,把针罩住,起罐后,再出针。留在皮面上的针体长度要小于罐腔的高度,否则易将针柄压弯及发生疼痛。

6.刺络罐法

刺络罐法是用三棱针、梅花针、注射针等刺破穴位、病理反应点或病灶部表皮显露的小血管,使之出血或出脓,然后立即将火罐吸拔其上。留罐时间视病情需要及出血量的多少而定。

7.留罐法

留罐法为临床所常用,又称"坐罐法",指将罐于吸拔部位留置一段时间的拔罐方法。留置时间一般为 10～15 分钟。

8.走罐法

走罐法又称推罐法、行罐法、移罐法,常用于治疗麻痹、神经痛等。操作前先在罐口及吸拔部位涂上一层润滑剂,如石蜡、凡士林、红花油、药酒、按摩乳等,便于滑动。操作时,将罐吸拔于治疗部位,用左手按住罐具之前的皮肤,右手握住罐体,平推,做前后左右方向的移动,也可做环形旋转移动。

9.闪罐法

闪罐法是指将罐吸拔在应拔部位上后随即取下,反复操作至皮肤潮红时为止的拔罐方法。若连续吸拔 20 次左右,又称连续闪罐法。此种手法的兴奋作用较强,适用于肌肉痿弱、局部麻木或机能减退的虚弱病症。将罐取下时,应注意不能硬往下拔,要向罐具侧面使力,使罐具向一侧倾斜。连续吸拔后,若罐口较热,应更换罐具,避免烫伤皮肤。

二、耳穴压豆疗法

耳穴压豆是一种应用点压耳部穴位来治疗疾病的一种中医治疗方法。其理论源于古代中医经络穴位学说和现代生物全息理论。

(一)应用物品

应用物品有医用胶布、王不留行种籽。

(二)临床适应证

耳穴压豆疗法适用于感冒、咳嗽、慢性支气管炎、心律失常、失眠、嗜睡、胃痛、呕吐、泄泻、便秘、眩晕、神经衰弱、腹痛、胁痛、腰痛、中风、头晕、头痛等多种疾病或症状。

(三)操作流程

1.评估

当前主要症状、临床表现及既往史;耳针部位的皮肤情况;对疼痛的耐受程度;心理接受程度。女性患者应询问当前是否妊娠。

2.目的

针对患者辨病、辨证结果选择穴位,通过其疏通经络、调整脏腑气血功能,促进机体的阴阳平衡,以解除或缓解各种急、慢性疾病的临床症状,达到防病治病的目的。

3.禁忌证

耳部炎症、冻伤、耳部皮肤破溃者,以及对胶布和王不留行种子过敏者禁用。有习惯性流产史的孕妇禁用。

4.告知

应告知患者耳针局部会有热、麻、胀、痛感。

5.物品准备

物品准备有治疗盘、弯盘、王不留行种子、酒精、棉签、镊子、探棒、胶布等。

6.操作程序

(1)选择合理、舒适的体位,严格消毒,消毒范围视耳郭大小而定。

(2)采用王不留行种子(也有采用菜籽或磁珠者)附在耳穴部位,以小方块胶布固定,俗称"埋豆"。留埋期间,患者可用手定时按压,进行压迫刺激,以加强疗效。通常每日 2～3 次,每次按压 2～3 分钟。

（3）通常每次只在单侧耳穴埋豆，2～3 日取下，更换另一侧耳穴进行治疗。

三、穴位贴敷法

穴位贴敷法是指在一定的穴位上贴敷药物，通过药物和穴位的共同作用治疗疾病的一种外治方法。其原理既有穴位刺激作用，又通过皮肤组织对药物有效成分的吸收，发挥明显的药理效应。这种方法避免了因药物对胃肠的刺激而产生不良反应，除极少有毒药物外，一般无危险和毒副作用，是一种简便易行、较为安全的疗法。穴位贴敷法适应范围相当广泛，不但可以治疗体表的病症，而且可以治疗内脏的病症，既可治疗某些慢性病，又可治疗一些急性病症，对于年老体弱、病药格拒、药入即吐者有益。

（一）方药的选择

凡是临床上有效的汤剂、方剂，一般都可以熬膏或研末用作穴位贴敷来治疗相应疾病。与内服药物相比，贴敷用药多有以下特点。

（1）应用通经走窜、开窍活络之品。现常用的药物有冰片、麝香、丁香、花椒、白芥子、白芷、皂角、穿山甲、姜、蒜、葱、肉桂、细辛等。

（2）多选用气味俱厚之品，有时甚至选用力猛有毒的药物，如胆南星、生半夏、川乌、草乌、附子、大戟、巴豆、斑蝥等。

（3）补法可用血肉有情之品，如羊肉、动物内脏、鳖甲。

（4）选择适当的溶剂。常用溶剂有水、白酒或黄酒、醋、姜汁、蜂蜜、蛋清、凡士林等。不同的溶剂具有不同的效力。以醋调贴敷药，可起解毒、化瘀、敛疮的作用，用猛药时可缓其性；以酒调贴敷药，可解毒，用缓药时可激其性；以油调贴敷药，可润肤生肌；以水调贴敷药，可专取其药物性能。

（二）穴位的选择

穴位贴敷疗法的穴位选择是以脏腑经络学说为基础，通过辨证选取贴敷的穴位，并力求少而精。此外，还应结合以下选穴特点。

（1）选择离病变器官、组织最近、最直接的穴位贴敷药物。

（2）选择阿是穴贴敷药物。

（3）选择经验穴贴敷药物。

（三）贴敷的方法

根据所选的穴位，采取舒适体位，使药物能贴敷妥当。贴药前，定准穴位，用温开水将局部洗净，或用酒精棉球擦净，然后敷药。对于所贴敷之药，无论是糊剂、膏剂或捣烂的鲜品，均应将其很好地固定，以免移动或脱落。可直接用胶布固定，也可先将纱布或油纸覆盖其上，再用胶布固定。目前有专供贴敷穴位的特质敷料，使用、固定都非常方便。如需换药，可用消毒干棉球蘸温开水或各种植物油，或液状石蜡轻轻揭去粘在皮肤上的药物,擦干后再敷药。

一般情况下,刺激性小的药物,每隔 1～3 日换药一次,不需溶剂调和的药物,还可适当延长 5～7 日换药一次;刺激性大的药物,应视患者的反应和发疱程度确定贴敷时间,数分钟至数小时不等,如需再贴,应待局部皮肤基本正常后再敷药。对于寒性病证,可在敷药后,在药上热敷后艾灸。

(四)注意事项

(1)凡用溶剂调贴敷药物时,需随调配随敷用,以防蒸发。

(2)若用膏药贴敷,在温化膏药时,应掌握好温度,以免烫伤或贴不住。

(3)对胶布过敏者,可改用绷带固定贴敷药物。

(4)对刺激性强、毒性大的药物,贴敷穴位不宜过多,贴敷面积不宜过大,贴敷时间不宜过长,以免发疱过大或发生药物中毒。

(5)对久病体弱、消瘦以及有严重心脏病、肝病等的患者,使用药量不宜过大,贴敷时间不宜过长,并应在贴敷期间注意病情变化和有无不良反应。

(6)糖尿病患者皮肤容易出现破损,故不能选择刺激性过大的药物,贴敷时间不能过长,3～5 分钟或数小时即可,避免发疱。如不慎出现水疱,注意消毒处理,避免感染。

(7)对于孕妇、幼儿,应避免贴敷刺激性强、毒性大的药物。

(8)对于残留在皮肤上的药膏等,不可用汽油或肥皂等刺激性物品擦洗。

四、中药熏洗疗法

中药熏洗疗法是在中医理论指导下,选配中药煎汤,在患部皮肤熏蒸、淋洗、浸浴以达到内病外治的一种历史悠久的疗法。古代文献中称之为"溻渍""气熨"或"淋洗"等。早在《金匮要略》中已经有熏洗法的记载:"狐惑之为病……蚀于下部则咽干,苦参汤洗之。"其机制是以药物加水煮沸或用散剂冲泡,先熏后洗,具有活血通络、温经散寒等作用。若单独对小腿部位进行泡洗,又叫"腿浴疗法"。

(一)适应证与禁忌证

1.适应证
适用于肢体麻木疼痛、肢体运动障碍、周围神经病变等。

2.禁忌证
(1)妇女月经和妊娠期、高血压患者不宜使用熏洗和坐浴。

(2)伴有急性传染病、重症心脑血管疾病者禁用。

(3)局部皮肤有破损或对药物过敏者禁用。

(4)皮肤病患者禁用。

(5)针灸完半小时内禁用。

(二)操作流程

(1)物品准备:熏洗药物、浴具、热水。

（2）一般，在药中加水适量，大火煮沸后，中火煎煮 20 分钟即可。

（3）将煎好的药汤趁热倒入浴具内，先用药液热气熏蒸患处 5～10 分钟，再用毛巾浸汁热敷局部，待药液温度降到 40 ℃左右时，嘱患者将患处置于浴具内，以药液泡洗患处约 15 分钟。

（4）用无菌纱布擦干。

（5）每日 1 次，每次 20 分钟。病情较重者可酌情增加熏洗次数。

(三)注意事项

（1）局部皮肤破损者不宜泡洗，空腹及饭后 1 小时不宜泡洗。

（2）避风寒。

（3）过敏体质的患者要注意观察泡洗后局部皮肤的情况。

（4）避免水温过高，以免烫伤。

（5）泡洗的水量要多，最好到小腿的中上部。泡洗时以微微出汗为宜，并且时间不宜过长，尤其对身体虚弱的患者。

（6）糖尿病患者在家进行腿浴疗法时，需严格控制水温及浸泡时间，通常采用水温 37 ℃，或由家中健康人用手试水温，温和即可，浸泡时间 20～30 分钟。若因浸泡时间过长、水温过高导致局部皮肤烫伤，出现水疱或破损，立即停止泡洗治疗，并局部消毒处理。

（7）合并有传染病的患者应使用单独的浴具，并单独严格消毒。

(四)应急预案

（1）出现皮疹、瘙痒等过敏症状时应立即停止使用，严重者可配合外用抗过敏药膏，并口服抗过敏药物。

（2）对于烫伤后皮肤局部出现水疱或溃烂患者，应避免抓挠，以保护创面，可做局部消毒处理，或涂烫伤软膏、红霉素软膏等。

五、针灸疗法

中风的发生主要有正虚邪乘、阴阳失调、经络阻滞、气血不和等原因。针灸通过经络、腧穴起到补虚泻实、扶正祛邪、协调阴阳、调和气血的作用，从而达到治疗疾病的目的。

(一)辨证施治

1.中经络

（1）络脉空虚，风邪入中。

主穴：风门、肩髃、曲池、外关、环跳、风市、阳陵泉、足三里、绝骨。

配穴：口眼㖞斜者，加地仓、侠车、迎香、合谷；语言不利、口角流涎者，加廉泉、承浆、合谷。

手法：平补平泻。

穴释：风病多在阳经，故宜取风门、肩髃、曲池、外关、环跳、风市、阳陵泉、绝骨等三阳经的穴位，诸穴可调和经脉，养血和营，祛风活络。口眼㖞斜者刺地仓、颊车、迎香，可疏通局部经气。合谷为治疗面口疾患的要穴，且能治手指麻木。语言不利、口角流涎者，刺廉泉、承浆，廉泉位近舌本，两穴可疏通局部经气，以治言謇。诸穴共达"祛风通络，养血和营"之功。

加减：如颈项亦感拘紧麻木者，加风池、风府平补平泻。如呕逆痰盛者，加泻丰隆。如仅见口眼㖞斜而无半身不遂等症者，针地仓、颊车、下关、迎香、阳白、翳风、合谷、太冲平补平泻。

（2）肝肾阴虚，风阳上扰。

主穴：百会、太冲、三阴交、地仓、颊车、下关、廉泉、环跳、足三里、绝骨、太溪。

手法：平补平泻。

穴释：泻百会可清泻阳气火之上亢，且可清脑以治头晕头痛；太冲可镇肝熄风；三阴交为足三阴之交会穴，可调整阴经而育阴；口眼㖞斜，刺地仓、颊车、下关，可疏通局部经气；廉泉町调理局部经气；环跳、足三里、绝骨调和经脉，疏通经络；太溪以补肾滋阴，育阴潜阳。诸穴共用共达"育阴潜阳，镇肝熄风"之功而治口眼㖞斜等症。

加减：痰热较重者，加泻内庭、丰隆；心中烦热者，加泻内关、通里；失眠多梦者，加补神门、心俞、肾俞。

2.中脏腑

（1）闭证。

阳闭如下。

主穴：人中、十二井、百会、太冲、劳宫、丰隆。

手法：泻法，十二井点刺出血。

穴释：人中为急救要穴，可通关开窍，十二井点刺出血可清热，以凉开其窍；百会泻之可清肝熄风；太冲可泻肝经逆气，以平肝熄风；劳宫为手厥阴心包经之荥穴，故泻之以清心泻热；丰隆化痰。诸穴共达"凉开其窍，清肝熄风"之功。

加减：便秘、口臭、腹胀者，加天枢、大肠俞用泻法。

阴闭如下。

主穴：人中、风池、太冲、丰隆、足三里。

手法：平补平泻，加灸。

穴释：人中针后加灸，可辛温开窍；风池、太冲以疏风邪；丰隆、足三里豁痰开窍。诸穴共达"辛温开窍，豁痰息风"之功。

（2）脱证。

主穴：神阙、气海、关元、肾俞、足三里。

手法:补法加灸。

穴释:灸神阙、气海、关元可振奋元气,回阳固脱;补肾俞以补肾壮阳,并治二便失禁;足三里为全身强壮穴,以益中州及周身之气。诸穴共奏"益气回阳,扶正固脱"之职。

加减:如患者症见面赤足冷,虚烦不安者,加灸命门、补太溪。

3.后遗症

(1)半身不遂。

气虚血滞;脉络瘀阻。

主穴:肩髃、曲池、合谷、环跳、足三里、血海、三阴交。

手法:补法。三阴交用泻法。

穴释:取肩髃、曲池可活血通络;合谷补之以益气;环跳通经活络;足三里调和气血;血海调气以活血;三阴交泻之可活血祛瘀。诸穴有补有泻,可达:"益气活血,通经活络"之功。

加减:若兼语言不利者,加泻廉泉、哑门;若大便秘结者,加支沟、天枢、大肠俞平补平泻;如小便失禁者,加肾俞、膀胱俞,中极,用补法。

肝阳上亢,脉络瘀阻。

主穴:百会、太冲、肩髃、曲池、外关、合谷、环跳、阳陵泉、绝骨。

手法:泻法。

穴释:百会为诸阳之会,泻之可清泻肝阳上亢之风,以清头明目;太冲泻之以平肝潜阳以熄风;其余穴共达通经活络之功。诸穴共奏"平肝潜阳,息风通络"之用。

(2)语言不利。

风痰阻络如下。

主穴:风府、廉泉、天突、丰隆、曲池、合谷、足三里、阳陵泉。

手法:泻法。

穴释:本证由风痰上阻,经络失和所致,故取风府疏解脑府之风邪,祛风除痰;廉泉位于舌本,可疏通局部经气;天突降痰利气;丰隆除痰,宣窍通络;其余穴调节阳经的经气,通络解除麻木等症;诸穴共成"祛风除痰,宣窍通络"之功。

肾虚精亏如下。

主穴:肾俞、志室、太溪、廉泉。

手法:补法。

穴释:取肾俞、志室、太溪滋阴补肾;廉泉疏调舌本之气化。通利舌窍。诸穴共达"滋阴补肾,利窍"之能。

肝阳上亢,痰邪阻窍如下。

主穴:太冲、行间、太白、丰隆、人中。

手法:泻法。

穴释:泻太冲、行间以平肝潜阳;太白为太阴脾经的原穴,可疏通经络,健脾胃以化痰,丰隆祛痰;人中可通关开窍。诸穴合用可"平肝潜阳,化痰开窍"。

(3)口眼㖞斜。

主穴:地仓、颊车、人中,攒竹、太阳、承泣、风池、合谷、太冲、丰隆。

手法:平补平泻。地仓透颊车。

穴释:取地仓透颊车、攒竹、太阳、承泣,是近取以调局部的经气;风池祛风;合谷、太冲为远取以调本经的经气而通络;丰隆除痰。诸穴合用以"祛风、除痰、通络"。

(二)成方选录

(1)中风跌倒,卒暴昏沉、痰涎壅滞、不省人事、牙关紧闭;急以三棱针刺手十指十二井穴,当去恶血(《乾坤生意》)。

(2)言语謇涩、半身不遂:取百会、耳前发际、肩井、风市、三里、绝骨、曲池;7穴同时艾灸,各3壮,左病灸右,右病灸左(《针灸资生经》)。

(3)中风半身不遂:取合谷、手三里、肩井、曲池、环跳、血海、阳陵泉、足里、绝骨、昆仑。先针无病手足,宜补;次针其有病手足,宜泻(《扁鹊神应针灸玉龙经》)。

(4)瘫痪:用曲池、阳溪、合谷、中渚、三里、阳辅、昆仑(《针灸大成》)。

(5)合谷透劳宫、养老、神门、内关透外关、臂中、手三里、抬肩、肩三针、鹰下;肾脊、环跳、殷门、伏兔、承山、阳陵泉透阴陵泉;风市、健膝、足三里、三阴交、绝骨、昆仑、太溪、里上;安眠、风池。选择头部及上、下肢几个穴位交替使用。10~15天为1个疗程,隔3~5天。血压偏高的加曲池、安眠、风池(《常用新医疗法手册》)。

(6)中风不识人:灸季肋头7壮,神阙、取临泣。中风不省人事;取申脉、中冲、百会、大敦、印堂(《针灸大全》)。

(7)中风不识人:人中、中冲、哑门(《针灸全书》)。

(8)中风不识人:人中、中冲、合谷,前穴未效,复刺后穴,哑门、大敦(《针灸大成》)。

(9)中风不识人:中冲、间使,再不醒加大敦、三阴交,危急加人中(《采艾编翼》)。

(10)中风不识人:中冲、百会、印堂、大敦、合谷(《针灸便用》)。

(11)卒中暴厥,手足厥冷;灸脐中百壮(《万病回春》)。

(12)中风不识人(风懿),偏枯;取阴。中风痰壅,六脉沉伏,昏不知人,声如牵锯,宜于关元、丹田穴多灸之(《济生方》)。

(13)中风、中气,昏倒不知人事,牙关紧急,涎潮壅塞,口歪,半身不遂,急以手大指掐人中,或急以三棱针刺手中指甲角、十二井穴,将去恶血,针合谷、人中(《古今医鉴》)。

(14)凡初中风跌倒,卒暴昏沉,痰涎壅滞,不省人事、牙关紧闭,刺少商、商阳、中冲、关冲、少冲、少泽(《针灸大成》)。

(15)中风气塞痰涌,昏迷不省人事,取百会、风池、大椎、肩井、间使、曲池、足三里、肩髃、环跳、绝骨(《神灸经纶》)。

(16)卒中暴厥,若口开手撒、遗尿者,虚极而阳暴脱也,脐下大艾灸之(《证治准绳》)。

(17)灸非风卒厥,危急等证,神阙用净盐炒干,纳于脐中令满,上加厚姜1片盖定,灸100~500壮,愈多愈妙,姜焦易之(《景岳全书》)。

(18)心惊中风,不省人事,取内关、中冲、百会、大敦(《针灸大全》)。

(19)中风戴眼上:取神庭、丝竹空、人中(《针灸逢源》)。

(20)中风暗哑:灸天突、灵道、阴谷、复溜、丰隆、然谷(《类经图翼》)。

(21)言语赛涩,半身不遂:取百会、耳前发际、肩井、风市、下三里、绝骨曲池(《明堂灸经》)。

(22)中风不语:灸机关、灸二椎、三椎、五椎上,合谷、关元、鱼际、通里足三里、吻边赤白肉际;又先灸天窗50壮,次炎百会,还灸天窗;又针百会入3分,足中趾头去甲如韭叶,足大趾甲下内侧去甲3分等处;又取申脉、少商、前顶人中、膻中、合谷、哑门(《针灸大全》)。

(23)中风不语,痰涎壅塞:取肩髃、曲池、合谷、环跳、风市、阳陵泉、足三里、绝骨、昆仑(针灸全书)。

(24)中风惊怖,声音不出,肘腕酸疼,针灸通里(《针灸大成》)。

(25)中风口噤不开,言语謇涩:取申脉、地仓(宜透针)、颊车、人中、合谷(《针灸大全》)。

(26)中风半身不遂(风靡):取百合、发际、阴跷、风池、肩髃、曲池、列缺、商丘、大巨、合谷、腕骨、环跳、阳陵泉、关元、巨虚下廉、阳辅、上廉、照海;又列缺、天府、肩髃、曲池、大巨、冲阳、腕骨、跗阳、照海、阳陵泉(《气元归类》)。

六、推拿按摩疗法

(一)推拿按摩疗法的作用

推拿按摩用于防治中风半身不遂病证,在不同的阶段有不同的效果,预防中风具有显著效果;治疗中风前期症状,疗效好,是一种不可缺少的辅助疗法;对重症患者来说,可改善部分症状。总之,推拿按摩对中风半身不遂、肢体活动不便、强直僵便、肌肉无力等都有一定的治疗作用。

中风患者因自身不能活动,血液流通不畅,筋脉失养而得不到舒展,对其进行推拿按摩,可起到舒经、通络、活血、疏筋、熄风、降压、理气、化瘀等作用,能使全身机体舒畅、关节松动、气血调达通畅,精神情志愉快,是机械物理治疗和心理精神治疗的有机融合。循经取穴,进行按摩,除得到针灸同样的疗效外,对晕针或怯针患者来说,不失为一项好办法。

由于推拿按摩疗法是一种被动的施治手段,因而还要帮助患者同时加强自主活动,重者在按摩时或按摩后使其强制活动,对气血流通、筋脉舒展更有积极意义。

(二)推拿按摩手法

这里介绍常用的 16 种手法,以供应用。这些单一手法,在实际施治中都需要互相配合运用,才能收到良好的效果。

1.点法

点法是以拇指为粗针,食指为细针,中指为中针,按在穴位上,都以手指端部重按之。一般连续 3 次。

2.揉法

揉法是用手指指腹或指的掌面和手掌两种手法,在治疗部位或穴位上,由浅及深做圆形或螺旋形反复口旋地揉动。其力仅达于皮下,这种轻而弱的按摩手法叫作揉法。在一般施治中是以点揉结合。

3.按法

按法是利用手指或手掌,在患者身体的适当部位,来回做直线形或圆形,有节奏的一起一落地按之,是由轻渐重,再由重渐轻地按之。

4.摩法

摩法是用手指或手掌或掌根,在思者身体适当部位,给以有规律的轻柔的抚摩。

5.推法

推法是用大指指腹或四指并拢,或用满手掌放在治疗部位或穴位上做有直线的推动。用此法以达到舒筋活血,消肿止痛的目的。四肢由上而下,由下而上胸部、腹部、背部,一般用双手推之,皆由上而下直推,或由内向外做 8 字推之。

6.拿法

用手把适当部位的肌肉提抓起来,提高后骤然放下叫拿法。分单手拿,双手拿。一般在拿前都需先进行揉搓患处,然后再拿。拿后若感到痛则说明用力过大。一般拿后患者都感到轻松愉快,此法主治四肢麻木,颜面及腰背后麻痹等症。

7.捏法

捏法是用手指把皮肤和肌肉从骨而上捏起来。它和拿法相似,拿法用力重些,捏法则用力较轻。

8.掐法

掐法是用大拇指或食指(呈屈曲状),在身体患处、穴位深深地掐压。力量要均匀适中,掐时手的力应贯注于指端,达骨面。但力量不要过猛过急,掐的强度以有酸、胀、痛感为宜。

9.震法

握紧拳轻击患者身体适当部位,使患者感到轻松叫震法。它能促使血液循环,恢复肌肉功能。

10.抖法

手握住患肢,然后用力抖动,使患肢得到活动叫抖法。此法仅适于四肢的抖动。

11.滚法

滚法是用手掌的侧面来回滚搓,使患处皮肤发热,以达到消肿化瘀、活血止痛的作用。

12.掀法

掀法是以双手按住患者肩部,把患者手部搭在施治者肩上,然后向上站立,使患者手臂向上竖立,这样掀起上肢到适当的程度,但不宜用力过快过猛,宜缓缓向上掀起。这对肩胛部位疼痛比较适用。

13.拨法

拨法是常以大拇指侧面,食指、中指的指端插入肌肉或肌腱缝中,适当用力拨动。还有将施治的部位抓住进行弹拨,或提拔,或拧拨。拨法适用于背部、腹部、四肢等处,能使血气通顺,消肿止痛,又能通经活络,使粘连松解,痉挛解除。

14.拉法

拉法是用手握紧患肢,然后用力向外牵拉,与抖法相似,但用力较平稳,只进行牵拉而不抖动。此法对关节弯曲病证有疗效。

15.叩法

叩法是用食指、中指,无名指、小指 4 个指端,有节奏地敲打患者适当部位,或单用指端或 2 指端叩之。

16.拍打法

拍打法是用手掌有节奏地拍打患者适当部位,可舒畅气血,以达到通经活络、化瘀止痛的作用。

(三)半身不遂证按摩要领

1.半身不遂

其上肢按穴位以点揉法做好后,则用力拉、抖其臂,并做轮转活动其肩关节、肘及腕后,再捏合谷穴 10 余下。然后用手托患肢,用 1 只手拨动腋窝下大筋,使其有麻木感,可传到手指部,再揉搓 10 指,使血液贯通到指尖,最后用滚掌法搓其臂百余下,至皮肤发热为止。在施治中对患肢要根据病情做适度的按摩。

2.下肢瘫痪

其操作次序基本相同。仍先施治穴位,后进行拉、抖及转动屈伸其上中下关节。

(四)按摩疗法的常用穴位

根据人体部位分为头面部病证取穴和四肢病证取穴两类。

1.头面部病证取穴

(1)主治。

中风口眼㖞斜(颜面神经麻痹)、神经衰弱、失眠、头晕、三叉神经痛、美尼尔综合征、颈项强直、偏正头痛、高血压病、脑出血后遗症等。

(2)主要穴位。

百会:主治中风、头痛、眩晕、昏迷、发热、项强、高血压病、脑出血。

承灵:主治头痛、眩晕、发热、恶寒、眼球痛。

风池:主治头痛、眩晕、项强麻痛、中风、失眠、肩背痛。

哑门:主治脑出血、习惯性头痛、聋哑、语言不利、舌强语謇。

头维:主治脑出血、偏正头痛、眉棱骨痛、三叉神经痛、前头神经痛。

五处:主治头痛、发热、眩晕、肩背神经痛。

神庭:主治前额神经痛、前头神经病、眩晕、心悸、不眠。

阳白:主治颜面神经麻痹、三叉神经痛、前头盖骨痛、眼睑震颤。

印堂:主治眼痛、目涩、头痛、眩晕、失眠。

丝竹空:主治偏头痛、颜面神经麻痹、眼球充血、眩晕。

太阳:主治偏正头痛、眼疾。

合谷:主治头痛、牙痛、咽喉痛、中风眩晕、发热、扁桃体炎、口眼㖞斜、牙关紧闭、疟腮。

神门:主治神经衰弱、健忘、失眠、心悸、心烦、头晕、眩晕。

内关:主治上肢麻痹、半身不遂、失眠、心绞痛、上腹痛、心烦、呕吐。

2.四肢病证取穴

(1)适应证。

半身不遂、肌肉萎缩或抬举无力、屈伸不便。

(2)主要取穴。

大椎:主治头痛、咳嗽、项背痛、脊强。

肩井:主治手臂不举、半身不遂、肩背神经痛、颈部痉挛及萎缩。中风、回顾不能、前臂疼痛。

肩前:主治肩背关节炎和关节痛。

肩后:主治肩背关节炎和关节痛。

肩髃:主治上肢神经痛、头痛、肩胛关节炎、中风、肩臂挛疼不遂、齿痛。

臂:主治上肢神经痛、头痛、肩臂痛、颈项拘急、肩胛关节炎、中风。

极泉:主治肋神经痛、胸部挛痛、神经衰弱。

曲池：主治上肢不遂、手足抽筋。

天井：主治抽搐、上肢颤抖、颈项部神经痛。

尺泽：主治时臂疼痛、中风、小儿搐溺。

少海：主治手指厥冷、眩晕、颜面神经痛、臂肘部痉挛、肩胛筋痛。

手三里：主治中风、桡骨神经痛、肘关节炎。

外关：主治前臂神经痛、上肢关节炎、肘弯疼痛。

肾俞：主治四肢关节疼痛、活动不利。

环跳：主治下肢关节疼痛、活动不利。

殷门：主治下肢关节疼痛、活动不利。

委中：主治下肢关节疼痛、活动不利、腰背疼痛

血根四脉：主治下肢足踝疼痛麻痹、瘫痪、腰痛、坐骨神经痛、肌肉萎缩塌陷不起。

足三里：主治下肢疼痛、瘫痪、腰痛等。

三阴交：主治下肢疼痛、瘫痪、下肢肌肉萎缩等。

阴陵泉，主治腰腿痛、脚膝肿痛、膝关节炎。

阳陵泉：主治下肢不遂、膝关节炎、四肢拘挛、腰腿痛、高血压。

第二十一章

脑血管病生活管理及技术应用

一、脑血管病患者生活管理

本章脑血管病患者的生活管理是指中风患者。

(一)饮食

1.限制钠盐的摄入

饮食应以清淡为宜,少吃咸食。吃盐过多,会使血管硬化和血压升高。每日吃盐应在 5 g 以下为宜。

2.少吃动物脂肪

动物脂肪胆固醇含量高,可加速动脉硬化,如肝、脑、心等应少吃。

3.少吃甜食

甜食含糖量高,可在体内转化成脂肪,容易促进肥胖和动脉硬化。

4.戒烟忌酒

有烟酒嗜好的患者会因烟酒过多引起心肌梗死、脑中风等。

5.宜多食含钾食物

钾在体内能缓解钠的有害作用,促进钠的排出,有助于降压。含钾的食物有:豆类、番茄、乳品、海带、鲜蘑菇及各种绿叶蔬菜,水果有橘子、苹果、香蕉、梨、菠萝、猕猴桃、核桃、山楂、西瓜等。

6.宜多食含蛋白和维生素的食物

含蛋白和维生素的食物如鱼、牛奶、瘦肉、豆制品等。

7.多食含钙食物

美国医学专家认为,高血压患者每天坚持食入高钙食物,能有明显的降压效果。含钙的食物有奶制品、豆制品、花生、红枣、海带等。

（二）起居

运动对机体的脂质代谢具有积极的影响，能提高脂蛋白脂酶的活性，加速脂质的运转、分解和排泄。很多医学专家都认为加强运动锻炼是高脂血症积极的防治措施。

一般来说，患有高脂血症而无其他并发症者应保持中等强度运动量，即每天达到慢跑 3～5 km 的运动量。有轻度高血压、肥胖等并发疾病的患者应自行掌握，以锻炼时不发生明显的身体不适为原则。

运动方式应根据自己的情况及环境而定，可进行适量的有氧运动，如慢跑、体操、太极拳、运动操、气功、游泳、爬山、骑自行车及健身器锻炼等，每次不少于 30 分钟，每周不少于 3 次。只要持之以恒，保持一定强度的运动量，就能达到预防和治疗高脂血症、降低冠心病等心脑血管疾病患病率的效果。

对于每天在办公室长时间坐着的白领们，平时抽空单独进行运动十分不易，可以多选择步行、登楼梯等活动。这些活动占地不多，但能加速体内代谢、消耗脂肪能量，是防范和改善高血脂的好方法。

（三）良好的心态

俗话说："笑一笑，十年少"。应保持良好的心理状态，稳定情绪，培养自己的各种爱好。可以通过欣赏音乐、学习绘画和书法等来陶冶情操；种花草、养宠物也可以使人获得良好的心态，缓解紧张的情绪。

二、脑血管病中医适宜技术辨证应用

（一）风火上扰证

1.症状

眩晕、头痛，面红目赤，口苦咽干，心烦易怒，尿赤便干，舌质红绛，舌苔黄腻而干，脉弦数（参照风证要素＋火证要素）。

2.治法

清热平肝，潜阳息风。

3.中成药

天麻钩藤颗粒等。

4.耳穴压豆疗法

每日按压 3 次，每次 2～3 分钟。

头昏、头痛：取穴枕、颞、额、神门、皮质下、肝、肾，耳尖（放血）。

失眠：取穴神门、肾、心、枕、胃，耳尖（放血）。

5.穴位贴敷法

便秘：在大黄、枳实、厚朴各 10 g 的基础上根据寒热虚实辨证选药，水调，敷神阙穴，24 小时更换。

头痛:川芎3g,白附子3g研末,加葱白15g混合捣成糊状,取黄豆大,贴太阳穴处,1小时后取掉。

耳鸣:灵磁石粉若干,贴附在听宫、听会、翳风、耳门等穴位。

6.调养方式

饮食清淡;多吃甘寒、甘平的食物,如绿豆、空心菜、苋菜、芹菜、黄瓜、冬瓜、藕、西瓜等;少食辛温助热的食物。戒除烟酒。不要熬夜、过于劳累。适合中长跑、游泳、爬山、各种球类、武术等运动。

7.药膳保健

(1)田七丹参汤。

用料:田七(切片)10g,丹参10g。气虚者可加少量花旗参或高丽参,高血压或失眠者则不宜加入此两种药物。

制法:加入瘦肉或鸡肉煲汤,每周2~3次。

功效:可预防脑卒中。

(2)山楂粥。

用料:山楂30g,粳米50g。

制法:山楂煎汤取汁,与粳米煮粥,调味后服食。每日1次。

功效:适用于脑卒中高危人群,特别是伴有眩晕、易怒、口苦咽干等症状,或肝阳亢盛、气滞血瘀等证型及合并高脂血症的患者,但胃酸过多者不宜多食。

(3)栗子桂圆粥。

用料:栗子肉10个,桂圆肉15g,粳米50g。

制法:先将栗子切成碎块,与米同煮成粥,将熟时放桂圆肉,食用时可加少许白糖调味(若合并有糖尿病,不宜加糖)。每日1次。

功效:补肾,强筋,通脉,对已经出现中风后遗症的患者具有特别显著的治疗作用。

(4)荆芥粟米粥。

用料:荆芥穗、薄荷叶各50g,豆豉、粟米各150g。

制法:先将荆芥穗、薄荷叶、豆豉加水煎煮,去渣取汁。再将粟米加入药汁内,兑适量清水,煮成粥即可。每日1次,空腹食。

功效:益肾祛风。对于中风出现言语謇涩、精神昏愦、口眼㖞斜等症者,有辅助治疗的作用。

(5)四味粳米粥。

用料:天麻9g(以布包好),枸杞15g,人参3g,红枣7枚,粳米100g。

制法:加水烧沸后,用文火煎煮约20分钟。去天麻、枣核,下入粳米共煮,至米烂成粥。每日2次。

功效:适宜中风后偏瘫并伴高血压者。

(6)黄芪猪肉羹。

用料:黄芪 30 g,瘦猪肉(切片)100 g,当归、枸杞各 10 g,大枣 10 枚。

制法:上述材料共炖汤,加食盐调味,食肉喝汤。

功效:滋阴助阳,补气活血。适宜中风后遗症见肢体痿废、手足麻木、半身不遂者。

8.药茶

(1)夏枯草决明子茶。

配方:夏枯草 10 g,决明子 30 g,绿茶 5 g。

制法:先将决明子洗净、晒干,微火焙炒至黄色,研碎。将夏枯草洗净、晒干,与决明子、绿茶同放入杯中,加热水焖 15 分钟。

用法:当茶频频饮用,每日 1 剂,一般可冲泡 3～5 次。

功效:清肝明目,润肠通便。适合中风伴见面色发红、头脑涨痛、急躁易怒、目赤口苦、便秘、舌红、苔薄黄、脉弦者,并可预防中风复发。对于患有高血压,证属肝阳上亢者,尤为适宜。

(2)山楂菖蒲饮。

配方:山楂 30 g,石菖蒲 15 g。

制法:将两药洗净后同放入杯中,冲入滚开水,加盖焖 10 分钟。

用法:当茶饮用,每日 1 剂,待药味全无为止。

功效:祛湿化痰,醒脑通络。适合中风伴头晕、头重如裹、胸闷、昏沉欲睡、手足麻木、体胖痰多、食欲较差、舌红胖大或有齿痕、苔白腻、脉弦滑者,可预防中风复发。尤其适合肥胖兼有高血压、高血脂者饮用。

9.药枕

(1)罗布麻叶枕:将罗布麻叶 1 500 g 晒干,粉碎成粗末;冰片 20 g 打碎。两药混匀,用纱布包裹缝好,做成薄型枕芯,置于普通枕头上面。具有平肝清热功效,适用于中风后高血压患者。

(2)白菊麦皮枕:将白菊花 1200 g 和荞麦皮 1800 g 分别晒干,混匀后用纱布包裹缝好,装入枕芯中,制成药枕。具有平肝清火和明目消热的功效,适用于中风后兼有糖尿病患者。

(3)天麻二叶枕:将天麻 80 g、荷叶 180 g 和罗布麻叶 350 g 分别晒干,粉碎成粗末,混匀后用纱布包裹缝好,做成薄型枕置于普通枕头上面。具有息风化痰和平肝降压的功效,适用于中风后眩晕患者。

(二)风痰阻络证

1.症状

头晕目眩,痰多而黏,舌质黯淡,舌苔薄或白腻,脉弦滑(参照风证要素＋痰证要素)。

2.治法

化痰通络。

3.中成药

华佗再造丸、同仁大活络丸、灯盏花素片、血塞通片等。

4.中药熏洗

一般将药物中加水适量,先浸泡 15～20 分钟,煮沸后调小火再煎煮 20 分钟即可。将煎好的药汤趁热倒入浴具内,先用药液热气熏蒸患处 5～10 分钟,再用毛巾浸汁热敷局部,待药液温度降到 40 ℃左右时,嘱患者将患处置于浴具内,以药液泡洗患处约 15 分钟。每日 1 次,每次 20 分钟。病情较重者可酌情增加熏洗次数。

头痛、眩晕:磁石 10 g、石决明 10 g、白芍 20 g、白蒺藜 10 g、党参 10 g、黄芪 10 g、当归 10 g、炒杜仲 10 g、蔓荆子 10 g、牛膝 10 g、葛根 15 g、枳壳 10 g。

高血压:钩藤 40 g、夏枯草 30 g、桑叶 20 g、桑枝 20 g、菊花 20 g、白蒺藜 30 g、茺蔚子 15 g、牡蛎 30 g、白芍 10 g、夜交藤 15 g。

失眠:磁石 30 g、菊花 15 g、夜交藤 15 g、生龙骨 30 g、珍珠母 30 g、白芍 20 g、酸枣仁 20 g、菖蒲 20 g、远志 20 g、合欢花 15、黄连 10 g。

5.调养方式

饮食清淡,多食葱、蒜、海藻、海带、冬瓜、萝卜、金橘、芥末等食物,少食肥肉及甜、黏、油腻食物。多食黑豆、海带、紫菜、萝卜、胡萝卜、山楂、醋、绿茶等具有活血、散结、行气、疏肝解郁作用的食物,少食肥猪肉等。保持足够的睡眠。

6.药膳保健

(1)四味粳米粥:详见二十二章叙述。

(2)山楂粥:详见二十二章叙述。

(3)田七丹参汤:详见二十二章叙述。

7.药茶

山楂菖蒲饮(详见二十二章叙述)。

8.药枕

天麻二叶枕(详见二十二章叙述)。

(三)痰热腑实

1.症状

腹胀、便干、便秘,头晕目眩,咳痰或痰多,舌质黯红,苔黄腻,脉弦滑或偏瘫侧弦滑而大(参照痰证要素＋热证要素)。

2.治法

化痰通腑。

3.中成药

牛黄清心丸、牛黄清胃丸等。

4.穴位贴敷法

便秘:在大黄、枳实、厚朴各 10 g 的基础上根据寒热虚实辨证选药,水调,敷神阙穴,24 小时更换。

呃逆、呕吐:吴茱萸研末 20 g,醋调,敷右足涌泉穴,24 小时更换。

5.耳穴压豆

每日 3 次,每次 2～3 分钟。

眩晕:内耳、额、枕、脑点、神门、交感。

便秘:大肠、便秘点、脾、直肠下端。

呃逆:膈、神门、脑干。

6.调养方式

饮食清淡,多吃甘寒、甘平的食物,如绿豆、空心菜、苋菜、芹菜、黄瓜、冬瓜、藕、西瓜、海藻、海带、冬瓜、萝卜、金橘、芥末等。少食辛温助热、肥肉及甜、黏、油腻的食物。戒除烟酒。

7.药茶

山楂菖蒲饮(详见二十二章叙述)。

(四)阴虚风动

1.症状

半身不遂,口舌㖞斜,言语謇涩或不语,感觉减退或消失,眩晕耳鸣,手足心热,咽干口燥,舌质红而体瘦,少苔或无苔,脉弦细数(参照阴虚要素＋风证要素)。

2.治法

滋阴息风。

3.中成药

知柏地黄丸、六味地黄丸、杞菊地黄丸等。

4.穴位贴敷

头痛:川芎 3 g,白附子 3 g 研末,加葱白 15 g 混合捣成糊状,取黄豆大,贴太阳穴处,1 小时取去。

耳鸣:灵磁石粉若干,贴附在听宫、听会、翳风、耳门等穴位。

5.拔罐

每周 3 次,每次 10～15 分钟。

抑郁失眠:背部走罐或闪罐后,在五脏俞着罐;也可在背部直接放血拔罐。

6.耳穴压豆

每日 3 次,每次 2～3 分钟。

头痛:神门、脑、皮质下。

失眠:神门、心、皮质下、枕、交感。

7.中药泡洗

每日 1 次,每次 20 分钟。

头痛、眩晕:磁石 10 g、石决明 10 g、白芍 20 g、白蒺藜 10 g、党参 10 g、黄芪 10 g、当归 10 g、炒杜仲 10 g、蔓荆子 10 g、牛膝 10 g、葛根 15 g、枳壳 10 g。

失眠:磁石 30 g、菊花 15 g、夜交藤 15 g、生龙骨 30 g、珍珠母 30 g、白芍 20 g、酸枣仁 20 g、菖蒲 20 g、远志 20 g、合欢花 15 g、黄连 10 g。

8.调养方式

多吃甘凉滋润的食物,如绿豆、冬瓜、芝麻、百合等。少食性温燥烈的食物。中午保持一定的午休时间。避免熬夜、剧烈运动,锻炼时要控制出汗量,及时补充水分。

9.药粥

荆芥粟米粥(详见二十二章叙述)。

10.药枕

天麻二叶枕(详见二十二章叙述)。

(五)气滞血瘀

1.症状

半身不遂,口舌㖞斜,言语謇涩或不语,面色白,气短乏力,口角流涎,自汗出,心悸便溏,手足肿胀,舌质黯淡,舌苔白腻,有齿痕,脉沉细(参照气虚要素＋血瘀要素)。

2.治法

益气活血。

3.中成药

消栓通络胶囊,通心络胶囊、银杏叶片或软胶囊等。

4.穴位贴敷

患肢肿胀:芒硝 100 g,分次湿敷患肢。

盗汗:五倍子 10 g,研末水调,睡前敷神阙穴。

5.拔罐

肢体疼痛:选面积较大、肌肉丰厚的部位,如脊背、腰臀、大腿等部位先走罐,然后局部着罐。

6.耳穴压豆

每日 3 次,每次 2～3 分钟。

尿失禁:肾、膀胱、尿道、枕、缘中、额、兴奋点。

患肢水肿:心、肾、皮质下、缘中、交感、肝、脾、三焦、枕。

情绪异常:神门、心、肝、脾、三焦、脑点。

7.中药泡洗

每日 1 次,每次 20 分钟。

肢体痉挛、疼痛:川乌 10 g、草乌 10 g、桂枝 10 g、桑枝 10 g、红花 10 g、当归 10 g、苏木 10 g、川芎 10 g、川椒 10 g、麻黄 10 g、透骨草 10 g、伸筋草 10 g。

肢体肿胀:川乌 10 g、草乌 10 g、桂枝 10 g、桑枝 10 g、红花 10 g、当归 10 g、苏木 10 g、川芎 10 g、川椒 10 g、麻黄 10 g、透骨草 10 g、伸筋草 10 g、猪苓 10 g、茯苓 10 g、泽泻 10 g。

8.调养方式

多吃具有益气健脾的食物,如黄豆、白扁豆、香菇、大枣、桂圆、蜂蜜、黑豆、海带、紫菜、萝卜、胡萝卜、山楂、醋、绿茶等;少食肥猪肉等。保持足够的睡眠。以柔缓运动,如散步、打太极拳等为主。平时可按摩足三里穴。

9.药粥

(1)山楂粥:详见二十二章叙述。

(2)黄芪猪肉羹:详见二十二章叙述。

第二十二章

脑血管病养生保健

一、脑血管病保健药膳

(一)田七丹参汤

用料:田七(切片)10 g,丹参 10 g。气虚者可加少量花旗参或高丽参,高血压或失眠者则不宜加入此两种药物。

制法:加入瘦肉或鸡肉煲汤,每周 2~3 次。

功效:可预防脑卒中。

(二)山楂粥

用料:山楂 30 g,粳米 50 g。

制法:山楂煎汤取汁,与粳米煮粥,调味后服食。每日 1 次。

功效:适用于脑卒中高危人群,特别是伴有眩晕、易怒、口苦咽干等症状,或肝阳亢盛、气滞血瘀等证型及合并高脂血症的患者,但胃酸过多者不宜多食。

(三)栗子桂圆粥

用料:栗子肉 10 个,桂圆肉 15 g,粳米 50 g。

制法:先将栗子切成碎块,与米同煮成粥,将熟时放桂圆肉,食用时可加少许白糖调味(若合并有糖尿病,不宜加糖)。每日 1 次。

功效:补肾,强筋,通脉,对已经出现中风后遗症的患者具有特别显著的治疗作用。

(四)荆芥粟米粥

用料:荆芥穗、薄荷叶各 50 g,豆豉、粟米各 150 g。

制法:先将荆芥穗、薄荷叶、豆豉加水煎煮,去渣取汁。再将粟米加入药汁内,兑适量清水,煮成粥即可。每日 1 次,空腹食。

功效:益肾祛风。对于中风出现言语謇涩、精神昏愦、口眼㖞斜等症者,有辅助治疗的作用。

(五)四味粳米粥

用料:天麻 9 g(以布包好),枸杞 15 g,人参 3 g,红枣 7 枚,粳米 100 g。

制法:加水烧沸后,用文火煎煮约 20 分钟。去天麻、枣核,下入粳米共煮,至米烂成粥。每日 2 次。

功效:适宜中风后偏瘫并伴高血压者。

(六)黄芪猪肉羹

用料:黄芪 30 g,瘦猪肉(切片)100 g,当归、枸杞各 10 g,大枣 10 枚。

制法:上述材料共炖汤,加食盐调味,食肉喝汤。

功效:滋阴助阳,补气活血。适宜中风后遗症见肢体痿废、手足麻木、半身不遂者。

二、脑血管病药茶

(一)夏枯草决明子茶

1.配方

夏枯草 10 g,决明子 30 g,绿茶 5 g。

2.制法

先将决明子洗净、晒干,微火焙炒至黄色,研碎。将夏枯草洗净、晒干,与决明子、绿茶同放入杯中,加热水焖 15 分钟。

3.用法

当茶频频饮用,每日 1 剂,一般可冲泡 3～5 次。

4.功效

清肝明目,润肠通便。适合中风伴见面色发红、头脑涨痛、急躁易怒、目赤口苦、便秘、舌红、苔薄黄、脉弦者,并可预防中风复发。对于患有高血压,证属肝阳上亢者,尤为适宜。

(二)山楂菖蒲饮

1.配方

山楂 30 g,石菖蒲 15 g。

2.制法

将两药洗净后同放入杯中,冲入滚开水,加盖焖 10 分钟。

3.用法

当茶饮用,每日 1 剂,待药味全无为止。

4.功效

祛湿化痰,醒脑通络。适合中风伴头晕、头重如裹、胸闷、昏沉欲睡、手足麻木、体胖痰多、食欲较差、舌红胖大或有齿痕、苔白腻、脉弦滑者,可预防中风复发,尤其适合肥胖兼有高血压、高血脂者饮用。

三、脑血管病药枕

(一)罗布麻叶枕

将罗布麻叶 1 500 g 晒干,粉碎成粗末;冰片 20 g 打碎。两药混匀,用纱布包裹缝好,做成薄型枕芯,置于普通枕头上面。具有平肝清热功效,适用于中风后高血压患者。

(二)白菊麦皮枕

将白菊花 1200 g 和荞麦皮 1800 g 分别晒干,混匀后用纱布包裹缝好,装入枕芯中,制成药枕。具有平肝清火和明目消热的功效,适用于中风后兼有糖尿病患者。

(三)天麻二叶枕

将天麻 80 g、荷叶 180 g 和罗布麻叶 350 g 分别晒干,粉碎成粗末,混匀后用纱布包裹缝好,做成薄型枕置于普通枕头上面。具有息风化痰和平肝降压的功效,适用于中风后眩晕患者。

四、脑血管病运动疗法

生命在于运动,每个人都应该根据自己的身体情况、环境、兴趣爱好,选择适当的、符合自己兴趣和能力的运动项目,同时要注意循序渐进、量力而行。下面介绍一些对防治脑卒中大有裨益的小动作。

(一)张闭嘴

最大限度地将嘴巴张开,同时尽力深吸一口气,闭口时再尽力将气呼出。如此一张一闭,连续做 30 次为 1 组,每日 2 组。这样可以通过面部的神经反射刺激大脑,改善脑部的血液循环,增强血管弹性,并通过深呼吸改善脑组织供氧,有利于预防中风及老年痴呆症的发生。

(二)咬牙切齿

把上下牙齿合拢,用力一紧一松地"咬牙切齿"。咬紧时加倍用力,放松时也互不离开,反复 20~30 次。这样可以使头部、颈部的血管和肌肉处于有序的一收一舒的动态之中,加速脑血管血液循环,改善血管弹性,让大脑组织血液和氧气供应充足,消除眩晕的发生,防止一过性脑缺血发作及预防脑中风的发生。

（三）摇头晃脑

平坐位，放松颈部肌肉，连续上下点头 3 分钟左右，再连续左右旋转脖颈 3 分钟，每日 2～3 次。这种轻柔的颈部运动，可增强头部血管的抗压能力，并减少胆固醇在颈部动脉的沉积，不仅有利于预防中风，还可预防高血压和颈椎病。

参 考 文 献

[1] 郭双庚.通络护心脑[M].北京/西安:世界图书出版公司,2020.

[2] 王清海,黄培红.知名中医谈心脑血管养生保健[M].北京:人民卫生出版社,2020.

[3] 张晓天.张氏疑难杂病临证经验集萃[M].北京:科学出版社,2019.

[4] 高振梅.脑血管病中西医康复[M].济南:山东科学技术出版社,2018.

[5] 刘敬霞.中医临床研究进展[M].北京:中国中医药出版社,2018.

[6] 许彦来,谢文英.心脑血管病名医验案解析[M].北京:中国科学技术出版社,2018.

[7] 宋恩峰.常见疾病中医特色疗法[M].武汉:湖北科学技术出版社,2018.

[8] 黄燕,李军,丰广魁.实用中医临床脑病学[M].上海:上海科学技术出版社,2020.

[9] 王蕾.中医脑病方药应用[M].北京:中国中医药出版社,2019.

[10] 丰广魁.丰广魁中医脑病学验集萃[M].南京:江苏凤凰科学技术出版社,2019.

[11] 王维峰,薛聆.中医针推治脑病[M].太原:山西科学技术出版社,2019.

[12] 于喜昌,程明.新编实用中医中药学[M].长春:吉林科学技术出版社,2019.

[13] 周德生.脑科理论实证录[M].长沙:湖南科学技术出版社,2019.

[14] 蒋传路,王建交.脑卒中精准诊疗与康复[M].北京:科学出版社,2020.

[15] 徐耀铭.急性缺血性脑卒中[M].沈阳:东北大学出版社,2020.

[16] 陈国华,魏力.脑卒中绿色通道建设与实践[M].北京:人民卫生出版社,2020.

[17] 江孙芳,祝墡珠.中风诊断与治疗[M].上海:上海科学技术文献出版社,2020.

[18] 元小冬.出血性脑卒中[M].北京:北京大学医学出版社,2019.

[19] 张广宇.中医内科学[M].济南:山东科学技术出版社,2020.

[20] 罗仁,周迎春.中医内科临证指导[M].郑州:河南科学技术出版社,2019.

[21] 李洁.中医内科临床治疗学[M].长春:吉林科学技术出版社,2019.

[22] 伊善君.中医内科疾病诊断与治疗[M].长春:吉林科学技术出版社,2019.

[23] 文清华,龙富立,张毅.现代中医疾病特色治疗学[M].天津:天津科学技术出版

社,2018.

[24] 冼绍祥,林国华.常见心脑血管疾病的中医外治法[M].广州:广东科技出版社,2019.

[25] 邓鑫.中医就有这么牛[M].长沙:湖南科学技术出版社,2019.

[26] 刘俊,刘爱平.实用中医临床手册[M].北京:化学工业出版社,2020.

[27] 姜德友,周雪明.中医内科疾病源流考[M].北京:科学出版社,2019.

[28] 庞国明,张胜强,刘增省.中医急诊急救指南[M].北京:中国医药科技出版社,2019.

[29] 何清邻.现代中医临床[M].长春:吉林科学技术出版社,2019.

[30] 赖新生.经穴与脑相关学说研究[M].广州:广东科技出版社,2019.

[31] 王承明.中医内科学[M].北京:中国协和医科大学出版社,2019.

[32] 李应.国粹中医之海外传承[M].贵阳:贵州科技出版社,2019.

[33] 倪青,王祥生.实用现代中医内科学[M].北京:中国科学技术出版社,2019.

[34] 黄世敬.疑难杂病证治[M].郑州:河南科学技术出版社,2020.

[35] 王一东.中医内科临床实践[M].武汉:湖北科学技术出版社,2018.

[36] 寇勋,金如玉,李永峰.从膀胱经"入络脑"探讨中医脑病的治疗[J].中医学报,2020,35(2):263-265.

[37] 贾洪斌.补肾化瘀法在中医脑病中的疗效观察[J].内蒙古中医药,2019,38(7):52-53.

[38] 安红梅,胡兵.《黄帝内经》肝风理论指导中医脑病急性发作的防治[J].中国中医急症,2018,27(12):2230-2233.

[39] 李义,熊洪艳.血府逐瘀汤治疗中医脑病的临床研究进展[J].云南中医中药杂志,2018,39(8):88-91.

[40] 孔繁鑫,虢周科.《伤寒论》在中医脑病领域的运用体会[J].中华中医药杂志,2018,33(8):3414-3417.